Lisa A. Beltz

WILEY

蝙蝠与
人类健康
埃博拉、SARS、狂犬病等

Bats and Human Health
Ebola, SARS, Rabies and Beyond

编　著　〔美〕莉萨·A.贝尔茨
主　译　王　涛　王志云
副主译　曹守春　刘思华

天津出版传媒集团
天津科技翻译出版有限公司

著作权合同登记号：图字：02-2020-95

图书在版编目(CIP)数据

蝙蝠与人类健康：埃博拉、SARS、狂犬病等 / (美)
莉萨·A.贝尔茨(Lisa A. Beltz)编著；王涛，王志云
主译. —天津：天津科技翻译出版有限公司，2024.3
　书名原文：Bats and Human Health：Ebola, SARS,
Rabies and Beyond
　ISBN 978-7-5433-4440-2

　Ⅰ.①蝙… Ⅱ.①莉… ②王… ③王… Ⅲ.①翼手目
–动物源性疾病–研究 Ⅳ.①R51

中国国家版本馆 CIP 数据核字(2024)第 050826 号

授权单位：John Wiley & Sons Inc.
出　　版：天津科技翻译出版有限公司
出 版 人：刘子媛
地　　址：天津市南开区白堤路 244 号
邮政编码：300192
电　　话：(022)87894896
传　　真：(022)87893237
网　　址：www.tsttpc.com
印　　刷：天津新华印务有限公司
发　　行：全国新华书店
版本记录：710mm×1000mm　16 开本　26.5 印张　450 千字
　　　　　2024 年 3 月第 1 版　2024 年 3 月第 1 次印刷
　　　　　定价：160.00 元

译者名单

主　译　王　涛　王志云

副主译　曹守春　刘思华

译　者　(按姓氏汉语拼音排序)

曹守春　高小宁　侯　贝　黄梦倩

李斐斐　刘思华　刘子翔　苏　鑫

苏雅芝　王　涛　王志云　徐乐灵

张　哲

中文版前言

　　蝙蝠是唯一具有飞行能力的哺乳动物，喜欢夜间活动。因其模样奇特，蝙蝠常被作为丑恶与黑暗的象征。但在中国民间，因为"蝠"和"福"字同音，蝙蝠被当作吉祥物，其形象常出现在瓷片等器物上。

　　由于蝙蝠具有特殊而强大的免疫功能，不仅使其成为很多已知致病病毒的来源，还成为许多细菌、真菌、寄生虫等多种病原体的自然宿主。蝙蝠所携带的病原半数为人兽共患病病原。蝙蝠高度群居，造成病原在蝙蝠群体内大规模流行。蝙蝠栖息地的地理分布广泛，人类旅游探险、农业扩张与自然气候的变化都会影响蝙蝠的生存空间，增加了蝙蝠作为人类疾病传播媒介的概率。

　　虽然作为自然界的"病原库"，蝙蝠对人类健康存在威胁。但蝙蝠也能够消灭害虫，传播花粉和植物的种子，是地球生态和食物链中的重要环节。在可预见的未来，人类将会和蝙蝠长期共存。

　　对蝙蝠相关疾病和病原的深入认识是人类和蝙蝠和谐共存的要求，也是人类成功应对未来蝙蝠相关疾病的保证。本书收集了最新蝙蝠相关病原微生物信息并探究蝙蝠相关病原微生物对人类和蝙蝠的健康影响。目前，对蝙蝠及相关病原微生物的研究日益受到人们的重视，但专门针对此领域研究的专业著作尚不多见。此书的出版可填补此类空白，可为病原微生物研究和应对相关新发、突发传染病提供重要参考。

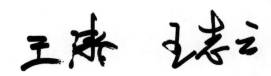

前　言

浅谈蝙蝠与感染性疾病的关系

在过去的半个世纪中,许多传染病引起了研究界和卫生界的关注。这些"新发"传染病包括新出现的人类疾病,以及一些我们新认识到的疾病和一些致病性更强、传播范围更广的已知传染性疾病。新发感染可能是由细菌、病毒、真菌、原生动物或寄生虫引起的。随着检测技术的提升和认知能力的提高,人们可识别的微生物病原体数量增加,且呈现新发传染病感染者占比不断增加的趋势。值得注意的是,新发疾病的增加不仅与微生物病原体数量的增加和人们认知能力的提高有关,还与人类生活的改变(包括寿命的延长、医疗水平的提高等)息息相关。这些非传染性的新发疾病不仅包括多种癌症、肥胖相关疾病、神经系统和发育性疾病,还包括纤维肌痛、系统性红斑狼疮、颞下颌关节紊乱综合征、多种自身免疫性疾病和腕管综合征。此外,由于生物医学研究领域和医疗卫生专业人员的努力,许多传统的感染性疾病逐渐得到控制,包括"儿童易感传染病"、天花、脊髓灰质炎、疟疾和风湿热(由链球菌感染的免疫反应引起),以及发达地区的霍乱、腹泻和呼吸系统疾病等。

检测技术发展的同时,病原微生物宿主的自然栖息地减少,栖息地的城市化,以前较少有人居住地区的人口数量增加,活体动物市场上动物物种之间的接触增多,以及世界各地农业地区的流动增强等,以上这些因素均导致人畜共患病感染概率的增加和人类传染病的发生。

蝙蝠具有的几个特征使其容易成为病毒的宿主,这些特征在期刊论文、评论和书籍中有详细讨论(Omatsu 等,2007;Wang 等,2011;Hayman 等,2013;Smith 和 Wang,2013;O'Shea 等,2014;Racey,2015),因此,我们在此仅进行简要阐述。蝙蝠是规模最大且种类最多的哺乳动物群体之一,仅次于啮齿动物,也是唯一能真正飞行的哺乳动物。蝙蝠飞行所需的体温和能量消耗在夜间大幅上升,而在冬眠期间则会下降,这种体温的升高与发热反应类似。众所周知,蝙蝠携带了许多对它本身不会引起严重疾病的病毒,因此蝙蝠是许多病毒的理想宿主。狂犬病毒属病毒不同于蝙蝠所携带的非致病性病毒。要了解狂犬病毒属病毒在蝙蝠体内存活和致病性的机制,需要进一步研究此类病毒与其他对蝙蝠致病性较低的弹状病毒的区别。除此之外,确定与蝙蝠有关的人畜共患病的高致病性病毒(如埃博拉和马尔堡丝状病毒、亨尼帕病毒、SARS 和 MERS 冠状病毒)在体外是否对较高温度具有更强的抵抗力是很重要的。丝状病毒确实存在高温抵抗力,因为它们会导致人类出血热。

蝙蝠的抗病毒免疫反应与人类不同,蝙蝠主要依赖先天免疫反应中干扰素的保护(Zhou 等,2016),而人类主要依赖的是 CD8[+] T 杀伤细胞和自然杀伤细胞(适应性免疫反应)。这种差异,以及某些种类的温带蝙蝠在冬眠期间免疫力下降,使得人们认为蝙蝠能够控制致病病毒的活动,而不是清除感染,从而维持一种持续感染的状态,这正是病毒对宿主的预期状态。许多种蝙蝠寿命很长,蝙蝠栖息在超过 100 万只同种类甚至是不同种类的蝙蝠组成的群落中,这有助于病毒进行种内和种间水平转移。此外,当然也存在病毒的垂直转移。这些使病毒能够在蝙蝠群体中长期存在,而一些蝙蝠物种的远距离迁徙也导致了病原的广泛传播。

虽然研究人员将新发病毒感染对主要宿主的潜在作用研究主要集中在蝙蝠、啮齿动物和非人类灵长类动物上,但正如第 15 章所述,许多动物种通过充当宿主或微生物载体也会直接或间接地导致人畜共患感染的发生。这种对特定动物群体的相对有限的关注可能是一把双刃剑,在检测人畜共患宿主物种时,可能会漏掉许多其他宿主物种。同样,对于哺乳动物群体中的病毒,这些病毒与导致人类疾病的病毒相似,但不太可能具有人畜共患病的潜力。把蝙蝠和啮齿动物作为潜在的疫源库的关注也导致了公众的恐惧,人类历史上一直对蝙蝠和啮齿动物抱有恐惧和厌恶的态度，常常将它们杀死或驱散。这种误解和恐惧进一步降低了因人类活动（包括白鼻综合征的传播和风力发电场的建设）而濒临灭绝的蝙蝠物种的生存机会(Erickson 等,2016)。

人类对蝙蝠和蝙蝠传播疾病的恐惧使人们忽视了蝙蝠在自然界、人类健康和福祉中发挥的重要作用。蝙蝠是主要的授粉者,对于包括拉丁美洲地区重要的经济作物龙舌兰在内的一些植物物种的生存和延续至关重要。通过捕食昆虫,一些蝙蝠也消灭了大量农作物的害虫,降低了农业地区使用有毒杀虫剂的水平,并延缓了抗药性的形成(McCracken 等,2012)。一些食虫蝙蝠每晚所吃食物的重量相当于其体重的一半,据估计,它们每年可为美国农业减少数十亿美元的支出 (Hill 和 Smith,1992;Boyles 等,2011)。它们对于农作物保护的作用,还体现在增加世界上无法负担化肥费用的地区的粮食产量。蝙蝠除了捕食害虫,其粪便还可用作有机肥料。蝙蝠粪肥是世界许多地区经济的重要组成部分。蝙蝠可将植物的种子携带到生态系统被破坏的地区,在生态恢复和重建中发挥关键作用。

虽然对蝙蝠微生物的研究多集中于病毒性疾病,但蝙蝠和其他哺乳动物还会受到许多病毒之外其他病原的感染。对蝙蝠相关疾病的日益关注应该扩展到其他微生物。更好地了解蝙蝠的微生物组有助于深入了解威胁蝙蝠健康的微生物,推进蝙蝠保护工作。本书旨在收集有关感染蝙蝠的微生物信息,并讨论其对人类和蝙蝠健康的影响。

参考文献

Boyles JG, Cryan PM, McCracken GF, Kunz TH. 2011. Economic importance of bats in agriculture. *Science*. 332:41–42.

Erickson RA, Thogmartin WE, Diffendorfer JE, Russell RE, Szymanski JA. 2016. Effects of wind energy generation and white-nose syndrome on the viability of the Indiana bat. *PeerJ*. 4:e2830.

Hayman DTS, Bowen RA, Cryan PM, McCracken GF, O'Shea TJ, Peel AJ, Gilbert A, Webb CT, Wood JLM. 2013. Ecology of zoonotic infectious diseases in bats: current knowledge and future directions. *Zoonoses and Public Health*. 60:2–21.

Hill JE, Smith JD. 1992. *Bats: A Natural History*. University of Texas Press: Austin, TX.

McCracken GF, Westbrook JK, Brown VA, Eldridge M, Federico P, Kunz TH. 2012. Bats track and exploit changes in insect pest populations. *PLoS ONE*. 7(8):e43839.

Omatsu T, Watanabe S, Akashi H, Yoshikawa Y. 2007. Biological characters of bats in relation to natural reservoir of emerging viruses. *Comparative Immunology, Microbiology & Infectious Diseases.* 30:357–374.

O'Shea TJ, Cryan PM, Cunningham AA, Fooks AR, Hayman DTS, Luis AD, Peel AJ, Plowright RK, Wood JLN. 2014. Bat flight and zoonotic viruses. *Emerging Infectious Diseases.* 20(5):741–745.

Racey PA. 2015. The uniqueness of bats. In: *Bats and Viruses: A New Frontier of Emerging Infectious Diseases.* L-F Wang and C Cowled (eds). Wiley Blackwell: Hoboken, NJ, pp. 1–22.

Smith I, Wang L-F. 2013. Bats and their virome: an important source of emerging viruses capable of infecting humans. *Current Opinion in Virology.* 3:84–91.

Wang L-F, Walker PJ, Poon LLM. 2011. Mass extinctions, biodiversity and mitochondrial function: are bats 'special' as reservoirs for emerging viruses? *Current Opinion in Virology.* 1:649–657.

Zhou P, Tachedjian M, Wynne JW, Boyd V, Cui J, Smith I, Cowled C, Ng JHJ, Mok L, Michalski WP, Mendenhall IH, Tachedjian G, Wang L-F, Baker ML. 2016. Contraction of the type I IFN locus and unusual constitutive expression of IFN-α in bats. *PNAS.* 113(10):2696–2701.

目　　录

共同交流探讨
提升专业能力

▪▪■ 智能阅读向导为您严选以下专属服务 ■▪▪

 加入【读者社群】 与书友分享阅读心得，交流探讨专业知识与经验。

 领取【推荐书单】 推荐专业好书，助您精进专业知识。

操作步骤指南

微信扫码直接使用资源，无需额外下载任何软件。如需重复使用可再扫码，或将需要多次使用的资源、工具、服务等添加到微信"收藏"功能。

扫码添加
智能阅读向导

第 1 部分

简 介

第 1 章

蝙蝠免疫学

1.1 蝙蝠免疫系统简介

科学家已经对蝙蝠的免疫系统进行了细致的研究,以确定其组成及功能。蝙蝠拥有类似于人类和小鼠的免疫器官和细胞,包括胸腺、骨髓、脾、淋巴结、中性粒细胞、T淋巴细胞、B淋巴细胞、单核/巨噬细胞、嗜酸性粒细胞、嗜碱性粒细胞和滤泡树突状细胞。蝙蝠白细胞(white blood cell, WBC)的比例与小鼠相似,但与小鼠相比,蝙蝠的免疫系统启动了一种延迟的、低水平的体液免疫和细胞免疫(Paul 和 Chakravarty,1986;Sarkar 和 Chakravarty,1991;Schinnerl 等,2011)。免疫系统中的调节性 T 淋巴细胞受到抑制,可能是导致蝙蝠免疫延迟的原因(Chakravarty 和 Paul,1987)。蝙蝠和陆生哺乳动物之间的另一个显著区别是:蝙蝠缺乏感知微生物 DNA 的 AIM2 和 IFI16 基因,这可能降低了蝙蝠对细菌的敏感性(Stockmaier 等,2015)。

1.1.1 白细胞计数等血清学指标

大银线蝠(又称双线囊翼蝠,Greater white-lined bat,Saccopteryx bilineata)体内的白细胞数量随年龄增长而减少,但大龄蝙蝠的 IgG 抗体水平更高。这种白细胞数量低或 IgG 浓度较高的蝙蝠,在接下来 6 个月的存活概率较低(Schneeberger 等,2014),这是因为免疫反应需要消耗极高的能量,这种能量以消耗生命活动所必需的能量为代价,因此会导致蝙蝠整体寿命缩短。另外,免疫介导的促氧化剂的

2

产生可能是白细胞数量减少的诱因。此外,昭短尾叶鼻蝠(Carollia perspicillata)体内白细胞数量与氧化应激指标相关(Schneeberger 等,2013a),但较高的白细胞数量、IgG 浓度或存活率与此蝙蝠是否感染锥虫、线虫无关。

在 26 种新热带蝙蝠中,食虫性的鞘尾蝠科蝙蝠(Emballonurid)、犬吻蝠科蝙蝠(Molossid)、蝙蝠科蝙蝠(Vespertilionid)的白细胞总数低于食草性的叶口蝠科蝙蝠(Phyllostomid)。其中美洲白蝠(Ectophylla alba)的白细胞数量甚至还不到其他蝙蝠的一半——如邦达獒蝠(Molossus bondae)的白细胞数量为(1714±297)/μL,缨唇蝠(Trachops cirrhosis)的白细胞数量为(7339±1503)/μL(Schinnerl 等,2011)。此外,食虫性蝙蝠更需要高能量食物,这可能是白细胞数量下降的部分原因。与人类的圆核和颗粒状的淋巴细胞不同,蝙蝠淋巴细胞有一个凹陷的核和胞浆颗粒。一般说来,蝙蝠飞行时需要更多氧气,因此蝙蝠能量消耗和有氧呼吸水平较高,蝙蝠的红细胞数量、血细胞比容和血红蛋白浓度也高于大多数哺乳动物。由此可见,白细胞总数与血细胞比容呈负相关,其中,邦达獒蝠和艾式獒蝠(Molossus sinaloe)拥有最高的血细胞比容水平(Schinnerl 等,2011)。此外,在这些蝙蝠体内,中幼红细胞(polychromatophilic erythrocytes,一种未完全成熟的红细胞)水平处于高位。

一项针对捕获的健康野生印度狐蝠(Pteropus giganteus)的研究显示,幼年蝙蝠的平均淋巴细胞数量高于成年蝙蝠。然而,雄性和雌性蝙蝠、未成年和成年蝙蝠、哺乳期和非哺乳期的雌性蝙蝠之间的血浆生化指标是相似的。印度狐蝠中的血尿素氮和胆固醇浓度比其他哺乳动物低,但与其他狐蝠属(Pteropus)蝙蝠一致。然而,印度狐蝠谷丙转氨酶和谷草转氨酶的水平却高于马来大狐蝠(Pteropus vampyrus)的水平(McLaughlin 等,2007)。

为研究急性应激反应,有学者向獒蝠(Molossus molossus)注射免疫系统激动剂脂多糖(LPS)后,发现这些蝙蝠体重下降。然而,与其他受到 LPS 刺激的哺乳动物不同,它们既不会出现白细胞增多症,也不会发热。在每天的飞行过程中,蝙蝠的体温甚至可以上升到 40℃,这是一种类似发热的现象。但是注射 LPS 不会影响蝙蝠在休眠期间由于节省能量而造成的体温降低(降低到大约 28℃)(O'Shea 等,2014;Stockmaier 等,2015)。

1.1.2 先天免疫与适应性免疫

主动的适应性免疫系统活动消耗了蝙蝠体内大量的能量,这些能量本可用于其他基本生命活动,如交配、繁殖及生存。先天免疫所需的能量消耗更少,远低于细胞免疫或适应性免疫。蝙蝠在先天免疫反应和适应性免疫反应的选择倾向和激活程度上与其他哺乳动物有所不同,蝙蝠更依赖于先天免疫系统(Schneeberger等,2013b)。此外,先天免疫也比适应性免疫反应更快,因此蝙蝠可能比人类更快地抑制病毒扩增(Baker 和 Zhou,2015)。

植物血凝素皮试验引起的肿胀现象,常被用来测量适应性免疫反应中的延迟型细胞活性。在巴西犬吻蝠(Tadarida brasiliensis)中进行该试验,结果显示,注射植物血凝素后,首先引起淋巴细胞内流,随后是中性粒细胞浸润,最后引起高度的种内变异。宿主的栖息生态、饮食、生活史、病原体暴露和年龄都可能导致这种变异(Turmelle 等,2010)。此外,不同体重的同种属蝙蝠适应性免疫反应也存在差异。

蝙蝠针对病原体的全血免疫主要利用以下策略:①中性粒细胞的吞噬作用;②补体介导的先天免疫反应的细胞毒性。两者在防御病原体入侵和快速感染方面都很重要。随后发生的适应性 T 细胞介导的免疫在清除细菌感染中的作用,高于其在预防感染中的作用(Allen 等,2009)。巴西犬吻蝠全血的杀菌活性与免疫的持久性呈负相关。此外,虽然个体之间的免疫活性有显著差异,但群体效应与杀菌活性密切相关。研究发现,栖息在一个洞穴的雌性蝙蝠的血液杀菌活性远低于其他三个地点(无论是洞穴还是桥梁)的雌性蝙蝠的血液杀菌活性。当群体面临不同的细菌或病毒威胁时,血液杀菌水平在特定栖息区内是恒定的还是随时间而变化,这将是一个有价值的研究。

T 细胞介导的免疫也与栖息地点有关,研究显示,来自某两个洞穴的雌性蝙蝠比栖息在另外两座桥上的雌性蝙蝠有更强的免疫反应。栖息在洞穴中的动物通常携带更多体外寄生虫,即使是血液杀菌活性最低的洞穴中的雌性蝙蝠也携带着很多的螨虫。T 细胞介导的免疫和杀菌活性在个体水平上均呈负相关(Allen 等,2009)。雌性巴西犬吻蝠栖息地里的个体数量极多,在洞穴和高架桥下的蝙蝠个体数量可以从几千到几百万只。这种类型的栖息生态环境使蝙蝠接触到更多的病原体,从而塑造了该类蝙蝠不同寻常的免疫防御系统。除蝙蝠以外,在几种鸟类中也报道过栖息地生活和免疫反应性之间的关系(Allen 等,2009)。

1.1.3　微小 RNA

科学家对中央狐蝠(Pteropus alecto)进行了微小 RNA 转录组深度测序,共检测到 399 个微小 RNA,其中 100 多个是脊椎动物中所特有的。微小 RNA 是真核基因表达的重要负调控因子,快速进化的微小 RNA 簇可以通过抑制炎症反应,从而调节蝙蝠体内病毒与宿主的相互作用,进而抑制免疫和能量消耗。同时,测序得到的这些微小 RNA 的靶向基因在抗病毒免疫、DNA 损伤反应、细胞凋亡和自噬中都发挥着重要作用。因为中央狐蝠可能是人类病原体亨德拉病毒(Hendra virus)和澳大利亚蝙蝠狂犬病毒的天然宿主,因此,了解这些微小 RNA 的作用具有重要意义(Cowled 等,2014)。此外,在棕色鼠耳蝠(莹鼠耳蝠,Myotis lucifugus)、北美大棕蝠(大棕蝠,Eptesicus fuscus)和牙买加果蝠(Artebius jamaicensis)中也发现了微小 RNA(Cowled 等,2014)。

1.2　病毒模式识别受体与蝙蝠对微生物的免疫应答

宿主用来识别病毒感染的模式分子比用来识别细菌的模式分子更有限,一般来说,这些模式分子识别的是病毒核酸。病毒 DNA 和 RNA 由几类不同的宿主模式识别受体检测,如细胞质中的视黄酸诱导基因蛋白 I(RIG-I)样受体(即 RLR)、Toll 样受体(TLR)、NOD 样受体(NLR)、环状 GMP-AMP 合成酶(cGAS),以及 2'-5'寡腺苷酸合成酶(OAS)核苷酸转移酶。

TLR3、TLR7、TLR8 和 TLR9 存在于内体中,TLR3、TLR7、TLR8 识别病毒 RNA,而 TLR9 识别病毒、细菌和原生动物 DNA。TLR 的配基识别特性因物种而异。蝙蝠 TLR3、TLR7、TLR8 和 TLR9 与其他哺乳动物在类似的功能限制下进化——类似其他哺乳动物,吸血蝠(Desmodus rotundus)的 TLR 具有经典的遗传特征和三维结构(Escalera-Zamudio 等,2015)。然而,区别于其他所有兽类哺乳动物,蝙蝠的 TLR9 形成了一个单独支系。对 8 种蝙蝠的 TLR 进行比较发现,蝙蝠 TLR 的进化拥有目的特异性,这可能是因为不同的蝙蝠种群需要适应具有不同病原微生物的生态环境。虽然蝙蝠大多数特异性配体结合位点的突变,不太可能改变其功能,但在蝙蝠 TLR9 的配体结合位点上存在一些独特的、非保守的突变,会影响其配体结合的特异性。在蝙蝠群体之间及蝙蝠和其他哺乳动物之间的 TLR 中发现的适应性突变,可能有助于蝙蝠抵抗在不同环境中的特定病原体感染(Escalera-Zamudio 等,2015)。

TLR1、TLR2、TLR4、TLR5、TLR6 和 TLR11 在细胞表面表达,用于识别细菌、原生动物和真菌中的蛋白质、脂肪和多糖(Cowled 等,2011)。RIG-I 样受体则存在于细胞质中,可以检测病毒复制过程中产生的 RNA。胞质中的 cGAS 则识别短小的双链 DNA,并激活内质网中的干扰素基因刺激蛋白(STING),并通过 TBK1-IRF3 信号刺激 I 型干扰素基因的表达。此外,cGAS 还能识别 DNA 病毒和细菌 DNA, 以及部分 RNA 病毒。cGAS 和 OAS1 的三维 X 线晶体结构十分相似,但

OAS1 可识别双链 RNA。此外，这两种蛋白质还具有不同的 DNA 编码序列（Hancks 等，2015）。OAS 和 cGAS 分别与双链 RNA 或双链 DNA 结合，产生核苷酸第二信使，从而分别激活 RNase L（由 OAS 激活）和 STING（由 cGAS 激活），以此来启动抗病毒反应。这两个基因都处于正选择状态，可能会经历平行进化（Mozzi 等，2015）。在 RNA 和 DNA 病毒中发现了未修饰的长片段双链 RNA（dsRNA），然而宿主细胞不会产生这些双链 RNA。宿主 dsRNA 传感器包括：①蛋白激酶 R（PKR），其可以抑制病毒蛋白复制；②RLR 下的黑色素瘤分化相关基因-5（MDA-5），其可以诱导干扰素产生。除了具有抗病毒活性，OAS 还在抗菌防御和癌症抑制方面发挥作用（Lohöfener 等，2015）。此外，RIG-I 和 MDA-5 是检测病毒 RNA 的重要的胞质模式识别受体，RIG-I 识别短双链 RNA，MDA-5 识别长双链 RNA（Siu 等，2014）。

中央狐蝠和棕果蝠（Rousettus leschenaulti）的 TLR 已被克隆，此外，莹鼠耳蝠和牙买加果蝠基因组或转录组数据中也可以检测到 TLR 表达量的显著差异（Schountz，2014）。中央狐蝠的 TLR1 到 TLR10 表达与人类或其他哺乳动物的 TLR1 到 TLR10 表达具有高度的相似性。TLR3 在蝙蝠肝中高度表达，而不像其他哺乳动物主要在树突状细胞中表达（Cowled 等，2011）。Cowled 等还在 2012 年克隆了中央狐蝠的 RIG-I、MDA-5 和 LGP2 基因，并发现其主要结构和组织表达模式与人类相似。目前，蝙蝠基因数据库中包含的 NLR 家族成员还包括 Ciita、Nod1 和 Nod2 基因（Schountz，2014）。

1.3 干扰素简介

人类能产生多种 I 型干扰素，包含 IFN-α（13 个亚型）和 IFN-β，以及 IFN-κ、IFN-ε 和 IFN-ω（Kepler 等，2010）。蝙蝠的干扰素与人类和其他哺乳动物的干扰素亲缘关系较远，并被分为来自拥有发达视觉系统的大蝙蝠亚目（Megachiroptera）和依靠回声定位分辨食物的小蝙蝠亚目（Microchiroptera）两个遗传组（He 等，2014）。在莹鼠耳蝠和马来大狐蝠中发现了 61 个 I 型干扰素的开放阅读框（Open reading box, ORF），它们被分为几个不同的亚科，包括 IFN-α、IFN-β、IFN-κ、IFN-ω 和 IFN-δ（Kepler 等，2010）。此外，IFN-γ（免疫干扰素）是单一的 II 型干扰素，而 III 型干扰素由一组 IFN-λ 基因组成。IFN-λ 家族包括人类 IFN-λ1（即 IL-29）、IFN-λ2（即 IL-28A）、IFN-λ3（即 IL-28B）和 IFN-λ4。中央狐蝠含有 8 种 IFN-α 基因类型（氨基酸同源性为 88.4%~99.4%），外加 1 种假基因。将蝙蝠的 I 型 IFN 与其他哺乳动物的 IFN 进行系统发育比较表明,这些基因处于正选择状态,其多样性来源于复制和基因转换(He 等,2014)。

1.3.1　干扰素的调控机制

干扰素的产生依赖于人类的 9 个干扰素反应因子(IRF),其中只有 IRF1、IRF3、IRF5 和 IRF7 是 Ⅰ 型干扰素转录的正调控因子。IRF3 和 IRF7 促进细胞的抗病毒反应。IRF7 是 Ⅰ 型(也可能是 Ⅲ 型)干扰素依赖的免疫反应最主要的调节因子,它主要在浆细胞样树突状细胞中(一种专门产生干扰素的先天免疫细胞)表达,而在大多数其他类型的细胞中低水平表达。IRF7 最初于淋巴组织中被发现,除非受到 Ⅰ 型干扰素刺激,否则在非免疫组织中几乎检测不到(Zhou 等,2014)。

成纤维细胞中干扰素被诱导产生,主要是利用细胞内途径——RNA 病毒的双链 RNA 或 5'端三磷酸化的单链 RNA 分别与两种细胞 RNA 解旋酶(MDA-5 或 RIG-1)中的一种结合,通过 TBK-1 或 IKKε 使 IRF3 磷酸化。磷酸化的 IRF3 形成同源二聚体,转运进入细胞核,通过转录共激活因子 p300 和 CREB 结合蛋白,激活 IFN-β 基因的转录和翻译。为了充分激活 IFN-β 启动子,IRF3 与转录因子 NF-κB 和 AP-1 产生协同作用。PKR 是一种识别双链 RNA 的蛋白激酶,可以激活 NF-κB。IFN-β 的产生触发了 IRF7 的表达。IRF7 可能以与 IRF3 相同的方式被激活,刺激一个正反馈循环,激活 IFN-α 的产生(Thiel 和 Weber,2008)。

淋巴系统中干扰素的主要来源有髓样树突状细胞(mDC)和浆细胞样树突状细胞(pDC)。mDC 利用细胞内途径和 TLR3 途径产生干扰素。此外,mDC 及单核细胞还特异性地产生 IFN-β、IFN-λ1 和 IFN-λ2。相反,pDC 使用内体 TLR7 和 TLR8 识别单链 RNA,进而产生所有类型的干扰素(Thiel 和 Weber,2008;Lazear 等,2015)。除 TLR3 外,其余 TLR 均通过接头蛋白髓样分化因子 88(MyD88)激活 IRF7。MyD88 与白细胞介素-1 受体相关激酶 4(IRAK-4)、白细胞介素-1 受体相关激酶 1(IRAK-1)和肿瘤坏死因子受体相关因子 6(TRAF-6)形成复合物,直接与 IRF7 结合。这导致 TRAF-6 介导的泛素化和 IRAK-1 或 IκB 激酶-1(IKK-1)依赖的 IRF7 的磷酸化和核转位。然后,IRF7 结合启动子元件,诱导干扰素转录。人类 IFN-β 和 IFN-α 启动子区域分别有 4 个或 2~3 个正调控结构域, 这些是 IRF 的结合位点(Zhou 等,2014)。

TLR3 和 TLR4 通过干扰素诱导型含 TIR 结构域的接头分子(TRIF)激活 IRF7,随后与 TBK1、核因子 κB 激酶抑制剂(IKK-ε)形成复合物。磷酸化的 IRF7 在核转位和诱导 Ⅰ 型或 Ⅲ 型干扰素之前与 IRF3 形成同源二聚体或异源二聚体(Zhou

等,2014)。在 pDC 中发现了大量组成性表达的 IRF7,其受正反馈调控,从而产生高水平的 IFN-α 和 IFN-β(Thiel 和 Weber,2008)。

1.3.2 JAK-STAT 通路与干扰素刺激基因

IFN-α/IFN-β 可与所有细胞上存在的 I 型干扰素受体结合,随后受体胞内区的构象变化激活了 Janus 激酶/信号转导和 JAK-STAT 信号通路。JAK 家族成员包括 JAK-1 和 TYK-2,可诱导两种 STAT 蛋白(信号转导和转录激活因子 1)STAT-1 和 STAT-2 的磷酸化。它们形成一个异源二聚体,招募 IRF-9 形成干扰素刺激基因因子 3(ISGF-3)复合物,该复合物转移到细胞核,结合并激活干扰素刺激基因(ISG)启动子区的干扰素刺激反应元件(ISRE)(Thiel 和 Weber,2008)。

一些 ISG 具有抗病毒活性,包括 GTP 酶 Mx1(正黏病毒抗性基因 1)、PKR 和 2-5 OAS/RNaseL 系统。Mx1 通过结合核糖核酸,随后使其灭活来抵御多种 RNA 病毒和某些 DNA 病毒的感染。PKR 是一种丝氨酸-苏氨酸激酶,能磷酸化真核翻译起始因子 eIF2,从而阻断细胞和病毒 mRNA 的翻译。2-5 OAS 催化合成短的 2'-5'寡腺苷酸,诱导潜伏的核糖核酸酶 RNaseL 降解病毒和细胞的 RNA。PKR 和 OAS/RNaseL 过表达时,可以诱导细胞活性降低,并通过细胞凋亡清除病毒感染的细胞。它们以非活性形式组成性表达,并被 I 型和 III 型干扰素上调。Mx1 在静息细胞中不存在,但能被 I 型和 III 型干扰素诱导表达(Zhou 等,2013)。人类 PKR 启动子区域含有保守的 KCS-ISRE 启动子元件,可在干扰素刺激下高度诱导 PKR 表达。此外,在没有干扰素信号的情况下,IRF-1 可以激活受刺激的人类细胞中的 PKR。人类 Mx1 和 OAS1 也含有胰岛素受体,但与 PKR 不同的是,它们的诱导高度依赖于干扰素信号。

通过对中央狐蝠受刺激的免疫细胞进行转录组分析,研究人员检测到许多 ISG 的显著变化,包括 Mx1、Mx2、OAS1、OAS2、OASL 和 PKR(Zhou 等,2013)。中央狐蝠的 Mx1、PKR 和 OAS1 基因与其他哺乳动物的 Mx1、PKR 和 OAS1 功能结构域和启动子高度保守,但中央狐蝠的 OAS1 基因在其启动子上有两个 ISRE,而人类 OAS1 基因只有一个,这可能会使得蝙蝠的 OAS1 基因更容易被 I 型和 III 型 IFN 诱导。在干扰素或双链 RNA 刺激后,蝙蝠 OAS1 和 Mx1 以高度依赖干扰素的方式被诱导,但与人类一样,蝙蝠的 PKR 上调可能与干扰素关系不大。

纳尔逊湾病毒(Nelson Bay virus),也被称为 Pteropine 呼肠孤病毒 NB(PRV1NB),是一种以果蝠为宿主的双链 RNA 呼肠孤病毒,而仙台病毒(Sendai virus)是一种负链 RNA 副黏病毒,广泛用于诱导干扰素。IFN 刺激、仙台病毒感染能够诱导蝙蝠 OAS1 基因表达,感染 PRV1NB 也能诱导 OAS1 产生,但程度较轻。Mx1 可以被任何一种病毒诱导产生;而 Pkr 在蝙蝠感染病毒时却几乎不会被上调,也不会像人类那样被干扰素刺激诱导。然而,蝙蝠 Pkr 可以由双链 RNA 类似物 Poly(I:C)诱导,这是一种病毒相关的模式分子,可以诱导 I 型干扰素。由于其具有更高的敏感性,OAS1 可能至少在蝙蝠群体的某一物种中具有主要的抗病毒作用(Zhou 等,2013)。仙台病毒也诱导比 PRV1NB 具有更强的 IFN-β 和 IFN-κ-2 应答。这两种病毒都可能拮抗蝙蝠的 PKR 反应。呼肠孤病毒编码的蛋白质可以隔离双链 RNA,减少双链 RNA 对 Pkr 和 OAS1 的激活。与用 Poly(I:C)处理马来大狐蝠免疫细胞相比,水疱性口膜炎病毒(VSV)的感染能在更大程度上刺激 OAS2 产生(Kepler 等,2010)。

用人类 IFN-α 刺激北非果蝠(Rousettus aegyptiacus)原代肾细胞,可诱导 STAT-1 的磷酸化和核转位。与人类细胞一样,狂犬病毒感染抑制干扰素的核转位,但不抑制其磷酸化。北非果蝠 STAT-1 的 mRNA 在肝脏中高表达,在肌肉和脾脏中低表达(Fuiji 等,2010)。中华菊头蝠(R. sinicus)和中型菊头蝠(R. affinis)的 RIG-I、STAT-1 和 IFN-β 基因也已经被克隆并测序(Li 等,2015)。菊头蝠和人类的 RIG-I 序列核苷酸同源性为 87%,氨基酸同源性为 82%,与中央狐蝠的同源性最高(91% 的核苷酸和 86% 的氨基酸同源性)。菊头蝠的 STAT-1 序列与人类的核苷酸同源性为 91%,氨基酸同源性为 95%,与北非果蝠的同源性最高(94%,氨基酸同源性为 97%)。菊头蝠的 IFN-β 序列与其他物种的差异最大,与人类的核苷酸同源性仅为 74%~76%,氨基酸同源性为 59%~61%,与马来大狐蝠和北非果蝠分别有 81%~84% 的核苷酸同源性和 69%~74% 的氨基酸同源性(Li 等,2015)。RIG-I、STAT-1 和 IFN-β 均在蝙蝠的脾、肺和肠道中高表达。Poly(I:C)刺激的蝙蝠细胞中干扰素增加了 3 万倍,而在小鼠细胞中仅增加了数百倍(Li 等,2015)。综上所述,一些蝙蝠的 RIG-I 和 STAT-1 具有与人类相似的结构和功能。

作用于 RNA 的双链 RNA 腺苷酸脱氨基酶 1(ADAR 1),也是一种 ISG,它是 ISG56 和 ISG20 的产物。ADAR 1 使双链 RNA 上的腺嘌呤核苷酸脱氨基变为次黄嘌呤核苷酸,导致基因组突变。呼肠孤病毒可以抑制 ADAR 1 的激活(Zhou 等,2013)。ISG56 结合 eIF3 的真核细胞起始因子 3e 亚基来抑制病毒 RNA 的翻译(Thiel 和 Weber,2008),而 ISG20 可作为一种降解单链 RNA 的 3'-5'外切酶。

一些病毒,包括黄病毒科、丝状病毒科、弹状病毒科、布尼亚病毒目和呼肠孤病毒科中的高致病性成员,它们通过酸性内体途径进入宿主细胞的细胞质。但人类免疫系统通过干扰素诱导的跨膜蛋白 3(IFITM3)抑制病毒进入(Benfield 等,

2015)。IFITM 通过多聚化阻止病毒和宿主细胞膜的融合,增加细胞膜的硬度,从而阻止细胞质介导的进入途径。小鼠 IFITM 在限制流感引起的发病率和死亡率方面发挥着重要作用。在蝙蝠细胞中,Poly(I:C)上调 IFITM3 的表达。大鼠耳蝠(M. myotis)的 IFITM3 基因在 A549 细胞中表达时,与转铁蛋白(存在于早期内体)和 CD63(存在于晚期内体或多囊泡小体)共定位。其能以约 100 倍的效率,阻断那些表达狂犬病毒、莫科拉病毒(Mokola virus)、拉各斯蝙蝠病毒(Lagos bat virus)和西高加索蝙蝠病毒(West Caucasian bat virus)糖蛋白的假病毒进入细胞质。IFITM3 还将血凝素介导进入的流感病毒复制能力至少降低到 1%。siRNA 敲除 IFITM3 后,病毒复制能力再次增加(Benfield 等,2015)。除了蝙蝠,猪也表达这种具有保护效果的 IFITM3。

1.3.3　Ⅰ型干扰素

Ⅰ型干扰素具有直接抗病毒作用,也能抑制细胞增殖、调节细胞凋亡和适应性免疫,其可由所有带细胞核的哺乳动物细胞产生,并在感染早期上调,随后激活 300 多个抗病毒和免疫调节基因的表达(Thiel 和 Weber,2008)。树突状细胞产生高水平的 IFN-α,而上皮细胞、成纤维细胞和神经元最初释放 IFN-β,然后转换为 IFN-α。

所有已知的哺乳动物Ⅰ型干扰素基因都是特殊的, 因为它们不包含内含子。Ⅰ型干扰素亚型的类型和数量在蝙蝠和其他哺乳动物之间及蝙蝠物种之间有所不同。IFN-ω 在蝙蝠中具有最多的亚型,小棕蝠有 12 个成员,马来大狐蝠有 18 个成员。虽然 IFN-α 家族在人类基因中广泛存在,但小棕蝠只有假基因,而马来大狐蝠有 7 个完整的基因(Kepler 等,2010)。IFN-δ 家族包含 5 个完整的马来大狐蝠基因和 11 个小棕蝠基因。猪胎盘是唯一被发现含有功能性 IFN-δ 基因的组织,但其只参与猪的胚胎发育,而不具有抗病毒活性(Kepler 等,2010)。马来大狐蝠中存在 1 个完整的 IFN-β、2 个 IFN-ε,以及 2 个 IFN-κ 基因(Kepler 等,2010)。

1.3.3.1　IFN-α 和 IFN-β

对北非果蝠 IFN-α 和 IFN-β 的测序结果鉴定表明, 它们与猪中发现的干扰素最为接近, 氨基酸同源性为 72%(Omatsu 等,2008)。IFN-α 开放阅读框由 562 对碱基组成,编码 187 个氨基酸的蛋白质;IFN-β 开放阅读框由 558 对碱基组成,编码 186 个氨基酸的蛋白质。Poly(I:C)刺激北非果蝠原代肾细胞和蝙蝠肺原代细胞 Tb-1 Lu 后,使前者的 IFN-β 转录增加,但对后者无明显影响。IFN-α 基因表达较晚,一般是在 IFN-β 的存在下开始分泌。IFN-β 的产生是快速且短暂的,而 IFN-α 的产生是持久的(Omatsu 等,2008)。基因表达的差异可能是因为组织类型的差异,也可能是使用原代细胞系和永生化细胞系的结果。

黄毛果蝠(E. helvum)细胞可以在病毒的刺激下,诱导高水平的 I 型干扰素 mRNA、干扰素蛋白和有效的 ISG 产生。当被阿尼昂-尼昂病毒(O'nyong-nyong 病毒,ONNV)感染时,黄毛果蝠细胞会诱导干扰素基因大量表达,但这种病毒仍然通过翻译阻断来逃避干扰素系统(Biesold 等,2011)。

亨德拉病毒在人类中表现出高度致病性,在澳大利亚果蝠体内则不会,但血清检测得到亨德拉病毒的阳性率却很高。在人类中,亨尼帕病毒(Henipavirus)蛋白 P 基因产物通过细胞 MDA5 和 STAT 蛋白干扰 IFN-α 和 IFN-β 的产生(Virtuede 等,2011b)。此外,亨德拉病毒或尼帕病毒(Nipah virus)感染人类细胞都不能诱导干扰素转录。同一研究发现,当感染了肝炎病毒的人类细胞中存在外源性 IFN 时,ISG 转录只被部分阻断,外源性干扰素大大减少了感染细胞和合胞体的数量。因此,对于人类,亨尼帕病毒免疫逃避似乎在很大程度上是由于未能产生 I 型干扰素(Virtue 等,2011b)。

蝙蝠干扰素系统对于防止病毒的不良反应非常重要,这些病毒往往会导致人类的严重疾病,因此干扰素反应也可能是蝙蝠产生持续、非临床症状的亨德拉病毒感染的原因。来自巴西圆耳蝠的肺细胞系和来自洞鼠耳蝠的肩胛间肿瘤细胞系均对亨尼帕病毒感染具有抵抗力(Virtue 等,2011a)。然而,亨德拉和尼帕病毒感染中央狐蝠的肺、肾和胚胎细胞系时,不诱导 IFN-α 或 IFN-β 的表达,IFN-λ 的表达也降低 50%。在这些细胞系中干扰素信号转导被拮抗,这是因为亨尼帕病毒感染阻断了外源性 IFN-α 对 ISG54 和 ISG56 转录。因此,在这些细胞系中,亨尼帕病毒的感染似乎是由未知的机制控制的,而不是由干扰素反应控制的(Virtue 等,2011a)。重要的是要确定在蝙蝠胚胎和成年蝙蝠原代细胞培养中是否也存在这种情况。在人类中,亨尼帕病毒感染人类细胞会抑制干扰素的产生,但不会抑制干扰素信号通路(Virtue 等,2011b)。

研究显示,中央狐蝠含有一个单一的、有功能的 IRF7 异构体,它的组织分布比在其他哺乳动物的组织分布更广(Zhou 等,2014)。在人和小鼠中,除 pDC 和活性细胞外,IRF7 的表达很低,而中央狐蝠 IRF7 存在于免疫相关和非相关组织中,包括大脑、心、肾、肝、肺、小肠和睾丸。刺激蝙蝠肾细胞株后,IRF7 在 9 个小时达到峰值,比蝙蝠 I 型和 III 型 IFN 的峰值晚 3 个小时,但与蝙蝠 ISG、Mx1、OAS1 和 PKR 的峰值相似,与 I 型 IFN 反馈机制诱导 IRF7 的结果一致(P. Zhou 等,2014)。

尽管蝙蝠 IRF7 的 MyD88 结合区与人 IRF7 的 MyD88 结合区序列几乎没有保守性，但这种差异并不影响 IRF7 的干扰素反式激活活性，也不影响 MyD88 激活 IRF7 的功能。蝙蝠 IRF7 同时激活 IFN-α 和 IFN-β 启动子，蝙蝠 MyD88 和 IRF7 的结合能力与人类相似。删除蝙蝠 IRF7 的 MyD88 结合区也会降低干扰素的活性。此外，使用 siRNA 敲除 IRF7 基因可降低仙台病毒感染细胞中 IFN-β 的激活，进而促进 Pulua 病毒的复制(P. Zhou 等, 2014)。

1.3.3.2 IFN-κ 和 IFN-ω

Ⅰ型干扰素 IFN-α 和 IFN-β 的作用众所周知，但 IFN-κ 和 IFN-ω 的重要性尚不明确。来自棕蝠(Eptesicus serotinus)脑细胞系的 IFN-κ 和 IFN-ω 基因在大多数小蝙蝠亚目中都是保守的(He 等, 2014)，其两个启动子都含有哺乳动物典型的转录因子结合位点，包括 IRF、ISRE 和 NF-κB。由于 IRF 和 NF-κB 结合位点存在差异，因此来自棕蝠的这些基因可能具有不同的调控机制(He 等, 2014)。在体外，IFN-ω 对干扰素诱导的基因有很强的激活作用，而 IFN-κ 的激活作用较弱。IFN-ω 在棕蝠的脑细胞株中也有较强的抗溶血病毒活性，其抗欧洲蝙蝠狂犬病毒-1 活性大于抗狂犬病毒活性，而针对欧洲蝙蝠狂犬病毒-2 的活性最低，因为棕蝠是欧洲蝙蝠狂犬病毒-1 在欧洲的主要宿主(He 等, 2014)。然而，情况可能远比我们想象中更复杂，因为在感染蝙蝠相关狂犬病毒的过程中，IFN-κ、IFN-ω 及其诱导的基因普遍沉默，这可能导致病毒在蝙蝠体内建立长期感染。

IFN-κ 基因位于Ⅰ型干扰素基因位点之外，提示该基因可在不同的哺乳动物群体中独立进化。事实上，系统发育分析表明，小蝙蝠亚目和大蝙蝠亚目的 IFN-κ 序列与其他哺乳动物的序列完全不同(He 等, 2014)。但与其他小蝙蝠亚目的 IFN-ω 和 IFN-κ 序列同属一类，却与莹鼠耳蝠、布式鼠耳蝠(M. brandtii)和大卫鼠耳蝠(M. davidii)的干扰素基因序列不同。奇怪的是，大蝙蝠亚目的马来大狐蝠的 IFN-κ 与非蝙蝠类哺乳动物具有较高的相似性(He 等, 2014)。

1.3.4 Ⅱ型干扰素

在人类中，Ⅱ型干扰素(IFN-γ)主要由激活的 Th1 辅助细胞和自然杀伤(NK)细胞产生。它以旁分泌或自分泌的方式作用于巨噬细胞、T 细胞和 NK 细胞。Ⅱ型干扰素在病毒感染早期的先天免疫反应及长期调控病毒感染的适应性免疫反应中发挥作用(Janardhana 等, 2012)。它还可通过刺激Ⅰ类和Ⅱ类主要组织相容性复合体(MHC)分子，产生抗原呈递效果，并通过刺激作用影响细胞增殖和凋亡。

尽管它确实抑制病毒基因并上调宿主抗病毒蛋白(如 2,5-OAS、PKR、鸟苷酸结合蛋白和腺苷脱氨酶),但抗病毒不是它的主要功能(Janardhana 等综述,2012)。

从亨德拉病毒宿主中分离到 IFN-γ 是保守的, 在功能上与其他哺乳动物相似。中央狐蝠的 IFN-γ 与马来大狐蝠的氨基酸同源性为 99%,与莹鼠耳蝠的同源物相似性为 70%,与小鼠的同源物相似性仅为 44%。IFN-γ 的 Ifngr1 和 Ifngr2 基因也在牙买加果蝠中被检测到。中央狐蝠具有一些与其他物种相似的 Ⅱ 型 IFN 保守特征,包括蛋白质的 6 个 α 螺旋结构、C 末端的基本区域、高度疏水性,以及保守的潜在 N-连接糖基化位点(Janardhana 等,2012)。和其他物种一样,有丝分裂原刺激下的中央狐蝠脾细胞可分泌 IFN-γ, 并进一步抑制西门立克森林病毒(Semliki forest virus) 感染的肾细胞或是小翼手目蝙蝠巴西犬吻蝠的肺细胞中的病毒复制。此外,感染亨德拉病毒的中央狐蝠肾脏细胞内的病毒复制也受到 IFN-γ 抑制(Janardhana 等,2012)。

1.3.5　Ⅲ型干扰素

人类Ⅲ型干扰素由高度保守的 IFN-λ1、IFN-λ2 和 IFN-λ3 组成。在结构上它们与 IL-10 相似,并使用 IL-10 受体作为辅助受体(Lazear 等,2015)。不同于 Ⅰ 型和 Ⅱ 型干扰素受体,人类和啮齿动物的 IFN-λ 受体主要存在于上皮细胞(Donnelly 和 Kotenko,2010)。马来大狐蝠有 3 个与人类相似的 IFN-λ 基因,而中央狐蝠只有两个相似的功能性 IFN-λ 基因。被刁曼病毒(Tioman virus)感染的中央狐蝠脾细胞 IFN-λ 表达水平较高。Ifit1 识别单链 RNA 病毒中的 5'端三磷酸化的核糖核酸。IFN-λ 还能显著抑制 Pulua 病毒(一种双链 RNA 蝙蝠正呼肠孤病毒)的复制,并显著增加 Ifit1 表达和略微上调 Ddx58 在中央狐蝠细胞系中的表达。这些免疫分子与其他哺乳动物的 Ⅰ 型和Ⅲ型干扰素具有相似的抗病毒活性。IFN-β 和 IFN-λ 可激活中央狐蝠 Mx1(一种作用于病毒核蛋白的 GTP 酶)和 OAS1(激活 RNaseL 和病毒 RNA 的降解), 但不激活针对病毒核蛋白的 GTP 酶 PKR (Schountz,2014)。

上述 3 种类型的蝙蝠 IFN 在暴露于合成的双链 RNA 时会产生不同的诱导现象。感染早期产生 Ⅰ 型和Ⅲ型 IFN,最早在感染 30 分钟时诱导产生 Ⅰ 型干扰素,在 1.5 小时后产生Ⅲ型干扰素。上述两种干扰素的分泌峰值在感染后 6 小时,并在感染 24 小时开始下降(Zhou 等,2011b)。Poly(I:C)处理后,IFN-λ2 被诱导上调,上调程度约为 IFN-λ1 的 100 倍,而 IFN-β 受 Poly(I:C)诱导后表达高于前两者。IFN-λ2 可能导致 ISG56 表达上调为原来的 25 倍,RIG-I 则增强至原来的 4

倍。Ⅰ型和Ⅲ型 IFN 利用不同的诱导途径,Ⅰ型 IFN 被内体和胞浆模式识别受体激活,Ⅲ型 IFN 主要由胞浆分子(如 RIG-I)激活。

同感染中央狐蝠和马来大狐蝠的亨尼帕病毒和尼帕病毒一样,刁曼病毒(Timan virus)也属于副黏病毒科的单链 RNA 病毒。刁曼病毒的天然宿主是与之密切相关的小狐蝠(Pteropus hypomelanus)。刁曼病毒感染蝙蝠细胞系可上调Ⅲ型 IFN(Virtue 等,2011a)。无论是人类还是狐蝠属中,刁曼病毒与 STAT-2 的相互作用都非常微弱(Caignard 等,2013),且此病毒不能降解人类细胞中的 STAT-1 或阻止其核易位,也不能抑制Ⅰ型 IFN 信号通路激活。然而,刁曼病毒却能与人类 STAT-3 和 MDA-5 结合,并在人类细胞中干扰 IL-6 信号转导和 IFN 激活启动子的诱导(Caignard 等,2013)。刁曼病毒并没有上调中央狐蝠脾脏中Ⅰ型 IFN 的产生,但却引起Ⅲ型 IFN 反应(Zhou 等,2011b;Lazear 等,2015)。此外,IFN-λ2 也能保护中央狐蝠免受 Pulau 病毒的侵袭。

Zhou 等在 2011 年克隆并鉴定了中央狐蝠构成Ⅲ型干扰素受体复合体的 IFN-λR1 和 IL-10R2 的基因。这种复合体具有一定的功能,并广泛分布于蝙蝠的多个组织中。IFN-λR1 在脾和小肠中的表达最强。上皮细胞和免疫细胞对 IFN-λ 有反应。人类产生两种 IFN-λR1 链的剪接变体,分别为可溶性的和截短的跨膜形式,且在人类中发现的这两种剪接变异体可能负向调节 IFN-λ。但中央狐蝠中不存在 IFN-λR1 的选择性剪接,这种表达缺失可能会让中央狐蝠具有更强的 IFN-λ 活性。

尽管 IFN-λ 作为抗病毒药物,其生物学活性与Ⅰ型 IFN 有一些重叠(如诱导相似的 ISG 亚群),但 IFN-λ 与 IL-10 细胞因子的关系比与Ⅰ型 IFN 的关系更密切。IFN-λ 由多种病毒诱导,包括人偏肺病毒(Human metapneumovirus)、呼吸道合胞病毒(Respiratory syncytial virus)、SARS 冠状病毒(SARS-COV)、轮状病毒(Rotavirus)、呼肠孤病毒(Reovirus),以及辛德比斯病毒(Sindbis virus)、登革热病毒(Dengue virus)、水疱性口膜炎病毒(Vesicular stomatitis virus)、脑心肌炎病毒(Encephalomyocarditis virus)、流感病毒、乙型肝炎病毒、丙型肝炎病毒和仙台病毒。IFN-λ 通过肝、呼吸道、胃肠和体表上皮及血脑屏障途径,在预防病毒感染方面发挥着重要作用。

作为对多种病毒感染都具有的反应,IFN-α 可增强 IFN-λ 的产生,而 IFN-λ 也可通过诱导 IFN-1 和 IFN-7 来增强 IFN-α/β 的产生(Lazear 等,2015)。Ⅲ型干扰素还抑制 Th2 细胞的反应,增加 IFN-γ 的产生,减少调节性 T 细胞的数量,增加 CD8+ 杀伤性 T 细胞的脱粒,并对肿瘤进行攻击(Donnelly 和 Kotenko,2010;

Lazear 等,2015)。

病毒感染后,通过相似的途径共同诱导Ⅰ型和Ⅲ型干扰素的产生,但相较于Ⅰ型干扰素,Ⅲ型干扰素的反应通常较弱。IFN-λ1 和 IFN-β 转录均被 IRF3 和 IRF7 激活,而 IFN-λ2 和 IFN-α 的转录则主要由 IRF7 激活。然而,IFN-λ1 增强体与 IFN-β 不同,这表明它们受到不同的调控,但都能绕过一些病毒逃避机制,以获得额外的宿主保护(Stoltz 和 Klingstrom,2010)。汉坦病毒(Hantaan virus)感染人上皮细胞后,IFN-λ1 先于 MxA 和 IFN-β 诱导表达,且不产生 IFN-α。汉坦病毒感染的 Vero E6 细胞也能产生 IFN-λ1 和 MxA,但不产生Ⅰ型干扰素,因此该病毒不需要 IFN-λ 或 IFN-α 即可诱导 IFN-β1 和干扰素 ISG 激活。激活 IFN-λ1 需要具有复制能力的汉坦病毒,而灭活的病毒不会诱导这些基因上调(Stoltz 和 Klingstrom,2010)。

1.3.6　病毒避免宿主干扰素应答

大多数致病病毒至少部分阻断了 IFN-α/β 或其下游介质的产生。负链 RNA 病毒能逃避 RIG-I 和 MDA5 的识别,破坏 TBK1-TRAF3 复合体的形成,或阻止 NF-κB 核易位。然而,宿主抗病毒反应导致 IFN-λ1 的产生,从而产生 Mx1(Stoltz 和 Klingstrom,2010)。SARS 冠状病毒和 MERS 冠状病毒在体外通过阻断Ⅰ型干扰素在几种细胞系中的诱导来阻断先天抗病毒反应(Matthews 等,2014)。来自人类的 MERS 冠状病毒和来自蝙蝠的 BtCoV-HKU4 和 BtCoV-HKU5 病毒都含有抑制宿主 IFN-β 表达的辅助蛋白(Matthews 等,2014)。然而,这些辅助蛋白只能微弱地阻断 NF-κB 信号通路。

为了避免宿主的干扰素反应,一些病毒会阻止干扰素或 ISG 转录。亨尼帕病毒 V 蛋白将 STAT 隔离于细胞质复合体,阻止其核转位和干扰素的产生(Fujii 等,2010)。在刺激下,北非果蝠细胞内磷酸化 STAT1 产生核转位现象(与人 STAT1 有 96%的氨基酸同源性)。在蝙蝠肾细胞系中,狂犬病毒主要抑制 STAT1 的核定位,而不是阻止其磷酸化。

马普埃拉病毒(Mapuera virus)是 Rubula 病毒属的一种副黏病毒,最初从巴西无症状的黄肩蝠(Sturnira lilium)中分离出来。马普埃拉病毒对人类潜在致病,但其宿主范围尚不清楚。马普埃拉病毒的 V 蛋白是一种Ⅰ型干扰素拮抗剂,能阻止干扰素刺激后 STAT1 和 STAT2 的核转位,但不影响它们的磷酸化。细胞质隔离阻止了多种哺乳动物细胞中 ISGF3 转录因子复合体的形成,包括人类、蝙蝠、猴、狗、马和猪的细胞,但小鼠是个例外。被感染的细胞中诱导产生 STAT1 后,干扰素表达升高。马普埃拉病毒 V 蛋白能与 MDA-5 结合，但不与 RIG-I 结合，因此只抑制前者对干扰素的诱导。其他副黏病毒已被证明可通过 RIG-I 诱导干扰素。蝙蝠和人类细胞中产生的干扰素拮抗作用表明机体中存在另一种保护性免疫反应（Hagmaier 等，2007）。

1.4   抗体与 B 淋巴细胞

兽类哺乳动物可以产生 5 种抗体：具有多种亚类的 IgG，以及 IgM、IgA、IgE 和 IgD。相比之下，鸟类缺乏 IgD、IgE 和 IgA 3 种抗体。然而，小翼蝙蝠亚目也可转录 5 种抗体，表明飞行所需的体重限制并不需要改变抗体类别。但大蝙蝠亚目不产生免疫球蛋白 D（Baker 和 Zhou，2015）。已在昭短尾叶鼻蝠中检测到一种 IgG 亚型，而大棕蝠存在两种免疫球蛋白亚型，北美的莹鼠耳蝠有 5 种亚型的免疫球蛋白（Bratsch，2011）。与普通实验动物相比，果蝠在抗原刺激下凝集、血凝和固定补体的抗体水平更低。此外，这些蝙蝠的抗体分泌还会产生延迟（Iha 等，2009）。

抗体分别由两条相同的重链和轻链组成，每条链都含有可变区（V 区）和恒定区（C 区）。V 区负责识别目标（抗原），这会引发一系列事件，最终导致高度特异性抗体的产生和释放。V 区分为互补决定区（CDR）和骨架区（FW）。CDR 是抗体中实际与抗原结合的区域，而 FW 提供支架作用。由于单个抗体的特异性及大量微生物和非微生物抗原的存在，同样需要大量的抗体和一种机制来产生如此广泛的不同抗体。与大多数哺乳动物不同，灵长类和啮齿动物产生抗体多样性的主要机制之一是重新排列抗体基因的区域，这些区域编码抗体的可变抗原结合成分。抗体的 V 区由多个不同的 V、D 和 J 基因各自编码。抗体的形成涉及基因重排，其中一个 V 基因与一个 D 基因和一个 J 基因结合，形成大量针对不同抗原的抗体。

可变重链谱系（VH）可分为 3 个家族。分析中央狐蝠和马来大狐蝠重排抗体 VH 区序列发现，这些蝙蝠具有 3 个 VH 家族（Ⅰ 型、Ⅱ 型、Ⅲ 型）。大多数被研究的哺乳动物的抗体（除了灵长类和啮齿动物），几乎都不来自这 3 个家族（Barker 等，2010）。狐蝠科蝙蝠也使用相同类型的遗传重排，其拥有众多的 VH 基因与广泛的 D 和 J 基因片段，这一数值高于人类。这使得大量可能的多样性 VDJ 重排，对于识别多种抗原至关重要（包括微生物抗原）。这两种被研究的翼足类蝙蝠、灵长类动物和啮齿动物是已知的唯一保留了高度 VH 多样性的兽类（Barker 等，2010）。有些蝙蝠有 250 多种系的 VH3 基因，是灵长类和啮齿动物的 5~15 倍（Bratsch 等，2011），因此可以通过 VDJ 重组产生高度多样的抗体。事实上，人们已经发现莹鼠耳蝠具有非常高水平的 VDJ 基因组的多样性。

与其他动物相比,蝙蝠抗体可变重链的关键抗原结合区 CDR3 的酪氨酸含量较低,精氨酸含量较高,可能形成特异性较强、结合抗原能力较弱的抗体。蝙蝠在 FW3 区域也有一些突变,这使它们有别于人类和小鼠(Bratsch 等,2011)。蝙蝠在感染某些病毒时也不能产生中和抗体(Barker 等,2010)。

除了上面讨论的 VDH 重排,许多哺乳动物还利用体细胞超突变来增加抗体种类,从而满足对大量抗原做出反应的需求。在这个过程中,抗体在与抗原结合的关键区域经历了非常高的变异率。虽然莹鼠耳蝠拥有多样化的 VH 基因库(包括 7 个人类 VH 基因家族中的 5 个),但其突变频率非常低,降低了体细胞过度突变在抗体多样性生成中的作用,表明其更依赖 VDJ 重排和连接的多样性(在多个位点重排 V、D 和 J 基因片段的能力)来产生高度多样化的抗体库(Bratsch 等,2011;Schountz,2014)。

B 细胞激活因子(BAFF)和增殖诱导配体(APRIL)是促炎性肿瘤坏死因子(TNF)细胞因子家族的成员,它们共享两种受体。二者对 B 细胞的存活和活性至关重要,如 B 淋巴细胞的增殖、成熟、抗体分泌、同型转换、T 细胞激活和 T 细胞非依赖性抗体反应。从蝙蝠中克隆了 BAFF 和 APRIL 的全长 cDNA,分别由 873 个和 753 个碱基对组成,分别编码 290 个和 250 个氨基酸。蝙蝠 BAFF 和 APRIL 都表达典型的肿瘤坏死因子(TNF),其包括一个跨膜区、一个可能的 furin 蛋白酶裂解位点和 3 个半胱氨酸残基。蝙蝠与狗、马、人类、鼠的 BAFF 氨基酸同源性分别为 80.82%、82.76%、77.59% 和 55.28%,而蝙蝠与狗、马、人类、牛的 APRIL 氨基酸同源性都超过 80%。克隆的 BAFF 和 APRIL 具有促进小鼠脾 B 淋巴细胞存活和生长的功能(You,2012a 和 2012b)。BAFF 在脾中高表达,在肾和肠道中低表达,与其在人类中的定位相似。APRIL 在脾中的表达也最高,但也可以在包括破骨细胞和肿瘤细胞在内的其他组织中发现(You,2012b)。

抗体的季节性水平传播似乎发生在幼年蝙蝠和成年雌性蝙蝠中。血清阴性的蝙蝠通常在 16~24 个月大时,在与成年妊娠晚期雌性蝙蝠暂时聚集后,体内突然出现许多抗原,甚至出现一些微生物成分(Baker 等,2010)。此外,狐蝠属和鼠耳蝠在妊娠和哺乳期间,出现亨尼帕病毒和冠状病毒的季节性暴发。此外,成年雄性蝙蝠的血清转换则发生在年中(2010 年 5 月和 2011 年 7 月),接近黄毛果蝠每年 4 月到 6 月的交配期(Mutere,1968),此时雄性蝙蝠之间的攻击性增加,且雄性蝙蝠与雌性蝙蝠有更密切的接触。

1.5　巨噬细胞、树突状细胞和促炎细胞因子

哺乳动物巨噬细胞通常能产生 I 型干扰素，也能产生强大的促炎细胞因子，包括肿瘤坏死因子 α(TNF-α)、白细胞介素-1(IL-1)和白细胞介素-6(IL-6)。这些细胞因子具有抗病毒活性，是免疫病理学的一些主要因子。树突状细胞有两种，其来源不同，作用也略有不同。pDC 能对病毒或病毒成分做出快速反应，其产生大量的 I 型干扰素，具有直接的抗病毒活性，并调节自然杀伤细胞和 CD8 T 杀伤细胞的活性。mDC 细胞在产生大量 I 型干扰素和其他免疫调节细胞因子的同时，也通过 T 淋巴细胞刺激适应性免疫反应的抗原呈递细胞。

单核/巨噬细胞在人类丝状病毒(Filovirus)致病过程中起主要作用，触发淋巴细胞的旁观者效应并诱发了凋亡，并增加血管通透性，导致循环衰竭。巨噬细胞还表达细胞表面细胞因子受体，与凝血因子 VIIa 和 X 相互作用，激活丝状病毒的凝血级联和出血现象(Basler，2012)。丝状病毒在体内和体外感染人单核细胞和巨噬细胞，诱导产生促炎性细胞因子，这些细胞因子吸引更多的细胞进入该部位，进而也被感染。树突状细胞也会被埃博拉病毒(Ebolavirus)感染，但不会产生炎性细胞因子或启动 Th 细胞反应。但所有这些细胞都很少产生 I 型或 II 型干扰素(Basler，2012)。正如本章前面讨论的那样，蝙蝠的适应性免疫反应似乎比其他哺乳动物的水平要低，并抑制促炎细胞因子的产生。这可能会保护其免受危及人类生命的病毒感染所造成的破坏性影响。但值得注意的是，目前对于蝙蝠的适应性免疫应答或产生的促炎(或抗炎)细胞因子的机制研究还较少。

1.6　T 淋巴细胞

T 淋巴细胞活性对大多数病毒感染(包括冠状病毒感染)细胞中病毒的清除至关重要。这已经在中东呼吸综合征冠状病毒(MERS-CoV)小鼠模型中得到证实，T 淋巴细胞活性对人类抵御 MERS-CoV 也很重要。在 MERS-CoV 的 S 蛋白中发现了刺激 CD8 T 细胞的免疫优势表位(Zhao 等，2014)。在人类中，感染严重急性呼吸综合征(SARS)的幸存者也会对病毒的 S、M、E、NP 和 ORF3a 基因产物产生记忆 T 细胞反应(Oh 等，2011)。康复 6 年后，人们仍然携带着能对 SARS-CoV 产生特有的记忆性的 CD4 T 辅助淋巴细胞和 CD8 T 杀伤淋巴细胞。人类 T 记忆细胞主要通过产生和释放强大的炎症介质，包括 IFN-γ、肿瘤坏死因子-α 和巨噬

细胞炎性蛋白 1α(和 1β)来应答主要的 SARS-CoV 核衣壳蛋白。CD4$^+$记忆细胞产生 Th1 型细胞因子 IFN-γ、TNF-α 和 IL-2(Oh 等,2011)。但这会在人类体内产生过度的、有害的炎症反应,而蝙蝠却没有这种反应,这至少可以解释 MERS-CoV 和 SARS-CoV,以及一些病毒性疾病在蝙蝠和人类身上的病理差异。

　　识别和激活 CD4 T 辅助细胞需要抗原、T 细胞受体、MHC Ⅱ 和 CD4 之间的相互作用。北非果蝠 CD4 的 cDNA 全序列分析表明,蝙蝠 CD4 与猫、狗的同源性高于与人类和小鼠的同源性。蝙蝠的 CD4 Ig 样 C 型 1 区含有 18 个氨基酸的插入。与猪、猫、鲸和狗的 CD4 一样,蝙蝠的 CD4 也缺乏半胱氨酸,这是一种形成二硫键的氨基酸,在蛋白质折叠中起主要作用。人类、猴和鼠的 CD4 都含有这种半胱氨酸,这表明人类和蝙蝠的 CD4 在几个关键的结构特征上存在差异(Omatsu 等,2006)。

　　此外, 研究还强调了 CD4 和 MHC Ⅱ 对蝙蝠种群健康和适应性的重要作用,MHC Ⅱ DRB 等位基因与噬血性外寄生虫负荷(如蜱虫、蝠蝇)、新热带区的南兔唇蝠(Noctilio albiventris)的繁殖状态之间存在相关性。特定的 DRB 等位基因与不能生育的成年雄性和雌性蝙蝠相关,这些成年雄性蝙蝠和雌性比生殖活跃的蝙蝠承受了更高的体外寄生虫负荷(Schad 等,2012)。蜱虫的存在也会影响蝙蝠对其他病原体混合感染的免疫能力,因为蜱虫唾液中的化合物会降低巨噬细胞的抗原呈递效果和 Th 细胞的功能。在南兔唇蝠中只发现了一个多等位基因 DRB 的基因,而在大银线蝠(S. bilineata)中则发现了两个 DRB 基因拷贝。大银线蝠的等位基因变异主要源于基因内重组,而不是基因间重组(Mayer 和 Brunner,2009;Schad 等,2012)。

　　DRB 基因,特别是外显子 2,处于正选择状态,在抗原结合位点非同义替换率是同义替换率的 2 倍以上(Mayer 和 Brunner,2009;Schad 等,2012)。与其他哺乳动物相似,DRB 也会改变蝙蝠个体的体味。由于蝙蝠是一种极其合群的哺乳动物,有些群体包含了几百万只个体,气味识别在这里具有重要作用。

　　Th 淋巴细胞在识别 MHC Ⅱ 类蛋白呈递的抗原后,产生和分泌细胞因子。与小鼠相比,蝙蝠体内 T 淋巴细胞衍生的细胞因子会延迟产生。蝙蝠 IL-2、IL-4、IL-6、IL-10、IL-12 p40 和 TNF-α 分别含有 152、134、207、178、329 和 232 个氨基酸。与马、狗、猫、猪和牛的基因相比,这些基因高度保守。有趣的是,所有这些细胞因子都由单个外显子编码(Iha 等,2011)。

1.7　免疫应答的其他参数

2012 年,Papenfuss 等利用受刺激后的中央狐蝠的脾、白细胞和淋巴结,以及未经刺激的胸腺和骨髓进行转录组测序,鉴定出了大约 18 600 个基因。高表达的基因参与细胞的正常生理过程,如细胞生长和维持、酶活性、新陈代谢、细胞成分的产生和能量途径。然而,大约有 500 个基因与免疫功能有关,这些基因占该蝙蝠物种编码基因的 3.5%。免疫基因中与 T 细胞激活有关的基因(79 个)占比最大。其他免疫相关基因包括与自然杀伤细胞(72 个)、Toll 样受体级联(70 个)、B 细胞激活(50 个)和抗原呈递(41 个)相关的基因。转录组分析还揭示了模式识别受体等基因的表达,以及一些自然杀伤细胞受体的表达。此外。NLRC5 和 NLRP3 基因也被转录,NLRC5 被认为对蝙蝠的抗病毒免疫反应有正向和负向的调节作用,而 NLRP3 则被包括病毒和细菌感染,以及环境刺激的危险信号激活。NLRP3 激活炎症组织中的 caspase-1, 将 IL-1β 和 IL-18 裂解为成熟的活性形式 (Papenfuss,2012)。此外,转录组差异表达数据中还包括 IFN-α 及其受体,以及与干扰素刺激基因 Mx1、Mx2、OAS1、OAS2、OAS3、OASL、PKR、RNaseL 和 ISG15 同源的基因。转录组中与自然杀伤细胞相关的分子包括抑制性 CD94/NKG2A、CD24、CD16 和 CD56。蝙蝠转录组中 MHC-Ⅰ 类抗原的装载和呈递效果途径包括:β-2 微球蛋白、与抗原处理相关的转运蛋白 1、钙连蛋白、tapasin、CD1a、CD1b、CD1d、MR1、HFE、FcRn 和 ULBP。与蝙蝠 MHC Ⅱ 类相关的 mRNA 包括 CD74 型不变链、组织蛋白酶 S、DMA、DOA、DQA 和 DRA 的 α 链同源物,以及 DMB、DOB、DQB 和 DRB 的 β 链同源物。

转录组中发现的淋巴细胞相关分子包括 T 细胞受体的 α、β、δ 和 γ 链,TCRζ 链、CD3、CD4、CD8 和 CD28、重链和轻链的免疫球蛋白恒定结构域,以及 B 细胞共受体 CD19、CD22、CD72、CD79a 和 CD79b。

马来大狐蝠肾细胞感染禽副黏病毒属的新城疫病毒(Newcastle disease virus)后发现,有 200~300 个抗病毒基因高度上调,包括 IFN-β、RIG-I、MDA5、ISG15 和 IRF1。相比之下,感染亨德拉和尼帕病毒并没有诱导这些先天免疫反应基因。此外, 加入尼帕干扰素拮抗蛋白降低了蝙蝠肾细胞对新城疫病毒的免疫反应 (Glennon 等,2015),这表明感染一种病毒可能会影响对其他病毒的免疫应答。

1.8　结论

蝙蝠和人类的免疫系统在很多方面是相似的。蝙蝠拥有与人类相似的免疫功能器官(胸腺、骨髓、脾和淋巴结),以及与先天免疫细胞成分(中性粒细胞、单核/巨噬细胞、嗜酸性粒细胞、嗜碱性粒细胞和树突状细胞)和适应性免疫细胞成分(T淋巴细胞和 B 淋巴细胞)相关的免疫细胞。然而,蝙蝠不具有检测微生物 DNA 的 AIM2 和 IFI16 蛋白,这可能会使蝙蝠对细菌的敏感性增加。此外,AIM2 作为激活炎症小体的分子之一,它的缺乏可能会使蝙蝠体内有害的炎症反应降低。在某些蝙蝠物种中,白细胞数量会随蝙蝠年龄增长而减少,IgG 水平则随年龄增长而增加。在某些种类中,较高的白细胞计数或 IgG 水平可能会降低蝙蝠的寿命,因为免疫反应消耗的能量与其他高能量活动(如飞行)是相互竞争的。因此,食虫蝙蝠的白细胞水平往往比其他以静止物体为食的蝙蝠要低。中性粒细胞和巨噬细胞产生的有害活性氧和氮可能是白细胞数较高的蝙蝠寿命缩短的原因之一。在有氧呼吸过程中也会产生活性氧,蝙蝠的有氧呼吸由于其能量消耗水平较高而增加。许多蝙蝠有相对较高的红细胞计数、血细胞比容值和血红蛋白浓度,这可能与它们消耗大量能量有关。暴露在免疫系统激动剂下蝙蝠的体重会降低,但它们不像其他哺乳动物一样会发热。每天在飞行与静止状态之间切换,将导致体内温度的升高和降低,并可能影响它们的微生物群落,导致物种内和物种间的微生物变异。

适应性免疫系统需要消耗比先天免疫更多的能量,这促使蝙蝠更依赖 IFN 介导的抗病毒防御,而不是像人类依赖的 CD8$^+$ T 杀伤细胞和自然杀伤细胞介导的免疫。然而,干扰素在蝙蝠抗病毒防御中作用程度的研究可能是不准确的,因为人们对蝙蝠细胞介导的免疫研究较少。

中性粒细胞的吞噬活性与补体介导的细胞毒性快速联合,参与对细菌感染的防御,而 T 细胞活性在清除病毒感染方面起着更重要的作用。栖息地的大小和位置影响抗细菌免疫反应。此外,T 细胞介导的免疫与杀菌活性呈负相关。

模式识别受体允许宿主免疫系统识别微生物并对其做出反应。大多数蝙蝠体内 TLR(3,7,8)识别病毒 RNA,并与其他哺乳动物的 TLR 具有相同的遗传特征和结构。然而,识别病毒、细菌和原生动物 DNA 的 TLR9 是位于其他兽类哺乳动物之外的一个单系分支。蝙蝠细胞表面的 TLR 识别来自细菌、原生动物和真菌的蛋白质、脂肪和碳水化合物。其他宿主模式识别受体包括 RIG-I 样受体、NOD 样受体、cGAS、OAS、PKR 和 MDA-5。蝙蝠的模式识别受体的结构和组织表达模式与人类相似。

蝙蝠 IFN 是其抗病毒防御的重要组成部分。蝙蝠的Ⅰ型干扰素种类比人类的多,而且它们的亲缘关系较远。大翼手目和小翼手目 IFN 还被归入两个遗传组。Ⅰ型干扰素的亚型数量因蝙蝠种类而异,但蝙蝠比人类含有更多的 IFN-ω 和干扰素-δ 亚型成员,而 IFN-α 家族成员通常较少。蝙蝠 IFN-κ 也属于与其他哺乳动物不同的系统发育类群。与人类的情况一样,IFN-α 诱导 STAT-1 的磷酸化和核转位,这两个过程中的一个或两个都可被某些病毒阻断。蝙蝠包含多个 ISG,包括 Mx1、Mx2、OAS1、OAS2、OASL、PKR 和 IFITM3。在人类中发现了4组Ⅲ型干扰素,其中 IFN-λ1 和 IFN-λ3 也存在于一些蝙蝠物种中。人类干扰素 λR1 有两种选择性剪接形式,可以负向调节 IFN-λ。有些蝙蝠只有一种剪接形式,因此它们可能有更强的 IFN-λ 活性。巨噬细胞和树突状细胞产生大量Ⅰ型干扰素。人体内这些细胞产生的炎性细胞因子具有抗病毒活性,并且也可能参与免疫病理。

蝙蝠会产生与人类相同的5种抗体,但不同蝙蝠的免疫球蛋白同型抗体的数量有所不同。蝙蝠抗体在其可变区比人类抗体更具多样性,其 VH3 基因的含量是灵长类或啮齿动物的5~15倍。与人类不同,蝙蝠不会利用体细胞超突变来增加抗体多样性。

CD4 T 辅助细胞是适应性免疫反应的一部分,对人类抵御微生物和癌细胞是至关重要的。例如,HIV 阳性患者的 T 辅助细胞在被病毒破坏到临界阈值以下时,其抗微生物防御能力就会严重丧失。目前人们对蝙蝠 T 淋巴细胞功能的重要性知之甚少。研究发现,北非果蝠的 CD4 分子与人类不同,包括18个氨基酸的插入和半胱氨酸的缺乏。北非果蝠存在于抗原呈递细胞上的 MHC Ⅱ分子在启动 T 辅助细胞激活的过程中与 CD4 结合。DRB 作为多等位基因 MCH Ⅱ分子之一,已经在几种蝙蝠物种中进行了研究。研究发现,DRB 等位基因的使用与蝙蝠的繁殖状态和体外寄生虫负荷有关,而 T 辅助细胞的功能反过来又会受到体外寄生虫唾液的影响。DRB 基因处于正选择状态,除了它对 T 辅助细胞反应的贡献外,还影响蝙蝠的气味和对其他蝙蝠的识别。尽管目前对促炎和抗炎细胞因子在血液和组织蛋白水平的了解尚不明确,但蝙蝠 RNA 转录体中的 IL-2、IL-4、IL-6、IL-10、IL-12 p40 和肿瘤坏死因子-α 等细胞因子与其他哺乳动物的转录体一样是保守的。

尽管转录组分析发现来自免疫器官中 3.5% 的中央狐蝠基因与免疫功能相关,包括与抗原呈递、T 淋巴细胞、B 淋巴细胞激活和功能、自然杀伤细胞的细胞毒作用、Toll 样受体的级联反应,以及干扰素系统的组成等,但对蝙蝠的获得性免疫反应还是知之甚少。对于 T 辅助细胞和 CD8 T 杀伤细胞尤其如此,它们是人类对微生物免疫的关键成分,也是免疫病理反应的关键成分。要真正了解人类和蝙蝠对微生物和癌症的免疫反应的异同,还需要做更多的工作。在这项工作顺利开展并涉及对多种蝙蝠种类的研究之前,我们很难对蝙蝠抵御病毒、细菌、真菌或寄生虫感染的能力得出任何明确的结论,也很难将它们与其他哺乳动物的防御能力进行比较。

参考文献

Allen LC, Turmelle AS, Mendonc MT, Navara KJ, Kunz TH, McCracken GF. 2009. Roosting ecology and variation in adaptive and innate immune system function in the Brazilian free-tailed bat (*Tadarida brasiliensis*). *Journal of Comparative Physiology B*. 179:315–323.

Baker ML, Tachedjian M, Wang L-F. 2010. Immunoglobulin heavy chain diversity in Pteropid bats: evidence for a diverse and highly specific antigen binding repertoire. *Immunogenetics*. 62:173–184.

Baker ML, Zhou P. 2015. Bat immunology. In: *Bats and Viruses: A New Frontier of Emerging Infectious Diseases*. L-F Wang and C Cowled (eds). Wiley Blackwell: Hoboken, NJ, pp. 327–438.

Basler CF. 2012. Nipah and Hendra virus interactions with the innate immune system. *Current Topics in Microbiology and Immunology*. 359:123–152.

Benfield CTO, Smith SE, Wright E, Wash RS, Ferrara F, Temperton NJ, Kellam P. 2015. Bat and pig IFN-induced transmembrane protein 3 restrict cell entry by influenza virus and lyssaviruses. *Journal of General Virology*. 96:991–1005.

Biesold SE, Ritz D, Gloza-Rausch F, Wollny R, Drexler JF, Corman VM, Kalko EKV, Oppong S, Drosten C, Müller MA. 2011. Type I interferon reaction to viral infection in interferon-competent, immortalized cell lines from the African fruit bat *Eidolon helvum*. *PLoS ONE*. 6(11):e28131.

Bratsch S, Wertz N, Chaloner K, Kunz TH, Butler JE. 2011. The little brown bat, *M. lucifugus*, displays a highly diverse VH, DH and JH repertoire but little evidence of somatic hypermutation. *Developmental and Comparative Immunology*. 35:421–430.

Caignard G, Lucas-Hourani M, Dhondt KP, Labernardiére J-L, Petit T, Jacob Y, Horvat B, Tangy F, Vidalain P-O. 2013. The V protein of Tioman virus is incapable of blocking type I interferon signaling in human cells. *PLoS ONE*. 8(1):e53881.

Chakravarty AK, Paul BN. 1987. Analysis of suppressor factor in delayed immune responses of a bat, *Pteropus giganteus*. *Developmental and Comparative Immunology*. 11(3):649–660.

Cowled C, Baker M, Tachedjian M, Zhou P, Bulach D, Wang L-F. 2011. Molecular characterisation of Toll-like receptors in the black flying fox *Pteropus alecto*. *Developmental and Comparative Immunology*. 35:7–18.

Cowled C, Baker ML, Zhou P, Tachedjian M, Wang L-F. 2012. Molecular characterisation of RIG-I-like helicases in the black flying fox, *Pteropus alecto*. *Developmental and Comparative Immunology*. 36:657–664.

Cowled C, Stewart CR, Likic VA, Friedländer MR, Tachedjian M, Jenkins KA, Tizard ML, Cottee P, Marsh GA, Zhou P, Baker ML, Bean AG, Wang L-F. 2014. Characterisation of novel microRNAs in the black flying fox (*Pteropus alecto*) by deep sequencing. *BMC Genomics*. 15:682.

Donnelly RP, Kotenko SV. 2010. Interferon-Lambda: a new addition to an old family. *Journal of Interferon & Cytokine Research*. 30(8):555–564.

Escalera-Zamudio M, Zepeda-Mendoza ML, Loza-Rubio E, Rojas-Anaya E, Méndez-Ojeda ML, Arias CF, Greenwood AD. 2015. The evolution of bat nucleic acid-sensing Toll-like receptors. *Molecular Ecology.* 24:5899–5909.

Fujii H, Watanabe S, Yamane D, Ueda N, Iha K, Taniguchi S, Kato K, Tohya Y, Kyuwa S, Yoshikawa Y, Akashi H. 2010. Functional analysis of Rousettus aegyptiacus "signal transducer and activator of transcription 1" (STAT1). *Developmental and Comparative Immunology.* 34:598–602.

Glennon NB, Jabado O, Lo MK, Shaw ML. 2015. Transcriptome profiling of the virus-induced innate immune response in *Pteropus vampyrus* and its attenuation by Nipah virus interferon antagonist functions. *Journal of Virology.* 89(15):7550–7566.

Hancks DC, Hartley MK, Hagan C, Clark NL, Elde NC. 2015. Overlapping patterns of rapid evolution in the nucleic acid sensors cGAS and OAS1 suggest a common mechanism of pathogen antagonism and escape. *PLoS Genetics.* 11(5):e1005203.

Hagmaier K, Stock N, Precious B, Childs K, Wang L-F, Goodbourn S, Randall RE. 2007. Mapuera virus, a rubulavirus that inhibits interferon signaling in a wide variety of mammalian cells without degrading STATs. *Journal of General Virology.* 88:956–966.

He G, He B, Racey PA, Cui J. 2010. Positive selection of the bat interferon alpha gene family. *Biochemistry and Genetics.* 48:840–846.

He X, Korytář T, Schatz J, Freuling CM, Müller T, Köllner B. 2014. Anti-Lyssaviral activity of interferons κ and ω from the serotine bat, *Eptesicus serotinus. Journal of Virology.* 8(10):5444–5454.

Iha K, Omatsu T, Watanabe S, Ueda N, Taniguchi S, Fujii H, Ishii Y, Kyuwa S, Akashi H, Yoshikawa Y. 2009. Molecular cloning and sequencing of the cDNAs encoding the bat interleukin (IL)-2, IL-4, IL-6, IL-10, IL-12p40, and tumor necrosis factor-alpha. *Journal of Veterinary Medical Science.* 71(12):1691–1695.

Janardhana V, Tachedjian M, Crameri G, Cowled C, Wang L-F, Baker ML. 2012. Cloning, expression and antiviral activity of IFN-γ from the Australian fruit bat, *Pteropus alecto. Developmental and Comparative Immunology.* 36:610–618.

Kepler TB, Sample C, Hudak K, Roach J, Haines A, Walsh A, Ramsburg EA. 2010. Chiropteran types I and II interferon genes inferred from genome sequencing traces by a statistical gene-family assembler. *BMC Genomics.* 11:444.

Lazear HM, Nice TJ, Diamond MS. 2015. Interferon-l: immune functions at barrier surfaces and beyond. *Immunity.* 43:15–28.

Li J, Zhang G, Cheng D, Ren H, Qian M, Du B. 2015. Molecular characterization of RIG-I, STAT-1 and IFN-beta in the horseshoe bat. *Gene.* 561:115–123.

Lohöfener J, Steinke N, Kay-Fedorov P, Baruch P, Nikulin A, Tishchenko S, Manstein DJ, Fedorov R. 2015. The activation mechanism of 2′-5′-oligoadenylate synthetase gives new insights into OAS/cGAS triggers of innate immunity. *Structure.* 23:851–862.

Matthews KL, Coleman CM, van der Meer Y, Snijder EJ, Frieman MB. 2014. The ORF4b-encoded accessory proteins of Middle East respiratory syndrome coronavirus and two related bat coronaviruses localize to the nucleus and inhibit innate immune signalling. *Journal of General Virology.* 94:874–882.

Mayer F, Brunner A. 2009. Non-neutral evolution of the major histocompatibility complex class II gene *DRB*1in the sac-winged bat *Saccopteryx bilineata. Heredity.* 99:257–264.

McLaughlin AB, Epstein JH, Prakash V, Smith CS, Daszak P, Field HE, Cunningham AA. 2007. Plasma biochemistry and hematologic values for wild-caught flying foxes (*Pteropus giganteus*) in India. *Journal of Zoo and Wildlife Medicine.* 38(3):446–452.

Mozzi A, Pontremoli C, Forni D, Clerici M, Pozzoli U, Bresolin N, Cagliani R, Sironi M. 2015. OASes and STING: adaptive evolution in concert. *Genome Biological Evolution.* 7(4):1016–1032.

Mutere FA. 1968. The breeding biology of the fruit bat *Rousettus aegyptiacus E. Geoffroy* living at 0 degrees 22'S. *Acta Tropica.* 25(2):97–108.

Oh H-LJ, Chia A, Chang CXL, Leong HN, Ling KL, Grotenbreg JM, Gehring AJ, Tan YJ, Bertoletti A. 2011. Engineering T cells specific for a dominant severe acute respiratory syndrome coronavirus CD8 T cell epitope. *Journal of Virology.* 85(20):10464–10471.

Omatsu T, Bak E-J, Ishii Y, Kyuwa S, Tohya Y, Akashi H, Yoshikawa Y. 2008. Induction and sequencing of Rousette bat interferon α and β genes. *Veterinary Immunology and Immunopathology.* 124:169–176.

Omatsu T, Nishimura Y, Bak EJ, Ishii Y, Tohya Y, Kyuwa S, Akashi H, Yoshikawa Y. 2006. Molecular cloning and sequencing of the cDNA encoding the bat CD4. *Veterinary Immunology and Immunopathology.* 111:309–313.

O'Shea TJ, Cryan PM, Cunningham AA, Fooks AR, Hayman DT, Luis AD, Peel AJ, Plowright RK, Wood JL. 2014. Bat flight and zoonotic viruses. *Emerging Infectious Diseases.* 20:741–745.

Papenfuss AT, Baker ML, Feng Z-P, Tachedjian M, Crameri G, Cowled C, Ng J, Janardhana V, Field HE, Wang L-F. 2012. The immune gene repertoire of an important viral reservoir, the Australian black flying fox. *BMC Genomics.* 13:261.

Paul BN, Chakravarty AK. 1986. In vitro analysis of delayed immune response in a bat, *Pteropus giganteus*: process of Con-A mediated activation. *Developmental and Comparative Immunology.* 10(1):55–67.

Sarkar SK, Chakravarty AK. 1991. Analysis of immunocompetent cells in the bat, *Pteropus giganteus*: Isolation and scanning electron microscopic characterization. *Developmental and Comparative Immunology.* 15(4):423–430.

Schad J, Dechmann DKN, Voigt CC, Sommer S. 2011. MHC class II DRB diversity, selection pattern and population structure in a neotropical bat species, *Noctilio albiventris. Heredity.* 107:115–126.

Schad J, Dechmann DKN, Voigt CC, Sommer S. 2012. Evidence for the 'good genes' model: Association of MHC class II *DRB* alleles with ectoparasitism and reproductive state in the neotropical lesser bulldog bat, *Noctilio albiventris. PLoS ONE.* 7(5):e37101.

Schinnerl M, Aydinonat D, Schwarzenberger F, Voigt CC. 2011. Hematological survey of common neotropical bat species from Costa Rica. *Journal of Zoo and Wildlife Medicine.* 42(3):382–391.

Schneeberger K, Courtiol A, Czirják GA, Voigt CC. 2014. Immune profile predicts survival and reflects senescence in a small, long-lived mammal, the greater sac-winged bat (*Saccopteryx bilineata*). *PLoS ONE.* 9(9):e108268.

Schneeberger K, Czirják GA, Voigt CC. 2013a. Inflammatory challenge increases measures of oxidative stress in a free-ranging, long-lived mammal. *The Journal of Experimental Biology.* 216:4514–4519.

Schneeberger K, Czirják GA, Voigt CC. 2013b. Measures of the constitutive immune system are linked to diet and roosting habits of neotropical bats. *PLoS ONE.* 8(1):e54023.

Schountz T. 2014. Immunology of bats and their viruses: Challenges and opportunities. *Viruses.* 6:4880–4901.

Siu K-L, Yeung ML, Kok K-H, Yuen K-S, Kew C, Lui P-Y, Chan C-P, Tse H, Woo PCY, Yuen K-Y, Jin D-Y. 2014. Middle East respiratory syndrome coronavirus 4a protein is a double-stranded RNA-binding protein that suppresses PACT-induced activation of RIG-I and MDA5 in the innate antiviral response. *Journal of Virology.* 88(9):4866–4876.

Stockmaier S, Dechmann DKN, Page RA, O'Mara MT. 2015. No fever and leucocytosis in response to a lipopolysaccharide challenge in an insectivorous bat. *Biology Letters.* 11:20150576.

Stoltz M, Klingstrom J. 2010. Alpha/beta interferon (IFN-alpha/beta)-independent induction of IFN-lambda1 (interleukin-29) in response to Hantaan virus infection. *Journal of Virology.*

84:9140–9148.

Thiel V, Weber F. 2008. Interferon and cytokine responses to SARS-coronavirus infection. *Cytokine & Growth Factor Reviews*. 19:121–132.

Turmelle AS, Ellison JA, Mendonc MT, McCracken GF. 2010. Histological assessment of cellular immune response to the phytohemagglutinin skin test in Brazilian free-tailed bats (*Tadarida brasiliensis*). *Journal of Comparative Physiology B*. 180:1155–1164.

Virtue ER, Marsh GA, Baker ML, Wang L-F. 2011a. Interferon production and signaling pathways are antagonized during henipavirus infection of fruit bat cell lines. *PLoS ONE*. 6(7): e22488.

Virtue ER, Marsh GA, Wang LF. 2011b. Interferon signaling remains functional during henipavirus infection of human cell lines. *Journal of Virology*. 85(8):4031–4034.

You F, Ren W, Hou H, Pei L, He Z. 2012a. Molecular cloning, expression, bioinformatics analysis and bioactivity characterization of TNF13B (BAFF) gene in bat (*Vespertilio superans Thomas*). *International Immunopharmacology*. 12:433–440.

You F, Zhou L, Liu X, Fan J, Ke Z, Ren W. 2012b. Molecular structure, expression analysis and functional characterization of APRIL (TNFSF13) gene in bat (*Vespertilio superans Thomas*). *Gene*. 498:196–202.

Zhao J, Li K, Wohlford-Lenane C, Agnihothram SS, Fett C, Zhao J, Gale MJ Jr, Baric RS, Enjuanes L, Gallagher T., McCray PB Jr, Perlman S. 2014. Rapid generation of a mouse model for Middle East respiratory syndrome. *Proceedings of the National Academy of Sciences of the United States of America*. 111(13):4970–4975.

Zhou J, Chu H, Li C, Wong BH, Cheng ZS, Poon VK, Sun T, Lau CC, Wong KK, Chan JY, Chan JF, To KK, Chan KH, Zheng BJ, Yuen KY. 2014. Active replication of Middle East respiratory syndrome coronavirus and aberrant induction of inflammatory cytokines and chemokines in human macrophages: implications for pathogenesis. *Journal of Infectious Diseases*. 209:1331–1342.

Zhou P, Cowled C, Mansell A, Monaghan P, Green D, Wu L, Shi Z, Wang L-F, Baker ML. 2014. IRF7 in the Australian black flying fox, *Pteropus alecto*: evidence for a unique expression pattern and functional conservation. *PLoS ONE*. 9(8):e103875.

Zhou P, Cowled C, Marsh GA, Shi Z, Wang L-F, Baker LM. 2011a. Type III IFN receptor expression and functional characterisation in the pteropid bat, *Pteropus alecto*. *PLoS ONE*. 6(9):e25385.

Zhou P, Cowled C, Todd S, Crameri G, Virtue ER, Marsh GA, Klein R, Shi Z, Wang L-F, Baker ML. 2011b. Type III IFNs in pteropid bats: differential expression patterns provide evidence for distinct roles in antiviral immunity. *Journal of Immunology*. 186(5):3138–3147.

Zhou P, Cowled C, Wang L-F, Baker ML. 2013. Bat Mx1 and Oas1, but not Pkr are highly induced by bat interferon and viral infection. *Developmental and Comparative Immunology*. 40:240–247.

第 2 部分

蝙蝠的病毒性感染

第 **2** 章

狂犬病毒与其他蝙蝠弹状病毒

2.1　弹状病毒科简介

弹状病毒科(Rhabdoviridae)病毒粒子形态似棒状或子弹状,中间为螺旋对称的核壳,内含单股负链 RNA。该病毒的寄生宿主很广,包括脊椎动物、无脊椎动物和植物。许多弹状病毒以节肢动物(如蚊子、跳蚤、白蛉、虱子和蜱)作为媒介。弹状病毒科有许多属, 除约 150 个未分配的弹状病毒外, 包括质型弹状病毒属(Cytorhabdovirus)、暂时热病毒属(Ephemerovirus)、狂犬病毒属(Lyssavirus)、核型弹状病毒属(Nucleorhabdovirus)、粒外弹状病毒属(Novirhabdovirus)、Perhavirus、西格马病毒属(Sigmavirus)、Tibrovirus 和水疱性病毒属(Vesiculovirus)(Ghedin 等,2013)。许多种类的蝙蝠都与弹状病毒科的家族成员有关(表 2.1)。

2.2　狂犬病毒属病毒

狂犬病毒属病毒感染可导致多种动物(包括人类)患上严重的致命性疾病。病毒在细胞质中复制,其基因从 3'–5'依次编码 5 种蛋白:N(核蛋白)、P(聚合酶)、M(基质)、G(糖蛋白)和 L(RNA 依赖的 RNA 聚合酶)(Johnson 等,2010)。这些基因通常是保守的, 但 G、L 和 P 基因在病毒属不同成员的多样化过程中经历了适应性进化。这一点在 G 基因中尤为明显,膜表达的糖蛋白暴露在宿主免疫系统的外部,是已知的唯一能诱导中和抗体的狂犬病毒(RABV)分子。所有人和动物的

表 2.1　与蝙蝠相关的弹状病毒

蝙蝠科	蝙蝠俗称	蝙蝠种	弹状病毒
蝙蝠科	穴蝠	苍白洞蝠	狂犬病毒
叶口蝠科	单色食果蝠	匀色美洲果蝠	狂犬病毒
叶口蝠科	牙买加食果蝠	牙买加果蝠	狂犬病毒
叶口蝠科	大食果蝠	大食果蝠	狂犬病毒
蝙蝠科	西方宽耳蝠	欧洲宽耳蝠	欧洲蝙蝠狂犬病毒 1 型（欧洲蝙蝠狂犬病毒 -1）
叶口蝠科	壮观短尾叶口蝠	昭短尾叶鼻蝠	狂犬病毒
叶口蝠科	浅红短尾叶口蝠	粉红短尾叶鼻蝠	狂犬病毒
蝙蝠科	无尾蝠	非洲犬吻蝠属 sp(未知种)	弹状病毒
犬吻蝠科	扁吻犬面蝠	巴拿马犬吻蝠	狂犬病毒
叶口蝠科	普通吸血蝠	吸血蝠	狂犬病毒
叶口蝠科	白翼吸血蝠	白翼吸血蝠	狂犬病毒
叶口蝠科	小吸血蝠	毛腿吸血蝠	狂犬病毒
狐蝠科	草色果蝠	黄毛果蝠	Kumasi 弹状病毒
狐蝠科	草色果蝠	黄毛果蝠	拉各斯蝙蝠病毒
狐蝠科	西非肩毛果蝠	冈比亚颈囊果蝠	拉各斯蝙蝠病毒
狐蝠科	华伯肩毛果蝠	韦氏颈囊果蝠	拉各斯蝙蝠病毒
狐蝠科	杜氏前肩头果蝠	中非饰肩果蝠	拉各斯蝙蝠病毒
蝙蝠科	狂暴棕蝠	阿根廷棕蝠	狂犬病毒
蝙蝠科	北美大棕蝠	大棕蝠	美洲蝙蝠水疱病毒
蝙蝠科	Isabell's serotine	Eptesicus isabellinus	E. isabellinus 弹状病毒 1 型

（待续）

表 2.1(续)

蝙蝠科	蝙蝠俗称	蝙蝠种	弹状病毒
蝙蝠科	Isabell's serotine	Eptesicus isabellinus	E. isabellinus 弹状病毒 2 型
蝙蝠科	Isabell's serotine	Eptesicus isabellinus	E. isabellinus 弹状病毒 3 型
蝙蝠科	Isabell's serotine	Eptesicus isabellinus	E. isabellinus 弹状病毒 4 型
蝙蝠科	Isabell's serotine	Eptesicus isabellinus	E. isabellinus 弹状病毒 5 型
蝙蝠科	棕蝠	Eptesicus isabellinus	欧洲蝙蝠狂犬病毒 1 型 (欧洲蝙蝠狂犬病毒-1)
大物蝠科	垂耳棼面蝠	垂耳真蝠	欧洲蝙蝠狂犬病毒 1 型 (欧洲蝙蝠狂犬病毒-1)
大物蝠科	蓝灰棼面蝠	银白真蝠	狂犬病毒
大物蝠科	Patagonian dwarf bonneted bat	Eumops patagonicus	狂犬病毒
叶口蝠科	鼩形长舌叶口蝠	鼩形长舌蝠	狂犬病毒
菊头蝠科	钟恩蹄蝠	西非蹄蝠	柯伦泰病毒
菊头蝠科	条纹圆叶蝙蝠	康氏蹄蝠	Fikirini 弹状病毒
菊头蝠科	条纹圆叶蝙蝠	康氏蹄蝠	希莫尼病毒
蝙蝠科	大耳薄耳蝠	帆耳蝠	狂犬病毒
蝙蝠科	山薄耳蝠	高山帆耳翼	狂犬病毒
蝙蝠科	山油蝠	萨氏伏翼	萨氏伏翼弹状病毒 1 型
蝙蝠科	山油蝠	萨氏伏翼	欧洲蝙蝠狂犬病毒 1 型 (欧洲蝙蝠狂犬病毒-1)
蝙蝠科	沙漠红蝠	Lasiurus blossevillii	狂犬病毒
蝙蝠科	霜灰毛蝠	灰蓬毛蝠	狂犬病毒
蝙蝠科	拉美毛尾蝠	埃加蓬毛蝠	狂犬病毒

（待续）

表 2.1(续)

蝙蝠科	蝙蝠俗称	蝙蝠种	弹状病毒
蝙蝠科	中型毛尾蝠	墨西哥蓬毛蝠	狂犬病毒
蝙蝠科	锡族毛尾蝠	佛罗里达蓬毛蝠	狂犬病毒
叶口蝠科	鲨氏细长鼻蝠	白长舌蝠	狂犬病毒
叶口蝠科	小长鼻蝠	Leptonycteris yerbabuenae	狂犬病毒
叶口蝠科	大叶口蝠	沃氏叶鼻蝠	狂犬病毒
叶口蝠科	巴西大耳蝠	巴西大耳蝠	狂犬病毒
长翼蝠亚科	非洲长指蝠	Miniopterus africanus	弹状病毒
长翼蝠亚科	长翼蝠	普通长翼蝠	莱里达蝙蝠狂犬病毒属病毒
长翼蝠亚科	长翼蝠	普通长翼蝠	欧洲蝙蝠狂犬病毒 1 型 (欧洲蝙蝠狂犬病毒 -1)
长翼蝠亚科	长翼蝠	普通长翼蝠	杜文黑基蝙蝠狂犬病毒
长翼蝠亚科	长翼蝠	普通长翼蝠	莱里达蝙蝠狂犬病毒属病毒
长翼蝠亚科	长翼蝠	普通长翼蝠	普通长翼蝙蝠弹状病毒 1 型
长翼蝠亚科	长翼蝠	普通长翼蝠	西南加索蝙蝠狂犬病毒属病毒
犬吻蝠科	Coiban mastiff bat	Molossus coibensis	狂犬病毒
犬吻蝠科	Thomas's mastiff bat	Molossus currentium	狂犬病毒
犬吻蝠科	帕氏犬吻蝠	獒蝠	狂犬病毒
犬吻蝠科	Black mastiff bat	Molossus rufus	狂犬病毒
犬吻蝠科	亚伦犬吻蝠	艾氏獒蝠	狂犬病毒
鬃蝠科	大叶怪脸蝠	大叶怪脸蝠	狂犬病毒
蝙蝠科	大管鼻蝠	白腹管鼻蝠	伊尔库特病毒

（待续）

表 2.1（续）

蝙蝠科	蝙蝠俗称	蝙蝠种	弹状病毒
蝙蝠科	髭鼠耳蝠	尖耳鼠耳蝠	阿拉万病毒
蝙蝠科	髭鼠耳蝠	尖耳鼠耳蝠	欧洲蝙蝠狂犬病毒 1 型（欧洲蝙蝠狂犬病毒 -1）
蝙蝠科	智利鼠耳蝠	智利鼠耳蝠	狂犬病毒
蝙蝠科	池塘鼠耳蝠	沼鼠耳蝠	欧洲蝙蝠狂犬病毒 1 型（欧洲蝙蝠狂犬病毒 -1）
蝙蝠科	池塘鼠耳蝠	沼鼠耳蝠	欧洲蝙蝠狂犬病毒 2 型（欧洲蝙蝠狂犬病毒 -2）
蝙蝠科	道氏鼠耳蝠	水鼠耳蝠	欧洲蝙蝠狂犬病毒 2 型（欧洲蝙蝠狂犬病毒 -2）
蝙蝠科	刚齿鼠耳蝠	樟色鼠耳蝠	狂犬病毒
蝙蝠科	鼠耳蝠	大鼠耳蝠	欧洲蝙蝠狂犬病毒 1 型（欧洲蝙蝠狂犬病毒 -1）
蝙蝠科	多须鼠耳蝠	须鼠耳蝠	苦盏病毒
蝙蝠科	红灰鼠耳蝠	纳氏鼠耳蝠	波克罗病毒
蝙蝠科	黑毛鼠耳蝠	黑毛鼠耳蝠	狂犬病毒
蝙蝠科	黑毛鼠耳蝠	黑毛鼠耳蝠	欧洲蝙蝠狂犬病毒 1 型（欧洲蝙蝠狂犬病毒 -1）
蝙蝠科	洞穴鼠耳蝠	洞穴鼠耳蝠	狂犬病毒
蝙蝠科	育马鼠耳蝠	尤马鼠耳蝠	克恩峡谷病毒
免唇蝠科	免唇蝠	墨西哥免唇蝠	狂犬病毒
蝙蝠科	夜蝠	山蝠	欧洲蝙蝠狂犬病毒 1 型（欧洲蝙蝠狂犬病毒 -1）
大吻蝠科	宽尾犬吻蝠	宽尾犬吻蝠	狂犬病毒
大吻蝠科	大犬吻蝠	大犬吻蝠	狂犬病毒
叶口蝠科	淡色叶口蝠	苍白矛吻蝠	狂犬病毒
叶口蝠科	细长叶口蝠	细长矛吻蝠	狂犬病毒

（待续）

表 2.1（续）

蝙蝠科	蝙蝠俗称	蝙蝠种	弹状病毒
叶口蝠科	叶口蝠	矛物蝠	狂犬病毒
蝙蝠科	白边油蝠	库氏伏翼	欧洲蝙蝠狂犬病毒1型（欧洲蝙蝠狂犬病毒-1）
蝙蝠科	厚皮油蝠	纳氏伏翼	欧洲蝙蝠狂犬病毒1型（欧洲蝙蝠狂犬病毒-1）
蝙蝠科	厚皮油蝠	纳氏伏翼	欧洲蝙蝠狂犬病毒2型（欧洲蝙蝠狂犬病毒-2）
蝙蝠科	油蝠	伏翼	欧洲蝙蝠狂犬病毒1型（欧洲蝙蝠狂犬病毒-1）
叶口蝠科	白线蝠	白线蝠	狂犬病毒弹状病毒1型
蝙蝠科	兔蝠	大耳蝠	欧洲蝙蝠狂犬病毒1型（欧洲蝙蝠狂犬病毒-1）
蝙蝠科	兔蝠	大耳蝠	大耳蝠病毒
蝙蝠科	灰兔蝠	灰大耳蝠	欧洲蝙蝠狂犬病毒1型（欧洲蝙蝠狂犬病毒-1）
鬃蝠科	戴氏裸背蝠	裸背蝠	狂犬病毒
鬃蝠科	红斑裸背蝠	帕氏鬃蝠	狂犬病毒
鬃蝠科	面具裸背蝠	魏氏鬃蝠	狂犬病毒
狐蝠科	黑妖狐蝠	中央狐蝠	澳大利亚蝙蝠狂犬病属病毒
狐蝠科	莱泰狐蝠	莱丽狐蝠	狂犬病属病毒
狐蝠科	狐蝠	印度狐蝠	甘诺鲁瓦蝙蝠狂犬病属病毒
狐蝠科	灰头狐蝠	灰首狐蝠	澳大利亚蝙蝠狂犬病属病毒
狐蝠科	小红蝠	岬蝠	澳大利亚蝙蝠狂犬病属病毒
狐蝠科	眼圈狐蝠	眼镜狐蝠	狂犬病毒
蝙蝠科	细小黄蝠	墨西哥黄蝠	狂犬病毒
蝙蝠科	肿瘤黄蝠	南美黄蝠	狂犬病毒

（待续）

表2.1(续)

蝙蝠科	蝙蝠俗称	蝙蝠种	弹状病毒
菊头蝠科	冕菊头蝠	角菊头蝠	大分市病毒
菊头蝠科	大菊头蝠	马铁菊头蝠	欧洲蝙蝠狂犬病毒1型(欧洲蝙蝠狂犬病毒-1)
菊头蝠科	大菊头蝠	马铁菊头蝠	马铁菊头蝠弹状病毒1型
菊头蝠科	喜氏菊头蝠	中非菊头蝠	芒特埃尔岗蝙蝠病毒
狐蝠科	埃及果蝠	北非果蝠	拉各斯蝙蝠病毒
鞘尾蝠科	黄腹墓蝠	黄腹墓蝠	澳大利亚蝙蝠狂犬病毒属病毒
蝙蝠科	小黄蝠	库氏黄蝠	狂犬病毒属病毒
犬吻蝠科	美洲敏唇蝠	巴西犬吻蝠	狂犬病毒属病毒
犬吻蝠科	敏唇犬吻蝠	敏唇犬吻蝠	狂犬病毒属病毒
犬吻蝠科	欧亚敏唇蝠	宽耳犬吻蝠	欧洲蝙蝠狂犬病毒1型(欧洲蝙蝠狂犬病毒-1)
犬吻蝠科	美洲敏唇蝠	犬吻蝠属sp.(未知种)	戈萨斯病毒
鞘尾蝠科	席氏墓蝠	西氏墓蝠	狂犬病毒属病毒
叶口蝠科	尾皮蝠	筑帐蝠	狂犬病毒属病毒
蝙蝠科	霜蝠	普通蝙蝠	欧洲蝙蝠狂犬病毒1型(欧洲蝙蝠狂犬病毒-1)

狂犬病疫苗都是以狂犬病毒 G 蛋白或者其衍生物为基础的。各种狂犬病毒与狂犬病毒 G 基因 DNA 序列外部部分的相关性可能有助于预测疫苗对新发现的狂犬病毒的效力(McElhinney 等,2011)。这一点是非常重要的,因为狂犬病毒疫苗并不能预防目前已知的所有狂犬病毒。G 蛋白识别宿主细胞,因此对狂犬病毒的嗜性和毒力都很重要(Calisher 和 Ellison,2012;Voloch 等,2014)。但在狂犬病毒多样化进化的早期,L 基因可能是适应性进化的主要目标(Voloch 等,2014)。

进化分析表明,所有的狂犬病毒可能都起源于蝙蝠,然后经历了新的宿主适应过程,从而能感染其他宿主。除了临床上患有狂犬病的蝙蝠,健康的蝙蝠种群也可能是病毒宿主,欧洲蝙蝠狂犬病毒-1(EBLV-1)RNA 在 Eptesicus isabellinus 的口咽腔中的检测就证明了这一点(Vazquarez-Morón 等,2008)。狂犬病毒属目前包含 13 种狂犬病毒和两个暂定种。除了莫科拉狂犬病毒(Mokola Lyssavirus)和伊科马狂犬病毒(Ikoma Lyssavirus),其余的病毒都可在蝙蝠身上检测到。然而,肉食动物是这些病毒向人类传播的过程中的主要环节(Calisher 和 Ellison,2012;Schatz 等,2014b)。狂犬病毒在大型群居蝙蝠群体中的流行率通常不到 1%,但 70% 的蝙蝠可产生抗病毒抗体(Dzikwi 等,2010),这表明蝙蝠可能经常暴露于狂犬病毒中,使它们能够在没有感染的情况下产生保护性免疫力。

在欧洲的蝙蝠中检测到欧洲蝙蝠狂犬病毒-1、欧洲蝙蝠狂犬病毒-2、波克罗病毒(Bokeloh virus)和 Lleida 蝙蝠狂犬病毒;欧亚大陆的蝙蝠中则能检测到西高加索蝙蝠病毒(West Caucasian bat virus)、伊尔库特病毒(Irkut virus)、阿拉万病毒和胡占德病毒(Khujand virus);非洲蝙蝠中则能检测到拉各斯蝙蝠病毒(LBV)、杜文黑基病毒(DUVV)、希莫尼病毒(Shimoni virus)和西高加索蝙蝠狂犬病毒;澳大利亚的蝙蝠则能检测出澳大利亚蝙蝠狂犬病毒(ABLV);美洲的蝙蝠能检测到狂犬病毒(Reynes 等,2004;Schatz 等,2014b)。狂犬病毒感染导致全世界大多数人类狂犬病病例,并可分为两种谱系:一种主要由分布在世界各地的食肉动物传播,另一种由仅存在于美洲的蝙蝠传播(Reynes 等,2004)。除此之外,狂犬病毒、杜文黑基病毒、欧洲蝙蝠狂犬病毒-1、欧洲蝙蝠狂犬病毒-2、澳大利亚蝙蝠狂犬病毒、伊尔库特病毒和莫科拉病毒也会导致致命性的人类疾病(Reynes 等,2004)。

狂犬病毒可分为三类系统群。第一类的物种多样性最高,由狂犬病毒、欧洲蝙蝠狂犬病毒-1、欧洲蝙蝠狂犬病毒-2、波克罗病毒、杜文黑基病毒、伊尔库特病毒、阿拉万病毒、胡占德病毒和澳大利亚蝙蝠狂犬病毒组成。第二类病毒由包含两个来自非洲的病毒种:拉各斯蝙蝠病毒和莫科拉病毒。第三类则包括希莫尼蝙蝠病毒、西高加索蝙蝠狂犬病毒和伊科马狂犬病毒,根据序列同源性,后两种病毒可能是姊妹病毒。最近,Lleida 狂犬病毒也被归入这个系统群（Voloch 等,2014;Weir 等,2014）。

2.2.1 狂犬病毒

在全世界大多数地区,家畜(狗和猫)和野生动物是狂犬病的病毒宿主和传播媒介,但是只在美洲发生过蝙蝠将狂犬病毒传播给人类的案例,主要是通过食血蝙蝠、食果蝙蝠和食虫蝙蝠或其他动物进行传播。在美国,92%的巴西犬吻蝠(n=321)的脑涂片含有狂犬病毒抗原(Davis 等,2012)。在拉丁美洲,存在两种流行病学形式的狂犬病:①城市狂犬病,其中狗是主要宿主;②由蝙蝠和野生食肉动物传播的一种独立的地方性流行性狂犬病（Condori-Condori 等,2013）。在过去 10 年中,由于对家犬进行了疫苗接种,在城市中感染狂犬病毒的人数有所减少。但蝙蝠感染导致的病例数量保持稳定,因此,一些国家蝙蝠感染牛和人类的病例数量仍旧显著增加(Condori-Condori 等,2013;Escobar 等,2015;Moran 等,2015)。据报道,由于卫生保健专业人员和公共卫生工作者对该疾病有了更深入的认识,人类病例的增加可能是由于人类感染人数的实际增加,也可能是改善了检测技术和报告方式。由于其他猎物的减少、生态紊乱、蝙蝠种群的进化变化或监测的增加,吸血蝙蝠和人类之间的相互作用也可能增加。另一个需要考虑的因素是牧场数量的增长,这些牧场在小面积内提供了丰富的食物来源。这种容易获得的食物来源,加上栖息地的变化,导致吸血蝙蝠越来越依赖农业动物获取食物,蝙蝠数量越来越多,与人类接触的次数也越来越频繁。

Escobar 等在 2015 年报告了在 24 个拉丁美洲和加勒比国家中存在的 333 种蝙蝠。其中,75 种(22.5%)被确认为偶发性狂犬病阳性,在巴西(43 种)、墨西哥(31 种)和阿根廷(13 种)发现的狂犬病蝙蝠种类最多。然而,应该指出的是,这些数字可能是由上述国家监测情况的改善所导致的。尽管巴西是蝙蝠种类数量第二多的国家(155 种),但狂犬病阳性种类的数量与该国家的蝙蝠种类总数并不相关。不同科的狂犬病阳性率存在差异,分别为 64%的蝙蝠科蝙蝠(25 个蝙蝠种)、50%的兔唇蝠科蝙蝠(1 个蝙蝠种)、44%的髯蝠科蝙蝠(4 个蝙蝠种)、17%的叶口蝠科蝙蝠(29 个蝙蝠种)、5%的鞘尾科蝙蝠(1 个蝙蝠种)。从蝙蝠食性上来看,狂犬病阳性的蝙蝠比例为:吸血蝙蝠(3 种)占 100%,食肉蝙蝠(3 种)占 60%,食虫蝙蝠(50 种)占 27%,植食性蝙蝠(5 种)占 19%,食果蝙蝠(10 种)占 13%,杂食蝙蝠(4 种)占 11%。在抗原变异方面,来自巴西的狂犬病毒变异最多(9 个),其次是墨西哥(7 个)和阿根廷(6 个)的狂犬病毒变异,其他国家仅有 4 个或更少的狂犬病毒变异。虽然大多数狂犬病阳性的蝙蝠物种被列为最不受关注的物种,白长舌蝠目前濒临灭绝,Leptonycteris yerbabuenae、大真蝠和大叶怪脸蝠三种蝙蝠的数量正在下降。然而,为了避免人类接触潜在的狂犬病蝙蝠,目前在部分地区发生了通过毒杀(或焚烧)和炸毁蝙蝠栖息地而杀死蝙蝠的行为。大量具有重要经济和生态意义的蝙蝠正在被捕杀,这给蝙蝠保护造成了重大问题,也给依赖蝙蝠进行农作物授粉和蝙蝠粪便施肥的贫困人口带来了严重问题。

在从墨西哥到阿根廷的整个范围内,狂犬病毒的主要宿主目前是吸血蝠(Desmodous rotundus),它叮咬牲畜(牛、马和猪)和包括人类在内的其他动物(Condori-Condori 等,2013;Moran 等,2015)。2004 年至 2005 年间,98 例人类病例是由接触吸血蝙蝠引起的(Johnson 等,2010)。1911 年,在巴西首次发现吸血蝙蝠和致命的神经系统疾病之间存在联系,后来在 1921 年得到证实(Johnson 等,2010)。据说,欧洲殖民后,出现了牛、马等更多形式的宿主,使得吸血蝙蝠数量有所增加(Johnson 等,2010)。吸血蝙蝠相关狂犬病最早在 20 世纪 30 年代特立尼达报道(Moran 等,2015)。

在 178 种巴西蝙蝠中,有 41 种被发现或多或少感染了狂犬病毒(Casagrande 等,2014)。在正常情况下,这些物种的感染发生率可能无法准确反映感染的真实情况,因为大多数被测试的蝙蝠不是死亡就是患病,从而引入了抽样偏差。来自巴西的最新数据发现,64.8%的受感染蝙蝠来自非食血蝙蝠,17.6%是食血蝙蝠,其余蝙蝠未被检测到感染(Casagrande 等,2014)。当对巴西城市蝙蝠的脑组织进行检测时,发现 7.2%的嗜血性蝙蝠有中和抗体,但却没有发现感染。相比之下,2%的非嗜血性蝙蝠的大脑受到感染。虽然近 90%的受感染蝙蝠是犬吻蝠科家族的食虫动物,但与吸血蝙蝠相比,这些蝙蝠更有可能与人类接触,吸血蝙蝠往往无法在人类住所中找到,也可能反映出抽样偏差。其中超过 40%的物种是獒蝠(Molossus),主要是 Molossus rufus;近 40%的蝙蝠属于棕蝠(Eptesicus),主要是阿根廷棕蝠(Eptesicus furinalis),17%的蝙蝠是黑毛鼠耳蝠(Myotis nigricans)(Casagrande 等,2014)。

在狂犬病毒阳性动物中,所有动物的大脑和唾液腺中均检测到病毒 RNA。食果蝙蝠和食虫蝙蝠中,大脑和唾液腺感染比例分别为:舌(92%和 85%)、棕色脂肪组织(82%和 77%)、肺(62%和 77%)、心脏(42%和 77%)、胃(92%和 64%)、肝(38%和 67%)、脾(43%和 27%)、膀胱(73%和 88%)、肾(77%和 38%)、肠道(77%和 38%)和粪便(38%和 42%)(Allendorf 等,2012)。

根据完整 N 基因的系统发育研究,秘鲁蝙蝠狂犬病可分为两大类:第一类与普通吸血蝙蝠有关,细分为 I~IV 谱系;第二类与食虫蝙蝠有关,细分为 3 个谱系 (Condori-Condori 等,2013)。I 型狂犬病毒在秘鲁和南美洲北部广泛传播;II 型在秘鲁中部、巴西和乌拉圭广泛传播;III 型在秘鲁亚马逊中部的局部区域传播;而 IV 型在安第斯山脉之间的山谷、秘鲁北部的热带雨林和哥伦比亚北部的牛和吸血蝙蝠中非常普遍(Condori-Condori 等,2013)。吸血蝙蝠不能迁徙,通常栖息在海拔 1800 米以下的地方。然而,IV 型狂犬病毒存在的安第斯山脉间山谷的平均海拔高于 2000 米。但由于这里是一个主要的牧场地区,该地区的蝙蝠可能已经适应这一海拔,以便更好地捕捉猎物(Condori-Condori 等,2013)。Condori-Condori 提出假设:由于一个给定的地理区域可能存在一个以上的病毒谱系,因此不同的谱系可能维持在不同的蝙蝠种群中。

由于在巴西成功控制了犬类相关狂犬病,2004 年至 2013 年期间,蝙蝠传播的狂犬病病例增长到人类狂犬病病例的 70%,而狗传播的狂犬病毒只占人类感染病例的 22%(Casagrande 等,2014)。2002 年至 2007 年,秘鲁也出现了类似的情况(Condori-Condori 等,2013)。在拉丁美洲,2004 年至 2013 年期间,在 243 例与蝙蝠相关的人类狂犬病病例中,91.4%是由食血蝙蝠引起的。因此,虽然大多数受感染的蝙蝠不是嗜血性的,但通过嗜血性蝙蝠传播给人类的可能性要大得多,这表明,如果聚焦拉丁美洲的吸血蝙蝠,狂犬病的控制效果可能是最明显的。扑杀吸血蝙蝠是控制蝙蝠相关狂犬病的主要手段,但也可采用其他手段(见 2.2.6 节)。因为扑杀并没有减少受感染家畜的数量(Johnson 等,2010;Condori-Condori 等,2013)。

在美国,每年报告 1~2 例人类狂犬病病例,对 24 000 多只蝙蝠的研究发现,在疑似感染的蝙蝠中,5.9%是狂犬病毒阳性(McElhinney 等,2011;Condori-Condori 等,2013)。食虫和食果物种都可能将疾病传播给人类,美国和加拿大所有本土蝙蝠物种中 77%可能偶然被感染(Johnson 等,2010),病例数量在不断增加。在北美实施犬类疫苗接种控制计划后,与蝙蝠相关的人类狂犬病病例数量超过了狗患狂犬病病例的数量。1950 年到 2007 年,发现有 61 例人类狂犬病病例是蝙蝠变种,主要通过叮咬传播,但有 5 例与器官移植有关(Johnson 等,2010)。在北美的臭鼬和灰狐狸中也发现了蝙蝠狂犬病毒的变种(Escobar 等,2015)。

2.2.1.1 狂犬病

1530 年,维罗纳的 Girolamo Fracastoro 首次详细描述了狂犬病,他还描述了病毒传播途径。然而,早在公元前 23 世纪的《巴比伦埃舒马法典》中就提到了这种疾病及其与狗的关系(Calisher 和 Ellison,2012)。在梵语中,"rabbas"的意思是暴力,而在拉丁语中,"rabere"指的是胡言乱语和疯狂。该属的名称来源于希腊神话。据说,疯狂女神之一 Lyssa,将偷窥她洗澡的 Actaeon 变成了一只雄鹿,然后驱使他的狗发疯并咬死 Actaeon(Calisher 和 Ellison,2012)。

狂犬病是一种急性进行性脑炎(脑组织炎症),致死率>99.9%。该疾病每年导致约 55 000 人死亡,特别是在非洲和亚洲等发展中国家(He 等,2014a)。如果没有在疾病发作前给予暴露后的预防,感染其他几种狂犬病毒也会引起致命的疾病。病毒潜伏期从数天到数年不等,但通常为 3~8 周。疾病的症状可能包括恐惧和意识模糊、暴露部位感觉异常、咽炎、不适、头痛和发热,然后是肌肉酸痛、四肢无力和呕吐。患者通常对水感到恐惧,恐水症也是这种疾病的俗称。吞咽肌肉痉挛流涎过多和恐惧症都是常见症状。在"狂犬病"中,晚期症状包括攻击性行为、神志不清和抽搐。其余 1/3 的病例存在意识时出现肢体和呼吸肌瘫痪,但通常没有恐惧性抽搐,而在 1~2 周内通常会发生由心力衰竭导致的昏迷和死亡(Johnson 等,2010)。70.9%感染狂犬病毒的人中,其神经元包含 Negri 小体,这是一种胞质内含物,已认为由无定形基质中的病毒颗粒组成(Jackson 等,2001)。非狂犬病毒狂犬病的组织学变化包括:比狂犬病毒感染引起更多的血管周围套叠的炎症,部分脑干和海马区的浸润和坏死,以及非 Negri 小体的包涵体(Johnson 等,2010)。

直到 1885 年,Louis Pasteur 发明了一种"治疗性"疫苗(简称"PEP"),如果患者在被狂犬病狗咬伤后及时接种,就可以预防狂犬病,在此之前人类对这种基本上普遍致命的疾病一直束手无策。该疫苗是由减毒活(弱毒、非致病性)狂犬病毒组成。使用该减毒疫苗成功地预防了 50 只实验感染的狗患上狂犬病之后,Pasteur 成功地预防了曾多次被狂犬病狗咬伤的 9 岁男孩 Joseph Meister 感染狂犬病(Smith 等,2012)。随着这一进展,曾经的致死性人类狂犬病变得不那么致命。

尽管狂犬病毒已被报道是唯一已知的会导致蝙蝠患病的病毒,而且只需要少量病毒便可实现这一过程(He 等,2014a),但也存在一些其他病毒导致蝙蝠的严重感染(尤其是那些妊娠或其他免疫功能受损的蝙蝠),如腮腺炎病毒属病毒、Belinga 蝙蝠病毒(Belinga bat virus)、Eptesipox 病毒、腺病毒(Adenovirus)、γ-疱疹病毒、Lloviu 病毒和 Jeilong 病毒。

2.2.1.2　陆生食肉动物中的狂犬病

在一些发展中地区,研究人员对狂犬病通过蝙蝠或其他野生动物传播的相对重要性一直存在疑问。例如,在南非,狗是主要的宿主;而在发达地区,野生食肉动物是主要的传播源(Heymann,2008)。在一项为期 12 年的研究中,来自六大洲 24 个国家的 2697 名旅行者在接触动物后感染病毒并接受了狂犬病 PEP 治疗。研究发现,最常见的几种狂犬病相关动物是狗(60%)、非人类灵长类动物(24%)、猫(10%)和蝙蝠(2%)(Gautret 等,2015)。东南亚是接触非人类灵长类动物或猫而导致人类感染最常见的地方。与蝙蝠相关接触最多的国家和地区是印度尼西亚、法属圭亚那、秘鲁、墨西哥和苏里南。这些接触在 7 月至 9 月最为常见。几乎所有报告表明,接触蝙蝠的旅行者年龄都在 15~44 岁。由于这项研究只关注于接受 PEP 的旅行者,可能并没有反映出该地区居民接触的情况,但仍能让我们发现与其他动物相比,蝙蝠直接感染狂犬病的相对风险的差别。

　　狂犬病可以感染任何哺乳动物,但除了蝙蝠,狂犬病更常与狗、狼、狐狸、郊狼、胡狼、貉、猫、浣熊、臭鼬和猫鼬联系在一起。但大鼠、小鼠、花栗鼠、松鼠、兔子和负鼠的感染频率要低得多(Heymann,2008)。

2.2.2　蝙蝠的其他狂犬病毒属病毒

2.2.2.1　欧洲的其他蝙蝠狂犬病毒

　　欧洲存在的狂犬病毒属病毒包括欧洲蝙蝠狂犬病毒-1 和欧洲蝙蝠狂犬病毒-2,这两种病毒与蝙蝠传播的致命狂犬病有关。同时,在欧洲蝙蝠中也发现了波克罗病毒和 Lleida 蝙蝠狂犬病毒。欧洲蝙蝠狂犬病毒-1 是迄今为止在动物中最常见的欧洲狂犬病毒,主要发现于德国(特别是低海拔地区)、丹麦、荷兰和波兰(McElhinney 等,2011)。这些狂犬病毒主要分为两个谱系:基因高度保守的欧洲蝙蝠狂犬病毒-1a(以东西向的方式分布在法国、荷兰、丹麦、德国、波兰、乌克兰和俄罗斯),以及包括 4 个亚系且更具有基因多样性的欧洲蝙蝠狂犬病毒-1b(以南北向的方式分布在西班牙、法国、德国南部、波兰和荷兰)(Picard-Meyer 等,2014;Schatz 等,2014a)。欧洲蝙蝠狂犬病毒-1 是已报道的 RNA 病毒中变异率最低的病毒之一,据推测其出现在 500~750 年前,与其宿主之间具有很强的进化稳定性。在整个欧洲大陆的蝙蝠中都发现了欧洲蝙蝠狂犬病毒-1,但在英国还没有发现病毒感染。相比之下,不太常见的欧洲蝙蝠狂犬病毒-2 只发现于英国和荷兰、德国、瑞士等北欧国家(Johnson 等,2010;Calisher 和 Ellison,2012)。在英国是否存在这些病毒的差异,可能是因为欧洲蝙蝠狂犬病毒-2 的主要蝙蝠宿主较之欧洲蝙蝠狂犬病毒-1 的蝙蝠宿主更倾向于在英国和大陆之间迁移,尽管后者在英格兰南部的大部分地区都存在。此外,在动物感染模型中,欧洲蝙蝠狂犬病毒-2 的毒力也低于欧洲蝙蝠狂犬病毒-1。这两种欧洲病毒与杜文黑基病毒的关系比与狂犬病毒的关系更密切,对人类的致病性也低于狂犬病毒(Calisher 和 Ellison,2012)。

欧洲(乌克兰和俄罗斯,以及芬兰和英国)各报告了两例欧洲蝙蝠狂犬病毒-1和欧洲蝙蝠狂犬病毒-2 导致的人类感染病例(Johnson 等,2010)。此外,还有非常罕见的欧洲蝙蝠狂犬病毒-1 溢出感染,该病毒感染了两只法国家猫、两只丹麦绵羊和一只德国石貂(Schatz 等,2014b)。

在一些欧洲蝙蝠(特别是在欧洲广泛分布的棕蝠)中发现了欧洲蝙蝠狂犬病毒-1。欧洲狂犬病毒的其他主要蝙蝠宿主有褐黄蝠(E.isabellinus)、水鼠耳蝠(Myotis daubentonii)、昭鼠耳蝠(Myotis dasycneme)和普通长翼蝠(Miniopterus schreibersi)。值得注意的是,在 21 种接受测试的欧洲蝙蝠中,有 11 种对狂犬病毒属中和抗体呈阳性, 其中有 4 种没有检测到病毒抗原, 分别是:Barastella barastellus、尖耳鼠耳蝠(Myotis blythii)、大鼠耳蝠(Myotis myotis)、马铁菊头蝠(Rhinolophus ferrumequim)(Schatz 等,2014b)。1954 年在德国的蝙蝠中首次发现欧洲蝙蝠狂犬病毒-1,从 1977 年到 2012 年的 30 年间,报告了 1039 例欧洲蝙蝠狂犬病毒感染病例, 主要是欧洲蝙蝠狂犬病毒-1,但也有 24 例欧洲蝙蝠狂犬病毒-2。除了德国,在丹麦、荷兰、波兰、法国、西班牙和南斯拉夫也发现了蝙蝠中的欧洲蝙蝠狂犬病毒-1(Johnson 等,2010)。广泛分布的棕蝠是欧洲蝙蝠狂犬病毒-1的主要蝙蝠媒介, 其中95%以上欧洲蝙蝠狂犬病毒-1 存在于这种蝙蝠物种中(McElhiney 等,2011)。然而,欧洲蝙蝠狂犬病毒-1 的一个谱系仅限于伊比利亚半岛南部,在那里,褐黄蝠是主要的宿主物种(McElhiney 等,2011)。西班牙南部的一项研究显示,在 2.8%的健康褐黄蝠(n=1226)口咽拭子中检测到抗欧洲蝙蝠狂犬病毒-1 抗体和 RNA,这表明存在亚临床感染。感染群体也表现出不同的时间循环模式,表明该地区存在独立的地方性循环(Vázquarez-Morón 等,2008)。同一项研究发现,蝙蝠大脑中病毒 RNA 存在与蝙蝠身体状况呈负相关。褐黄蝠的分布仅限于西班牙南部和北非。值得注意的是,尽管有证据表明北非的蝙蝠和西班牙的蝙蝠之间存在基因流动, 但尚未从北非褐黄蝠种群中分离出病毒 (McElhiney 等,2011)。欧洲蝙蝠狂犬病毒-1 RNA 还在德国和西班牙的几种蝙蝠中分离得到,包括纳氏伏翼(Pipistrelles nathusii)、Pipistrelles auritus、Pipistrelles austiacus 和宽耳犬吻蝠(Tadarida teniotis)(Schatz 等,2014a)。此外报告了 3 例南斯拉夫的山蝠(Nyctalus noctula)欧洲蝙蝠狂犬病毒-1 感染病例和 1 例在俄罗斯的普通蝙蝠(Vesperilio murinus)感染病例(Picard-Meyer 等,2014)。

有两种鼠耳蝠属的蝙蝠是欧洲蝙蝠狂犬病毒-2 的宿主, 大多数病毒分离株来自分布广泛的水鼠耳蝠;另一种蝙蝠是沼鼠耳蝠,但由于此蝙蝠分布范围有限,因此,仅在荷兰、中欧和东欧发现欧洲蝙蝠狂犬病毒-2 感染的沼鼠耳蝠(Johnson 等,2010;McElhinney 等,2011)。在一些健康的水鼠耳蝠的口咽拭子中也发现了欧洲蝙蝠狂犬病毒-2 RNA。2012 年针对来自瑞士的蝙蝠($n=237$)的一项研究中,只有 3 只中和抗体阳性的水鼠耳蝠——尽管从其中一只蝙蝠的拭子中检测到欧洲蝙蝠狂犬病毒-2 RNA,但没有发现传染性病毒存在(Megali 等,2010)。在英国(英格兰和苏格兰)的这两种鼠耳蝠物种的死亡成员中,欧洲蝙蝠狂犬病毒-2 感染水平也较低,并且呈现地域局限性(Banyard 等,2009)。

尽管波克罗病毒在欧洲种类繁多,但目前只分离出 3 株毒株,它们都来自纳氏鼠耳蝠 (M. nattereri)。此外,曾两次在德国蝙蝠中分离出此病毒 (2010 年和 2012 年),还在 2012 年于法国蝙蝠中分离出一次此病毒。这 3 个分离株与胡占德病毒和欧洲蝙蝠狂犬病毒-2 的亲缘关系最近, 分别有 80% 和 79% 的遗传相似性(Nolden 等,2014)。在患狂犬病的蝙蝠的大脑中检测到波克罗病毒抗原,但在唾液腺中没有检测到。在小鼠(特别是幼鼠)中,容易通过脑内或肌内注射途径在实验室感染波克罗病毒。研究显示, 高水平的物种特异性中和抗体具有保护性(Nolden 等,2014)。

1977 年至 2011 年间,平均每年监测到 34 只感染欧洲蝙蝠狂犬病毒的蝙蝠。值得注意的是,通过几项研究发现,感染欧洲蝙蝠狂犬病毒-1 的蝙蝠每年的发病率存在显著差异(McElhinney 等,2011)。Picard-Meyer 等报告称,法国的感染最常见于秋季(约 34% 的感染发生在秋季,而其他三个季节中的每一个季节都有 12%~15% 的感染),其他报告发现,在一些西班牙蝙蝠中存在春季和秋季季节性或在夏季血清阳性增加的现象。不同蝙蝠生命周期(迁徙、交配、冬眠、妊娠、哺乳、成熟群体形成的时间)的季节性变化可以解释为已报道的蝙蝠之间病毒流行和传播的差异(Schatz 等,2012;Picard-Meyer 等,2014)。蝙蝠对欧洲蝙蝠狂犬病毒相关疾病可能有一些天然的保护作用, 因为对西班牙的两个鼠耳蝠群体进行的 12 年监测研究发现,在死亡率没有显著增加的情况下,通过蝙蝠群体迅速传播欧洲蝙蝠狂犬病毒-1 后,其对欧洲蝙蝠狂犬病毒-1 具有很高的免疫水平(Amengual 等,2007)。

2012 年,在伊比利亚半岛,研究者利用分子生物学方法从一只普通长翼蝠中检测到了 Lleida 蝙蝠狂犬病毒,但没有分离出该病毒(Schatz 等,2014b)。

2.2.2.2　非洲蝙蝠的其他狂犬病毒属病毒

杜文黑基病毒分别于 1971 年、2006 年和 2007 年造成 3 例成年人患狂犬病感染。其中两例来自南非,另一例来自肯尼亚。蝙蝠通过咬伤或抓伤其他生物来传播病毒,其中至少有一种蝙蝠是普通长翼蝠。

拉各斯蝙蝠病毒在非洲的传播范围更广,并且已经在一些蝙蝠中发现了这种病毒,如黄毛果蝠(Eidolon helvum)、中非饰肩果蝠(Epomops dobsoni)、冈比亚颈囊果蝠(Epomophorus gambianus)、韦式颈囊果蝠(Epomophorus wahlbergi)和北非果蝠(Rousettus aegyptiacus),以及猫、狗和猫鼬(Johnson 等,2010;Calisher 和 Ellison,2012)。一项针对 350 只尼日利亚蝙蝠的研究显示,没有从大脑中分离出狂犬病毒属抗原或病毒(如狂犬病毒、杜文黑基病毒、西高加索蝙蝠病毒、拉各斯蝙蝠病毒和莫科拉病毒),然而,在 140 只蝙蝠(19%)(主要是黄毛果蝠和冈比亚颈囊果蝠)血清中检测到拉各斯蝙蝠病毒中和抗体(Dzikwi 等,2010)。在南非的一项研究中,数百只垂死或死亡的蝙蝠中有 10%~15%携带拉各斯蝙蝠病毒。即使接种了狂犬病毒疫苗,拉各斯蝙蝠病毒也会导致猫的致命性感染(Johnson 等,2010)。拉各斯蝙蝠病毒及其近亲希莫尼病毒尚未报告会导致人类感染。希莫尼病毒是从肯尼亚的康氏蹄蝠(Hipposideros vittatatus,最初被称为 Hipposideros commersoni)中分离出来的(Calisher 和 Ellison,2010)。

莫科拉病毒于 1968 年首次在尼日利亚鼩鼱中发现,然后于 1971 年从两名患有中枢神经系统疾病的尼日利亚儿童身上分离出来。其中的一个患儿在经过发热、咽炎和抽搐等临床疗程后完全康复,而另一患儿死亡(Johnson 等,2010)。除了鼩鼱,莫科拉病毒还从一种未确认的啮齿动物和几只狗身上分离出来,其中猫被认为是最常见的宿主。除尼日利亚外,喀麦隆、中非共和国、埃塞俄比亚、津巴布韦和南非也报告了该病毒(Johnson 等,2010)。尚未报道莫科拉病毒和伊科马病毒与蝙蝠相关(Kgaldi 等,2013),其中伊科马病毒是从一种狂犬病毒中分离出来的(Voloch 等,2014)。

2.2.2.3 亚洲蝙蝠的其他狂犬病毒属病毒

2.2.2.3.1 西亚和中亚蝙蝠的其他狂犬病毒属病毒

在高加索地区,已在蝙蝠体内检测到几种狂犬病毒属病毒,如在吉尔吉斯斯坦的尖耳鼠耳蝠中的阿拉万病毒、吉尔吉斯斯坦的须鼠耳蝠(Myotis mystacinus)中的胡占德病毒、东西伯利亚白腹管鼻蝠(Murina leucogaster)中的伊尔库特病毒和西高加索山脉的普通长翼蝠中的西高加索蝙蝠病毒(Reynes 等,2004;Calisher和Ellison,2012)。阿拉万病毒与杜文黑基病毒和欧洲蝙蝠狂犬病毒-1 关系最为密切,而胡占德病毒与欧洲蝙蝠狂犬病毒-2 关系最为密切。曾有一例人类感染伊尔库特病毒的致命病例报道(Calisher 和 Ellison,2012)。西高加索蝙蝠病毒除了可以从格鲁吉亚–土耳其边境附近的普通长翼蝠分离之外,还在肯尼亚被发现(McElhinney 等,2011;Voloch 等,2014),它是基因最丰富的狂犬病毒属病毒(McElhinney 等,2011)。

2.2.2.3.2 亚洲北部和东南部蝙蝠的其他狂犬病毒属病毒

狂犬病是柬埔寨的地方病,人类感染尚未与蝙蝠相关联,大多数病例是由狗传播的(Reynes 等,2004),尽管 ELISA 和快速荧光灶抑制试验在 31% 的食果蝙蝠(来自 5 个蝙蝠种的 10/32 个样本)和 18% 的食虫蝙蝠(来自 11 个蝙蝠种的 20/114 个样本)中检测到狂犬病毒属抗原。欧洲蝙蝠狂犬病毒–1 和澳大利亚蝙蝠狂犬病毒(ABLV)抗原检测频率最高(分别为 10% 和 9%)。在抗体阳性的 3 种食果蝙蝠中,莱丽狐蝠(Pteropus lylei)的暴露率最高(11%;n=228)。在 5 种具有病毒抗原的食虫蝙蝠中,皱唇犬吻蝠(Tadarida plicata)的感染率最高(27%),其次是库氏黄蝠(Scotophilus kuhlii)(19%)和西氏墓蝠(Taphozous theobaldi)(16%)。然而,IFA 在 1000 多只柬埔寨蝙蝠的大脑中未发现抗原,在 24 只蝙蝠的大脑中未发现传染性病毒(Reynes 等,2004)。2016 年的一项研究表明,从斯里兰卡的印度狐蝠(n=62)中分离出一种新型狂犬病毒属病毒——Gannoruwa 蝙蝠狂犬病毒(Reynes,2014a)。几乎所有感染该病毒的蝙蝠都已死亡或在捕获后不久死亡,同时蝙蝠的大脑中也存在 Negri 小体。

2.2.2.4 澳大利亚和大洋洲的其他狂犬病毒属病毒

虽然澳大利亚没有狂犬病毒,但存在一种对人类致命的类似狂犬病的病毒,即澳大利亚蝙蝠狂犬病毒。迄今报告中 3 例人类病例均在死亡前出现了狂犬病毒属病毒狂犬病脑炎(Francis 等,2014)。这种狂犬病毒属病毒于 1996 年首次在食果蝙蝠中央狐蝠的脑组织中被发现,并分为两个不同的谱系,即感染食果蝙蝠的澳大利亚蝙蝠狂犬病毒 p(ABLVp)和感染食虫小蝙蝠亚目的澳大利亚蝙蝠狂犬病毒 s(ABLVs)。澳大利亚的 4 种果食性狐蝠包括中央狐蝠(Pteropus alecto)、灰首狐蝠(Pteropus poliocephalis)、岬狐蝠(Pteropus scapulatus)和 Pteropus spiciliatus 均可被感染,但目前已知只有一种食虫小蝙蝠亚目,即黄腹墓蝠(Saccolaimus flaviventris)可被感染(Calisher 和 Ellison,2012;Francis 等,2014)。虽然澳大利亚其他 64 种小蝙蝠亚目均未检测到蝙蝠狂犬病毒属病毒,但是在 5 种狐蝠中发现了该病毒特异性抗体,表明它们接触或感染了澳大利亚蝙蝠狂犬病毒属病毒(Weir 等,2014a)。应该注意的是,尽管在巴布亚新几内亚也发现了上述狐蝠属中的 3

种,在印度尼西亚部分地区也发现了两种,然而在澳大利亚以外的地方还没有分离出澳大利亚蝙蝠狂犬病毒属病毒,但在 6 种菲律宾蝙蝠中检测到了该病毒的中和抗体(Weir 等,2014a)。澳大利亚蝙蝠狂犬病毒属病毒在健康野生蝙蝠中仅存在不到 1%,但在澳大利亚患病、受伤和成为孤儿的狐蝠属中,该病毒检出率为 5%~10%。该比例在不同物种中差异较大,功能障碍的 P. spiciliatus 为 1%,岬狐蝠为 17%,黄腹墓蝠为 63%(Weir 等,2014a)。

迄今为止,澳大利亚蝙蝠狂犬病毒属病毒通过唾液接触传播给人类,在蝙蝠的血液、尿液或粪便中没有检测到病毒(Francis 等,2014)。也有报告称澳大利亚蝙蝠狂犬病毒属病毒可传染给马,但在狗身上没有发现这种病毒,即使在接触了受感染的蝙蝠之后也是如此。将澳大利亚蝙蝠狂犬病毒属病毒接种到狗或猫体内均可导致血清转化,在 3 个月的时间内只有轻微的行为改变,没有明显的临床疾病或病毒复制。值得注意的是,其中一名感染者的潜伏期为 27 个月,这表明有必要进行更长时间的研究,以真正评估其他哺乳动物的患病潜力(Weir 等,2014a)。澳大利亚蝙蝠狂犬病毒不仅能够感染人和马的细胞系,而且能够感染小型啮齿动物、兔子和猫的胚胎细胞系,这表明其细胞受体在多种哺乳动物中都有表达,并暗示了可能存在比迄今为止报道的一个更广泛的宿主范围(Weir 等,2014a)。但实验感染细胞系并不一定意味着收集原始细胞的物种本身也能被感染,特别是在潜在动物宿主有免疫反应的情况下。

2.2.3 狂犬病毒属病毒传播

病毒传播通常与接触受感染动物的唾液有关,特别是通过咬伤或抓伤。该传播途径被认为也可以发生在人类之间,但仅有的两例感染后来被证明是误判的。然而,已发现实验室暴露于动物或人类的唾液和神经组织引起的感染(Francis 等,2014)。通过移植感染的角膜、器官或血管的传播已被报道。在感染蝙蝠数量较多的洞穴中,空气传播感染也很少见(Heymann,2008),在健康动物中可能不会发生。被吸血蝙蝠咬伤感染的牛在拉丁美洲相当普遍。狗和猫在发病前 3~7 天是具有传染性的,而一些蝙蝠可能在出现症状前 12 天就会排出病毒(Heymann,2008)。

被蝙蝠咬伤、舔舐和抓伤时,狂犬病毒属通过唾液传播。蝙蝠间的传播可能通过接触雾化唾液、母乳或经胎盘传播(Schatz 等,2014b)。狂犬病毒通过气溶胶途径可感染小鼠,但不能被欧洲蝙蝠狂犬病毒–2 感染(Johnson 等,2006)。一旦蝙蝠被感染,狂犬病毒属病毒被认为会以一种扩散的方式从大脑传播到外周。

　　一些蝙蝠至少在其生命周期的一部分时间里会生活在多种类聚居地。在一个容纳了 9 种蝙蝠(包括大棕蝠)的群体中,6 种产生了欧洲蝙蝠狂犬病毒–1 的中和抗体,这表明在某个时间与该病毒有亲密接触或感染,至少这种狂犬病毒属病毒会在物种间传播(Lopez-R 等,2014)。除了大棕蝠外,血清阳性蝙蝠还包括:山油蝠(Hypsugo savii,血清阳性率最高)、P. pipistrelles、库氏伏翼(P. kuhlii)、灰大耳蝠(P. austiacus)和宽耳犬吻蝠(Tadarida teniotis)。在接下来的 1~8 年追踪分析中,灰大耳蝠和大鼠耳蝠(M. myotis)至少被捕获一次,表明这些蝙蝠至少能够在血清转换后存活数年(Amengual 等,2007;López-Roig 等,2014),尽管这并不一定意味着病毒已经感染了这些蝙蝠。虽然在某些种类中存在相当大的性别差异,但在这些群体中,雄性和雌性的血清抗体总体比例相似(López-Roig 等,2014)。在大鼠耳蝠的两个群体中没有发现血清阳性率的性别差异,即使在这种群居蝙蝠物种中的平均总体阳性率为 36.2%(Amengual 等,2007)。

2.2.4　狂犬病毒属病毒感染部位

　　Schatz 等(2014b)除了在德国进行回顾性研究外,还通过被动狂犬病监测检测到自然状态下蝙蝠也可能被感染。他们使用狂犬病组织培养接种试验(RTCIT)、实时定量 PCR(RT-qPCR)和免疫组化技术来检测各种组织和器官中的狂犬病毒属病毒或其 RNA。在 57 只棕蝠(E. serotinus)中,RT-qPCR 检测到欧洲蝙蝠狂犬病毒–1 RNA 存在于部分大脑、视神经和神经系统自主神经节(100%的蝙蝠),腮腺和下颌唾液腺(85%),舌上皮细胞(65%),脾和膀胱(56%),以及胸肌、心脏和肺(48%)。虽然可以从许多棕蝠的大脑、唾液腺或舌分离出活病毒,但很少从心脏、胸肌和膀胱分离出活病毒,且 RTCIT 未能从肺、肝、脾或肾分离出病毒(Schatz 等,2014b)。然而,在另一项单独的研究中,从法国受感染蝙蝠的肺上皮细胞中分离出欧洲蝙蝠狂犬病毒–1,这表明在某些情况下,肺可能在病毒分泌中发挥作用(Bourhy 等,1992)。病毒载量最高的是大脑和唾液腺,其次是舌和肾。在感染蝙蝠的晚期胚胎的任何组织中都没有发现病毒抗原(Schatz 等,2014b)。在一只纳氏伏翼(P.nathusii)的大脑、舌和心脏中检测到欧洲蝙蝠狂犬病毒–1。在两只水鼠耳蝠(M. daubentonii)的大脑和唾液腺,以及一只水鼠耳蝠的心脏、舌、肾和胸肌中都检测到了欧洲蝙蝠狂犬病毒–2 RNA。此外,还从蝙蝠的大脑和唾液腺中分离出了有活性的欧洲蝙蝠狂犬病毒–2(Schatz 等,2014b)。在食果类非洲蝙蝠的舌上皮和舌乳头中也发现了拉各斯蝙蝠病毒 (Markotter 等,2007)。有证据表明,普通吸血蝙蝠的舌可能是美洲狂犬病毒脱落的主要部位(Viera 等,2011)。在狂犬病毒感染者的舌中也存在大量的病毒抗原(Jackson 等,1999)。

在神经系统中,浦肯野细胞和中脑导水管周围灰质神经元所占体积比例最大,其中包括 Negri 小体和狂犬病毒抗原。尽管所有含有 Negri 小体的细胞也含有狂犬病毒抗原,但一些病毒抗原水平较高的细胞却缺乏 Negri 小体(Jackson 等,2001)。在 49 只受感染的蝙蝠中,这些内容物最常存在于海马的阿蒙角、延髓、脑桥核、脊髓和大脑皮层的锥体细胞中。

2.2.5　狂犬病毒属病毒进入细胞

通常,弹状病毒(Rhabdoviruses)通过受体介导的内吞作用进入宿主细胞。表面糖蛋白是介导病毒进入的主要成分。狂犬病毒宿主细胞受体包括烟碱型乙酰胆碱受体、神经细胞黏附分子、p75 神经营养素受体和神经节苷脂(Weir 等,2014a)。但这些都不是狂犬病毒属病毒糖蛋白结合和细胞进入所必需的,因此,它可能与 HIV 类似,靶细胞感染也可能需要一个或多个可供选择的辅助受体。Weir 等的研究(Weir 等,2013)表明,ABLVp 和 ABLVs 确实有可能利用不同的辅助受体。虽然这两种澳大利亚蝙蝠狂犬病毒的细胞受体尚不清楚,但它似乎富含于脂筏中(Weir 等,2013)。

澳大利亚蝙蝠狂犬病毒可能在依赖肌动蛋白聚合的过程中通过网状蛋白介导的途径内化于人胚胎肾细胞(HEK293)(Weir 等,2014b)。HEK293 细胞表达几个基因,这些基因通常仅限于发育中的神经元或神经干细胞,从而模仿宿主靶细胞。在网格蛋白包裹的凹坑内化并与内体融合后,早期内体中的弱酸性环境刺激了病毒糖蛋白的构象变化,进而允许糖蛋白与囊泡膜融合。随后,病毒基因组释放到宿主细胞的细胞质中。狂犬病毒也在神经细胞中使用这一途径。

尽管狂犬病毒和澳大利亚蝙蝠狂犬病毒的两个谱系在细胞进入过程中都利用网格蛋白依赖的内吞作用和早期内吞作用,但它们在体外的细胞嗜性和宿主选择性方面存在着较大差异。一些对澳大利亚蝙蝠狂犬病毒感染有抵抗力的细胞系对狂犬病毒很敏感。澳大利亚蝙蝠狂犬病毒的两个谱系在糖蛋白的外部区域也有 33 个氨基酸的差异(Weir 等,2013)。一项针对澳大利亚蝙蝠狂犬病毒糖蛋白介导的水疱性口炎病毒进入人类、蝙蝠和胚胎猫组织的研究发现,两种澳大利亚蝙蝠狂犬病毒谱系之间的传染性差异是 6~45 倍,其中一些细胞类型对 ABLVp 的易感性要低得多 (Weir 等,2013)。这项研究中的细胞类型包括神经细胞和非神经细胞,包括肾、肺、皮肤和卵巢细胞系。澳大利亚蝙蝠狂犬病毒糖蛋白介导的感染似乎至少与黏附有部分关系,因为一些细胞在黏附状态下被证明是对病毒进入敏感的,而在悬浮状态下则不敏感。这项研究还表明,抗凝聚剂硫酸葡聚糖抑制了黏附细胞的澳大利亚蝙蝠狂犬病毒感染性,ABLVp 受到的影响比 ABLVs 更大(Weir等,2013)。硫酸葡聚糖对许多其他包膜的 DNA 和 RNA 病毒也有抗病毒作用。

需要进一步的研究来了解其他狂犬病毒属病毒进入靶细胞所涉及的途径和受体,以及这一过程是否与宿主其他细胞和其他宿主相同。在体外广泛传代之前,来自人类和不同蝙蝠物种的病毒也应该使用原代细胞培养。确定宿主细胞进入的因素将有助于确定新的狂犬病毒属病毒是否能够感染人类细胞,以及哪些细胞可能成为目标(如果能够感染人类细胞)。这可能会为针对受关注的病毒种类、宿主和传播途径的预防措施开展提供支持,并减少对不太可能在人与人之间感染或传播的病毒物种的担忧。后者对于经济考虑和蝙蝠保护工作非常重要。

狂犬病毒感染细胞的部位通常是神经肌肉交界处,但也被证明可通过血液传播,并在神经血管交界处进入下丘脑的中枢神经系统,然后病毒通过逆行轴突运输回到细胞体(Weir 等,2014a)。

2.2.6　狂犬病毒属病毒感染的预防

预防措施包括强制为家养狗和猫接种疫苗。建议避免接触生病或陌生的哺乳动物或行为异常的哺乳动物,咬人的健康家畜也应该被隔离 10 天,而生病的家畜和任何野生动物都应该被安乐死,并检测是否存在狂犬病毒。在拉丁美洲,一项针对狗的狂犬病削减计划极大地降低了狂犬病的感染率,而美国、加拿大和欧洲也开展了对野生食肉动物的口服疫苗接种,包括将带有疫苗的诱饵用于这些可能成为狂犬病毒宿主的动物, 这对控制浣熊的狂犬病很重要(Finley,1998;Heymann,2008)。

在与蝙蝠近距离接触(咬伤、抓伤或接触唾液)后,注射人狂犬病毒免疫球蛋白和四步暴露后疫苗接种之前,应彻底清洗伤口。建议对参与动物处理的人员,包括接触蝙蝠的人员、动物管理人员、洞穴探险者、从事野外和实验室哺乳动物研究的人员,以及长期前往狂犬病高发地区的人员在暴露前接种疫苗,特别是在疫苗和免疫球蛋白非常稀缺的亚洲和非洲地区(Heymann,2008;Warrell 等,2015)。暴露后疫苗接种应在接触到潜在的狂犬病动物的唾液后尽快接种。这些预防措施对于接触澳大利亚蝙蝠狂犬病毒的人也是有效的,但对接触莫科拉病毒的人或猫却无效(Kgaldi 等,2013;Francis 等,2014)。值得注意的是,虽然狂犬病毒疫苗可以保护小鼠免受脑内感染 ABLVp 的影响,但相当数量的动物对颅内(50%保护)或外周(79%保护)感染 ABLVs 没有保护作用(Weir 等,2014a),这表明针对澳大利亚蝙蝠狂犬病毒及其他狂犬病毒亚群的保护在谱系上有差异。

在最近一项针对危地马拉南部 270 户家庭的调查中,大约 25% 的家庭报告显示,其有被蝙蝠咬伤的动物或家庭成员。这些家庭位于一个洞穴周围 2 千米范围内,洞穴里栖息着不明种类的蝙蝠。虽然在调查中只有不到 10% 的人完成了小学学业,但超过 1/2 的人至少为他们的一只动物接了预防狂犬病毒的疫苗,1/3 的人家里安装有防止蝙蝠进入的门窗(Moran 等,2015)。然而,人们对蝙蝠是狂犬病来源的认识不足:虽然 71% 的人知道传播与动物叮咬有关,但几乎所有人都认为狗是狂犬病的来源,大约 1/4 的人认为是猫,只有 10% 的受访者认为是蝙蝠。此外,如果被蝙蝠咬伤或抓伤,大约 1/2 的家庭会去看医生,即使蝙蝠可能患有狂犬病,也只有不到 75% 的家庭会去寻求医疗帮助。不到 1/4 的人表示,他们会在被潜在的狂犬病动物咬伤后寻求暴露后接种疫苗,只有不到 10% 的人会在蝙蝠咬伤后寻求暴露后接种疫苗,尽管暴露后接种疫苗是免费的,而且广泛适用于被狗咬的人(Moran 等,2015)。虽然危地马拉没有报告与蝙蝠有关的人类狂犬病病例,但已经发生了数百例牛狂犬病病例,主要发生在该国北部地区,这表明蝙蝠传播给人类的可能性非常大。针对危地马拉北部地区的进一步研究可能会更明确地表明,在一个牲畜狂犬病病例众多的地区,有必要加强针对受正规教育程度较低的人群的预防教育计划。

控制吸血蝠的数量是具有挑战性的,例如,在蝙蝠身上使用抗凝血剂,当蝙蝠回到它们的栖息地时,这些抗凝剂会传播给其他动物,导致它们死亡。因此,野生动物口服预防狂犬病毒疫苗也取得了一定程度的成功, 而且价格可能更便宜(Johnson 等,2010)。

2.2.7　狂犬病毒属病毒的免疫应答机制

2.2.7.1　干扰素参与蝙蝠狂犬病毒属病毒感染

众所周知,干扰素对蝙蝠抗病毒防御至关重要。反向遗传学表达干扰素-γ(IFN-γ) 的致病性狂犬病毒被高度减毒,50% 的致死剂量是野生型狂犬病毒的 100 倍。这种衰减似乎是由于早期 IFN-γ 诱导 IFN-α 和 IFN-β 表达(Barkhouse 等,2014)。IFN-α 和 IFN-β 的重要性体现在缺乏功能性干扰素受体的动物会失去保护作用。这项研究表明,将 IFN-γ 输送到大脑可能挽救暴露在狂犬病毒中的人的生命,否则他们可能无法存活。T 淋巴细胞和 IFN-γ 在狂犬病毒免疫中的作用似乎超过了 B 淋巴细胞和中和抗体的保护作用。

为了研究其他干扰素对狂犬病毒属的影响,研究者在一种棕蝠脑细胞中表达了 IFN-ω 和 IFN-κ。ISG56、Mx1 和 IFIT3 的表达随刺激增加,证明 IFN-ω 强烈激活干扰素信号通路。IFN-κ 是一种比 IFN-ω 更弱的激活剂(He 等,2014a)。重组的蝙蝠 IFN-ω 可在棕蝠脑细胞中抑制欧洲蝙蝠狂犬病毒-1 的复制,但 IFN-κ 对此无影响。重组 IFN-ω 和 IFN-κ 对脑细胞中狂犬病毒和欧洲蝙蝠狂犬病毒-2 的复制均有不同程度的抑制作用,且 IFN-ω 在较低浓度时抑制作用更强,活性更强。但欧洲蝙蝠狂犬病毒-1、欧洲蝙蝠狂犬病毒-2 和狂犬病毒感染脑细胞并不改变 IFN-ω 或干扰素诱导基因 Mx1 和 IFIT3 的产生,而这些狂犬病毒属病毒使 IFN-κ 的表达下调 50%(He 等,2014a)。

2.2.7.2　狂犬病毒属病毒先天免疫反应中病毒感受器的作用

He 等为了研究欧洲蝙蝠狂犬病毒-1、欧洲蝙蝠狂犬病毒-2 和狂犬病毒在其自然宿主中对蝙蝠组织的侵染和抵抗力,利用 SV40 T 基因转染建立了来自一只雄性欧洲大鼠耳蝠(M. myotis)的 5 个稳定细胞系(He 等,2014b)。病毒在其自然宿主中对蝙蝠组织的侵染和抵抗力研究曾经比较复杂,因为 52 种欧洲蝙蝠都濒临灭绝而受到保护。但是利用大鼠耳蝠建立大脑、嗅神经、扁桃体、鼻上皮(均为成纤维细胞样,非神经性细胞)和腹膜(上皮样细胞)的细胞系可开展相关研究(He 等,2014b)。这些细胞系表达不同水平的先天免疫系统病原体模式识别受体和病毒传感器 TLR3、RIG-I 和 MDA5,其中大脑细胞系表达水平最低。受刺激后,细胞上调几种干扰素诱导基因(ISG43、ISG56、Mx1 和 IFIT3)。TLR3 识别双链 RNA,而 RIG-I 则在狂犬病毒感染的细胞中诱导 IFN。

大多数大鼠耳蝠细胞系对欧洲蝙蝠狂犬病毒-1、欧洲蝙蝠狂犬病毒-2 和狂犬病毒敏感,但脑细胞系只支持欧洲蝙蝠狂犬病毒-1 和狂犬病毒的低水平复制(He 等,2014b)。狂犬病毒感染后,受试的干扰素诱导基因在脑细胞中的表达显著上调,且比其他大鼠耳蝠细胞系的上调幅度更大,但 TLR3 的上调程度要小得多。后者通过协助病毒 Negri 小体的形成而与人类神经元的狂犬病毒病理有关(Ménager 等,2009)。这种脑细胞系可表达小胶质细胞的几个特征标记分子(CD14 和 CD68),它们比神经元更不容易受到狂犬病毒的影响(Ray 等,1997)。

2.2.7.3　多种细胞因子在狂犬病毒属病毒感染中的作用

在狂犬病毒和欧洲蝙蝠狂犬病毒-2 感染的大脑中,除了干扰素外,还会产生炎性细胞因子、肿瘤坏死因子-α 和白细胞介素-6(IL-6)。狂犬病毒可能会比其他狂犬病毒属病毒更快地进入中枢神经系统并造成损伤,从而解释了为什么缺乏血管袖套现象和淋巴细胞浸润(Johnson 等,2010)。在狂犬病毒感染小鼠树突状细胞的过程中,也会产生、激活和分泌炎性细胞因子 IL-1β。此外,IL-1 受体缺陷的小鼠增加了狂犬病毒的致病性(Lawrence 等,2013)。

2.2.8　狂犬病毒属病毒的监测

多数研究依赖于对死亡蝙蝠样本的被动监测。Schatz 等使用增强的被动监测,在德国联邦州检测到蝙蝠狂犬病,而这些州之前从未报道过蝙蝠狂犬病(Schatz 等,2014a)。然而,由于临床健康的动物可能会在口咽腔内携带病毒 RNA,因此对健康动物的主动监测可能会更准确地展示出狂犬病毒属病毒从无症状的蝙蝠传播到其他宿主的实际风险。加强对蝙蝠的被动和主动相结合的监测,有助于识别新的狂犬病毒属病毒,了解其宿主库种类、地理分布,以及新的狂犬病毒属病毒是否对人类有致病性等信息。此外,还可能通过描述哪些蝙蝠物种可能参与潜在的传播,评估其对人类的实际威胁,以及需要采取哪些预防措施,来协助蝙蝠保护工作。了解世界上大多数地区狂犬病从蝙蝠传染给人类的罕见情况,有助于减少人们对蝙蝠的恐惧和敌意。

2.3　其他弹状病毒

弹状病毒科水疱性病毒属(Vesiculovirus)包括水疱性口炎病毒,其会在牛、马和猪等农业动物身上引起发热和口腔黏膜表层、舌、鼻和唇部的水疱样病变,偶尔也会出现在人类身上。感染金迪普拉病毒(Chandipura viruses)和伊斯法罕病毒(Isfahan viruses)也会导致印度人(主要是儿童)患上严重的发热和脑炎疾病(Menghani 等,2012)。然而,人们对水疱性病毒或其他弹状病毒科非狂犬病毒属病毒的多样性知之甚少。在美洲,一种新的弹状病毒被命名为美国蝙蝠水疱病毒(American bat vesiculovirus),它是在有人类接触史的 5%狂犬病阴性的大棕蝠(Eptesicus fuscus)($n=60$)死后的肺和肝组织中发现的(Ng 等,2013)。该病毒通过 RNA 病毒的基因组测序被发现,并且与其他水疱性病毒有 41%~49%的氨基酸同源性。

2.3.1　水疱性病毒属的克恩峡谷病毒

克恩峡谷血清群含有许多蝙蝠的分离株,包括克恩峡谷病毒(Kern Canyon virus)、柯伦泰病毒(Kolente virus)、芒特埃尔岗蝙蝠病毒(Mount Eglon bat virus)、

Fikirini 病毒和 Oita 病毒。克恩峡谷病毒是从来自美国西部的尤马鼠耳蝠(Myotis yumanensis)中分离出来的(Ghedin 等,2013)。来自其他动物的类似病毒包括来自日本蚊子、蠓和牛的 Fukuoka 病毒,来自印度啮齿动物的巴鲁病毒(Barur virus),来自中非蚊子的恩科比逊病毒(Nkolbisson virus),来自塞内加尔啮齿动物的 Keuraliba 病毒,以及来自日本猪的 Nishimuro 病毒(Ghedin 等,2013;Blasdell 等,2015)。Blasdell 建议将上述所有物种归入一个新属——勒当泰克病毒属(Ledantevirus)。

从几内亚的西非蹄蝠(Hipposideros jonesi)和蝙蝠体外寄生虫 Amblyomma 蜱虫(Amblyomma tick)中分离出柯伦泰病毒。它会导致肾细胞系产生细胞病变效应,并在新生小鼠颅内接种后,导致小鼠平衡失调、嗜睡和瘫痪(Ghedin 等,2013)。然而,成年非亲缘交配的小鼠的感染是无症状的。除 Oita 病毒外,柯伦泰病毒与上述勒当泰克病毒在抗原性上有亲缘关系。

芒特埃尔岗蝙蝠病毒是一种弹状病毒,分离自肯尼亚的 Rhinolophus hildebrandti eloquens 的唾液腺 (Metselaar 等,1969;Murphy 等,1970;Ghedin 等,2013;Kading 等,2013)。芒特埃尔冈蝙蝠病毒对幼鼠的实验性鼻腔感染会导致致命的脑炎。病毒通过嗅神经传播到大脑,在有大量干扰素存在和没有病毒中和抗体的情况下,病毒快速增殖。年龄稍大的小鼠中,病毒只到达嗅球,在中和抗体进入该区域之前,病毒会一直留在那里。相比之下,耐性小鼠的大脑或鼻黏膜中没有血液抗体或干扰素,这表明存在一种有效的局部免疫反应(Patel,1979)。目前尚不清楚该病毒对幼年、成年蝙蝠或人类是否具有致病性。

传染性 Fikirini 弹状病毒是从肯尼亚的叶鼻蝠(Hipposideros vittatus)的肝、肺、肾、大脑、肠和粪便中分离出来的,而不是从口腔拭子中(Kading 等,2013)。它在 Vero 细胞中生长到高滴度,可产生空斑(Kading 等,2013)。由于叶鼻蝠的粪便是从洞穴中采集的,病毒可能通过粪便途径传播给人类。口腔拭子中没有病毒并不一定意味着传播不会通过这种途径发生,因为一些病毒在唾液中是间歇性存在的(Kading 等,2013)。

Oita 病毒是从日本角菊头蝠(Rhinolophus cornutus)体内分离到的。它感染中枢和外周神经系统的神经元,并在脑内接种的乳鼠中引起致命的脑炎。但它与人类疾病无关(Iwasaki 等,2004)。该病毒具有狂犬病毒属和水疱性病毒属的共同特征,在质膜上产生被包裹的病毒粒子,但 Oita 病毒的抗体不与狂犬病毒属病毒发生交叉反应。它也像水疱性病毒属和暂时热病毒属一样通过血源性途径传播,而不是像狂犬病毒属通过神经途径传播。

戈萨斯病毒(Gossas virus)是从非洲的犬吻蝠属(Tadarida)无尾蝙蝠和猪身上分离出来的(Ghedin 等,2013)。

2.3.2　Kumasi 弹状病毒

来自加纳一个城市的一个黄毛果蝠(E. helvum)群落中发现存在一种属于弹状病毒的迪玛弹状病毒(dimarhabdovirus)超群的新物种,命名为 Kumasi 弹状病毒(Binger 等,2015)。该病毒是从黄毛果蝠来源的脾和肾细胞的混合物中分离出来的,也可以在 Vero 细胞及具有产生干扰素能力的人和灵长类动物细胞中培养。非洲绿猴来源的 Vero 细胞比蝙蝠细胞具有更严重的细胞病变效应,这表明蝙蝠细胞可能含有保护性的细胞因子。在 5.1%的蝙蝠(包括患病动物)(n=487)的脾组织中检测到 Kumasi 弹状病毒,但在脑组织中未检测到。由于没有观察到肾脏、肠道、肺部、中枢神经系统或唾液腺的病毒感染,因此该病毒不太可能通过排泄物、呼吸道或唾液传播。蝙蝠之间的传播可能通过血液传播,这是由于幼年雄性蝙蝠在繁殖季节的攻击性行为,这也与雨季相对应。

免疫荧光法检测蝙蝠抗体阳性率为 11.5%,中和抗体阳性率为 6.4%。患病率在一年中的两个雨季最高,尤其是幼年蝙蝠。对当地 6 个属[伊蚊(Aedes)、库蚊(Culex)、浆足蚊属(Eretmapodites)、路蚊属(Lutzia)、沼蚊属(Mansonia)和巨蚊属 Toxorhynchites]的 1240 只雌性蚊虫的调查,均未检出 Kumasi 弹状病毒。猪血清抗体阳性率为 28.9%(n=107),而绵羊、山羊和牛中均不存在抗体(n>100)。此外,在职业性接触蝙蝠群体(n=45)的人群中有 11%的人存在抗体,而非接触人群中只有 0.8%的人出现血清转换(Binger 等,2015)。系统发育分析将 Kumasi 病毒与芒特埃尔岗蝙蝠病毒、Oita 弹状病毒和克恩峡谷病毒归为一类。据推测,Kumasi、Oita 弹状病毒和芒特埃尔岗蝙蝠病毒属于 C 类勒当泰克病毒属。来自猪的 Nishimuro 病毒是这一蝙蝠相关病毒分支的姊妹群(Binger 等,2015)。

2.3.3　未分类的弹状病毒

对西班牙蝙蝠的口咽拭子进行了弹状病毒 RNA 检测(Aznar-Lopez 等,2013)。在 27 种被测试蝙蝠中的 5 种中,0.7%蝙蝠(n=1488)可检测到 9 种独特的弹状病毒相关序列。以下病毒是从蝙蝠相应的物种中分离到的:Eptesicus isabellinus 弹状病毒 1~5、Hypsugo savii 弹状病毒 1、普通长翼蝠(Miniopterus schreibersii)弹状病毒 1、大耳蝠(Plecotus auritus)弹状病毒 1 和马铁菊头蝠(Rhinolophus ferrumequinum)弹状病毒 1。这些序列并不构成一个单系类群,甚至那些起源于相同蝙蝠的序列,也与其他任何一组弹状病毒没有关系。此外,当检查蝙蝠寄生虫时,所有的蛛蝇样本(来自水鼠耳蝠的 kolenatii 蛛蝇与来自普通长翼蝠的 Penicillidia conspicua 蛛蝇和 schmidli 蛛蝇)都呈弹状病毒 RNA 阳性,而所有 3 种蝙蝠真虫(Cimex pipistrelli)和蝙蝠蜱虫(Argas vespertilionis)都呈阴性(Basak 等, 2007;Aznar–Lopez 等,2013)。

弹状病毒 RNA 还可在来自肯尼亚的非洲犬吻蝠属蝙蝠(Chaerephon)(35 只蝙蝠中的 1 只)和长翼蝠 africanus(Miniopterus africanus)(9 只蝙蝠中的 1 只)的粪便拭子中检测到。这些弹状病毒几乎完全相同,但根据它们与其他已知弹状病毒的遗传距离(高度保守的基因组区域的核苷酸同源性低于 85%)推断,这似乎是新的病毒谱系(Conrardy 等,2014)。

2.4 结论

弹状病毒的宿主范围很广,包括世界各地的脊椎动物、无脊椎动物和植物。除了未分类的弹状病毒外,影响蝙蝠的病毒属还包括狂犬病毒属和水疱性病毒属。一些水疱病毒可能会在人类或家畜身上引起轻微到严重的疾病,但这些病毒都没有在蝙蝠身上发现。相比之下,许多狂犬病毒不仅会引起蝙蝠的狂犬病,也会引起人类的狂犬病。在没有接种疫苗的情况下,狂犬病几乎是致命的,可能在潜在暴露后不久就被感染。

虽然进化研究表明,许多或所有狂犬病毒属病毒都起源于蝙蝠,但在世界上许多地区,人类感染主要是由犬科动物或猫科动物咬伤造成的。蝙蝠、浣熊、臭鼬和其他几种哺乳动物也会将狂犬病毒传染给人类。在基本上消除了家犬或野生犬类传播的地区,蝙蝠叮咬可能是人类感染的主要原因,特别是在拉丁美洲,吸血蝠是人类和牛感染狂犬病的主要宿主和媒介。已发现的感染蝙蝠的狂犬病毒属病毒有:狂犬病毒、欧洲蝙蝠狂犬病毒–1 和欧洲蝙蝠狂犬病毒–2、波克罗病毒、Lleida 蝙蝠狂犬病毒、西高加索蝙蝠狂犬病毒、伊尔库特病毒、阿拉万病毒、胡占德病毒、拉各斯蝙蝠病毒、杜文黑基病毒、希莫尼病毒和澳大利亚蝙蝠狂犬病毒。其中,狂犬病来源是世界上大多数人类狂犬病病例的罪魁祸首;然而,杜文黑基病毒、欧洲蝙蝠狂犬病毒–1 和欧洲蝙蝠狂犬病毒–2、澳大利亚蝙蝠狂犬病毒和伊尔库特病毒也可能导致人类致命的疾病。幸运的是,这些病毒中的大多数只是导致极少数人死亡。狂犬病毒通过蝙蝠传播给人类只在美洲发生。除了主要的媒介——食血蝙蝠,狂犬病毒还可能通过食果蝙蝠和食虫蝙蝠进行人畜共患病传播。

在拉丁美洲或加勒比地区发现的 333 种蝙蝠中,我们发现其中 22.5%感染了狂犬病毒。在巴西和墨西哥发现狂犬病蝙蝠种类最多。除该地区 3 种食肉蝙蝠物种中的两种之外,3 种食血蝙蝠物种均可能感染狂犬病毒。非迁徙的普通吸血蝠是美洲狂犬病毒的主要宿主,在 2004 年至 2005 年期间造成近 100 例人类感染病例,并造成大量牛死亡。但是,近 90%的狂犬病蝙蝠是食虫的犬吻蝠科(Molossidae)家族成员。在蝙蝠的大脑、唾液腺、舌、棕色脂肪、肺、心、胃、肝、脾、膀胱、肾和肠道,以及蝙蝠的粪便中均可检测到狂犬病毒。

保护神经元细胞免受狂犬病毒感染和随后的病理学防护依赖于 IFN-γ、IFN-α、IFN-β 和 IFN-ω。IFN-ω 在人类抗病毒免疫中并不重要,但在蝙蝠的防御中非常重要。炎性细胞因子也具有重要作用,特别是在预防狂犬病毒方面。

在非狂犬病毒的狂犬病毒属中,欧洲蝙蝠狂犬病毒-1 和欧洲蝙蝠狂犬病毒-2 的抗体或 RNA 可在某些欧洲蝙蝠物种中发现,特别是棕蝠属(Eptesicus)和鼠耳蝠属(Myotis),但只有 2 例人类欧洲蝙蝠狂犬病毒-1 病例和两例人类欧洲蝙蝠狂犬病毒-2 病例被报道。3 例人类狂犬病病例是由于在非洲感染了杜文黑基病毒,以及在西伯利亚东部感染了伊尔库特病毒。目前还没有人类感染拉各斯蝙蝠病毒或希莫尼病毒的报告,尽管前者已导致接种病毒的猫受到致命感染。2016 年在斯里兰卡进行的一项研究报告了一种新的蝙蝠狂犬病毒属病毒——Gannoruwa 蝙蝠狂犬病毒,发现于 62 只落地的蝙蝠中,它们几乎都死于感染。据报告,共有 3 例人类感染澳大利亚蝙蝠狂犬病毒的病例,并且他们在死前都患上了脑炎狂犬病。

在蝙蝠中发现了许多水疱性病毒,包括美国蝙蝠水疱病毒、克恩峡谷病毒、柯伦泰病毒、芒特埃尔岗蝙蝠病毒、Fikirini 病毒和 Oita 病毒。其中许多会在幼鼠中引起严重疾病,但不会在成年小鼠中引起严重疾病。这些都不是已知的人类病原体。在蝙蝠中还发现了其他未分类的弹状病毒,这些病毒是否引起人类疾病还未知。

加强对健康蝙蝠的主动监测可能有助于识别新的狂犬病毒属病毒或其他弹状病毒、宿主蝙蝠种类和地理分布、蝙蝠是否可将新的狂犬病毒属病毒传播给人类,以及发现对人类具有致病性的新病毒。众所周知,犬科动物和猫科动物是狂犬病毒的主要宿主,因此,如果将注意力集中在蝙蝠之外或代替蝙蝠的这些物种上,研究可能会更有效,尤其是在拉丁美洲以外,少有狂犬病毒属病毒通过蝙蝠传播给人类。鉴于由非狂犬病毒弹状病毒引起感染或死亡的人数很少,执行此类主动监测工作所需的大量资金可能更有益于其他公共卫生项目。

参考文献

Allendorf SD, Cortez A, Heinemann MB, Harary CMA, Antunes JMAP, Peres MG, Vicente AF, Sodré MM, da Rosa AR, Megid J. 2012. Rabies virus distribution in tissues and molecular characterization of strains from naturally infected non-hematophagous bats. *Virus Research.* 165:119–125.

Amengual B, Bourhy H, Lopez-Roig M, Serra-Cobo J. 2007. Temporal dynamics of European bat lyssavirus type 1 and survival of *Myotis myotis* bats in natural colonies. *PLoS ONE.* 2:1–7.

Aznar-Lopez C, Vazquez-Moron S, Marston DA, Juste J, Ibáñez C, Berciano JM, Salsamendi E, Aihartza J, Banyard AC, McElhinney L, Fooks AR, Echevarria J. 2013. Detection of rhabdovirus viral RNA in oropharyngeal swabs and ectoparasites of Spanish bats. *Journal of General Virology.* 94:69–75.

Banyard AC, Johnson N, Voller K, Hicks D, Nunez A, Hartley M, Fooks AR. 2009. Repeated detection of European bat lyssavirus type 2 in dead bats found at a single roost site in the UK. *Archives of Virology.* 154:1847–1850.

Barkhouse DA, Garcia SA, Bongiorno EK, Lebrun A, Faber M, Hooper DC. 2014. Expression of interferon gamma by a recombinant rabies vaccine strongly attenuates the pathogenicity of the virus via induction of type I interferon. *Journal of Virology.* 89(1):312–322.

Basak S, Mondal A, Polley S, Mukhopadhyay S, and Chattopadhay D. 2007. Reviewing Chandipura: a vesiculovirus in human epidemics. *Bioscience Reports.* 27:275–298.

Binger T, Annan A, Drexler JF, Müller MA, Kallies R, Adankwah E, Wollny R, Kopp A, Heidemann H, Dei D, Agya-Yao FC, Junglen S, Feldt T, Kurth A, Oppong S, Adu-Sarkodie Y, Drosten C. 2015. A novel rhabdovirus isolated from the straw-colored fruit bat *Eidolon helvum*, with signs of antibodies in swine and humans. *Journal of Virology.* 89:4588–4597.

Blasdell KR, Guzman H, Widen SG, Firth C, Wood TG, Holmes EC, Tesh RB, Vasilakis N, Walker PJ. 2015. Ledantevirus: a proposed new genus in the Rhabdoviridae has a strong ecological association with bats. *American Journal of Tropical Medicine and Hygiene.* 92(2):405–410.

Bourhy H, Kissa B, Lafon M, Sacramento D, Tordo N. 1992. Antigenic and molecular characterization of bat rabies virus in Europe. *Journal of Clinical Microbiology.* 30:2419–2426.

Calisher CH, Ellison JA. 2012. The other rabies viruses: the emergence and importance of lyssaviruses from bats and other vertebrates. *Travel Medicine and Infectious Diseases.* 10:69–79.

Casagrande DKA, da Cruz Favaro ABB, de Carvalho C, Picolo MR, Hernandez JCB, Lot MS, Albas A, Araújo DB, Pedro WA, Queiroz LH. 2014. Rabies surveillance in bats in Northwestern State of São Paulo. *Revista da Sociedade Brasileira de Medicina Tropical.* 47(6):709–715.

Condori-Condori RE, Streicker DG, Cabezas-Sanchez C, Velasco-Villa A. 2013. Enzootic and epizootic rabies associated with vampire bats, Peru. *Emerging Infectious Diseases.* 19(9):1463–1469.

Conrardy C, Tao Y, Kuzmin IV, Niezgoda M, Agwanda B, Breiman RF, Anderson LJ, Rupprecht CE, Tong S. 2014. Molecular detection of adenoviruses, rhabdoviruses, and paramyxoviruses in bats from Kenya. *American Journal of Tropical Medicine and Hygiene.* 91(2):258–266.

Davis A, Gordy P, Rudd R, Jarvis JA, Bowen RA. 2012. Naturally acquired rabies virus infections in wild-caught bats. *Vector Borne Zoonotic Diseases.* 12:55–60.

Dzikwi AA, Kuzmin II, Umoh JU, Kwaga JKP, Ahmad AA, Rupprecht CE. 2010. Evidence of Lagos bat virus circulation among Nigerian fruit bats. *Journal of Wildlife Diseases.* 46(1):267–271.

Escobar LE, Peterson AT, Favi M, Yung V, Medina-Vogel G. 2015. Bat-borne rabies in Latin America. *Revista do Instituto de Medicina Tropical de Sao Paulo.* 57(1):63–72.

Finley D. 1998. *Mad Dogs: The New Rabies Plague.* Texas A&M University Press: College Station, TX.

Francis JR, McCall BJ, Hutchinson P, Powell J, Vaska VL, Nours C. 2014. Australian bat lyssavirus: implications for public health. *The Medical Journal of Australia.* 201(11):647–649.

Freuling CM, Abendrogh B, Beer M, Fischer M, Hanke D, Hoffmann B, Höper D, Just F, Mettenleiter TC, Schatz J, Müller T. 2013. Molecular diagnostics for the detection of Bokeloh bat lyssavirus in a bat from Bavaria, Germany. *Virus Research.* 177:201–204.

Gautret P, Harvey K, Pandey P, Lim PL, Leder K, Piyaphanee W, Shaw M, McDonald SC, Schwartz E, Esposito DH, Parola P, and the GeoSentinal Network. 2015. Animal-associated exposure to rabies virus among travelers, 1997–2012. *Emerging Infectious Diseases.* 21(4):569–577.

Ghedin E, Rogers MB, Widen SG, Guzman H, da Rosa APAT, Wood TG, Fitch A, Popov V, Holmes EC, Walker PJ, Vasilakis N, Tesh RB. 2013. Kolente virus, a rhabdovirus species isolated from ticks and bats in the Republic of Guinea. *Journal of General Virology.* 94:2609–2615.

Gunawardena PS, Marston DA, Ellis RJ, Wise WL, Karawita AC, Breed AC, McElhinney LM, Johnson N, Banyard AC, Fooks AR. 2016. Lyssavirus in Indian flying foxes, Sri Lanka. *Emerging Infectious Diseases.* 22(8):456–459.

He X, Korytář T, Schatz J, Freuling CM, Müller T, Köllner B. 2014a. Anti-lyssaviral activity of interferons κ and ω from the serotine bat, *Eptesicus serotinus. Journal of Virology.* 8(10):5444–5454.

He X, Korytář T, Zhu Y, Pikula J, Bandouchova H, Zuhal J. 2014b. Establishment of *Myotis myotis* cell lines – model for investigation of host-pathogen interaction in a natural host for emerging viruses. *PLoS ONE.* 9(10):109795.

Heymann DL (ed.). 2008. Rabies. In: *Control of Communicable Diseases Manual*, 19th edition. APHA Press: Washington, DC, pp. 499–508.

Iwasaki T, Inoue S, Tanaka K, Sato Y, Morikawa S, Hayasaka D, Moriyama M, Ono T, Kanai S, Yamada A, Kurata T. 2004. Characterization of Oita virus 296/1972 of Rhabdoviridae isolated from a horseshoe bat bearing characteristics of both lyssavirus and vesiculovirus. *Archives of Virology.* 149(6):1139–1154.

Jackson AC, Ye HT, Phelan CC, Ridaura-Sanz C, Zheng Q, Li ZS, Wan XQ, Lopez-Cerella E. 1999. Extraneural organ involvement in human rabies. *Laboratory Investigations.* 79:945–951.

Jackson AC, Ye H, Ridaura-Sanz C, Lopez-Corella E. 2001. Quantitative study of the infection in brain neurons in human rabies. *Journal of Medical Virology.* 65:614–618.

Johnson N, Phillipotts R, Fooks, AR. 2006. Airborne transmission of lyssaviruses. *Journal of Medical Microbiology.* 55:785–790.

Johnson N, Vos A, Freuling C, Tordo N, Fooks AR, Müller T. 2010. Human rabies due to lyssavirus infection of bat origin. *Veterinary Microbiology.* 142:151–159.

Kading RC, Gilbert AT, Mossel EC, Crabtree MB, Kuzmin IV, Niezgoda M, Agwanda B, Markotter W, Weil MR, Montgomery JM, Rupprecht C, Miller BR. 2013. Isolation and molecular characterization of Fikirini rhabdovirus, a novel virus from a Kenyan bat. *Journal of General Virology.* 94: 2393–2398.

Kgaldi J, Wright N, Coertse J, Markotter A, Marston D, Fooks AR, Freuling CM, Sabeta CT, Nel LH. 2013. Diversity and epidemiology of Mokola virus. *PLoS Neglected Tropical Diseases.* 7(10):e2511.

Lawrence TM, Hudacek AW, de Zoete MR, Flavell RA, Schnell MK. 2013. Rabies virus is recognized by the NLRP3 inflammasome and activates interleukin-1β release in murine dendritic cells. *Journal of Virology.* 87(10):5848–5857.

López-Roig M, Bourhy H, Lavenir R, Serra-Cobo J. 2014. Seroprevalence dynamics of European bat *Lyssavirus* type I in a multispecies bat colony. *Viruses*. 6:3386–3399.

Markotter W. 2007. Molecular epidemiology and pathogenesis of Lagos bat virus: A rabies related virus specific to Africa. PhD thesis. University of Pretoria, South Africa.

McElhinney LM, Marston DA, Leech S, Freuling CM, van der Poel WHM, Echevarria J, Vázquarez-Morón S, Horton DL, Müller T, Fooks AR. 2011. Molecular epidemiology of bat lyssaviruses in Europe. *Zoonoses and Public Health*. 60:35–45.

Megali A, Yannic G, Zahno M-L, Brügger D, Bertoni G, Christe P, Zanoni R. 2010. Surveillance for European bat lyssavirus in Swiss bats. *Archives of Virology*. 155:1655–1662.

Ménager P, Roux P, Mégret F, Bourgeois JP, Le Sourd AM, Danckaert A, Lafage M, Préhaud C, Lafon M. 2009. Toll-like receptor 3 (TLR3) plays a major role in the formation of rabies virus Negri Bodies. *PLoS Pathology*. 5(2):e1000315.

Menghani S, Chikhale R, Raval A, Wadibhasme P, Khedekar P. 2012. Chandipura virus: an emerging tropical pathogen. *Acta Tropica*. 124:1–14.

Metselaar D, Williams MC, Simpson DI, West R, Mutere FA. 1969. Mount Elgon bat virus: a hitherto undescribed virus from *Rhinolophus hildebrandtii eloquens K. Anderson*. *Archiv für die gesamte Virusforschung*. 26(1):183–193.

Moran D, Juliao P, Alvarez D, Lindblade KA, Ellison JA, Gilbert AT, Petersen B, Rupprecht C, Recuenco S. 2015. Knowledge, attitudes and practices regarding rabies and exposure to bats in two rural communities in Guatemala. *BMC Research Notes*. 8:955–961.

Murphy FA, Shope RE, Metselaar D, Simpson DI. 1970. Characterization of Mount Elgon bat virus, a new member of the rhabdovirus group. *Virology*. 40(2):288–297.

Ng TF, Driscoll C, Carlos MP, Prioleau A, Schmieder R, Dwivedi B, Wong J, Cha Y, Head S, Breitbart M, Delwart E. 2013. Distinct lineage of vesiculovirus from big brown bats, United States. *Emerging Infectious Diseases*. 19(12):1978–1980.

Nolden T, Banyard AC, Finke S, Fooks AR, Hanke D, Höper D, Horton DL, Mettenleiter TC, Müller T, Teifke JP, Freuling CM. 2014. Comparative studies on the genetic, antigenic and pathogenic characteristics of Bokeloh bat lyssavirus. *Journal of General Virology*. 95:1647–1653.

Patel JR. 1979. The pathogenesis of infection in mouse brain by Mount Elgon bat virus. *Journal of General Virology*. 45(3):591–598.

Picard-Meyer E, Robardet E, Arthur L, Larcher G, Harbusch C, Servat A, Cliquet F. 2014. Bat rabies in France: A 24-year retrospective epidemiological study. *PLoS ONE*. 9(6):e98622.

Ray NB, Power C, Lynch WP, Ewalt LC, Lodmell DL. 1997. Rabies viruses infect primary cultures of murine, feline, and human microglia and astrocytes. *Archives of Virology*.142(5):1011–1019.

Reynes J-M, Molia S, Audry L, Hout S, Ngin S. Walston J Bourhy H. 2004. Serologic evidence of lyssavirus infection in bats, Cambodia. *Emerging Infectious Diseases*. 10(12):2231–2234.

Schatz J, Fooks, McElhinney L, Horton D, Echevarria J, Vázquez-Moron S, Kooi EA, Rasmussen TB, Müller T, Freuling CM. 2012. Bat rabies surveillance in Europe. *Zoonoses and Public Health*. 60:22–34.

Schatz J, Freuling CM, Auer E, Goharriz H, Harbusch C, Johnson N, Kaipf I, Mettenleiter TC, Mühldorter K, Mühle R-U, Ohlendorf B, Pott-Dörfer B, Prüger J, Ali HS, Stiefel D, Teubner J, Ulrich RG, Wibbelt G, Müller T. 2014a. Enhanced passive bat rabies surveillance in indigenous bat species from Germany – A retrospective study. *PLoS ONE Neglected Tropical Diseases*. 8(5):e2835.

Schatz J, Teifke JP, Mettenleiter TC, Aue A, Stiefel D, Müller T, Freuling CM. 2014b. Lyssavirus distribution in naturally infected bats from Germany. *Veterinary Microbiology*. 169:33–41.

Smith KA. 2012. Louis Pasteur, the father of immunology? *Frontiers in Immunology*. 3:Article 68.

Vázquarez-Morón S, Juste J, Ibáñez C, Ruiz-Villamor E, Avellón A, Vera M, Echevarría JE. 2008.

Endemic circulation of European bat lyssavirus type I in serotine bats, Spain. *Emerging Infectious Diseases*. 14:1263–1266.

Viera LFP, Pereira S, Galante, AC, Castilho JG, Loiveria RN, Brandae PE, Kotait I. 2011. Detection of rabies virus nucleoprotein-RNA in several organs outside the central nervous system in naturally-infected vampire bats. *Pesquisa Veterinária Brasileira*. 31:922–925.

Voloch CN, Capellão RT, Mello B, Schrago CG. 2014. Analysis of adaptive evolution in *Lyssavirus* genomes reveals pervasive diversifying selection during species diversification. *Viruses*. 6:4465–4478.

Warrell MJ, Warrell DA. 2015. Rabies: the clinical features, management and prevention of the classic zoonosis. *Clinical Medicine*. 15(1):78–81.

Weir DL, Annand EJ, Reid PA, Broder CC. 2014a. Recent observations on Australian bat lyssavirus tropism and viral entry. *Viruses*. 6:909–926.

Weir DL, Laing ED, Smith IL, Wang L-F, Broder CC. 2014b. Host cell virus entry mediated by Australian bat lyssavirus G envelope glycoprotein occurs through a clathrin-mediated endocytic pathway that requires actin and Rab5. *Virology Journal*. 11:40.

Weir DL, Smith IL, Bossart KN, Wang L-F, Broder CC. 2013. Host cell tropism mediated by Australian bat lyssavirus envelope glycoproteins. *Virology*. 444:21–30.

第 **3** 章

蝙蝠中的亨尼帕病毒与其他副黏病毒

3.1　副黏病毒科简介

　　副黏病毒科（Paramyxoviridae）家族由有包膜的单负链 RNA 病毒、平均直径为 500 nm 的多形性病毒粒子组成，但粒子大小范围很广。它们的基因组较大（18 000 个核苷酸），包含 6 个基因。该家族分为肺病毒亚科（Pneumovirinae）和副黏病毒亚科 （Paramyxovirinae）。肺病毒亚科包括人呼吸道合胞病毒（human respiratory syncytial virus, RSV），这是导致婴幼儿气道和肺部感染的最常见病原体。它通常只会引起轻微的感冒样症状，但可能会导致非常年幼的婴儿出现严重的呼吸困难。

　　副黏病毒亚科除包含一些当前未分类的病毒外，还包含亨尼帕病毒属（Henipa-）、呼吸道病毒属（Respiro-）、麻疹病毒属（Morbilli-）、腮腺炎病毒属（Rubula-）、禽腮腺炎病毒属/副黏病毒属（Avula-）和 Jeilongvirus。副黏病毒亚科的成员与全世界的蝙蝠种类有关（表 3.1）。亨尼帕病毒（Henipavirus）主要在大洋洲和东南亚引起威胁人类、马、猪生命的疾病。麻疹病毒（Morbillivirus）是人类麻疹、犬瘟热和反刍动物牛瘟的病原体。腮腺炎病毒属（Rubulavirus）包括人腮腺炎病毒（mumps virus）、副流感病毒 2 和副流感病毒 4。

表 3.1 与蝙蝠相关的副黏病毒

（待续）

蝙蝠科	蝙蝠俗名	蝙蝠种	病毒
狐蝠科	西里伯斯利齿狐蝠	西里伯斯利齿狐蝠	亨尼帕病毒
菊头蝠科	心鼻蝠	非洲假吸血蝠	副黏病毒
叶口蝠科	短尾叶口蝠	短尾叶口蝠	麻疹病毒
叶口蝠科	壮观短尾叶口蝠	昭短尾叶鼻蝠	麻疹病毒
叶口蝠科	壮观短尾叶口蝠	昭短尾鼻蝠	腮腺炎病毒属
鞘尾蝠科	Lesser free-tailed bat	Chaerephon leucogaster	麻疹病毒相关病毒
鞘尾蝠科	东非鞘尾蝠	南鞘尾蝠	麻疹病毒
鞘尾蝠科	东非鞘尾蝠	南鞘尾蝠	Belinga 蝙蝠病毒
鞘尾蝠科	White-bellied sheath-tailed bat	Coleura kibomalandy	麻疹病毒相关病毒
狐蝠科	小耳短鼻果蝠	短耳大蝠	尼帕病毒
狐蝠科	大短鼻果蝠	大蝠	尼帕病毒
叶口蝠科	吸血蝠	吸血蝠	腮腺炎病毒属
狐蝠科	无	Dobsonia andersoni	亨德拉病毒
狐蝠科	Bare-backed fruit bat	Dobsonia magna	亨德拉病毒
狐蝠科	大裸背果蝠	大裸背果蝠	亨德拉病毒
狐蝠科	马岛黄毛果蝠	马岛黄毛果蝠	尼帕病毒
狐蝠科	草色果蝠	黄毛果蝠	Achimota 病毒 1
狐蝠科	草色果蝠	黄毛果蝠	Achimota 病毒 2
狐蝠科	草色果蝠	黄毛果蝠	GH-M74a
狐蝠科	草色果蝠	黄毛果蝠	亨尼帕样病毒

表 3.1(续)

蝙蝠科	蝙蝠俗名	蝙蝠种	病毒
狐蝠科	草色果蝠	黄毛果蝠	肺病毒属
狐蝠科	草色果蝠	黄毛果蝠	腮腺炎病毒属
狐蝠科	大长舌果蝠	大长舌果蝠	尼帕病毒
蝙蝠科	长尾棕果蝠	长尾棕果蝠	麻疹病毒相关病毒
狐蝠科	西非肩毛果蝠	冈比亚颈囊果蝠	尼帕病毒
狐蝠科	埃及囊果蝠	埃及囊果蝠	腮腺炎病毒属
叶口蝠科	驹形长舌叶口蝠	驹形长舌蝠	麻疹病毒
菊头蝠科	阿巴蹄蝠	宽袍蹄蝠	麻疹病毒
菊头蝠科	大圆叶蝙蝠	大蹄蝠	Jeilongvirus
菊头蝠科	南非蹄蝠	南非蹄蝠	麻疹病毒
菊头蝠科	Noack's roundleaf bat	Hipposideros caffer ruber	麻疹病毒
菊头蝠科	Noack's roundleaf bat	Hipposideros caffer ruber	腮腺炎病毒属
菊头蝠科	灰蹄蝠	小蹄蝠	Jeilongvirus
菊头蝠科	Giant roundleaf bat	Hipposideros gigas	麻疹病毒
菊头蝠科	Giant roundleaf bat	Hipposideros gigas	腮腺炎病毒属
菊头蝠科	煤黑蹄蝠	乌灰蹄蝠	麻疹病毒相关病毒
狐蝠科	花面蹄蝠	中蹄蝠	尼帕病毒
狐蝠科	果树蹄蝠	果树蹄蝠	尼帕样病毒
狐蝠科	锤头果蝠	锤头果蝠	亨尼帕病毒
狐蝠科	锤头果蝠	锤头果蝠	腮腺炎病毒属

（待续）

表 3.1(续)

蝙蝠科	蝙蝠俗名	蝙蝠种	病毒
蝙蝠科	银色弓耳蝠	银彩蝠	麻疹病毒相关病毒
狐蝠科	非洲长舌果蝠	非洲长舌果蝠	腮腺炎病毒属
长翼蝠科	Montagne d'Ambre long-fingered bat	Miniopterus cf. ambohitrensis	麻疹病毒相关病毒
长翼蝠科	格伦长趾蝙蝠	格伦长趾蝠	麻疹病毒相关病毒
长翼蝠科	无	Miniopterus griveaudi	麻疹病毒相关病毒
长翼蝠科	大长翼蝠	长翼蝠	腮腺炎病毒属
长翼蝠科	无	Miniopterus mahafaliensis	麻疹病毒相关病毒
长翼蝠科	小长翼蝠	小长翼蝠	麻疹病毒相关病毒
翼蝠科	Natal long-fingered bat	Miniopterus natalensis	副黏病毒
长翼蝠科	Sorcula long-fingered bat	Miniopterus sororculus	麻疹病毒相关病毒
长翼蝠科	Long-fingered bats	Miniopterus spp.	尼帕样病毒
大吻蝠科	Malagasy white-bellied free-tailed bat	Mops leucostigma	麻疹病毒相关病毒
大吻蝠科	Midas bat	Mops midas	麻疹病毒相关病毒
犬吻蝠科	纳塔尔大吻蝠	纳塔尔大吻蝠	麻疹病毒相关病毒
犬吻蝠科	彼氏大吻蝠	彼氏大吻蝠	麻疹病毒相关病毒
狐蝠科	环颈鼠果蝠	小领果蝠	亨尼帕病毒
蝙蝠科	Alcathoe myotis	Myotis alcathoe	麻疹病毒病毒
蝙蝠科	彼氏鼠耳蝠	长耳鼠耳蝠	麻疹病毒相关病毒
蝙蝠科	长趾鼠耳蝠	长趾鼠耳蝠	麻疹病毒相关病毒
蝙蝠科	遵氏鼠耳蝠	水鼠耳蝠	麻疹病毒相关病毒

（待续）

表 3.1（续）

蝙蝠科	蝙蝠俗名	蝙蝠种	病毒
蝙蝠科	道氏鼠耳蝠	水鼠耳蝠	尼帕样病毒
蝙蝠科	马岛鼠耳蝠	马达加斯加鼠耳蝠	麻疹病毒相关病毒
蝙蝠科	大鼠耳蝠	大鼠耳蝠	麻疹病毒
蝙蝠科	多须鼠耳蝠	须鼠耳蝠	Jeilongvirus
蝙蝠科	多须鼠耳蝠	须鼠耳蝠	麻疹病毒
蝙蝠科	大足鼠耳蝠	大足鼠耳蝠	尼帕样病毒
蝙蝠科	Banana bat	香蕉伏翼	麻疹病毒相关病毒
蝙蝠科	非洲凹脸蝠	非洲凹脸蝠	麻疹病毒相关病毒
大吻蝠科	Malagasy giant mastiff bat	Otomops madagascariensis	麻疹病毒相关病毒
大吻蝠科	非洲大耳大吻蝠	纳塔尔游尾蝠	麻疹病毒相关病毒
菊头蝠科	Trouessart's trident bat	Paratriaenops furculus	麻疹病毒相关病毒
蝙蝠科	Banana pipistrelle	Pipistrellus cf. nanus	麻疹病毒
蝙蝠科	African pipestrelle	Pipistrellus hesperidus	麻疹病毒相关病毒
蝙蝠科	油蝠	伏翼	Jeilongvirus
翼蝠科	红斑裸背蝠	帕氏鬃蝠	亨尼帕病毒
翼蝠科	红斑裸背蝠	帕氏鬃蝠	麻疹病毒
狐蝠科	Admiralty flying fox	Pteropus admiralitatum	亨德拉病毒
狐蝠科	黑妖狐蝠	中央狐蝠	亨德拉病毒
狐蝠科	黑妖狐蝠	中央狐蝠	梅那哥病毒
狐蝠科	Bismarck masked flying fox	Pteropus capistratus	亨德拉病毒

（待续）

表 3.1(续)

蝙蝠科	蝙蝠俗名	蝙蝠种	病毒
狐蝠科	眼圈狐蝠	眼镜狐蝠	亨德拉病毒
狐蝠科	眼圈狐蝠	眼镜狐蝠	梅那哥病毒
狐蝠科	狐蝠	印度狐蝠	尼帕病毒
狐蝠科	黑喉狐蝠	小狐蝠	亨德拉病毒
狐蝠科	黑喉狐蝠	小狐蝠	尼帕病毒–MY
狐蝠科	黑喉狐蝠	小狐蝠	勺曼病毒
狐蝠科	莱泰狐蝠	莱丽狐蝠	尼帕病毒–MY
狐蝠科	莱泰狐蝠	莱丽狐蝠	尼帕病毒–BD
狐蝠科	光背狐蝠	俾斯麦狐蝠	亨德拉病毒
狐蝠科	灰头狐蝠	灰首狐蝠	松涛病毒
狐蝠科	灰头狐蝠	灰首狐蝠	Geelong 副黏病毒
狐蝠科	灰头狐蝠	灰首狐蝠	亨德拉病毒
狐蝠科	灰头狐蝠	灰首狐蝠	梅那哥病毒
狐蝠科	灰头狐蝠	灰首狐蝠	Teviot 病毒
狐蝠科	灰头狐蝠	灰首狐蝠	Yara Bend 副黏病毒
狐蝠科	赤褐狐蝠	马达加斯加狐蝠	麻疹病毒相关病毒
狐蝠科	赤褐狐蝠	马达加斯加狐蝠	尼帕病毒
狐蝠科	赤褐狐蝠	马达加斯加狐蝠	勺曼病毒
狐蝠科	小红狐蝠	岬狐蝠	亨德拉病毒
狐蝠科	马来亚狐蝠	马来大狐蝠	尼帕病毒–MY

（待续）

表 3.1(续)

蝙蝠科	蝙蝠俗名	蝙蝠种	病毒
狐蝠科	狐蝠	灿烂狐蝠	松湾病毒
狐蝠科	狐蝠	灿烂狐蝠	Hervey 病毒
狐蝠科	狐蝠	灿烂狐蝠	Grove 病毒
狐蝠科	狐蝠	灿烂狐蝠	梅那哥病毒
狐蝠科	狐蝠	灿烂狐蝠	Teviot 病毒
狐蝠科	狐蝠	灿烂狐蝠	Yeppoon 病毒
菊头蝠科	中型菊头蝠	中型菊头蝠	尼帕样病毒
菊头蝠科	旦氏菊头蝠	几内亚菊头蝠	麻疹病毒相关病毒
菊头蝠科	兰氏菊头蝠	东非菊头蝠	麻疹病毒相关病毒
菊头蝠科	中国鲁氏菊头蝠	中华菊头蝠	尼帕样病毒
狐蝠科	埃及果蝠	北非果蝠	亨尼帕病毒
狐蝠科	埃及果蝠	北非果蝠	腮腺炎病毒属
狐蝠科	埃及果蝠	北非果蝠	Sosuga 病毒
狐蝠科	抱尾果蝠	抱尾果蝠	尼帕病毒
狐蝠科	列氏果蝠	棕果蝠	蝙蝠副流感病毒
狐蝠科	列氏果蝠	棕果蝠	尼帕样病毒
狐蝠科	列氏果蝠	棕果蝠	Tuhoko 病毒 1
狐蝠科	列氏果蝠	棕果蝠	Tuhoko 病毒 2
狐蝠科	列氏果蝠	棕果蝠	Tuhoko 病毒 3
狐蝠科	列氏果蝠	棕果蝠	腮腺炎病毒属

（待续）

表 3.1(续)

蝙蝠科	蝙蝠俗名	蝙蝠种	病毒
狐蝠科	马岛果蝠	马达加斯加果蝠	亨尼帕病毒 sp.
狐蝠科	马岛果蝠	马达加斯加果蝠	刁曼病毒
蝙蝠科	小黄蝠	库氏黄蝠	尼帕病毒
叶口蝠科	黄肩蝠	黄肩蝠	马普埃拉病毒
鞘尾蝠科	黑须墓蝠	黑鬃墓蝠	Jeilongvirus
鞘尾蝠科	Tomb bat	Taphozous sp.	麻疹病毒相关病毒
蹄蝠科	Trident bat	Triaenops afer	麻疹病毒相关病毒
蹄蝠科	Rufous trident bat	Triaenops menamena	麻疹病毒相关病毒

3.2 副黏病毒科相关疾病

3.2.1 亨尼帕病毒及相关疾病

亨尼帕病毒属包括亨德拉病毒(HeV)和尼帕病毒(NiV),这两种病原体可导致人类和一些牲畜的高死亡率。虽然亨尼帕病毒的许多病毒成员都不属于这两种病毒,但据报道,尼帕病毒感染人数大约是亨德拉病毒感染人数的 70 倍。亨德拉病毒与尼帕病毒的基因组相似性超过 77%。人类感染亨德拉病毒主要导致流感样疾病,通常发展为重症肺炎,57% 的感染者死亡,而尼帕病毒感染通常会导致人类多灶性脑炎,死亡率更高(75%)。这两种病毒在人类身上都会产生以弥散性多器官血管病变为特征的病理改变,包括内皮感染和溃疡,导致血栓形成和闭塞的血管炎、内皮合胞体、实质缺血和微梗死,以及中枢神经系统、肺、肾和其他器官的实质细胞感染。血管病变在中枢神经系统最为严重,通常表现为离散的坏死性或空泡性斑块样病变。亨尼帕病毒相关性脑炎可能在急性感染数年后复发(Ong,2015)。

3.2.2 麻疹病毒及相关疾病

副黏病毒的麻疹病毒属病毒导致了一些潜在的严重疾病。虽然麻疹可导致人类严重疾病或死亡,但它通常是一种轻微的疾病,其特征是发热、持续干咳、流鼻涕、喉咙痛、眼睛发炎、Koplik 斑(脸颊黏膜的小斑点),以及由大而扁平的斑点组成的皮疹。严重形式的麻疹通常发生在幼儿中, 他们会出现可能高达 40~41℃ (104~105.8°F)的发热、脑炎、耳聋和肺炎等症状(Mayo Clinic,2016)。麻疹病毒通过吸入气溶胶病毒颗粒在人与人之间传播。

犬瘟热是一种犬致病性传染病,在其他家养动物中也会出现,包括猫和浣熊。严重疾病的症状包括脑脊髓炎(大脑和脊髓的炎症)、共济失调、对感官刺激更敏感、 肌肉抽搐或痉挛、瘫痪、 精神退化、 运动功能丧失, 以及癫痫(Health Communities.com,2016)。病毒通过身体排泄物传播,并且通常通过空气传播。而瘟热在人类中是无症状的。

牛疫可感染牛和其他种类的偶趾有蹄类动物,如水牛、鹿、大型羚羊,偶尔还有绵羊和山羊。其症状包括发热、口腔和唇坏死性炎症、胃肠炎和淋巴样坏死。受感染动物的死亡率很高。在流行病期间,这是最致命的牛瘟疫。该病毒从鼻部和眼部排泄物中排出,并通过与受感染动物的密切接触传播。但牛疫是已经从自然界中根除的非常罕见的疾病之一(Merck Veterinary Manual，2016)。

3.2.3　腮腺炎病毒及相关疾病

流行性腮腺炎是一种高度传染性的疾病,其症状一般较轻,包括发热、头痛、肌肉疼痛、食欲缺乏,以及耳部下方的腮腺发炎。流行性腮腺炎很少会导致并发症,包括脑膜炎和睾丸炎(CDC,2016)。该病毒通过接触感染者口腔、鼻子或喉咙的唾液或黏液在人与人之间传播。

副流感病毒可能导致上呼吸道或下呼吸道感染,如人类肺炎。症状还包括哮吼、细支气管炎和支气管炎。婴儿感染后可能会产生严重症状或危及生命(MedLine Plus,2016)。病毒传播是通过空气或通过接触受感染物品表面实现人与人之间的传播。

3.3　蝙蝠中的亨尼帕病毒

亨尼帕病毒包含两种高致病性病毒——亨德拉病毒和尼帕病毒,分别于1994 年在澳大利亚和 1998 年在马来西亚被发现,并且尼帕病毒在印度和孟加拉国出现持续、周期性暴发(Drexler,2009)。除了人类,亨德拉病毒和尼帕病毒也可在马和猪中引起威胁生命的疾病。

除了轻微的局灶性血管炎,还没有发现亨德拉病毒会导致蝙蝠患病。然而,在马身上,亨德拉病毒会导致严重的呼吸系统和神经系统疾病,以及在死亡前会产生面部肿胀、共济失调和大量含有传染性病毒的泡沫鼻液(Middleton 和Weingartl,2012)。2011 年澳大利亚疫情暴发期间,至少有一只狗感染了亨德拉病毒(Middleton 和 Weingartl,2012)。

亨德拉病毒和尼帕病毒能够克服物种障碍,分别进入马或猪的种群,并从这些扩增的宿主进入人类种群,而不需要适应。除了在血管和神经组织中繁殖外,亨尼帕病毒还可以在细支气管和肾上皮细胞中复制,从而允许病毒通过鼻咽分泌物(包括唾液)和尿液传播。尼帕病毒可通过被感染蝙蝠尿液污染的棕榈汁经翼足类蝙蝠传染给人类(如下所述)。由于其致病性和直接进入人体的能力,这些病毒被归类为生物安全 4 级病原体。除了引起严重的急性疾病外,这两种亨尼帕病毒都被证明在人类身上会经历潜伏期和复发期(Breed 等,2011)。

截至 2015 年,已在包括亚洲、大洋洲、非洲和中美洲在内的广泛地理范围内报告了 20 多种亨尼帕样副黏病毒。尽管蝙蝠似乎是人类致病性最强的亨尼帕病毒的主要宿主,但其他动物群体也被认为是其他人畜共患病亨尼帕病毒的宿主,包括导致人类严重肺炎的墨江病毒(Mojiang virus)(来自大鼠),其中包括 3 例已知死亡病例(Lee 等,2015)。

3.3.1 大洋洲和东南亚蝙蝠体内的亨尼帕病毒

人们曾认为,尼帕病毒主要在生物地理屏障华莱士线(Wallace's Line)的西部被发现,而亨德拉病毒只在该线的东部被发现。然而,Breed 等(2013)发现尼帕病毒也存在于东帝汶华莱士线以东。华莱士线西起东南亚,东至大洋洲-巴布亚和华莱士地区。这条线的两侧都有不同的陆生脊椎动物和无脊椎动物。在陆生哺乳动物中,只有啮齿动物和蝙蝠存在于这条线的两侧,从东南亚到澳大利亚都有发现。华莱士线西侧有 13 种狐蝠科(Pteropodidae)果蝠,东侧有 67 种,有 20 种物种栖息在这条线两侧的区域(Breed 等,2013)。尼帕病毒的分布似乎取决于特定果蝠物种的存在,特别是马来大狐蝠(Pteropus vampyrus)。

在 2014 年菲律宾南部暴发的亨尼帕病毒疫情中,17 人和 10 匹马患上了严重疾病(11 例急性脑炎综合征、5 例流感样疾病和 1 例脑膜炎)。急性脑炎综合征患者的死亡率为 82%,两名幸存者也都出现了严重神经肌肉疾病。有 5 人被认为是通过与感染者接触而感染的,但更多的是通过屠宰或食用受感染的马肉。4 只猫也在食用马肉后不久死亡。患者血清中含有抗尼帕病毒的中和抗体和低滴度亨德拉病毒抗体。一小段病毒 RNA 与孟加拉国和马来西亚的尼帕病毒分离株有94%~99% 的核苷酸同源性(Ching 等,2015)。

在巴布亚新几内亚蝙蝠副黏病毒血清抗体的研究中,亨德拉病毒阳性率为50%,尼帕病毒阳性率为 55%,刁曼病毒阳性率为 38%,梅那哥病毒阳性率为 56%(n=66)。此外,36% 的被测试蝙蝠产生了对两种副黏病毒的抗体,这表明存在双重或顺序感染(Breed 等,2010)。

3.3.2 非洲的亨尼帕病毒和蝙蝠

2008 年至 2011 年间,在一项为期 4 年的研究中(n=312),从赞比亚的黄毛果蝠采集的脾样本中有 8% 含有副黏病毒 RNA。阳性标本由 7 个新的副黏病毒组成,其中 5 个与亨尼帕病毒 A 组的尼帕病毒(核苷酸同源性为 73%)相关,其中包括一些赞比亚尼帕病毒株和一些亨德拉病毒株。亨尼帕病毒 B 组由一组赞比亚毒株和另一种亨尼帕病毒组成,这些赞比亚毒株与来自加纳的一种未分类蝙蝠副黏病毒和松湾病毒(Cedar virus)有关。上述研究中的另外两种病毒与来自加纳

(74%的核苷酸同源性)和刚果布拉柴维尔的未分类蝙蝠副黏病毒有关(Muleya等,2014)。

一项对喀麦隆存档的黄毛果蝠(n=44)和人类(n=497)的血清进行的研究发现,48%的蝙蝠和3%~4%的人类样本存在尼帕病毒交叉中和抗体。血清阳性的人类血清也能中和亨德拉病毒和活的尼帕病毒。几乎所有血清阳性的人都是为了吃野味而宰杀蝙蝠。屠杀蝙蝠和生活在森林覆盖率很低的地区,即在开阔的大草原或砍伐森林的地区,被认为是产生中和抗体的最重要的风险因素(Pernet 等,2014)。值得注意的是,2010 年,联合国艾滋病规划署(UNAIDS)估测喀麦隆的HIV-1 流行率为5%,仅略高于喀麦隆亨尼帕病毒分离株。然而,与来自亚洲或澳大利亚的尼帕病毒不同,截至 2013 年,非洲尚未报告与亨尼帕病毒相关的脑炎病例。这可能是由于误诊,或者非洲亨尼帕样病毒可能对人类没有致病性,与那些感染松湾病毒却没有患病的感染者类似(如下所述)。

宿主库种群的大小和密度有助于确定物种或其亚群维持引起急性或免疫性感染病毒的能力。通常,这些病原微生物或需要宿主种群数量大,或需要非常高的出生率,才能保持足够数量的易感个体来维持传播。高宿主种群密度也有助于病原微生物的维持。有趣的是,在安诺本岛(几内亚湾火山岛链的一部分,从未与非洲大陆或该岛链中的其他三个岛相连)上的一个偏远的黄毛果蝠 annobonensis 亚种(n=73)中检测到了亨尼帕病毒的抗体(Peel 等,2012)。尼帕病毒的血清效价高于亨德拉病毒,并且年轻蝙蝠的效价通常低于成年蝙蝠。但性别之间没有发现差异(Peel 等,2012)。安诺本岛的蝙蝠种群与其他蝙蝠种群隔离,且被认为种群太小而无法维持导致急性免疫感染的病毒,尽管这种蝙蝠的习性在整个撒哈拉以南非洲大陆形成了非常大的季节性群体。然而,安诺本岛上的黄毛果蝠的总种群规模被认为是 1600~2500 只。这些蝙蝠体内的亨尼帕病毒可能会复发(Peel 等,2012)。

3.3.3　马达加斯加蝙蝠体内的亨尼帕病毒

在马达加斯加,2.3%的马达加斯加狐蝠(Pteropus rufus)血清样本和 19.2%的马岛黄毛果蝠(Eidolon dupreanum)血清样本产生具有交叉反应的亨尼帕病毒抗体。不同的马达加斯加果蝠共享生态位,在相同的地点进食或栖息(Pernet 等,2014)。马岛黄毛果蝠是长距离飞行的物种,在整个撒哈拉以南非洲都存在,因此亨尼帕病毒的横向传播可能发生在非洲大陆和马达加斯加的马岛黄毛果蝠物种之间。

3.3.4 亨尼帕病毒蛋白与蝙蝠感染

亨尼帕病毒表面糖蛋白 G 和 F 与宿主细胞嗜性有关。G 蛋白与细胞内的 ephrin B2 或 B3 受体结合,而激活(裂解)的 F 蛋白是结合和进入宿主靶细胞以及与未感染细胞融合和形成合胞体所必需的。外源非洲亨尼帕病毒(M74 株)的 G 蛋白和 F 蛋白可诱导锤头果蝠(Hypsignathus monstrosus)肾细胞系形成合胞体,但不能诱导非蝙蝠肾细胞形成合胞体。当病毒共表达 M74 糖蛋白时,在另外来自锤头果蝠和黄毛果蝠两个细胞系中也发现了合胞体。G 蛋白从内质网运输到转染的蝙蝠细胞表面,而细胞表面表达 G 蛋白仅在一小部分源自其他哺乳动物的细胞系中发现。尼帕病毒的 G 蛋白在蝙蝠和其他哺乳动物细胞中都能有效运输。在蝙蝠细胞中,M74 G 蛋白主要在内质网表达, 这与 M74 G 蛋白的所有 N-聚糖都是富含甘露糖的发现一致。这些数据表明,蝙蝠细胞表面的 G 蛋白水平高于其他动物细胞表面的 G 蛋白水平,这可能部分地解释了这种非洲亨尼帕病毒 G 蛋白 M74 G 融合活性降低的原因。此外,F 蛋白和 G 蛋白在亨德拉病毒和尼帕病毒中的共表达通常会导致多核巨细胞的形成,而 M74 亨尼帕病毒的 F 糖蛋白和 B 糖蛋白在非蝙蝠细胞中产生较小的合胞体。M74 F 蛋白的蛋白水解活性也比尼帕病毒低。因此,M74 复制策略的目标可能不是形成大量的子代病毒粒子,而是产生持续感染(Krüger 等,2014)。

F 糖蛋白的激活需要通过网格蛋白介导的内吞作用,被宿主细胞内体中组织蛋白酶 L 或 B 裂解,并运输到细胞表面(Weis 等,2014)。中央狐蝠和北非果蝠组织蛋白酶 L 与其他哺乳动物相比高度保守,并且以相似的动力学切割亨德拉病毒 F 蛋白(El Najjar 等,2015)。然而,大多数副黏病毒,包括麻疹和副流感病毒 5,使用位于高尔基体网络中的弗林蛋白酶来裂解和激活 F 蛋白。中央狐蝠和北非果蝠细胞系也与其他哺乳动物的弗林蛋白酶高度保守,并催化激活副黏病毒 F 蛋白。然而,中央狐蝠弗林蛋白酶的 C 端与其他弗林蛋白酶相比具有显著的氨基酸变异,并且比其他哺乳动物更快地切割副流感病毒 5 的 F 蛋白。蝙蝠特异性差异似乎存在于弗林蛋白酶的细胞定位中,并且这些差异可能影响其对多种副黏病毒 F 蛋白的激活(El Najjar 等,2015)。中央狐蝠肾细胞系中的弗林蛋白酶比其他类型的蝙蝠细胞具有更高的活性,从而影响病毒在蝙蝠宿主上的定位。此外,蝙蝠肺细胞系中的弗林蛋白酶活性明显低于人类肺细胞系中的活性(Nahar 等,2015)。

尼帕病毒感染的锤头果蝠来源的细胞系中,GH-M74a 亨尼帕病毒 G 糖蛋白可以与其主要的亨尼帕病毒受体 ephrin B2 结合,然而,GH-M74a F 糖蛋白仅能在这些细胞中诱导有限的合胞体形成,而在 Vero 细胞或黄毛果蝠肾细胞系中则不能诱导合胞体形成(Weis 等,2014)。其切割被延迟,导致融合活性 GH-M74a F 蛋白表达减少,并由于运输和细胞表面表达受损而抑制了锤头果蝠细胞的 GH-M74a 感染(Weis 等,2014)。尼帕病毒在 F 和 G 包膜糖蛋白上与亨德拉病毒有 80%~90% 的核苷酸同源性,而 GH-M74a 亨尼帕样病毒与尼帕病毒和亨德拉病毒的 F 和 G 糖蛋白基因分别只有 70% 和 40% 的核苷酸同源性,以及 56% 和 26% 的基因同源性(Pernet 等,2014)。GH-M74a 亨尼帕病毒也有一个结构独特的受体结合骨架,其 G 糖蛋白在抗原性上与亚洲尼帕病毒和亨德拉病毒的 G 糖蛋白相去甚远(Lee 等,2015)。将 GH-M74a G 糖蛋白序列映射到与 ephrin B2 结合的尼帕病毒-糖蛋白的晶体结构上,发现这两种病毒之间的大部分保守序列发生在蝙蝠糖蛋白的受体结合界面区域(Pernet 等,2014)。这两种病毒和亨德拉病毒都使用人类 ephrin B2 作为其主要宿主细胞表面受体。然而,与 GHV-M74a 相比,尼帕病毒也包含第二个 ephrin B2 相互作用位点,接受更有效受体介导的进入,但 GH-M74a 不能与 ephrin B3 结合(Lee 等,2015)。以上表明,GH-M74a 确实是非洲亨尼帕病毒的成员,即使它与尼帕病毒和亨德拉病毒只有较远的亲缘关系(Pernet 等,2014)。这也表明 GH-M74a 可能能够感染人类,并可能成为误诊疟疾相关性脑炎或其他原因不明发热的潜在病原体(Lee 等,2015)。但目前没有证据支持这种人畜共患病的溢出效应已经发生。

3.4　亨德拉病毒

3.4.1　澳大利亚蝙蝠、马和人类中的亨德拉病毒

1994 年,于澳大利亚首次发现亨德拉病毒。在澳大利亚被报道的 4 种澳大利亚大陆狐蝠的抗体均为阳性(中央狐蝠、灰首狐蝠、岬狐蝠和眼镜狐蝠)。其他几种来自巴布亚新几内亚北海岸和该地其他地区的蝙蝠也被发现呈血清阳性:大裸背果蝠(Dobsonia moluccense)、Dobsonia andersoni、俾斯麦狐蝠(Pteropus neohibernicus)、Pteropus capistratus、小狐蝠(Pteropus hypomelanus)和巴布亚狐蝠(Pteropus admiralitatu)(Mackenzie,1999)。由于栖息地的改变,越来越多的狐蝠迁入城市,从而增加了与人类的接触。狐蝠被认为是亨德拉病毒的主要宿主,截至 2015 年,亨德拉病毒至少 51 次从狐蝠溢出感染马,至少 7 次从马溢出感染人类(Goldspink 等,2015)。虽然亨德拉病毒从马到蝙蝠的跨物种传播途径尚未确定,但众所周知,

马可以通过鼻咽分泌物、尿液、粪便和血液排出亨德拉病毒(Middleton 和 Wein-gartl,2012)。尽管在澳大利亚各地狐蝠物种中都发现了针对亨德拉病毒的抗体,但只有大陆东部的热带和亚热带地区报告了亨德拉病毒感染马或人类,在澳大利亚南部温带地区则没有发现亨德拉病毒(Burroughs 等,2016)。

Field 等(2015)对澳大利亚昆士兰州和新南威尔士州的亨德拉病毒进行了时空分析。收集的混合尿样(n=13 968)是在 3 年内每月从该国现有的 4 种狐蝠的27 个栖息地采集的。亨德拉病毒平均排泄率与 5 个纬度地区之间存在非线性关系。对亨德拉病毒 RNA 的分析表明,昆士兰州北部和中部的病毒排泄量处于中等水平;昆士兰州南部和新南威尔士州北部的病毒排泄量最高,特别是在冬季;新南威尔士州中部的病毒排泄量也处于中等水平;新南威尔士州南部的病毒排泄量则可以忽略不计。在包含中央狐蝠或眼镜狐蝠的地区中检测到亨德拉病毒 RNA,但是在只有灰首狐蝠栖息处中不存在或只检测到非常低水平的亨德拉病毒 RNA。由于在一些栖息地内岬狐蝠数量的极端周期性增加与马的亨德拉病毒检测增加无关,它们似乎不是东澳大利亚人畜共患病溢出的重要来源(Field 等,2015)。

澳大利亚南部的一项空间研究与上述发现一致,并暗示只有中央狐蝠和眼镜狐蝠很可能是通过马为中间体间接传播给人类的候选者。这两种狐蝠分布在热带和亚热带。从一个灰首狐蝠种群的混合尿样中提取 RNA,连续 26 个月每月多次检测,以确定是否存在副黏病毒。872 个灰首狐蝠样本中未检出亨德拉病毒 RNA,然而,却检测到其他 4 种副黏病毒的 RNA:1.9%的蝙蝠中存在 Yara Bend 副黏病毒, 不到 1%的蝙蝠中存在 Geelong 副黏病毒、Teviot 病毒和松湾病毒(Burroughs 等,2016)。松湾病毒是一种与亨德拉病毒相关的非致病性亨尼帕病毒。亨德拉病毒也是从蝙蝠的尿液中分离出来的。亨德拉病毒抗体存在于 14.6%~44.5%的被试蝙蝠中(取决于研究中使用的血清阳性参数),而且在青年蝙蝠中的抗体水平通常更高。抗松湾病毒抗体在 21.2%~51.1%的被测蝙蝠身上发现,这些发现支持灰首狐蝠不是亨德拉病毒溢出感染马的主要宿主(Burroughs 等,2016)。

实验中被感染的中央狐蝠或灰首狐蝠的肺、脾、肝、肾、心脏和血管组织中,以及自然感染的狐蝠子宫液与流产后灰首狐蝠和中央狐蝠的胎儿肺、肝组织中可检测到亨德拉病毒(Goldspink 等,2015)。血清阳性率在妊娠晚期和哺乳早期增加,而不是在分娩期间,这与溢出事件的时间也相关(Goldspink 等,2015)。另一项研究调查了澳大利亚自然感染的野生狐蝠通过各种途径传播病毒的可能性(n=1410)。其中至少有一份中央狐蝠的样本(3.0%)检测到亨德拉病毒核苷酸。病毒 RNA 在尿液或泌尿生殖系统样本中的感染率和含量最高 (分别为 4%和 2%),

但在血清(1%)、直肠(2%)、鼻腔(1%)和口腔(1%)样本中也发现了 RNA,这表明尿液是亨德拉病毒传播的最重要途径。所有检测到的病毒 RNA 均来自妊娠早期和中期的雌性中央狐蝠(Edson 等,2015b)。有趣的是,在灰首狐蝠(n=1168)的类似样本中没有发现亨德拉病毒 RNA,这表明后一种狐蝠作为亨德拉病毒宿主的重要性较低(Edson 等,2015b)。有趣的是,据报道,孕期岬狐蝠母体免疫力比其他狐蝠种类下降的速度更快。

3.4.2　影响蝙蝠体内亨德拉病毒水平的因素及人畜共患病传播的可能性

在澳大利亚北部地区,当蝙蝠承受营养压力时,岬狐蝠血清保护率上升。这表明,由于栖息地丧失和气候变化等因素导致的狐蝠食物来源的改变可能会影响亨德拉病毒在这种狐蝠物种中的感染和传播(Plowright 等,2008)。影响食物供应和营养压力的因素包括栖息地人为丧失、栖息地改变、栖息地干扰和蝙蝠城市化。由于该蝙蝠在澳大利亚东部地区似乎不是重要的亨德拉病毒的宿主库(详见下文),因此对该地区的中央狐蝠和眼镜狐蝠进行类似的研究很有价值。

狐蝠对城市环境日益适应的趋势可能会使它们与人类和家畜种群的接触升级。疾病模型还表明,城市化减少了蝙蝠的迁徙行为,并可能降低蝙蝠种群的免疫力,从而在病毒重新传入一个地点后产生更严重的疫情(Plowright 等,2011)。已知的亨德拉病毒疫情多数发生在城市化或定居的狐蝠群体附近。当将母体免疫力减弱纳入模型时,高峰流行率与亨德拉病毒年度人畜共患病溢出的高峰风险相吻合。这些模型还表明,由于人类活动导致的狐蝠生态的改变,可能会导致人类和马群中亨德拉病毒暴发频率降低,但致死率增加(Plowright 等,2011)。同一组研究人员后来又检测了狐蝠城市化程度的提高对它们体内皮质醇水平的影响。皮质醇是一种主要的应激和免疫抑制激素,可能会增加亨德拉病毒的排泄量。然而栖息地被干扰前、中、后平均尿皮质醇浓度的差异(分别为 22.7ng/mL、27.2ng/mL 和 18.4ng/mL),以及平均亨德拉病毒流行的差异(分别为 4.9%、4.7% 和 3.4%)并不显著(P=0.440)(Edson 等,2015a)。

Goldspink 等在 6.2%存档的、自然感染的狐蝠(n=295)的脾、肾、肝、肺或血液中发现了亨德拉病毒 RNA,特别是中央狐蝠和眼镜狐蝠中,而不是岬狐蝠和仅占1%的灰首狐蝠。脾脏的病毒 RNA 检测率最高,可能在维持感染、处理免疫应答的病毒成分或复发方面发挥重要作用。重要的是,在胎盘和胎儿组织中没有发现亨德拉病毒 RNA,因此垂直传播似乎在蝙蝠或马之间的种内传播或种间传播中作用极小。此外,肾脏中亨德拉病毒 RNA 的存在表明,最初的黏膜复制是在通过口鼻途径进入后发生的,随后是系统性感染并转移到肾脏,而尿液是传播给马的关键因素(Goldspink 等,2015)。

眼镜狐蝠的潜在血清阳性相关因素的研究,是在 2004 年底于澳大利亚北部靠近马和人类暴发亨德拉病毒感染现场的一个群落中进行的。对这些蝙蝠(n=521)的血液样本中中和抗体的存在进行了为期 25 个月,共计 6 次采样的检测(Breed 等,2011)。与麻疹和牛瘟病毒的急性和自限性间歇性感染模式不同,血清流行率在研究期间逐渐增加,表明这是一种地方性的狐蝠感染(Breed 等,2011)。蝙蝠的年龄、妊娠和哺乳是产生中和抗体的重要危险因素。雌性的抗体滴度明显高于雄性,特别是妊娠的蝙蝠,这是因为它们的免疫状态发生了变化。在哺乳早期,75%的产仔雌性蝙蝠的血清呈阳性。蝙蝠尿液中抗体滴度和病毒 RNA 的时间变化表明,群体免疫可能会在季节性的基础上发生变化。一种有效的抗亨德拉病毒马疫苗已经问世,然而,它并没有被广泛使用。冬季蝙蝠亨德拉病毒 RNA 分泌的增加表明,在热带和亚热带昆士兰和新南威尔士州受影响地区蝙蝠排泄物的高危冬季,一项计划在秋季推广的马亨德拉病毒疫苗接种方案,可以减少易感马匹的数量和溢出到人类的危险(Field 等,2015)。

3.5 尼帕病毒

对尼帕病毒进化的系统学研究表明,这种病毒起源于 1947 年,在此期间病毒进入了东南亚。尼帕病毒分成两个主要分支(Ⅰ和Ⅱ),1995 年引入分支Ⅰ(NiV-B),涉及孟加拉国、泰国和印度;1985 年引入分支Ⅱ(NiV-M),主要涉及柬埔寨和泰国。受感染猪的市场售卖和狐蝠属蝙蝠的长途迁徙是造成尼帕病毒传播的可能原因(Lo Presti 等,2016)。

3.5.1 人类和猪中的尼帕病毒

已知尼帕病毒可感染多种类型细胞,包括实质细胞、内皮细胞、平滑肌细胞、神经元、单核细胞和树突状细胞(Gupta 等,2013)。与亨德拉病毒一样,人类感染尼帕病毒会导致严重的呼吸系统和神经系统疾病,死亡率为 40%~90%。马来西亚、印度、孟加拉国和新加坡已经暴发了猪和人类感染尼帕病毒的疫情,导致 240 多人死亡。自 2001 年以来,孟加拉国几乎每年都有人类死于尼帕病毒的报告,印度则是在 2001 年和 2007 年出现人类的死亡报告(Sendow 等,2013)。由于猪可能充当扩散宿主,超过 100 万头猪被扑杀,进一步损害了该地区疲软的经济。尼帕病毒感染猪的传播率一般较高,但发病率和死亡率低于感染亨德拉病毒的马。在一次猪瘟暴发期间,感染率接近100%,但大多数猪没有表现出临床症状,死亡率只有1%~5%。而患上神经系统疾病的猪表现为肌肉痉挛、后腿无力、步态不协调、躁动、破伤风样痉挛或癫痫发作、吞咽困难和流涎。患有呼吸系统疾病的动物会出现高热、呼吸频率加快或强迫呼吸等症状,并伴有剧烈的干咳。猪间传播可能是通过空气传播,因为尼帕病毒存在于上呼吸道、下呼吸道上皮和呼吸道管腔内,但很少有马、羊、猫和狗会自然感染尼帕病毒(Middleton 和 Weingartl,2012)。

3.5.2　马来西亚和印度尼西亚蝙蝠中的尼帕病毒

仅1998年马来西亚首次暴发的尼帕病毒就导致265例人类脑炎病例(Breed等,2011)。在此次人类疫情暴发之前,当地暴发了大规模的猪瘟,与患病猪的接触是人类感染的一个主要风险因素。1999年从一名患者的脑脊液中分离出尼帕病毒。两种区域果蝠(小狐蝠和马来大狐蝠)被发现能产生尼帕病毒的中和抗体,该病毒也能从小狐蝠(P. hypomelanus)的尿液或它们吃剩的水果拭子中分离得到(Chua 等,2002;Johara 等,2001)。从核衣壳基因到糖蛋白基因末端(包括主要结构基因和免疫抑制 P 基因)的分子测序证实其是尼帕病毒,其序列与人类分离株相差5~6个核苷酸。中和抗体的存在和从狐蝠身上分离出的尼帕病毒表明,这群蝙蝠是尼帕病毒自然宿主(Chua 等,2002)。据推测,部分猪是通过摄入含有传染性蝙蝠唾液的水果而感染的。2002年至2004年在泰国15个地点进行的一项研究中,在6.3%的蝙蝠中检测到尼帕病毒 IgG 抗体[15.4%的小狐蝠,n=26;2.6%的马来大狐蝠,n=39;9.3%的莱丽狐蝠(P. lylei)(n=318)和1.3%的中蹄蝠(H. larvatus)(n=74)],但泰国没有人类感染的报告。在食果性莱丽狐蝠的混合尿液样本与莱丽狐蝠和食虫性中蹄蝠的唾液中可检测到病毒 RNA(Wacharapluesadee 等,2005)。

2002年对来自印度尼西亚两个岛屿(苏门答腊岛和爪哇岛)的马来大狐蝠的研究显示,在35.7%的蝙蝠中发现了与尼帕病毒有关的中和抗体,而与亨德拉病毒有关的流行率为2.9%。许多蝙蝠体内抗体对这两种亨尼帕病毒都有反应,但对尼帕病毒有更高的滴度(Sendow 等,2006)。在苏门答腊岛的马来大狐蝠9%的混合尿液样本(n=22)、4%的膀胱组织(n=27)和2%的口咽拭子(n=47)中分别检测到尼帕病毒 RNA(Sendow 等,2013)。苏门答腊岛的病毒 RNA 序列与在马来西亚发现的 RNA 序列非常相似,这是意料之中的,因为众所周知,狐蝠在马来西亚半岛和苏门答腊岛之间的飞行距离不到50千米。在印度尼西亚的西里伯斯利齿狐蝠

(Acerodon celebensis)和马来大狐蝠中也检测到一种新的副黏病毒的 RNA(Sasaki
等,2012)。

3.5.3　印度和孟加拉国蝙蝠中的尼帕病毒

2008 年,在印度北部的一项研究中,近 1/2 的受试印度狐蝠(Pteropus
giganteus)(n=41)尼帕病毒血清呈阳性(Chua 等,2002;Epstein 等,2008)。后来的
一项研究还在 3.2% 的受试印度狐蝠(n=31)的肝组织中检测到病毒 RNA(Yadav
等,2012)。

在蝙蝠莱丽狐蝠研究中报告了两株尼帕病毒(NiV-MY 和 NiV-BD)。来自孟
加拉国和印度的孟加拉病毒株主要与较高的呼吸道疾病发病率有关。然而,在蝙
蝠身上没有检测到这种毒株的病毒 RNA(Wacharapluesadee 等,2016)。最近的一
项研究发现,2.7% 的泰国南部小狐蝠尿液样本(n=184)中含有 NiV-MY RNA。分
子分析确定该病毒与先前在马来西亚报道的病毒株相同 (Wacharapluesade 等,
2016)。猪的肺部和呼吸道中携带尼帕病毒,人类感染 NiV-MY 通常是通过感染
的猪直接传播的,总体死亡率为 38.5%。然而,人类感染 NiV-BD 是由"蝙蝠传人"
和"人传人"引起的,总体死亡率为 73%(Clayton 等,2013)。

正如在泰国莱丽狐蝠中观察到的,流行病感染模式可以使用更小的临界宿主
种群数量来维持病毒的存在 (Breed 等,2011)。在泰国中部的莱丽狐蝠尿液中同
时检测到 NiV-BD 和 NiV-MY 的 RNA。孟加拉病毒株占主导地位,但只在 4 月至
6 月期间发现,而马来西亚病毒株是在 12 月至次年 6 月期间发现的。这些结果并
不完全支持在尼帕病毒株向人类溢出的过程中繁殖活动的必要性,并表明尼帕病
毒株与病毒株之间存在差异(Wacharapluesadee 等,2010)。

3.5.4　尼帕病毒通过棕榈汁和蝙蝠尿液进行种间传播

2004 年 12 月 15 日至 2005 年 1 月 31 日孟加拉国疫情暴发期间,研究人员
对感染尼帕病毒相关性脑炎的相关因素进行了调查。在确诊的 12 名患者中,92%
死亡。3 份血清标本中有 2 份检测出抗尼帕病毒 IgM 和 IgG 抗体。唯一被发现与
脑炎显著相关的因素是饮用棕榈汁(感染者为 64%,正常对照组为 18%)。棕榈汁
液收集时间为 12 月中旬至次年 2 月中旬。遗憾的是,由于疫情已经结束,调查人
员没有对汁液本身进行病毒检测。众所周知,印度狐蝠果蝠会通过唾液污染原树
汁液,它们会舔食棕榈汁,并在晚上通过收集汁液的陶罐饮水。此外,在棕榈汁中
还经常发现蝙蝠的排泄物。虽然有一些证据表明尼帕病毒偶尔会通过家畜传播,

但与饮用棕榈汁相比,这条途径的影响并不明显。因此,这意味着果蝠是这次疫情的主要媒介,还是 2008 年在相隔 44 千米的一个村庄暴发的人类感染,以及 2011 年初的一次人类感染疫情的主要媒介(Luby 等,2006;Rahman 等,2012;Chakraborty 等,2016)。另一项研究报告称,尼帕病毒是从在刁曼岛自由生活的小狐蝠群的尿液和咀嚼后丢弃的水果中分离出来的。虽然动物或人类摄入这种棕榈汁被认为是一种传播途径,但在孟加拉国,尚未将其与人类尼帕病毒感染联系在一起(Khan 等,2012)。

2010 年至 2014 年 3 月在孟加拉国对 14 名因尼帕病毒脑炎住院的人进行的研究表明,其中饮用非法发酵棕榈汁的 8 例患者没有饮用新鲜汁液或接触患病动物,而 6 例患者是感染者的护理人员(Isalm 等,2016)。值得注意的是,在采集新鲜棕榈汁的过程中,收割人员会清洗并烘干收集罐,然而,在生产发酵汁液的过程中,为了让酵母在陶罐的底部生长,同一个陶罐被用来收集数天而不清洗。酵母有助于发酵棕榈汁。发酵汁液的售价通常是新鲜汁液的 2.5 倍,而且更容易生产(Isalm 等,2016)。通常情况下,包膜病毒(如尼帕病毒),对 60%~70%浓度的乙醇溶液敏感。然而,在印度,发酵的汁液只含有 5%~8%浓度的乙醇(Isalm 等,2016)。除了孟加拉国,澳大利亚、亚洲和非洲的果蝠产区仍收集棕榈汁进行发酵。

冬季是收获树液的主要季节,环境温度为 15~28℃。2001 年至 2004 年冬季采摘期间,孟加拉国暴发了 4 次疫情,确定的风险因素包括接触患病的牛或猪,以及爬树。接触患者或其分泌物也是这 4 次疫情中 3 次疫情的主要风险因素,强调了人与人之间传播在扩大人类感染方面的重要性(Hsu 等,2004;Luby 等,2006;Chakraborty 等,2016)。孟加拉国的另一项研究也表明,人与人间传播是尼帕病毒感染的主要风险因素,因为 91.7%的患者(n=36)都与另一名患者有过密切接触(Gurley 等,2007)。特别是其中一名患者与其他 22 例病例有关,这表明可能存在"超级传播者"。医院物体表面和人类呼吸道分泌物中也检测到尼帕病毒 RNA,因此发现洗手具有保护作用(Gurley 等,2007)。在印度的尼帕病毒暴发期间已经报告了尼帕病毒的院内传播,然而,在马来西亚和新加坡的其他疫情中没有发现(Gurley 等,2007)。

在撒哈拉以南的非洲,一些研究报告称,被猎杀和吃掉的黄毛果蝠与欧洲、亚洲和非洲大陆果蝠对亨尼帕病毒抗体呈阳性反应。此外,在 1.4%加纳草色果蝠(E. helvum)的粪便样本(n=215)中存在亨尼帕样病毒 RNA,这些粪便可能已被蝙蝠尿液污染(Drexler 等,2009)。在加纳健康的黄毛果蝠与 1%的冈比亚颈囊果蝠(E. gambianus)(针对尼帕病毒,但不针对亨德拉病毒)中发现了尼帕病毒和亨德拉病毒的非中和抗体和中和抗体(分别为 39% 和 22%;n=59)。在加纳的另一项研究中发现,在黄毛果蝠栖息处生活了一段时间的猪(n=97)的血清中,约有 5% 的血清呈阳性,然而,在其他家养动物的小部分样本中没有发现抗体(Hayman 等,2008 和 2011)。

亨尼帕病毒能在较宽的 pH 值范围内短期存活,尼帕病毒和亨德拉病毒可分别在 pH 值 3~11 和 pH 值 4~11 下存活 1 小时。然而,这些病毒对干燥和高温非常敏感。干燥后的亨尼帕病毒在 37℃ 下存活不到 15 分钟。在最适温度 22℃ 下,脱水后的亨德拉病毒 30 分钟内滴度下降超过 3 个数量级,尼帕病毒 60 分钟内滴度下降超过 2 个数量级。亨德拉病毒在 pH 值为 7 的狐蝠属尿液中孵育后,在 22℃ 的温度下至少存活 4 天,但在 37℃ 时存活不到 1 天。在 pH 值为 2 的尿液中,两种温度下的存活时间都大大缩短。它们还能在 22℃ 的棕榈汁(中性 pH 值)中存活至少 1 周,而效价不会下降。在杧果果肉上,存活时间从数小时到两天以上不等,具体取决于温度和水果的 pH 值。病毒在荔枝汁中可持续存活 3 天以上,比在木瓜或芒果汁中存活的时间长得多,其中 pH 值起主要作用(Fogarty 等,2008;de Wit 等,2014)。果蝠季节性或迁徙引起的饮食变化可能会影响尿液 pH 值和病毒存活,进而影响季节性种间传播。此外,还测定了中央狐蝠和马来大狐蝠的尿液 pH 值,尽管被喂食相似的食物,但它们之间存在明显的差异。这可能会影响不同蝙蝠物种传播亨尼帕病毒的能力(Fogarty 等,2008)。2008 年在印度北部的一项研究发现,两性之间与哺乳期和非哺乳期雌性蝙蝠之间的血清抗体水平没有显著差异,这表明妊娠和哺乳不会影响尼帕病毒的感染(Epstein 等,2008)。

3.6　松湾病毒

2012 年的一份报告描述了一种新型亨尼帕病毒——松湾病毒的分离和鉴定,该病毒是从澳大利亚一个混合狐蝠群体(主要是中央狐蝠和一些灰首狐蝠)的尿液中分离出来的(Marsh 等,2012)。该病毒的基因组超过 18 000 个核苷酸,结构与其他两种亨尼帕病毒非常相似。它的核衣壳蛋白与亨德拉病毒和尼帕病毒具有抗原交叉反应,并且它使用相同的宿主细胞受体。就像其他亨尼帕病毒一样,松湾病毒能够在雪貂和豚鼠身上复制,并在没有临床疾病的情况下刺激产生中和抗体,但这些抗体与其他亨尼帕病毒没有交叉中和作用(Marsh 等,2012)。与几乎所有其他副黏病毒不同,松湾病毒 P 基因不经过 RNA 编辑,因此它的 V 蛋白(对亨德拉病毒和尼帕病毒逃避宿主天然免疫系统至关重要)缺失,如下所述。此外,重要的是,松湾病毒对人类没有致病性。

3.7　蝙蝠对亨尼帕病毒感染的保护性反应

3.7.1　干扰素/STAT 途径和亨尼帕病毒

先天免疫系统产生的哺乳动物 I 型干扰素(IFN)主要由 IFN–α 和 IFN–β 组成。这些是 IFN/STAT1/STAT2(信号转导和转录激活子)途径及其相关的干扰素刺激基因的一部分。病毒感染宿主细胞通常诱导这一途径,在此过程中 STAT1 和 STAT2 蛋白经历核定位,然后激活几个抗病毒基因的表达。蝙蝠 I 型干扰素和STAT 基因的功能与人类相似(Virtue 等,2011a)。

大多数副黏病毒通过直接抑制 STAT 蛋白活性来降低干扰素的抗病毒应答。人类 2 型副流感病毒可导致 STAT1 和 STAT2 的多泛素化和蛋白酶体降解,不同的病毒科和同一属的不同物种之间的机制不同。抑制 STAT 活性的多种方法通常涉及保守的免疫抑制病毒"V"蛋白(Rodriguez 等,2003)。

致病性亨德拉病毒和尼帕病毒会降低宿主的先天免疫应答,特别是IFN–1/JAK/STAT 通路及其下游干扰素诱导的基因产物,这是强大的抗病毒免疫所必需的(Virtue 等,2011a)。亨尼帕病毒 P 基因产物也是造成干扰素阻断的原因。在许多副黏病毒中,由 P 基因 RNA 编辑产生 4 种蛋白,即 P 蛋白、V 蛋白、W 蛋白和 C蛋白(Shaw,2009)。编辑过程是由于病毒聚合酶在一系列 A 核苷酸和 G 核苷酸残基识别错误,导致非模板化 G 残基添加到新生的 mRNA 链中。在未经编辑的形式下产生 P 蛋白,在病毒 RNA 合成过程中作为聚合酶的辅助因子。V 蛋白是由插入额外的非模板化 G 残基造成的移码,而 W 蛋白是通过添加第二个 G 核苷酸使阅读框进一步移位而产生的。亨德拉病毒和尼帕病毒以非常高的频率编辑其 P 基因,导致增加了多达 14 个 G 核苷酸。由于这种编辑过程,P 蛋白、V 蛋白和 W 蛋白有一个共同的 N–末端结构域,在前 140 个氨基酸中有 81%的同源性,但具有独特的 C–末端结构域(Rodriguez 等,2003)。这 3 种亨尼帕病毒蛋白的 N–末端结构域比麻疹病毒和腮腺炎病毒属的 N–末端结构域多出 100~200 个氨基酸。亨尼帕病毒 W 蛋白的 C 末端也比麻疹病毒和呼吸道病毒的 C 末端更长(Shaw,2009)。C蛋白是由 P 蛋白、V 蛋白和 W 蛋白转录本中的另一个开放阅读框架产生的。它与P 蛋白、V 蛋白和 W 蛋白一样,抑制细胞的抗病毒反应。而 C 蛋白通过一种未知的机制抑制促炎细胞因子的活性。

亨尼帕病毒 V 蛋白通过将 STAT1 和 STAT2(而不是 STAT3),隔离在细胞质中,通过将它们结合并捕获在约 500kDa 的高分子量复合体中,从而阻断 IFN-α、INF-β 和 INF-γ 信号转导(Rodriguez,2002 和 2003)。W 蛋白也可针对 STAT1。人类麻疹病毒、呼吸道病毒、腮腺炎病毒属,以及禽腮腺炎病毒属/副黏病毒属的 V 蛋白和 C 蛋白也抑制 STAT1 激活、干扰素-β 转录或干扰素-β 的产生(Basler,2012)。

除了阻断 STAT 的核定位外,V 蛋白和 W 蛋白还阻断 IFN-β 的产生。如利用 Toll 样受体 3(TLR3)和 RIG-I 样受体(RLR)的细胞膜病毒识别系统,包括 MDA-5 和 RIG-1,可以检测病毒的存在并激活 IFN-β 细胞因子的产生。V 蛋白通过富含半胱氨酸的 C-末端结构域与细胞病毒传感器蛋白 MDA-5 相互作用,从而阻断 MDA-5 介导的信号传递和 IFN-β 的激活,而 W 蛋白则通过 TLR3 和 RLR 抑制信号传递(Shaw,2009;Basler,2012)。但非致病性松湾病毒不产生 V 蛋白或 W 蛋白,其 P 蛋白不能结合或抑制 STAT1 核聚集或干扰素诱导的 MxA 基因的产生(Lieu 等,2015)。此外,松湾病毒和亨德拉病毒在 HeLa 细胞系中诱导类似水平的 IFN-α,而松湾病毒诱导更高水平的 IFN-β(Marsh 等,2012)。IFN-β 活性的增加可能是宿主保护的关键,也可能是松湾病毒缺乏致病性的原因。

亨尼帕病毒感染中央狐蝠细胞系抑制 Ⅰ 型 IFN 的表达、STAT1 和 STAT2 活性,以及干扰素刺激基因的表达(Virtue,2011a)。这些蝙蝠细胞系来源于几种不同类型的蝙蝠的不同器官(肺、肾和胚胎),表明抑制表达不是细胞类型特异性的(Virtue,2011a)。此外,外源性干扰素不能恢复感染亨尼帕病毒的蝙蝠细胞的干扰素信号反应。虽然在感染亨尼帕病毒的人类细胞中,Ⅰ 型干扰素的产生被大量病毒蛋白阻断,但干扰素信号通路本身仍然是有功能的(Virtue 等,2011b)。

哺乳动物 Ⅲ 型干扰素(IL-28B 和 IL-29)也具有抗病毒活性。与另一种蝙蝠副黏病毒刁曼病毒感染的蝙蝠细胞中 Ⅲ 型干扰素的上调不同,它们的产生在感染亨尼帕病毒的蝙蝠细胞中也受到抑制(Zhou 等,2011)。

3.7.2 抗体和亨尼帕病毒

对翼足类蝙蝠群体中抗亨尼帕病毒抗体的血清学研究发现,病毒血清阳性率高达 59%,相比之下,病毒分离和分子研究可能只在 1% 的蝙蝠中发现亨尼帕病毒(Epstein,2013)。然而,许多关于病毒流行率和感染持续时间的研究主要或仅仅依赖于 IgM 和 IgG 的检测和水平,或者更可靠的是,依赖于中和抗体的存在。虽然中和抗体的检测是血清学方法的金标准,但由于使用活病毒的巨大风险,这需要使用非常罕见的 BSL4 设备,从而限制了该方法的使用。

　　血清保护性抑制了病毒的致病性,特别是在缺乏细胞免疫(包括抗体产生)的幼年动物中。在幼年时期,先天免疫系统的成分,以及在胎儿发育过程中通过胎盘传递的母体免疫球蛋白,使幼年动物免受病原微生物的威胁。与人类不同的是,蝙蝠母体的乳汁中也发现了免疫球蛋白。随着转移后的母传抗体在几个月内逐渐失去作用,这种保护作用就会减弱。一旦幼儿动物从母体获得的免疫力减弱,季节性出生的幼崽会增加种群对微生物的总体易感性。在自然感染蝙蝠种群中亨德拉病毒抗体的研究中,妊娠的中央狐蝠及其后代发现亨德拉病毒特异性抗体会从母体蝙蝠转移到幼崽身上。抗体水平在 255 天内下降,平均终末半衰期为 52 天(Epstein 等,2013)。母体免疫转移持续时间为 7.5~8.5 个月,略长于人类。圈养的接种犬瘟热病毒抗原的小狐蝠中也报道了相似的母体抗体介导保护动力学,但平均终末半衰期较长,为 96 天(Epstein 等,2013)。

3.7.3　细胞凋亡

　　用亨德拉病毒感染蝙蝠肾细胞系可通过肿瘤坏死因子相关的凋亡诱导配体(TRAIL)激活 NF-κB,上调外源性细胞凋亡途径。亨德拉病毒还通过上调蝙蝠细胞死亡受体基因的表达,使其对 TRAIL 介导的细胞凋亡敏感。在亨德拉病毒感染的蝙蝠肾细胞中也观察到了抗凋亡成分的上调。然而,蝙蝠细胞在感染亨德拉病毒 48~72 小时后细胞凋亡率显著增加(Wynne 等,2014)。相比之下,实验性感染亨德拉病毒的人肾细胞系可下调促凋亡蛋白,或上调抗凋亡蛋白,导致感染细胞的细胞凋亡率不会增加。然而,在感染亨德拉病毒的人类细胞(而非蝙蝠细胞)中,确实发生了高水平的合胞体快速(24 小时内)形成和细胞病变效应导致的细胞死亡。亨德拉病毒的 F 蛋白负责细胞融合和合胞体的形成,在人类与蝙蝠细胞中发现了更高水平的 F 基因表达(Wynne 等,2014)。因此,在体外,感染亨德拉病毒的蝙蝠肾细胞在数天后通过凋亡被消除,而感染的人肾细胞则通过不同的机制更快地死亡。

　　在所有的蝙蝠或人类细胞系中,亨德拉病毒诱导细胞凋亡的强度并不相同。蝙蝠胚胎细胞系通过 caspase3 和 caspase7 产生强烈的促凋亡反应,而蝙蝠脑和肺细胞系产生的反应较小。与上面讨论的人肾细胞系不同,在另外两个来自人类的细胞系中出现了强烈的 caspase3 和 caspase7 反应,这表明亨德拉病毒诱导的细胞凋亡不是蝙蝠细胞所特有的(Wynne 等,2014)。值得注意的是,蝙蝠体内感染亨德拉病毒后的细胞凋亡反应与体外反应不同。组织切片的 TUNEL 染色显示,体内感染后蝙蝠肾或脾的凋亡细胞比例没有增加(Wynne 等,2014)。

尼帕病毒对人类细胞的凋亡有不同的影响。它可感染树突状细胞,并可低水平复制。尼帕病毒可激活和诱导抗病毒、促炎性 TNF-α、IL-1α 和 IL-1β 细胞因子,以及 IL-8、IP-10 趋化因子的表达,分别吸引中性粒细胞、活化的 T 细胞和自然杀伤细胞进入该区域。此外,共刺激分子 CD40、CD80 和 CD86 的表达也会出现上调。虽然这些作用通常会有助于 T 淋巴细胞的激活,但尼帕病毒也会减少树突状细胞表达启动 T 辅助细胞反应所需的 MHC Ⅱ类分子。尼帕病毒还降低了抗凋亡的 bcl2 水平,增加了促凋亡的活性 caspase 3 水平,导致了树突状细胞激活诱导的细胞死亡。感染的树突状细胞部分且不充分地激活 T 细胞,导致细胞凋亡而不是激活(Gupta 等,2013)。另一种免疫抑制副黏病毒和麻疹病毒,改变人类树突状细胞功能,导致 T 细胞失能。

3.8　预防亨尼帕病毒感染的方法

2010 年的一项研究检查了几种防止蝙蝠污染棕榈汁液的干预设备的有效性(Khan 等,2012)。这项研究使用了 4 种材料来制作装置,并应用于 15 棵树上,这些材料分别是竹子、来自当地 dhoincha 工厂的材料、黄麻杆和聚乙烯。装置覆盖了树皮部分、棕榈树汁液流、水龙头和收集罐。60 棵无装置的树作为阴性对照。运动传感器激活的红外摄像机用来检测蝙蝠是否接触树汁液。蝙蝠只与 2% 的有装置的树汁液接触,而对照树的比例为 83%。没有蝙蝠接触用竹子、dhoincha 工厂材料或聚乙烯做覆盖物的树汁液。但与覆盖着黄麻杆装置的树汁液确实发生了接触。重要的是,带装置的树与对照树产生的汁液量相似,而汁液透明度或混浊度没有变化(Khan 等,2012)。

鉴于对大众关于尼帕病毒和新鲜汁液消费的宣传教育失败,装置的使用尤为重要。在对孟加拉国村庄的一项调查中,近 50% 的人在上一季饮用新鲜树汁液,至少 37% 的人每月至少饮用一次(Nahar 等,2015)。只有 5% 的受访者知道尼帕病毒,但 37% 的人只听说过一种通过饮用新鲜汁液传播的疾病。然而,那些知道这种疾病的人和那些不知道这种疾病的人饮用新鲜汁液的可能性是一样的(Nahar 等,2015)。影响宣传教育效果的一个因素是,发酵汁液生产者常常由于他们在孟加拉国的少数民族、宗教和语言少数者群体地位,而无法接触大众媒体(Islam 等,2016)。

防止人畜共患病传播亨尼帕病毒的其他措施包括改变农业装置,在果树和家畜之间设置缓冲器,尤其是马和猪(Smith 和 Wang,2013)。对死亡动物的被动监视可能会对人畜共患病传播的潜在威胁发出警告。2012 年发布了一种针对亨德拉病毒的疫苗,可能会减少这种病毒在高危地区的马之间及马与人之间的传播。疫情管理计划可能包括在护理患者和动物时穿戴适当的防护装备,或者限制已知病毒动物宿主的销售。提前规划公共卫生措施是必要的,并可能加强对马、猪和人类的监测和感染控制,隔离和接触者追踪也可以减少疫情暴发期间的病毒传播。

3.9　腮腺炎病毒属病毒

3.9.1　蝙蝠副流感病毒

蝙蝠副流感病毒是在对生活在印度一个种马场附近的蝙蝠进行的一项研究中发现的,从棕果蝠(Rousettus leschenaultia)(n=70)的性腺中分离出来(Pavri 等,1971)。这种病毒与人类副流感病毒–2 相似,但又不完全相同(Hollinger 和 Pavri,1971)。在当地测试的蝙蝠中,有 7.1% 的蝙蝠出现了针对该病毒的中和抗体。该病毒在细胞培养中引起合胞体形成和细胞病变,对接种的幼鼠具有致死性。在检测的当地人血清样本(n=200)中,也有 10% 的人血清中存在蝙蝠副流感病毒抗体。但这份报告没有提到人类疾病,也没有从人类身上分离出这种蝙蝠病毒。

3.9.2　蝙蝠和家畜中的梅那哥病毒

梅那哥病毒(Menangle virus)于 1997 年在澳大利亚新南威尔士州首次从畸形猪仔死胎的肺、脑和心脏组织中分离出来,其病理特征包括广泛的退化和中枢神经系统灰质和白质的坏死,以及炎性免疫细胞的浸润。这种副黏病毒与妊娠率和产仔数减少,以及木乃伊胎儿发病率增加有关。在三个猪舍中发现了病毒检测阳性动物,在至少两个接触这些猪的人中发现了血清反应阳性,在该地区的果蝠中也检测到了病毒阳性(Philbey 等,1998)。从 1997 年 5 月至 9 月,在首次发现该病毒的猪舍中,所有年龄段的猪(n=88)的血清中有超过 90% 含有高滴度的中和抗体,但在此之前血清中没有检测到中和抗体。中和抗体在灰首狐蝠(n=79)中阳性率为 32.9%,中央狐蝠(n=20)中为 55%,眼镜狐蝠(n=10)中为 40%,但在岬狐蝠(n=15)中未发现。其中一些阳性样本是在 1996 年收集的,当时还没有发现猪感染。其他当地动物,包括啮齿动物(n=19)、鸟类(n=13)、牛(n=60)、绵羊(n=70)、猫(n=25)和一只狗,血清均呈阴性(Philbey 等,1998)。此外,梅那哥病毒只会导致感染的人类出现发热性皮疹。

3.9.3　蝙蝠和人类中的刁曼病毒

刁曼病毒(Tioman virus)是从在马来西亚半岛海岸外的一个岛屿上的小狐蝠尿液中分离得到的(Chua 等,2001)。只有来自澳大利亚的梅那哥病毒与该副黏病毒有血清学交叉反应。然而,用梅那哥病毒引物不能扩增出刁曼病毒,这表明它们是两个独立的病毒。刁曼岛大约 3.0% 的人被发现对刁曼病毒呈血清阳性($n=169$),1.8% 的人有中和抗体(Yaiw 等,2007)。在这个岛上,居民食用部分被蝙蝠吃掉的水果是很常见的(19% 的受测居民)。幸运的是,刁曼病毒感染不会导致任何病症的出现。

3.9.4　蝙蝠体内的 Tuhoko 病毒

一项研究中,4.5% 的健康棕果蝠(R. leschenaultia)的食物或呼吸样本中检测到 3 种新的腮腺炎病毒的 RNA,即 Tuhoko 病毒 1、2 和 3(Lau 等,2010)。被 Tuhoko 病毒感染的蝙蝠中,有 1/3 同时感染了蝙蝠冠状病毒 HKU9。虽然 Tuhoko 病毒与梅那哥病毒和刁曼病毒聚类在一起,但 Tuhoko 病毒的核苷酸序列与其他已知的腮腺炎病毒的同源性不到 76%。在 52%~65% 的受测的棕果蝠血清中发现了 Tuhoko 病毒的抗体(Lau 等,2010)。目前还没有发现与感染有关的病理学报道。

3.9.5　蝙蝠体内的 Achimota 病毒

从黄毛果蝠尿液中分离出两种新的腮腺炎病毒,分别为 Achimota 病毒 1 和 Achimota 病毒 2。经过测序,系统发育分析表明,Achimota 病毒是与梅那哥病毒、刁曼病毒和 Tuhoko 病毒聚类在一起的腮腺炎病毒。它们似乎与来自非洲的多种蝙蝠的其他腮腺炎病毒属片段有亲缘关系,但与其他果蝠衍生的腮腺炎病毒属病毒的蛋白质具有较高的氨基酸同源性(Baker 等,2013)。Achimota 病毒在果蝠种群中持续存在,并可通过水平传播。血清学分析表明,黄毛果蝠广泛暴露于 Achimota 病毒,此外,加纳和坦桑尼亚可能正在发生人类暴露于 Achimota 病毒 2 的情况。然而,在人类中,产生中和抗体的 3 个人($n=442$)的病毒滴度非常低(20)(Baker 等,2013)。2010 年来自非洲的黄毛果蝠($n=126$)对 Achimota 病毒 1 和 Achimota 病毒 2 的血清阳性率分别为 12%~14% 和 7%~8%。Achimota 病毒 1 在青年和成年蝙蝠中的流行率明显高于年幼蝙蝠(Baker 等,2013)。

3.9.6　蝙蝠和人类中的 Sosuga 病毒

Sosuga 病毒是东非腮腺炎病毒属的一个成员,它与一名研究人员收集的蝙蝠和啮齿动物有关,疾病特征包括高热、头痛、全身肌肉痛和关节痛、颈部僵硬、咽喉痛、斑丘疹和口咽部溃疡(Albariño 等,2014)。Sosuga 病毒 RNA 是从该地区 2.5% 的北非果蝠(n=122)的脾组织中分离和测序的(Amman 等,2015)。该病毒与中国南方果蝠的 Tuhoko 病毒 3 的亲缘关系最密切,但与 Tuhoko 病毒 3 的氨基酸同源性仅为 57.4%~84.0%(Albariño 等,2014)。在东非其他地区蝙蝠中没有发现这种病毒,包括 262 只小颈囊果蝠(Ethiopian epauletted fruit bats)。没有对该地区啮齿动物进行检测,但它们可能是 Sosuga 病毒载体或宿主。

3.9.7　蝙蝠体内的 Jeilongvirus

一项对已死亡的欧洲食虫蝙蝠的各种器官的研究发现了一种新的腮腺炎病毒。在蝙蝠的肾脏中发现了亚临床病理,以及在本研究中发现的另外两种新的副黏病毒感染的肾脏中也发现了亚临床病理(Kurth 等,2012)。后两种病毒与所提出的副黏病毒属 Jeilongvirus 有亲缘关系。这两种新的病毒是多须鼠耳蝠[whiskered bat、须鼠耳蝠(M. mystacinus)]的肾脏和油蝠[common pipistrelle,伏翼(Pipistrellus pipistrellus)]的汇集器官中发现的。另一种新的腮腺炎病毒是在一只有严重肺充血的山蝠[noctule bat,夜蝠(Nyctalus noctula)]的肺中发现的(Kurth 等,2012)。这三种副黏病毒的发现增加了已知的地理位置(欧洲)和蝙蝠宿主类型(食虫蝙蝠)之间的联系,这表明在蝙蝠身上也可能发现其他类似的副黏病毒。

3.9.8　类腮腺炎(Mumps-like)蝙蝠病毒

来自侏颈囊果蝠(Epomophorus minimus)的类腮腺炎蝙蝠病毒的基因组在大多数基因上与人类腮腺炎病毒的同源性约为 90%。蝙蝠和人类腮腺炎病毒有密切的抗原关系,因为蝙蝠的多克隆抗体与人类腮腺炎病毒蛋白发生交叉反应(Drexler 等,2012)。人和蝙蝠腮腺炎病毒的表面融合蛋白和血凝素糖蛋白在功能上也相关,如蝙蝠病毒中任意一种糖蛋白可诱导人类细胞合胞体形成。这在副黏病毒中是不寻常的,在副黏病毒中,融合蛋白通常需要来自同一物种的血凝素才能发生融合(Krüger 等,2015)。目前还没有人感染类腮腺炎蝙蝠病毒的报告。

3.9.9　蝙蝠中的马普埃拉病毒

马普埃拉病毒(Mapuera virus),是从巴西的黄肩蝠的唾液腺中分离出的另一种蝙蝠腮腺炎病毒(Zeller 等,1989),它对人类没有致病性。

3.10　蝙蝠中的麻疹病毒属病毒

马达加斯加的一项研究测试了来自不同生物气候带、不同植被类型和高度特有生物群落的 52 个捕获点的 947 只蝙蝠是否存在副黏病毒。病毒 RNA 存在于 7 个科中 6 个科的 10.5% 的被测蝙蝠和 31 种蝙蝠中的 16 种中:Triaenops menamena 50.0% 阳性($n=42$),Coleura kibomalandy 33.3%($n=6$),格伦长趾蝙蝠(Miniopterus gleni)18.2%($n=22$),Otomops madagascariensis 17.9%($n=39$),Mops leucostigma 16.2%($n=68$),Miniopterus griveaudi 15.5%($n=68$),马达加斯加狐蝠(P. rufus)15.0%($n=20$),马达加斯加鼠耳蝠(Myotis goudoti)10.4%($n=48$),Miniopterus sororculus 9.1%($n=22$),Pipistrellus hesperidus 9.1%($n=11$),彼氏犬吻蝠(Mormopterus jugularis)7.9%($n=152$),Paratriaenops furculus 7.1%($n=14$),Chaerephon leucogaster 6.4%($n=94$),Miniopterus cf. ambohitrensis 5.3%($n=19$),Mops midas 5.3%($n=19$)和 Miniopterus mahafaliensis 4.5%($n=89$)(Mélade 等,2016)。在马达加斯加蝙蝠身上发现的所有副黏病毒都是与麻疹病毒相关的病毒,几乎没有宿主特异性。非本地黑鼠屋顶鼠(Rattus rattus)是麻疹病毒相关病毒(Morbillivirus-related viruses)的重要储存库,可能是建立流行病学种间桥梁的主要因素(Mélade 等,2016)。

宿主切换是马达加斯加蝙蝠病毒的主要宏观进化机制(Mélade 等,2016)。宿主切换涉及由于寄生虫转移到新宿主而产生新的宿主–寄生虫组合,然后由于气候、季节和迁徙等选择压力而产生特化作用。这是 RNA 病毒常采用的宏观进化机制。副黏病毒在食虫蝙蝠中的感染率为 11.1%,在食果蝙蝠中仅为 3.8%。病毒流行率因地区、海拔和气候而有很大差异(4.5%~15.2%)。低、中、高海拔地区的平均患病率分别为 11.4%、8.9% 和 3.5%。在湿润、半湿润、半干旱和干旱地区,平均感染率分别为 5.4%、6.3%、12.0% 和 10.9%,夏季和冬季捕获的蝙蝠平均感染率分别为 7.9% 和 12.1%(Mélade 等,2016)。研究发现,平均年温度(而非平均年降雨量)与蝙蝠感染有总体关系。此外,含有多种蝙蝠的地区比含有单一种类蝙蝠的地区感染率更高。

3.11　Belinga 蝙蝠病毒

Belinga 蝙蝠病毒是一种未分类的副黏病毒,在加蓬两个洞穴 14.9% 的东非鞘尾蝠[African sheath–tailed bat,南鞘尾蝠(Coleura afra)](*n*=94)的心脏和肝脏中存在该病毒的 RNA。其中一只蝙蝠有腹泻、胸部和腹部器官严重出血性病变、肺充血和胸膜炎等病理特征。在被感染蝙蝠的心脏中病毒载量最高。该病毒与另外两种未分类的啮齿动物副黏病毒——J 病毒和 Beilong 病毒关系最为密切（核苷酸同源性分别为 65%和 66%）(Maganga 等,2014)。共享洞穴并居住在被感染蝙蝠附近的其他蝙蝠呈病毒 RNA 阴性[赤道蹄蝠(Hipposideros cf. ruber)、吉加斯小菊头蝠(Hipposideros)、大长翼蝠(Miniopterus inflatus)、北非果蝠(R. aegyptiacus)和鱼狗菊头蝠(Rhinolophus alcyone)],洞穴里的蚊子和蝠蝇也为 RNA 阴性。

3.12　蝙蝠中副黏病毒的大型多病毒研究

3.12.1　亚洲多病毒副黏病毒研究

对 20 种常见的食果性或食虫性中国蝙蝠(*n*=281)的粪便进行了研究,发现在食虫性小蹄蝠(Hipposideros cineraceus)、大蹄蝠(Hipposideros armiger)和黑髯墓蝠(Taphozous melanopogon),以及食果蝙蝠大长舌果蝠(Eonycteris spelaea)和棕果蝠(Rousettus leschenaultii)中发现了副黏病毒 RNA(Yuan 等,2014)。一般来说,食虫蝙蝠携带的副黏病毒与食果蝙蝠中的病毒不同。食虫蝙蝠的病毒属于 Jeilongvirus。亨尼帕相关的病毒 RNA 在亚洲大长舌果蝠(E. spelaea)中被发现,而腮腺炎病毒属病毒 RNA 在棕果蝠中被检测到(Yuan 等,2014)。

3.12.2　非洲多病毒副黏病毒研究

一项对非洲副黏病毒序列的大规模研究(包括 86 个物种的 4954 只蝙蝠)发现,大多数副黏病毒存在于灵长类、鸟类、肉食动物和有蹄类动物中。蝙蝠体内的副黏病毒种类数量与有蹄类动物中的数量接近(Drexler 等,2012)。这项大型研究发现了许多新的副黏病毒。麻疹病毒属或麻疹病毒相关分支的成员在以下蝙蝠中被检测到:1.3%的宽袍蹄蝠(Hipposideros abae),5.0%的 Hipposideros cf. caffer,1.7%的赤道蹄蝠(Hipposideros cf. ruber),1.0%的 H. gigas,1.0%的南鞘尾蝠(C. afra),8.0%的短尾叶口蝠(Carollia brevicauda),0.3%的昭短尾叶鼻蝠(Carollia perspicillata),13.8%的吸血蝠(Desmodus rotundus),3.4%的驹形长舌蝠(Glossophaga soricina),5.0%的帕氏髯蝠(Pteronotus parnellii),25.0%的 Myotis alcathoe,1.1%的长耳鼠耳蝠(Myotis bechsteinii),11.0%的长趾鼠耳蝠(Myotis capaccini),0.4%的水鼠耳蝠(Myotis daubentonii),1.9%的大鼠耳蝠(Myotis myotis),5.4%的须

鼠耳蝠(Myotis mystacinus)，11.1%的 Pipistrellus cf. nanus/annulus。腮腺炎病毒属的成员在以下蝙蝠中被检测到：4.0%的黄毛果蝠(Eidolon helvum)，50.0%的侏颈囊果蝠(E. minimus)，3.7%的锤头果蝠(H. monstrosus)，2.9%的非洲长舌果蝠(Megaloglossus woermanni)，7.0%的北非果蝠 (R. aegyptiacus)，0.5%的 H. gigas 和1.6%的大长翼蝠(M. inflatus)。亨尼帕病毒在以下蝙蝠中被检测到：5.8%的黄毛果蝠，5.6%冈比亚颈囊果蝠，5.9%的颈囊果蝠属(Epomophorus species)，3.7%的锤头果蝠，2.7%的小领果蝠(Myonycteris torquata)，1.4%的北非果蝠，0.3%的昭短尾叶鼻蝠(C. perspicillata)和 7.5%的帕氏犄蝠(P. parnellii)。肺病毒亚科副黏病毒的成员在 1.8%的黄毛果蝠中被检测到。这些病毒包括人类和牛呼吸道合胞体病毒的分支(Drexler 等,2012)。但在所有被测试的蝙蝠物种中都没有发现呼吸道病毒。

在肯尼亚,有 5.1%的蝙蝠粪便样品含有副黏病毒 RNA(n=217)(Conrardy 等,2014)。RNA 阳性蝙蝠有非洲假吸血蝠(Cardioderma cor)、非洲犬吻蝠属蝙蝠(Chaerephon)、纳塔耳游尾蝠(Otomops martiensseni)、北非果蝠、小长翼蝠(Miniopterus minor)和长翼蝠 natalensis(Miniopterus natalensis)。其中一只蝙蝠的肾、肺和肝组织中也含有副黏病毒 RNA。

一项对撒哈拉以南非洲内 48 种 1220 只蝙蝠的研究发现,蝙蝠肾组织中至少有两个主要病毒谱系,具有许多不同的副黏病毒 RNA 序列(Mortlock 等,2015)。携带病毒 RNA 的蝙蝠种类有南鞘尾蝠、长尾棕蝠(Eptesicus Hottentotus)、南非蹄蝠、乌灰蹄蝠(Hipposideros fuliginosus)、银彩蝠(Kerivoula argentata)、小长翼蝠(M. minor)、Neoromicia nana、非洲凹脸蝠(Nycteris Thebaica)、纳塔耳游尾蝠、几内亚菊头蝠(Rhinolophus denti)、东非菊头蝠(Rhinolophus landeri)、墓蝠属(Taphozous)和 Triaenops afer(Mortlock 等,2015)。这项研究的作者提出,在这些与蝙蝠相关的副黏病毒在进化过程中,可能形成了两个不同的谱系,一个谱系在狐蝠科蝙蝠中被发现,另一个谱系在非狐蝠科蝙蝠中被发现。此外,在病毒发病率和多样性方面发现的变化表明,一些蝙蝠种类可能是病毒储存宿主,而其他蝙蝠物种则是偶然宿主(Mortlock 等,2015)。

3.12.3　马达加斯加和西南印度洋岛屿进行的多病毒副黏病毒研究

马达加斯加的一项研究发现,19.2%的马岛黄毛果蝠(E. dupreanum)(n=73)及 2.3%马达加斯加狐蝠(n=349)呈亨德拉病毒和尼帕病毒血清阳性(Iehlé 等,2007)。在不到 1%的马达加斯加狐蝠和马达加斯加果蝠的血清样本中发现另一种副黏病毒,即刁曼病毒的抗体。

对来自西南印度洋岛屿的 15 种蝙蝠的肾、肺和脾进行的研究中,从 5 种食虫蝙蝠(格伦长趾蝙蝠、M. griveaudi、Miniopterus sorculus、纳塔尔犬吻蝠和 T. menamena)中共分离出 10 种不同的副黏病毒,这 5 种蝙蝠来自科摩罗(4.5% 呈阳性;n=66)、毛里求斯(1.8% 呈阳性;n=55)和马达加斯加(5.4% 呈阳性;n=76)(Wilkinson 等,2012)。虽然所有的病毒序列都来自麻疹病毒属相关的副黏病毒的新成员,但这些病毒之间存在高度的遗传多样性,核苷酸序列的相似性平均为74.2%。即使在两个不同的副黏病毒共感染的两个 M. griveaudi 个体中,来自同一蝙蝠的两种病毒之间的遗传同源性也分别为 70.8% 和 74.7%。其中 8 个新的病毒序列与生活在非洲和马达加斯加北部大片地区的食虫蝙蝠的副黏病毒被分为一组,而 M. griveaudi 的病毒序列与起源于欧洲的食虫蝙蝠的副黏病毒被分为一组(Wilkinson 等,2012)。在所有被测试的科摩罗果蝠(Rousettus oblivious)(n=36)中都没有检测到副黏病毒,尽管它们是从受感染的食虫蝙蝠 M. griveaudi 的同一地点采集的。在附近留尼汪岛的蝙蝠群体(n=422)的尿样中也检测到 4 种副黏病毒的 RNA(Dietrich 等,2015)。感染高峰出现在妊娠晚期和出生后 2 个月。一种独特的蝙蝠特有的钩端螺旋体(Leptospira)细菌感染也在同一时间达到顶峰。混合感染经常发生在传播高峰期,然而感染模式并不支持细菌和病毒之间的任何相互作用。拥挤的雌性蝙蝠群体和失去保护性母体抗体的幼年蝙蝠可成为蝙蝠之间的病毒传播"热点",也是在该时间段接触到这些群体的其他动物之间的病毒传播"热点"(Dietrich 等,2015)。

3.12.4　大洋洲多病毒副黏病毒研究

2015 年,澳大利亚的一项研究从狐蝠的尿液中分离出 7 种副黏病毒:先前分离的亨德拉病毒、梅那哥病毒和松湾病毒,以及 4 种新的腮腺炎病毒属副黏病毒(Hervey 病毒、Grove 病毒、Teviot 病毒和 Yeppoon 病毒)。该研究中的腮腺炎病毒属数量高于任何其他病毒属(Barr 等,2015)。

分别在 1999 年和 2009 年对从巴布亚新几内亚邻近地区的眼镜狐蝠中副黏病毒流行率的研究进行了比较,早期的数据没有检测到针对亨德拉病毒的抗体,而后一项研究报告了 65% 的血清复发率(Field 等,2013)。当比较巴布亚新几内亚各地多种蝙蝠时,1999 年亨德拉病毒的粗略血清效价为 7.8%,而 2009 年为50%。此外,在 1999 年,几乎所有蝙蝠都具有抗尼帕病毒中和抗体,具有对亨德拉病毒更高的中和效价,这表明当时流行的亨尼帕病毒更类似于亨德拉病毒而不是尼帕病毒。相比之下,在 2009 年的研究中,病毒抗原与尼帕病毒更相似(Field 等,

2013）。1999 年,没有检测到针对梅那哥病毒的抗体,而 2009 年的血清复发率为 56%。总而言之,在巴布亚新几内亚,副黏病毒在狐蝠中的流行率正在增加,其中包括亨尼帕病毒。然而,也有可能在两次研究之间的 10 年间,这些测试的敏感性增加了。

3.13   结论

人类感染副黏病毒可能导致从能够自我恢复的轻微疾病到危及生命的严重疾病,即使是在具有免疫能力的人群中也是如此。虽然在世界各地的蝙蝠和其他哺乳动物中都检测到了致病性副黏病毒成员,但在大洋洲和东南亚间接或直接的人畜共患传播高致病性的亨尼帕病毒尤其令人担忧。来自巴布亚新几内亚的大约 1/2 的被测试蝙蝠呈亨尼帕病毒血清阳性。在非洲,在黄毛果蝠中发现了 7 种新的副黏病毒的 RNA,其中几种与尼帕病毒有较少的核酸同源性。该地区有很低比例的人类也对亨尼帕病毒呈阳性反应,特别是在森林覆盖率有限的地区将屠宰蝙蝠作为野味的人,此外马达加斯加也发现了呈病毒血清阳性的蝙蝠。

亨尼帕病毒与细胞受体的结合、融合和进入是由病毒的 G 蛋白和 F 蛋白介导的。来源于 M74 亨尼帕病毒的糖蛋白能在锤头果蝠和黄毛果蝠的几种细胞系中形成合胞体,但在其他哺乳动物的细胞系中不能形成合胞体,这可能是因为它在蝙蝠细胞表面的表达水平较高。随后多核巨细胞的产生可能在很大程度上导致了亨尼帕病毒相关的致病机制。功能性 F 蛋白的产生依赖于高度保守的宿主细胞酶(包括弗林蛋白酶)的蛋白水解切割活性。来自中央狐蝠的弗林蛋白酶与其他哺乳动物不同,其更活跃,特别是在肾脏细胞系中,使其能够更快地切割副流感病毒的 F 蛋白。应该指出的是,这项活动作用于细胞系,因此可能不同于原代细胞或体内细胞感染所获得的结果。

据报道,在大洋洲的 6 种狐蝠以及两种裸背果蝠属蝙蝠身上发现了亨德拉病毒特异性抗体,这包括在澳大利亚各地发现的 4 种蝙蝠。亨德拉病毒感染导致的疾病仅在澳大利亚热带和亚热带地区的马或人类中有报道。平均的亨德拉病毒排泄患病率与 5 个纬度地区之间存在非线性关系。后来的一项研究表明,中央狐蝠和眼镜狐蝠由于生活在澳大利亚的热带和亚热带地区,是最有可能的病毒宿主。虽然在灰首狐蝠样本中没有检测到亨德拉病毒 RNA,但这种蝙蝠物种的少量样本确实含有 Yara Bend 病毒和 Geelong 副黏病毒、Teviot 病毒和松湾病毒的 RNA。在中央狐蝠的尿液或泌尿生殖系统样本中亨德拉病毒 RNA 水平最高,表明蝙蝠的尿液可能是亨德拉病毒传播给在有蝙蝠栖木的树下休息的马的重要途径。此外，从中央狐蝠和眼镜狐蝠包括肾脏在内的几个器官中检测到亨德拉病毒 RNA，但是未在岬狐蝠中检测到，而仅在 1%的受检的灰首狐蝠中检测到。

随着时间的推移，狐蝠、马和人类之间正在变化的相互作用可能会增加人畜共患病疫情暴发的风险，因为城市地区蝙蝠的数量继续增加，大多数人类亨德拉病毒疫情都发生在城市化或定居的蝙蝠群体附近。幼年蝙蝠母体免疫力下降的时期也与亨德拉病毒蔓延到人类种群的风险高峰期吻合。

尼帕病毒感染发生在东南亚，会导致严重的人类疾病。这种病毒的人畜共患传播通过接触猪而发生，可能是通过呼吸道途径传播，因为尼帕病毒存在于猪的上呼吸道和下呼吸道。虽然猪可能是中间放大宿主，但它们也可能是一个重要的病毒复制贮存库，因为在一次疫情暴发期间，几乎所有的猪都被感染了，但大多数猪都很健康，死亡率不超过 5%。1998 年，在马来西亚猪群中暴发尼帕病毒，随后在当地人群中暴发尼帕病毒疫情。在几种果蝠中也检测到了抗尼帕病毒抗体，并从蝙蝠的尿液及其部分食用的水果中分离到尼帕病毒。猪被认为是食用这种被污染的水果而感染的。此后，在泰国食果性和食虫性蝙蝠的尿液或唾液中也检测到病毒 RNA；在苏门答腊岛的蝙蝠尿液、膀胱和口咽部拭子中检测到病毒 RNA；在印度的狐蝠肝脏中也检测到病毒 RNA，从而使东南亚不同地区的几种蝙蝠成为尼帕病毒的宿主。在蝙蝠身上发现了两种尼帕病毒：其中最危险的一种不仅致死率很高，而且可能会在人与人之间传播，也可能通过食用被唾液或尿液污染的新鲜或发酵的棕榈汁液直接从猪传播给人类。亨尼帕病毒在 22℃ 的棕榈汁和杜果果肉上可以存活 1 周或更长时间，具体取决于温度和水果 pH 值。一年四季不断变化的果蝠饮食会影响尿液的酸碱度，从而影响病毒的存活时间。即使喂食不同种类的狐蝠相似的食物，其尿液的酸碱值也会不同，这可能会影响它们传播亨尼帕病毒的能力。

据报道，蝙蝠体内存在 9 组腮腺炎病毒属病毒。尽管在人类中发现了其中几种病毒（蝙蝠副流感病毒、刁曼病毒和 Achimoto 病毒）的抗体，但大多数病毒对蝙蝠或人类都不是致病性的。然而，Jeilong 病毒感染与一只蝙蝠的严重肺部感染有关；梅那哥病毒导致人类出现轻度发热和皮疹，猪出现严重疾病；Sosuga 病毒感染引起一位与蝙蝠和啮齿动物相关工作者的高热、头痛和颈部僵硬、肌肉疼痛和关节痛、斑丘疹和口咽部溃疡等症状。结果发现几只蝙蝠被感染，但没有啮齿动物感染的报道。

在蝙蝠身上也检测到了来自其他几组副黏病毒的病毒 RNA。在多种蝙蝠中都发现了麻疹病毒相关病毒。黑鼠是这组病毒的主要宿主,在加蓬南鞘尾蝠的心脏和肝脏中检测到 Belinga 蝙蝠病毒 RNA。其中一只蝙蝠病程较重,有腹泻、各种器官出现严重出血性病变、肺充血和胸膜炎等症状。

预防人类和动物感染副黏病毒是一个非常令人关注的问题,特别是对引发高死亡率的致命性疾病的病毒,如亨尼帕病毒。早期列出的一些预防措施,在防控副黏病毒感染方面已被证明相当有效,例如,在棕榈树汁液收集器皿上放置相应的边缘装置,为家畜接种疫苗(狂犬病毒)、穿戴适当的防护装备(埃博拉病毒),以及限制出售已知的病毒宿主动物(朊病毒病、禽流感、SARS)。由于将亨尼帕病毒带入人类群体的媒介是马和猪,建议加强对这些动物的监测和感染控制工作,而不是在野生储库宿主中加强监测和感染控制工作。对于那些在进入人类群体后可能通过"人传人"途径传播的微生物(如亨尼帕病毒),检疫、接触者追踪,以及改变社会饮食和丧葬习惯可能会降低病毒在人类种群中大暴发的风险。

参考文献

Albariño CG, Foltzer M, Towner JS, Rowe LA, Campbell S, Jaramillo CM, Bird BH, Reeder DM, Vodzak ME, Rota P, Metcalfe MG, Spiropoulou CF, Knust B, Vincent JP, Frace MA, Nichol ST, Rollin PE, Ströher U. 2014. Novel paramyxovirus associated with severe acute febrile disease, South Sudan and Uganda, 2012. *Emerging Infectious Diseases*. 20(2):211–214.

Amman BR, Albariño CJ, Bird BH, Nyakarahuka L, Sealy TK, Balinandi S, Schuh AJ, Campbell SM, Ströher U, Jones MEB, Vodzack ME, Reeder DM, Kaboyo W, Nichol ST, Towner JS. 2015. A recently discovered pathogenic paramyxovirus, Sosuga virus, is present in *Rousettus aegyptiacus* fruit bats at multiple locations in Uganda. *Journal of Wildlife Diseases*. 51(3):774–779.

Baker KS, Todd S, Marsh Ga, Crameri G, Barr J, Kamins AO, Peel AJ, Yu M, Hayman DTS, Nadjm B, Mtove G, Amos B, Reyburn H, Nyarko E, Suu-Ire R, Murcia PR, Cunningham AA, Wood JLN, Wang L-F. 2013. Novel, potentially zoonotic paramyxoviruses from the African straw-colored fruit bat *Eidolon helvum*. *Journal of Virology*. 87(3):1348–1358.

Barr J, Smith C, Smith I, de Jong C, Todd S, Melville D, Broos A, Crameri S, Haining J, Marsh G, Crameri G, Field H, Wang LF. 2015. Isolation of multiple novel paramyxoviruses from pteropid bat urine. *Journal of General Virology*. 96(Pt 1):24–29.

Basler CF. 2012. Nipah and Hendra virus interactions with the innate immune system. *Current Topics in Microbiology and Immunology*. 359:123–152.

Breed AC, Breed MF, Meers J, Field HE. 2011. Evidence of endemic Hendra virus infection in flying-foxes (*Pteropus conspicillatus*) – implications for disease risk management. *PLoS ONE*. 6(12):e28816.

Breed AC, Meers J, Sendow I, Bossart KN, Barr JA, Smith I, Wacharapluesadee S, Wang L, Field HE. 2013. The distribution of henipaviruses in Southeast Asia and Australasia: is Wallace's line a barrier to Nipah virus? *PLoS ONE*. 8(4):e61316.

Breed AC, Yu M, Barr JA, Crameri G, Thalmann CM, Wang L-F. 2010. Prevalence of henipavirus and rubulavirus antibodies in pteropid bats, Papua New Guinea. *Emerging Infectious Diseases.* 16(12):1997–1999.

Burroughs AL, Durr PA, Boyd V, Graham K, White JR, Todd S, Barr J, Smith I, Baverstock G, Meers J, Crameri G, Wang LF. 2016. Hendra virus infection dynamics in the grey-headed flying fox (*Pteropus poliocephalus*) at the southern-most extent of its range: further evidence this species does not readily transmit the virus to horses. *PLoS ONE.* 11(6):e0155252.

CDC. 2016. Signs & symptoms of mumps. https://www.cdc.gov/mumps/index.html. Accessed May 15, 2017.

Chakraborty A, Sazzad HM, Hossain MJ, Islam MS, Parveen S, Husain M, Banu SS, Podder G, Afroj S, Rollin PE, Daszak P, Luby SP, Rahman M, Gurley ES. 2016. Evolving epidemiology of Nipah virus infection in Bangladesh: evidence from outbreaks during 2010-2011. *Epidemiology & Infection.* 144(2):371–380.

Ching PKG, de los Reyes VC, Sucaldito MN, Tayag E, Columna-Vingno AB, Malbas FF Jr, Bolo GC Jr, Sejvar JJ, Eagles D, Playford G, Dueger E, Kaku Y, Morikawa S, Kuroda M, Marsh GA, McCullough S, Foxwell AR. 2015. Outbreak of Henipavirus infection, Philippines, 2014. *Emerging Infectious Diseases.* 21:328–331.

Chua KB, Koh CL, Hooi PS, Wee KF, Khong JH, Chua BH, Chan YP, Lim ME, Lam SK. 2002. Isolation of Nipah virus from Malaysian Island flying-foxes. *Microbes and Infections.* 4(2):145–151.

Chua KB, Wang LF, Lam Sai Kit K, Crameri GS, Yu M, Wise T, Boyle DB, Hyatt AD, Eaton BT. 2001. Tioman virus, a novel paramyxovirus isolated from fruit bats in Malaysia. *Virology.* 283:215–229.

Clayton BA, Wang LF, Marsh GA. 2013. Henipaviruses: an updated review focusing on the pteropid reservoir and features of transmission. *Zoonoses and Public Health.* 60:69–83.

Conrardy C, Tao Y, Kuzmin IV, Niezgoda M, Agwanda B, Breiman RF, Anderson LJ, Rupprecht C, Tong S. 2014. Molecular detection of adenoviruses, rhabdoviruses, and paramyxoviruses in bats from Kenya. *American Journal of Tropical Medicine and Hygiene.* 91(2):258–266.

de Wit E, Prescott J, Falzarano D, Bushmaker T, Scott D, Feldmann H, Munster VJ. 2014. Foodborne transmission of Nipah virus in Syrian hamsters. *PLoS Pathology.* 10:e1004001.

Dietrich M, Wilkinson DA, Benlali A, Lagadec E, Ramasindrazana B, Dellagi K, Tortosa P. 2015. *Leptospira* and paramyxovirus infection dynamics in a bat maternity enlightens pathogen maintenance in wildlife. *Environmental Microbiology.* 17(11):4280–4289.

Drexler JF, Corman VM, Gloza-Rausch F, Seebens A, Annan A, Ipsen A, Kruppa T, Müller MA, Kalko EK, Adu-Sarkodie Y, Oppong S, Drosten C. 2009. Henipavirus RNA in African bats. *PLoS ONE.* 4(7):e6367.

Drexler JF, Corman VM, Müller MA, Maganga GD, Vallo P, Binger T, Gloza-Rausch F, Cottontail VM, Rasche A, Yordanov S, Seebens A, Knörnschild M, Oppong S, Adu Sarkodie Y, Pongombo C, Lukashev AN, Schmidt-Chanasit J, Stöcker A, Carneiro AJ, Erbar S, Maisner A, Fronhoffs F, Buettner R, Kalko EK,Kruppa T, Franke CR, Kallies R, Yandoko ER, Herrler G, Reusken C, Hassanin A, Krüger DH, Matthee S, Ulrich RG, Leroy EM, Drosten C. 2012. Bats host major mammalian paramyxoviruses. *Nature Communications.* 3:796.

Edson D, Field H, McMichael L, Jordan D, Kung N, Mayer D, Smith C. 2015a. Flying-Fox roost disturbance and Hendra virus spillover risk. *PLoS ONE.* 10(5):e0125881.

Edson D, Field H, McMichael L, Vidgen M, Goldspink L, Broos A, Melville D, Kristoffersen J, de Jong C, McLaughlin A, Davis R, Kung N, Jordan D, Kirkland P, Smith C. 2015b. Routes of Hendra virus excretion in naturally-infected flying-foxes: implications for viral transmission and spillover risk. *PLoS ONE.* 10(10):e0140670.

El Najjar F, Lampe L, Baker ML, Wang LF, Dutch RE. 2015. Analysis of cathepsin and furin pro-teolytic enzymes involved in viral fusion protein activation in cells of the bat reservoir host. *PLoS ONE*. 10(2):e0115736.

Epstein JH, Baker ML, Zambrana-Torrelio C, Middleton D, Barr JA, Dubovi E, Boyd V, Pope B, Todd S, Crameri G, Walsh A, Pelican K, Fielder MD, Davies AJ, Wang LF, Daszak P. 2013. Duration of maternal antibodies against canine distemper virus and Hendra virus in pteropid bats. *PLoS ONE*. 8(6):e67584.

Epstein JH, Prakash V, Smith CS, Daszak P, McLaughlin AB, Meehan G, Field HE, Cunningham AA. 2008. Henipavirus infection in fruit bats (*Pteropus giganteus*), India. *Emerging Infectious Diseases*. 14(8):1309–1311.

Field H, de Jong CE, Halpin K, Smith CS. 2013. Henipaviruses and fruit bats, Papua New Guinea. *Emerging Infectious Diseases*. 19(4):670–671.

Field H, Jordan D, Edson D, Morris S, Melville D, Parry-Jones K, Broos A, Divljan A, McMichael L, Davis R, Kung N, Kirkland P, Smith C. 2015. Spatiotemporal aspects of Hendra virus infec-tion in Pteropid bats (flying-foxes) in eastern Australia. *PLoS ONE*. 10(12):e0144055.

Fogarty R, Halpin K, Hyatt AD, Daszak P, Mungall BA. 2008. Henipavirus susceptibility to environmental variables. *Virus Research*. 132(1–2):140–144.

Goldspink LK, Edson DW, Vidgen ME, Bingham J, Field HE, Smith CS. 2015. Natural Hendra virus infection in flying-foxes – tissue tropism and risk factors. *PLoS ONE*. 10(6):e0128835.

Gupta M, Lo MK, Spiropoulou CF. 2013. Activation and cell death in human dendritic cells infected with Nipah virus. *Virology*. 441:49–56.

Gurley ES, Montgomery JM, Hossain MJ, Bell M, Azad AK, Islam MR, Molla MA, Carroll DS, Ksiazek TG, Rota PA, Lowe L, Comer JA, Rollin P, Czub M, Grolla A, Feldmann H, Luby SP, Woodward JL, Breiman RF. 2007. Person-to-person transmission of Nipah virus in a Bangladeshi community. *Emerging Infectious Diseases*. 13(7):1031–1037.

Hayman DT, Wang LF, Barr J, Baker KS, Suu-Ire R, Broder CC, Cunningham AA, Wood JL. 2011. Antibodies to henipavirus or henipa-like viruses in domestic pigs in Ghana, West Africa. *PLoS ONE*. 6(9):e25256.

Hayman DTS, Suu-Ire R, Breed AC, McEachern JA, Wang L, Wood JLN, Cunningham AA. 2008. Evidence of henipavirus infection in West African fruit bats. *PLoS ONE*. 3(7):e2739.

Health Communities.com. 2016. Canine distemper. http://www.healthcommunities.com/canine-distemper/transmission.shtml. Accessed October 20, 2016.

Hollinger FB, Pavri KM. 1971. Bat parainfluenza virus: immunological, chemical, and physical properties. *American Journal of Tropical Medicine and Hygiene*. 20:131–138.

Hsu VP, Hossain MJ, Parashar UD, Ali MM, Ksiazek TG, Kuzmin I, Niezgoda M, Rupprecht C, Bresee J, Breiman RF. 2004. Nipah virus encephalitis reemergence, Bangladesh. *Emerging Infectious Diseases*. 10(12):2082–2087.

Iehlé C, Razafitrimo G, Razainirina J, Andriaholinirina N, Goodman SM, Faure C, Georges-Courbot MC, Rousset D, Reynes JM. 2007. Henipavirus and Tioman virus antibodies in ptero-podid bats, Madagascar. *Emerging Infectious Diseases*. 13(1):159–161.

Islam MS, Sazzad HM, Satter SM, Sultana S, Hossain MJ, Hasan M, Rahman M, Campbell S, Cannon DL, Ströher U, Daszak P, Luby SP, Gurley ES. 2016. Nipah virus transmission from bats to humans associated with drinking traditional liquor made from date palm sap, Bangladesh, 2011–2014. *Emerging Infectious Diseases*. 22(4):664–670.

Johara MY, Field H, Rashdi AM, Morrisy C. van der Heide B, Rota P, Adzhar A, White J, Daniels P, Jamaluddin A, Ksiazek TG. 2001. Nipah virus infection in bats (Order Chiroptera) in Peninsular Malaysia. *Emerging Infectious Diseases*. 7:439–441.

Khan SU, Gurley ES, Hossain MJ, Nahar N, Sharker MA, Luby SP. 2012. A randomized controlled trial of interventions to impede date palm sap contamination by bats to prevent Nipah virus transmission in Bangladesh. *PLoS ONE.* 7(8):e42689.

Krüger N, Hoffmann M, Drexler JF, Müller MA, Corman VM, Drosten C, Herrler G. 2014. Attachment protein G of an African bat henipavirus is differentially restricted in chiropteran and nonchiropteran cells. *Journal of Virology.* 88(20):11973–11980.

Krüger N, Hoffmann M, Drexler JF, Müller MA, Corman VM, Sauder C, Rubin S, He B, Örvell C, Drosten C, Herrler G. 2015. Functional properties and genetic relatedness of the fusion and hemagglutinin-neuraminidase proteins of a mumps virus-like bat virus. *Journal of Virology.* 89(8):4539–4548.

Kurth A, Kohl C, Brinkmann A, Ebinger A, Harper JA, Wang L-F, Wühldorfer K, Wibbelt G. 2012. Novel paramyxoviruses in free-ranging European bats. *PLoS ONE.* 7(6):e38688.

Lau SK, Woo PC, Wong BH, Wong AY, Tsoi HW, Wang M, Lee P, Xu H, Poon RW, Guo R, Li KS, Chan KH, Zheng BJ, Yuen KY. 2010. Identification and complete genome analysis of three novel paramyxoviruses, Tuhoko virus 1, 2 and 3, in fruit bats from China. *Virology.* 404(1):106–116.

Lee B, Pernet O, Ahmed AA, Zeltina A, Beaty SM, Bowden TA. 2015. Molecular recognition of human ephrinB2 cell surface receptor by an emergent African henipavirus. *Proceedings of the National Academy of Science U S A.* 112(17):E2156–2165.

Lieu KG, Marsh GA, Wang L-F, Netter HJ. 2015. The nonpathogenic henipavirus Cedar paramyxovirus phosphate has a compromised ability to target STAT12 and STAT2. *Antiviral Research.* 124:69–76.

Lo Presti A, Cella E, Giovanetti M, Lai A, Angeletti S, Zehender G, Ciccozzi M. 2016. Origin and evolution of Nipah virus. *Journal of Medical Virology.* 88(3):380–388.

Luby SP, Rahman M, Hossain MJ, Blum LS, Husain MM, Gurley E, Khan R, Ahmed BN, Rahman S, Nahar N, Kenah E, Comer JA, Ksiazek TG. 2006. Foodborne transmission of Nipah virus, Bangladesh. *Emerging Infectious Diseases.* 12(12):1888–1894.

Mackenzie JS. 1999. Emerging viral diseases: An Australian perspective. *Emerging Infectious Diseases.* 5(1):1–8.

Maganga GD, Bourgarel M, Obame Nkoghe J, N'Dilimabaka N, Drosten C, Paupy C, Morand S, Drexler JF, Leroy EM. 2014. Identification of an unclassified paramyxovirus in *Coleura afra*: a potential case of host specificity. *PLoS ONE* 9(12):e115588.

Marsh GA, de Jong C, Barr JA, Tachedjian M, Smith C, Middleton D, Yu M, Todd S, Foord AJ, Haring V, Payne J, Robinson R, Broz I, Crameri G, Field HE, Wang L-F. 2012. Cedar virus: a novel henipavirus isolated from Australian bats. *PLoS Pathology.* 8(8): e1002836.

Mayo Clinic. 2016. Measles. http://www.mayoclinic.org/diseases-conditions/measles/basics/symptoms/con-20019675. Accessed October 20, 2016.

MedLine Plus. 2016. Parainfluenza viruses. https://medlineplus.gov/ency/article/001370.htm. Accessed October 20, 2016.

Mélade J, Wieseke N, Ramasindrazana B, Flores O, Lagadec E, Gomard Y, Goodman SM, Dellagi K, Pascalis H. 2016. An eco-epidemiological study of Morbilli-related paramyxovirus infection in Madagascar bats reveals host-switching as the dominant macro-evolutionary mechanism. *Scientific Reports.* 6:23752.

Merck Veterinary Manual. 2016. Rinderpest. http://www.merckvetmanual.com/. Accessed October 20, 2016.

Middleton DJ, Weingartl HM. 2012. Henipaviruses in their natural animal hosts. *Current Topics in Microbiology and Immunology.* 359:105–121.

Mortlock M, Kuzmin IV, Weyer J, Gilbert AT, Agwanda B, Rupprecht CE, Nel LH, Kearney T, Malekani JM, Markotter W. 2015. Novel paramyxoviruses in bats from Sub-Saharan Africa, 2007–2012. *Emerging Infectious Diseases.* 21(10):1840–1843.

Muleya W, Sasaki M, Orba Y, Ishii A, Thomas Y, Nakagawa E, Ogawa H, Hang'ombe B, Namangala B, Mweene A, Takada A, Kimura T, Sawa H. 2014. Molecular epidemiology of paramyxoviruses in frugivorous *Eidolon helvum* bats in Zambia. *Journal of Veterinary Medical Science*. 76(4):611–614.

Nahar N, Paul RC, Sultana R, Gurley ES, Garcia F, Abedin J, Sumon SA, Banik KC, Asaduzzaman M, Rimi NA, Rahman M, Luby SP. 2015. Raw sap consumption habits and its association with knowledge of Nipah virus in two endemic districts in Bangladesh. *PLoS ONE*. 10(11):e0142292.

Ong KC, Wong KT. 2015. Henipavirus encephalitis: recent developments and advances. *Brain Pathology*. 25(5):605–613.

Pavri KM, Singh KR, Hollinger FB. 1971. Isolation of a new parainfluenza virus from a frugivorous bat, *Rousettus leschenaulti*, collected at Poona, India. *American Journal of Tropical Medicine and Hygiene*. 20:125–130.

Peel AJ, Baker KS, Crameri G, Barr JA, Hayman DT, Wright E, Broder CC, Fernández-Loras A, Fooks AR, Wang LF, Cunningham AA, Wood JL. 2012. Henipavirus neutralising antibodies in an isolated island population of African fruit bats. *PLoS ONE*. 7(1):e30346.

Pernet O, Schneider BS, Beaty SM, LeBreton M, Yun TE, Park A, Zachariah TT, Bowden TA, Hitchens P, Ramirez CM, Daszak P, Mazet J, Freiberg AN, Wolfe ND, Lee B. 2014. Evidence for henipavirus spillover into human populations in Africa. *Nature Communucations*. 5:5342.

Philbey AW, Kirkland PD, Ross AD, Davis RJ, Gleeson AB, Love RJ, Daniels PW, Gould AR, Hyatt AD. 1998. An apparently new virus (family Paramyxoviridae) infectious for pigs, humans, and fruit bats. *Emerging Infectious Diseases*. 4(2):269–271.

Plowright RK, Field HE, Smith C, Divljan A, Palmer C, Tabor G, Daszak P, Foley JE. 2008. Reproduction and nutritional stress are risk factors for Hendra virus infection in little red flying foxes (*Pteropus scapulatus*). *Proceedings of Biological Sciences*. 275(1636):861–869.

Plowright RK, Foley P, Field HE, Dobson AP, Foley JE, Eby P, Daszak P. 2011. Urban habituation, ecological connectivity and epidemic dampening: the emergence of Hendra virus from flying foxes (*Pteropus* spp.). *Proceedings in Biological Sciences*. 278(1725):3703–3712.

Rahman MA, Hossain MJ, Sultana S, Homaira N, Khan SU, Rahman M, Gurley ES, Rollin PE, Lo MK, Comer JA, Lowe L, Rota PA, Ksiazek TG, Kenah E, Sharker Y, Luby SP. 2012. Date palm sap linked to Nipah virus outbreak in Bangladesh, 2008. *Vector Borne Zoonotic Diseases*. 12(1):65–72.

Rodriguez JJ, Parisien JP, Horvath CM. 2002. Nipah virus V protein evades alpha and gamma interferons by preventing STAT1 and STAT2 activation and nuclear accumulation. *Journal of Virology*. 76(22):11476–11483.

Rodriguez JJ, Wang LF, Horvath CM. 2003. Hendra virus V protein inhibits interferon signaling by preventing STAT1 and STAT2 nuclear accumulation. *Journal of Virology*. 77(21):11842–11845.

Sasaki M, Setiyono A, Handharyani E, Rahmadani I, Taha S, Adiani S, Subangkit M, Sawa H, Nakamura I, Kimura T. 2012. Molecular detection of a novel paramyxovirus in fruit bats from Indonesia. *Virology Journal*. 9:240.

Sendow I, Field HE, Curran J, Darminto, Morrissy C, Meehan G, Buick T, Daniels P. 2006. Henipavirus in *Pteropus vampyrus* bats, Indonesia. *Emerging Infectious Diseases*. 12(4):711–712.

Sendow I, Ratnawati A, Taylor T, Adjid RM, Saepulloh M, Barr J, Wong F, Daniels P, Field H. 2013. Nipah virus in the fruit bat *Pteropus vampyrus* in Sumatera, Indonesia. *PLoS ONE*. 8(7):e69544.

Shaw ML. 2009. Henipaviruses employ a multifaceted approach to evade the antiviral interferon response. *Viruses*. 1(3):1190–1203.

Smith L, Wang L-F. 2013. Bats and their virome: an important source of emerging viruses capable of infecting humans. *Current Opinion in Virology*. 3:84–91.

Virtue ER, Marsh GA, Baker ML, Wang L-F. 2011a. Interferon production and signaling pathways are antagonized during henipavirus infection of fruit bat cell lines. *PLoS ONE.* 6(7):e22488.

Virtue ER, Marsh GA, Wang LF. 2011b. Interferon signaling remains functional during henipavirus infection of human cell lines. *Journal of Virology.* 85(8):4031–4034.

Wacharapluesadee S, Boongird K, Wanghongsa S, Ratanasetyuth N, Supavonwong P, Saengsen D, Gongal GN, Hemachudha T.2010. A longitudinal study of the prevalence of Nipah virus in *Pteropus lylei bats* in Thailand: evidence for seasonal preference in disease transmission. *Vector Borne Zoonotic Diseases.* 10:183–190.

Wacharapluesadee S, Lumlertdacha B, Boongird K, Wanghongsa S, Chanhome L, Rollin P, Stockton P, Rupprecht CE, Ksiazek TG, Hemachudha T. 2005. Bat Nipah virus, Thailand. *Emerging Infectious Diseases.* 11(12):1949–1951.

Wacharapluesadee S, Samseeneam P, Phermpool M, Kaewpom T, Rodpan A, Maneeorn P, Srongmongkol P, Kanchanasaka B, Hemachudha T. 2016. Molecular characterization of Nipah virus from *Pteropus hypomelanus* in Southern Thailand. *Virology Journal.* 13(1):53.

Weis M, Behner L, Hoffmann M, Krüger N, Herrler G, Drosten C, Drexler JF, Dietzel E, Maisner A. 2014. Characterization of African bat henipavirus GH-M74a glycoproteins. *Journal of General Virology.* 95(Pt 3):539–548.

Wilkinson DA, Temmam S, Lebarbenchon C, Lagadec E, Chotte J, Guillebaud J, Ramasindrazana B, Héraud JM, de Lamballerie X, Goodman SM, Dellagi K, Pascalis H. 2012. Identification of novel paramyxoviruses in insectivorous bats of the Southwest Indian Ocean. *Virus Research.* 170(1–2):159–163.

Wynne JW, Shiell BJ, Marsh GA, Boyd V, Harper JA, Heesom K, Monaghan P, Zhou P, Payne J, Klein R, Todd S, Mok L, Green D, Bingham R, Tachedjian M, Baker ML, Matthews D, Wang L-F. 2014. Proteomics informed by transcriptomics reveals Hendra virus sensitizes bat cells to TRAIL-mediated apoptosis. *Genome Biology.*15:532.

Yadav PD, Raut CG, Shete AM, Mishra AC, Towner JS, Nichol TS, Mourya DT. 2012. Short report: detection of Nipah virus RNA in fruit bat (*Pteropus giganteus*) from India. *American Journal of Tropical Medicine and Hygiene.* 87(3): 576–578.

Yaiw KC, Crameri G, Wang L, Chong HT, Chua KB, Tan CT, Goh KJ, Shamala D, Wong KT. 2007. Serological evidence of possible human infection with Tioman virus, a newly described paramyxovirus of bat origin. *Journal of Infectious Diseases.* 196(6):884–886.

Yuan L, Li M, Li L, Monagin C, Chmura AA, Schneider BS, Epstein JH, Mei X, Shi Z, Daszak P, Chen J. 2014. Evidence for retrovirus and paramyxovirus infection of multiple bat species in China. *Viruses.* 6(5):2138–2154.

Zeller HG, Karabatsos N, Calisher CH, Digoutte JP, Murphy FA, Shope RE. 1989. Electron microscopy and antigenic studies of uncharacterized viruses. I. Evidence suggesting the placement of viruses in families Arenaviridae, Paramyxoviridae, or Poxviridae. *Archives of Virology.* 108(3–4):191–209.

Zhou P, Cowled C, Todd S, Crameri G, Virtue ER, Marsh GA, Klein R, Shi Z, Wang L-F, Baker ML. 2011. Type III IFNs in pteropid bats: differential expression patterns provide evidence for distinct roles in antiviral immunity. *Journal of Immunology.* 186(5):3138–3147.

第 **4** 章

丝状病毒与蝙蝠

4.1 丝状病毒

丝状病毒科病毒由一类丝状单股负链非节段的 RNA 病毒组成。丝状病毒平均直径为 80nm,长度变化较大,最长可超过 12 000nm,病毒粒子呈 6 字形、U 形或圆形。丝状病毒科属于单分子负链 RNA 病毒目,包含 3 个属:马尔堡病毒(Marburgvirus,MARV)、埃博拉病毒(Ebolavirus,EBOV)和库瓦病毒(Cuevavirus)。埃博拉病毒包含 5 个亚型:扎伊尔埃博拉病毒株(Zaire ebolavirus,ZEBOV)、苏丹埃博拉病毒(Sudan ebolavirus)(SEBOV)、科特迪瓦埃博拉病毒(Côte d'Ivoire ebolavirus)(CIEBOV)、雷斯顿埃博拉病毒(Reston ebolavirus)(REBOV)和本迪布焦埃博拉病毒(Bundibungyo ebolavirus,BEBOV)。雷斯顿埃博拉病毒可在一些非人灵长类动物中引起致命的疾病,虽然可感染人类,但不具有致病性。马尔堡病毒(维多利亚湖马尔堡病毒,Lake Victoria marburgvirus)是该属的唯一物种,包含马尔堡病毒和拉文病毒(Ravn viruses),这两种病毒约有 20% 的遗传差异。Lloviu 库瓦病毒(Lloviu cuevavirus)是库瓦病毒属中唯一的成员,传染性病毒株尚未分离,在研究宿主细胞感染时,研究人员常使用携带 Lloviu 库瓦病毒蛋白的假病毒进行实验(Maruyuma 等,2014),其在基因上与埃博拉病毒和马尔堡病毒完全不同(大约 50% 的序列差异)。这种病毒利用了与其他丝状病毒相似的宿主细胞进入途径,相比于马尔堡病毒,其与埃博拉病毒更具可比性(Maruyuma 等,2014;Ng 等,2014)。这些与其他丝状病毒的相似点和不同点支持了 Lloviu 库瓦病毒属于丝状病毒科的一个独特属的论点。

2014 年至 2015 年西非暴发疫情之前,疫情生态位模型表明,埃博拉出血热存在于非洲中部和西部的热带雨林中,而马尔堡病毒则发现于非洲中南部和东部更干燥、更开阔的地区(Beltz,2011)。在矿井中工作或进入矿井、废弃的矿井和洞穴是人类感染马尔堡病毒的危险因素。虽然上述丝状病毒大多数存在于非洲,但雷斯顿埃博拉病毒起源于菲律宾,而 Lloviu 库瓦病毒发现于西班牙。表 4.1 列举了与蝙蝠有关的丝状病毒。

4.1.1　丝状病毒感染史

关于 2014 年至 2015 年西非埃博拉疫情暴发前的信息,2014 年 Mylne 等汇编了一个关于人类埃博拉疫情地理传播的综合数据库(Mylne 等,2014),该数据库利用各种已公布和未公布的数据提取了疑似人畜共患疾病的来源和人间传播的详细信息。这一信息可能对中非今后的疫情,以及对非洲大陆不同地区的疫情控制具有重要作用。

4.1.2　丝状病毒感染的临床特征

丝状病毒经过 2~42 天的潜伏期后,疾病突然发作,开始时出现非特异性流感样症状,包括高热、头痛,关节和肌肉疼痛、恶心和咽喉痛,随后出现强烈疲劳、腹泻、腹痛和呕吐。皮肤出现瘀点和紫色皮疹(皮肤上的红色或紫色斑点)。在感染的早期,免疫系统中的单核/巨噬细胞和树突状细胞被感染。病毒随后通过血液和淋巴系统传播到肝、脾和其他器官(Olejnik 等,2011)。呼吸系统症状包括咳嗽、打嗝、咽喉痛和胸部疼痛,以及呼吸困难。由实质细胞内的病毒复制引起的严重疾病表现为肝、脾、肾、淋巴结、睾丸和卵巢的坏死。微血管组织损伤导致血管通透性增加、凝血因子级联激活和耗竭,最终导致体液平衡紊乱、心血管疾病、低血容量性休克和死亡(Rewar 和 Mirdha,2014)。其中一些病毒感染在人类中的致死率较高,为 30%~90%,而雷斯顿埃博拉病毒在人类中没有症状。

4.1.3　病毒蛋白作用

理解病毒如何逃避免疫反应并进入宿主细胞,对于理解病毒的持久性感染,以及细胞和物种的趋向性至关重要。其中确定涉及的病毒和宿主细胞蛋白非常重要,因为其中任何一种蛋白的变化都可能增强或抑制各类宿主细胞的感染及随后的疾病发展和严重程度。丝状病毒基因组(3'–5'顺序)分别编码下列蛋白质:核

表 4.1　与蝙蝠相关的丝状病毒

蝙蝠科	蝙蝠俗名	蝙蝠种	丝状病毒
狐蝠科	鬃毛利齿狐蝠 (Golden-capped fruit bat)	鬃毛利齿狐蝠 (Acerodon jubatus)	REBOV
狐蝠科	短鼻果蝠	犬蝠	EBOV
狐蝠科	草色果蝠	黄毛果蝠	EBOV
狐蝠科	布氏前肩头果蝠	加纳饰肩果蝠	EBOV
狐蝠科	布氏前肩头果蝠	加纳饰肩果蝠	MARV
狐蝠科	富氏前肩头果蝠	富氏饰肩果蝠	ZEBOV
狐蝠科	富氏前肩头果蝠	富氏饰肩果蝠	MARV
狐蝠科	锤头果蝠 (Hammerhead bat)	锤头果蝠 (Hypsignathus monstrosus)	ZEBOV
狐蝠科	锤头果蝠 (Hammerhead bat)	锤头果蝠 (Hypsignathus monstrosus)	MARV
假吸血蝠科	大巨耳蝠	印度假吸血蝠	EBOV
狐蝠科	小果蝠	非洲小狐蝠	EBOV
狐蝠科	小果蝠	非洲小狐蝠	MARV
长翼蝠亚科	大长翼蝠	大长翼蝠	MARV
长翼蝠亚科	长翼蝠	普通长翼蝠	Lloviu 病毒
大物蝠科	安哥拉大物蝠 (Angolan free-tailed bats)	安哥拉犬吻蝠 (Mops condylurus)	EBOV
狐蝠科	环颈鼠果蝠	小领果蝠	ZEBOV
狐蝠科	马来亚果蝠	马来大狐蝠	REBOV
菊头蝠科	乌干达菊头蝠 (Eloquent horseshoe bat)	乌干达菊头蝠 (Rhinolophus eloquens)	MARV
狐蝠科	埃及果蝠	北非果蝠	EBOV
狐蝠科	埃及果蝠	北非果蝠	MARV
狐蝠科	抱尾果蝠 (Geoffroy's rousette)	抱尾果蝠 (Rousettus amplexicaudatus)	REBOV
狐蝠科	列氏果蝠	棕果蝠	Bt-DH04 丝状病毒
狐蝠科	列氏果蝠	棕果蝠	EBOV

衣壳蛋白(NP)、聚合酶辅因子(VP35)、基质蛋白(VP40)、糖蛋白(GP)、复制转录蛋白(VP30)、小基质蛋白(VP24-丝状病毒特有)、RNA 依赖性 RNA 聚合酶(L)和分泌糖蛋白(sGP),分泌糖蛋白可以通过保护血管壁内皮细胞而发挥抗炎作用(Takada,2012)。

4.1.3.1 病毒和细胞蛋白在逃避宿主免疫反应中的作用

VP35 和 VP24 是降低宿主 IFN 反应的毒力因子(Olejnik 等,2011)。如第 1 章所述,由于埃博拉病毒或马尔堡病毒感染引起的人类严重疾病与先天性和适应性免疫应答失调相关,主要是由于 I 型和 II 型干扰素的作用减弱,而 I 型和 II 型干扰素是蝙蝠抗病毒防御的关键因素。与非致病性雷斯顿埃博拉病毒相比,高致病性扎伊尔埃博拉病毒和马尔堡病毒对于抑制 IFN-α 和 IFN-β 功能具有更强的作用。扎伊尔埃博拉病毒和马尔堡病毒的 VP35 对于阻断 RIG-I 介导的 RNA 解旋酶途径产生 IFN-α 和 IFN-β,以及随后的下游信号至关重要,而 VP24 可抑制 IFN-α/β 和 IFN-γ 信号。

VP35 作为 IKKε(IκB 激酶 ε)和 TBK-1(TANK-结合激酶 1)的假底物,阻断干扰素调节因子 3(IRF-3)和 IRF-7 的激活。VP35 还可促进 IRF-7 的化学修饰,通过负反馈调节抑制 IFN 基因转录。此外,VP35 降低了 PKR 的激活程度,PKR 是一种双链 RNA 激活的蛋白激酶,通过磷酸化翻译起始因子 eIF-2 的 α 亚单位来抑制病毒的翻译和复制。在埃博拉病毒感染期间,病毒 VP24 通过阻止磷酸化的 STAT1 同源二聚体(I 型 IFN 激活)或 STAT1 与 STAT2 形成的异源二聚体(IFN-γ 激活)的入核而起作用。病毒诱导的趋化因子白细胞介素 8 和白细胞介素 10 将免疫细胞吸引到感染部位,免疫细胞被感染后分泌额外的趋化因子和细胞因子,包括促炎细胞因子、白细胞介素 6 和 IFN-γ,导致感染部位白细胞介素 10 和抗炎细胞因子 TGF-β 的表达水平改变(Basler 和 Amarasinghe,2009)。相比之下,马尔堡病毒 VP24 蛋白抑制 STAT1 和 STAT2 的磷酸化和激活,而不是抑制 STAT1 的入核。扎伊尔埃博拉病毒不影响 NF-κB 转录因子复合物或白细胞介素 1β 的表达,而是通过促进 IRF-1 和 2',5'-寡腺苷酸合成酶的表达阻断 IFN-α 和 IFN-γ 的产生(Basler 和 Amarasinghe,2009)。这些作用共同减少了 I 型和 II 型干扰素的产生,并促进了促炎状态。蝙蝠抗病毒防御系统的一些主要组成部分是各种 III 型干扰素,其在人类免疫中的作用很小。目前还没有关于丝状病毒对 III 型干扰素的作用和对炎症作用的相关报道。

4.1.3.2 病毒和细胞蛋白在嗜性和宿主细胞进入中的作用

为了进入宿主细胞,病毒表面蛋白、GP 或病毒膜磷脂酰丝氨酸分别与宿主细胞上的受体:C 型凝集素或 T 细胞免疫球蛋白和黏蛋白结构域 1(TIM-1)结合。病毒进入宿主细胞是通过几种类型的内吞作用发生的,包括巨胞饮作用和网格蛋白或小窝/脂质筏介导的内吞机制。随后病毒包膜与细胞内体膜融合。同型融合和液泡蛋白分选多亚基栓系复合物在内体和溶酶体的融合中起着至关重要的作用。内体/溶酶体胆固醇转运蛋白 Niemann-Pick C1(NPC1)在病毒融合和脱壳中发挥重要作用。病毒突变可以抑制丝状病毒感染宿主细胞,参与内体或溶酶体产生的宿主基因突变也是如此,如下所述(Carette 等,2012;Ng 等,2015)。

与内体融合后,病毒蛋白和基因组被释放到细胞质中,丝状病毒在细胞质中复制并产生用于病毒蛋白合成的 mRNA。随后基因组 RNA 被其衣壳蛋白包围,在宿主细胞质膜的病毒组装过程中与病毒蛋白结合。最后,病毒颗粒以出芽的方式形成有包膜的子代病毒(Takada,2012)。

丝状病毒可以感染多种类型的灵长类动物细胞并在其中生长,包括 Vero 细胞(来自非洲绿猴的肾细胞系),并对肝细胞和库普弗细胞、肾上腺皮质细胞、成纤维细胞、内皮细胞,以及重要的树突状细胞和先天免疫系统的单核/巨噬细胞具有特殊的亲和力。病毒对这些细胞的感染能力是其病毒毒力的表现,包括出血、早期先天免疫功能障碍和病毒在全身的传播。虽然淋巴细胞未被感染,但丝状病毒感染通过凋亡耗尽未感染的淋巴细胞,对适应性免疫反应产生不利影响,干扰病毒的清除(Olejnik 等,2011;Takada,2012)。来自幸存者的数据表明,早期和适度的细胞因子调节可能是决定疾病结果的关键(Olejnik 等,2011)。在蝙蝠的肝脏中,马尔堡病毒抗原以一种膜周模式在小的、相对孤立的病灶周围被发现,通常与少量单核炎性细胞和高度定位的坏死肝细胞相关(Towner,2009)。这与在被感染的人类和非人灵长类动物肝脏中发现的大量且广泛分布的抗原形成鲜明对比(Towner 等,2009)。

当来自北非果蝠的 R06E 细胞系暴露于埃博拉病毒或马尔堡病毒时,这些细胞被感染并具有类似的生长动力学(马尔堡病毒)特征,并产生马尔堡病毒和埃博拉病毒感染 Vero 细胞类似的病毒滴度(Krhling 等,2010)。成熟的病毒颗粒从质膜中出芽,在 R06E 细胞培养物的上清液中也可发现丝状颗粒,其细胞质中显示出大量丝状病毒特有的胞内核衣壳,比在 Vero 细胞或人类细胞系中观察到的更多。R06E 细胞中的病毒包涵体表明病毒核衣壳的积累,数量也多于 Vero 细胞中的病毒包涵体(Krhling 等,2010)。因此,蝙蝠来源的 R06E 细胞可能比其他细胞系释放病毒颗粒的效率更低,这表明需要进一步研究病毒出芽效率,以及病毒蛋白和在体内感染的各种蝙蝠群原代细胞培养物中运输所需的内体分选复合物组分之间的相互作用关系。这样的研究可以阐明在丝状病毒出芽期间,马尔堡病毒蛋白或相应的埃博拉病毒蛋白(VP40)与细胞 TSG101 或通过细胞 TSG101 和 Nedd4 的相互作用的重要性(Licata 等,2003;Timmins 等,2003;Urata 等,2007)。尽管 R06E 蝙蝠细胞系表达高水平的病毒蛋白并在上清液中具有较高滴度,但并没有使北非果蝠丧失作为丝状病毒宿主的资格,因为用埃博拉病毒对这些蝙蝠进行实验性感染会导致生产性感染,病毒滴度高但没有临床症状(Swanepoel 等,1996),这可能是由于一些蝙蝠组织中的快速免疫反应。

有趣的是,一些表达马尔堡病毒糖蛋白的假病毒并没有感染来源于琉球狐蝠的肾细胞,尽管这些假病毒,以及埃博拉病毒和 Lloviu 库瓦病毒,确实可感染来源于其他几种蝙蝠的肾细胞系(马铁菊头蝠、棕果蝠、冈比亚颈囊果蝠和普通长翼蝠)以及印度狐蝠的脾细胞。这表明细胞受体/共受体可能存在,其与埃博拉病毒、雷斯顿埃博拉病毒和 Lloviu 库瓦病毒 GP 相互作用,但与马尔堡病毒 GP 不具有相互作用(Maruyama 等,2014)。

丝状病毒糖蛋白在病毒包膜与宿主细胞的受体结合和融合中具有活性。其黏蛋白样区域(MLR)包含大量的 N-和 O-连接的聚糖,在病毒结合和进入人类细胞中似乎特别重要,但在体外病毒进入细胞中并非不可或缺。在不同物种和不同细胞系中繁殖的病毒之间,MLR 和相关糖链中的氨基酸序列差异很大(Takada,2012)。MLR 似乎也是抗体依赖性增强的靶点,与阻断细胞感染的中和抗体的作用相反,抗体依赖性增强是一种通过宿主抗体增强病毒进入宿主细胞的过程。但目前尚不清楚蝙蝠是否也会出现抗体依赖性增强。

糖蛋白 GP 被宿主蛋白酶(如弗林蛋白酶)切割成两个由二硫键连接的亚单位,即 GP1 和 GP2。GP1 通过与 MLR 或受体结合区结合介导病毒附着,GP2 包含组装成 GP 三聚体所需的七肽重复区域。GP2 的疏水融合环可以催化病毒包膜和宿主细胞膜的融合,随后发生构象变化。宿主内吞半胱氨酸蛋白酶(如组织蛋白酶 B 和组织蛋白酶 L 或嗜热菌蛋白酶) 对病毒糖蛋白的降解诱导了这种构象变化(Takada,2012)。尚不清楚这些蛋白酶的蝙蝠同系物是否能裂解丝状病毒 GP 蛋白。

宿主细胞受体尚未完全确定,因为糖蛋白在结合和进入细胞过程中与多种分子相互作用(Takada,2012)。病毒的细胞趋向并不总是与任何已知的细胞受体分子的分布相匹配。目前还不清楚这些分子是介导病毒附着和膜融合,还是仅介导膜融合。几组分子对细胞感染很重要。第一个被认为在人类细胞丝状病毒感染中具有活性的分子是 TIM-1。TIM-1 通过与病毒包膜的磷脂酰丝氨酸以非糖蛋白依赖性方式结合介导埃博拉病毒和马尔堡病毒的细胞进入。TIM-1 具有识别暴露在凋亡细胞上的磷脂酰丝氨酸,并通过吞噬作用将其清除的功能。TIM-1 与病毒磷脂酰丝氨酸的结合,以及丝状病毒的亚序列附着和摄取被称为凋亡拟态(Kuroda 等,2015)。含有 TIM-1 囊泡的丝状病毒随后被带入细胞,通过早期内体、晚期内体最后和内溶酶体融合(Kuroda 等,2015)。TIM-1 在低许可细胞中的异位表达可增强埃博拉病毒感染,而减少其细胞表面表达可降低高许可细胞的感染概率(Takada,2012;Kuroda 等,2015)。

如巨噬细胞等缺乏 TIM-1 的细胞中,人类酪氨酸 3 受体酪氨酸激酶家族(Axl、Dtk 和 Mer)的成员组成了一个利于病毒附着宿主细胞的成分(Kuroda 等 2015)。酪氨酸 3-家族成员广泛分布于全身的多类型细胞中,但不在淋巴细胞或粒细胞上表达(Takada,2012)。减少 Axl 的细胞表达可通过抑制巨胞饮作用阻碍病毒进入,但不能通过其他胞吞途径抑制病毒进入。在淋巴样细胞上过表达这些分子会增强表达丝状病毒 GP 的假病毒的感染。

膜锚定细胞 C 型凝集素为丝状病毒在体外以糖蛋白依赖性途径附着到人类宿主细胞膜上提供了第二种途径。C 型凝集素由 Ca^{2+} 依赖的碳水化合物识别蛋白组成,参与天然免疫反应并以糖蛋白依赖性方式结合丝状病毒 MLR 上的聚糖。肝细胞去唾液酸糖蛋白受体识别带有末端半乳糖残基的 GP(Takada,2012)。参与丝状病毒感染的其他 C 型凝集素包括树突状细胞肝和淋巴结特异性吞噬非整合素-3(DC/L-SIGN),巨噬细胞半乳糖型 C 型凝集素(hMGL),肝和淋巴结窦状内皮细胞 C 型凝集素(LSECtin)。这些分子增强病毒感染性,但似乎不介导病毒附着和病毒融合(Takada,2012)。所有丝状病毒易感靶细胞均表达 C 型凝集素,如肝细胞、树突状细胞和单核/巨噬细胞,其感染与出血性疾病和免疫紊乱有关(Matsuno 等,2010)。可溶性的甘露糖结合的 C 型凝集素对埃博拉病毒感染具有保护作用。通过 DC-SIGN 和 hMGL 促进病毒进入与丝状病毒致病性相关,且 MLR 氨基酸序列似乎不是造成差异的主要因素(Takada,2012)。有趣的是,尽管发现第 547 位的关键氨基酸与组织蛋白酶加工位点非常接近,但病毒对糖基与宿主 C 型凝集素的结合亲和力与不同马尔堡病毒毒株产生的凝集素介导的进入效率的差异无关(Matsuno 等,2010)。

另一种已知参与马尔堡病毒和埃博拉病毒感染细胞的宿主细胞分子是机体中普遍存在的一种糖基磷脂酰肌醇连接的表面蛋白-叶酸受体 α。然而,含有埃博拉病毒 GP 的假病毒不能感染表达该分子的 T 淋巴细胞,这意味着它的独立存在不足以使病毒感染细胞。

最后,内体/溶酶体胆固醇转运蛋白 NPC1(而不是 NPC2),作为 GP1 受体结合区的配体,是丝状病毒细胞感染所必需的(Miller 等,2012;Ng 等,2014)。NPC1 是一种大型疏水性 13 次跨膜蛋白,参与内体与溶酶体的融合和分裂、钙稳态和 HIV-1 的释放。NPC1 在动物体内高度保守,丝状病毒中 GP1 的 NPC1 结合区也是如此(Miller 等,2012)。破坏 NPC1 的胆固醇运输作用及酸化环境都不是丝状病毒结合所必需的(Miller 等,2012)。此外,NPC1 也不参与形成巨胞饮体或早期内化步骤(Carette 等,2012)。然而,内体功能对于丝状病毒进入细胞质很重要,因为病毒 GP1 被内体组织蛋白酶切割,去除严重糖基化的区域,暴露其受体结合区域,与 NPC1 的第二个腔环结合,并通过病毒 GP2 介导膜融合(Miller 等,2012;Takada,2012)。NPC1 作为一种特异的丝状病毒受体发挥作用,通过直接特异性地结合到病毒糖蛋白裂解形式的 GP1 亚结构域上,此过程发生在溶酶体内而不是在质膜上。NCP1 结合位点在细胞内此位置的暴露可能是丝状病毒避免与宿主中和抗体相互作用的一种机制(Miller 等,2012)。

埃博拉病毒 GP 的突变通过改变 GP 对 NPC1 的相对亲和力和细胞上 NPC1 的表达水平来改变病毒感染宿主细胞和物种的范围(Martinez 等,2013)。虽然从布氏前肩头果蝠(加纳饰肩果蝠)和埃及果蝠(北非果蝠)分离培养的细胞容易受到埃博拉病毒的感染,但从草色果蝠(黄毛果蝠)培养的成纤维细胞、肾和肺细胞的易感性显著降低(Ng 等,2015)。然而,来自这些蝙蝠物种的细胞系易受马尔堡病毒的感染。埃博拉病毒嗜性的差异可追溯到黄毛果蝠成纤维细胞系 NPC1 中的单一氨基酸变化,这也降低了其与携带埃博拉病毒 GP 假病毒中的病毒 GP 受体相互作用的亲和力,以及在较小程度上降低了与表达来自本迪布焦埃博拉病毒和科特迪瓦埃博拉病毒的 GP 假病毒相互作用的亲和力。当黄毛果蝠细胞被改造表达人类 NPC1 时,它们对埃博拉病毒感染的敏感性显著增加。对黄毛果蝠细胞的 NPC1 序列和其他 6 种蝙蝠(两种非非洲狐蝠、两种叶口蝠和两种温带蝙蝠)细胞的 NPC1 序列进行的比较分析发现,蝙蝠 NPC1 密码子 502 位存在正选择,该位置与上述对埃博拉病毒感染的易感性或抗性有关(Ng 等,2015)。一种在 Lloviu 库瓦病毒和苏丹埃博拉病毒中发现的病毒 GP V141A 变体,似乎也对病毒进入宿主细胞产生负面影响。携带 V141A 突变的假病毒感染黄毛果蝠和北非果蝠成纤维细胞的能力降低。综上所述,这些数据表明,宿主细胞 NPC1 和病毒 GP 的关键区域是蝙蝠埃博拉病毒易感性的关键决定因素,并表明这些分子的变化可能代表宿主或病毒的适应性变化,降低对某些丝状病毒的感染。

据报道,TIM-1 和 NPC1 在病毒融合位点的内体/溶酶体中共定位并具有相互作用。TIM-1 可能起桥梁作用,将裂解的糖蛋白带到 NPC1 附近,使病毒与溶酶体内膜融合。因此,破坏 TIM-1 和 NPC1 之间相互作用的抗体可阻止病毒与溶酶体内膜融合进而抑制病毒侵入(Kuroda 等,2015)。

丝状病毒还可通过利用病毒特异性抗体促进细胞感染来规避免疫系统,这种机制被称为抗体依赖性增强。抗-GP 抗体与先天免疫补体成分 C1q 的配体或一种细胞 Fc 受体结合。Fc 受体仅在一些免疫系统细胞上表达,包括单核/巨噬细胞,而 C1q 配体存在于大多数哺乳动物细胞上。由感染增强性糖蛋白特异性抗体和丝状病毒中和抗体识别的病毒成分主要位于 MLR,但与其不同区域发生反应(Takada,2012)。MLR 的结构高度可变,并且在抗丝状病毒血清中几乎没有交叉反应,抗体依赖性增强是病毒特异性的,并且与致病性相关(Takada,2012)。

4.2 马尔堡病毒

4.2.1 人类和蝙蝠中的马尔堡病毒

长期以来,有间接证据表明,灵长类动物的丝状病毒感染与蝙蝠接触有关。1967 年,欧洲灵长类动物中首次暴发马尔堡病毒疫情,受感染的猴子在维多利亚湖和岛屿附近被捕获,该区域有丰富的果蝠(Towner 等,2009)。1979 年,津巴布韦暴发了第二次疫情,有游客在有食虫蝙蝠的房间里休息,并且感染者曾参观过 Chinhoyi 洞穴,在那里也可能接触过蝙蝠。1980 年和 1987 年,参观过肯尼亚 Kitum 洞穴的游客感染了马尔堡病毒,该洞穴里存在果蝠和食虫蝙蝠。2007 年,在该洞穴中一只临床健康的妊娠北非果蝠的肝、脾和肺部混合样本中检测到马尔堡病毒 RNA(Kuzmin 等,2010),其 RNA 序列与在肯尼亚发现的病毒株 RNA 序列(Musoke 和 Ravn)差异较大,而更类似于 1967 年在欧洲灵长类动物群体中发现的 Popp 和 Ci67 株。

在刚果民主共和国(DRC)东北部的杜尔巴,马尔堡出血热的长期暴发(1998 年至 2000 年)则是由矿工的多重传播事件引起的。在此次疫情暴发中,至少有 9 种不同基因型的病毒在受影响的人群中传播(Pasweska 等,2012)。几乎所有受影响的矿工(94%)都在地下的戈鲁姆布瓦煤矿工作,而不是在该地区的 7 个地上煤矿工作。该矿井是至少 1 万只北非果蝠及大量的乌干达菊头蝠和大长翼蝠的栖息家园。其中在 3.0%~3.6%的大长翼蝠(n=33)、乌干达菊头蝠(n=197)和北非果蝠(n=127)多个组织样本中都可以检测到马尔堡病毒 RNA(Swanepoel 等,2007)。此外,可分别在 9.7%和 20.5%的食虫蝙蝠和果蝠中检测到抗马尔堡病毒抗体。至少从 1987 年起,德巴综合征(德巴出血综合征)的出现就与该矿有关。1998 年至 2000 年疫情的暴发随着矿井被水淹没而结束,支持了该洞穴与马尔堡病毒向人类传播有关的假设(Towner 等,2009)。

在 2005 年至 2006 年间,使用实时荧光定量 PCR 反应在不到 2%的北非果蝠的肝和脾匀浆样本中检测到马尔堡病毒 RNA。这些蝙蝠在加蓬的两个洞穴附近被捕获,这两个地点相距 250 千米,位于安哥拉威热以北约 700 千米,而 2005 年安哥拉威热是人类马尔堡病毒大暴发的地点(Towner 等,2007)。蝙蝠体内的病毒核酸序列与在安哥拉分离的病毒株相差 5%。这些蝙蝠中有 9%的血清样本存在马尔堡病毒特异性抗体,这表明它们之前接触过这种病毒。与埃博拉病毒不同的是,在加蓬的非洲小狐蝠(n=149)、小领果蝠(n=264)、富氏饰肩果蝠(n=296)或锤头果蝠(n=57)中未发现马尔堡病毒的 RNA(Towner 等,2007)。

2007 年,马尔堡病毒疫情在乌干达的 Kitaka 矿暴发,矿工与蝙蝠也有密切接触,在一些接触蝙蝠的矿工体内可检测到病毒 RNA。两个马尔堡病毒蝙蝠分离株与历史上的马尔堡病毒序列相似,与来自一名矿工体内的病毒序列最接近(99.3%相同),而另外 3 个蝙蝠分离株属于 Ravn 谱系,与来自另一名矿工体内的病毒序列更接近(99.2%~99.9%相同)(Towner 等,2009)。矿井内有大量北非果蝠和蹄蝠。2007 年从 4 只北非果蝠的脾和肝匀浆样本中分离出活马尔堡病毒,2008 年从同一个群体的另一只蝙蝠中分离出活病毒,这表明病毒可能在该种群中传播至少 9 个月。在两次测试的北非果蝠中,5.1%的样本(n=611)呈马尔堡病毒 RNA 阳性,而只有 0.2%的蹄蝠(n=609)呈病毒 RNA 阳性,这可能表明这些蝙蝠群体之间发生了溢出事件。虽然一些北非果蝠含有低滴度的马尔堡病毒特异性抗体,但没有一种受试的蹄蝠含有这种抗体(Towner 等,2009)。在大部分断奶的蝙蝠幼崽中检测到的病毒 RNA 超过了成年蝙蝠和妊娠蝙蝠(分别为 10.3%、4.2%和 2.1%)。在繁殖季节捕获的幼崽几乎不能独立,才刚刚从母亲的严密保护和从母乳中获得 IgA 抗体的环境中释放出来(Amman 等,2012 年)。值得注意的是,所有胎盘检测的 RNA 均为阴性,表明不涉及垂直传播。此外,来自抗体阳性母亲的幼崽也有特异性抗体,在矿井或洞穴中没有发现蝙蝠幼崽受到感染。同时,在蝙蝠的口腔拭子中没有检测到病毒 RNA,甚至在其肝和脾样本中也未检测到这些 RNA。

2007 年和 2008 年,两名游客在距离 Kitaka 矿约 48 千米的蟒蛇洞接触北非果蝠后感染了马尔堡病毒（Towner 等，2009）。矿井中的蝙蝠似乎是蟒蛇洞集合种群的一部分，因为在矿井中标记的两只蝙蝠后来在蟒蛇洞中被发现，那里有超过 4 万只蝙蝠。2008 年至 2009 年在蟒蛇洞穴进行的一项研究发现，2.5%的受试蝙蝠在多种组织中含有马尔堡病毒 RNA。来自这些蝙蝠的多个马尔堡病毒 RNA 序列与其中一名受感染游客（Amman 等，2012），以及来自撒哈拉以南非洲遥远地区的蝙蝠中分离得到（如加蓬和津巴布韦）的序列非常相似。在南非，北非果蝠在栖息地点之间移动了 32 千米，甚至发现一只有标记的雌性蝙蝠已经转移到 500 千米外的地点。这表明蝙蝠远距离移动可能导致病毒通过遍布中部和南部非洲的种群网络进行交换（Amman 等，2012）。

2012 年人类暴发的马尔堡病毒疫情与蝙蝠感染该病毒的高峰期相对应。其病毒全长基因组序列与 2008 年和 2009 年在附近洞穴捕获的马尔堡病毒感染蝙蝠中病毒的序列几乎一致。丝状病毒在"人传人"过程中似乎很少经历遗传进化，因此这种变异被认为发生在蝙蝠宿主群体中（Rodriguez 等，1999；Towner 等，2006）。

4.2.2 蝙蝠实验性感染马尔堡病毒

当北非果蝠幼蝠皮下接种马尔堡病毒或 5 种埃博拉病毒中的任何一种时，没有出现临床症状、行为改变或死亡（Amman 等，2015；Jones 等，2015）。虽然所有接受马尔堡病毒感染的蝙蝠都存在病毒血症，但接种了埃博拉病毒的蝙蝠血液中都没有检测到病毒 RNA。Paweska 等通过皮下感染蝙蝠，而不是通过鼻咽途径（Paweska 等，2012 年），发现在皮下感染的马尔堡病毒阳性蝙蝠中，平均病毒载量值在接种后第 5 天达到峰值，在第 10 天无法检测到。蝙蝠中可检测到病毒血症的平均时间仅为 3 天（范围为 1~9 天）（Amman 等，2015）。在安乐死蝙蝠的多个组织部位发现了马尔堡病毒 RNA，其中接种部位的皮肤、肝和脾中含量最高（RNA 水平始终很高），此外唾液腺、睾丸、卵巢/子宫、腋窝和肠系膜淋巴结、膀胱、小肠、大肠、心脏和肾中含量也很高（Swanepoel 等，2007；Amman 等，2012 和 2015；Paweska 等，2012 年；Jones 等，2015 年）。在可能参与病毒脱落的器官中，感染的动力学不同于血液：肾脏在第 7 天达到峰值，并在第 28 天清除；唾液腺和大肠在第 8 天达到峰值，并在第 12 天清除；膀胱在第 5 天达到峰值，并在第 9 天清除（Amman 等，2015）。应该注意的是，除了通过血液进行人与人之间的传播外，马尔堡病毒还可以通过精液在人群中传播。

研究表明，在接种后第 4~14 天的口腔拭子中检测到马尔堡病毒 RNA，病毒载量在第 8 天达到峰值(Amman 等,2015)。在这些分泌物中连续 6 天检测到马尔堡病毒。值得注意的是,在一些病例中,病毒在从血液中清除后存在了 4 天。马尔堡病毒可能通过口腔分泌途径传播给其他动物,因为果蝠经常试咬水果,并在果树下留下大量咀嚼过的果浆。直肠样本的病毒水平也较低,表明可能通过这种途径或通过尿液进行跨物种传播(本研究中的技术困难阻碍了样本收集)。人类在准备食用蝙蝠肉或食用被蝙蝠血液、尿液、粪便(或胎盘)污染的水果时也可能导致人畜共患病传播(Paweska 等,2012)。

在接种了埃博拉病毒的蝙蝠中,病毒 RNA 组织分布更加有限,且水平更低:苏丹型病毒出现在接种部位的皮肤、肝、脾、腋窝淋巴结和膀胱中;扎伊尔型、本迪布焦型和雷斯顿型埃博拉病毒,则出现于接种部位的皮肤中和腋窝淋巴结;而对于科特迪瓦型埃博拉病毒,病毒 RNA 只存在于接种部位。此外,虽然在接种马尔堡病毒后 10 天的蝙蝠口腔和直肠拭子中存在马尔堡病毒 RNA,但在同一项研究中,接种埃博拉病毒的蝙蝠中均未检测到埃博拉病毒 RNA(Jones 等,2015)。因此,尽管有埃博拉病毒阳性蝙蝠的报道,但北非果蝠仍难以感染埃博拉病毒,并且不可能是埃博拉病毒的天然宿主。

4.3　埃博拉病毒

4.3.1　人类和蝙蝠中的埃博拉病毒

已知的第一次埃博拉出血热暴发于 1976 年,由苏丹型埃博拉病毒引起。最初的患者在苏丹的一家棉纺厂工作,那里有栖息的蝙蝠和许多啮齿动物。此外,唯一报告的人类感染科特迪瓦型埃博拉病毒发生于 1994 年, 当时科特迪瓦的一名研究人员正在研究一群死亡的黑猩猩。已知这些黑猩猩在死亡前两周与果蝠一起在野生无花果树上进食(Towner 等,2009)。棉纺厂或无花果树的蝙蝠是否被感染不得而知。

2003 年至 2006 年对加蓬和刚果共和国的蝙蝠进行了一项大型研究,在 6.8% 的富氏饰肩果蝠(n=117)、23.5% 的锤头果蝠(n=17)和 6.9% 的小领果蝠(n=58)中检测到扎伊尔型埃博拉病毒特异性 IgG 抗体。病毒主要存在于肝和脾(Leroy 等,2005)。在此期间,刚果共和国于 2003 年 10 月和 2005 年 5 月发生了两起人类感染的疫情。在两次疫情期间,流行区和非流行区的蝙蝠均被发现 5% 的血清阳性率。疫情暴发后,蝙蝠中血清阳性率降至 1%,表明人类疫情与蝙蝠感染或蝙蝠暴露于埃博拉病毒之间存在联系。由于许多成年蝙蝠和妊娠的锤头果蝠都是血清阳性,蝙蝠之间的病毒传播可能通过打斗或性接触发生(Pourrut 等,2007)。

　　另一个证据是蝙蝠和丝状病毒存在长期联系。非反转录病毒整合 RNA 病毒在许多更高形式的生命的基因组中被发现,并充当"活化石"的角色。蝙蝠含有与两个丝状病毒开放阅读框架同源的整合病毒的拷贝。其中一个插入片段已在鼠耳蝠相似的基因组位置存在了 1340 万年,而另一个丝状病毒样的开放阅读框早于棕蝠和鼠耳蝠的共同祖先,存在了约 2500 万年。这些对蝙蝠基因组的插入突出了蝙蝠和丝状病毒之间的长期关系(Taylor 等,2011)。

4.3.2　2014 年疫情暴发期间的埃博拉病毒和蝙蝠

　　2001 年至 2003 年在加蓬和刚果共和国暴发扎伊尔型埃博拉病毒的疫情后,8% 的锤头果蝠、富氏饰肩果蝠和小领果蝠中发现了埃博拉病毒特异性抗体,5% 的混合肝和脾样本中发现了埃博拉病毒的 RNA(Leroy 等,2005)。2003 年至 2008 年在上述两个国家进行的一项研究发现,在以下 6 种蝙蝠物种中存在埃博拉病毒特异性 IgG 抗体:非洲小狐蝠(2%)、小领果蝠(3%)、富氏饰肩果蝠(4%阳性)、锤头果蝠(7%)、北非果蝠(8%)及安哥拉犬吻蝠(12%)。北非果蝠(7%)、锤头果蝠(1%)、非洲小狐蝠和富氏饰肩果蝠(两者均小于 1%)中也存在马尔堡病毒特异性 IgG 抗体。虽然在两种丝状病毒的血清阳性率方面没有发现明显的年龄或性别差异,但观察到了年度变化,以及与其他雌性蝙蝠相比,妊娠蝙蝠中埃博拉病毒特异性 IgG 的检出率更高,类似于澳大利亚妊娠的岬狐蝠中亨德拉病毒的检出率更高(Plowright 等,2008;Pourrut 等,2009)。在洞穴内捕获的北非果蝠中,感染马尔堡病毒(而非埃博拉病毒)的北非果蝠的比例最高(马尔堡病毒为 14%,埃博拉病毒为 4%)。加蓬在当时是唯一一个报告蝙蝠同时接触埃博拉病毒和马尔堡病毒的国家,而只有北非果蝠具有这两种病毒的抗体(Pourrut 等,2009)。但是在 RNA 检测阴性的许多动物体内存在着特异性抗体。值得注意的是,虽然马尔堡病毒 RNA 和传染性活病毒已从蝙蝠中被分离出来,但尚未从蝙蝠中分离出传染性埃博拉病毒,只有一项研究在蝙蝠中检测到埃博拉病毒 RNA(Leroy 等,2005;Jones 等,2015)。

　　2007 年 5 月至 11 月,刚果民主共和国暴发了一场大规模人类埃博拉病毒疫情,造成 260 多人感染和 186 人死亡。该地区居民没有报告野生或家养动物异常的发病或死亡。需要注意的是,在刚果民主共和国的这一地区并没有发现黑猩猩和大猩猩。一年一度大规模的果蝠迁徙发生在春季,迁徙的动物在 4 月至 5 月间定居在疫情暴发区,栖息在一个被人们忽视的种植园内的众多果树和棕榈树中。当地村民用弯刀、弹弓、猎枪或徒手猎杀了大量蝙蝠,数千人暴露在蝙蝠血液中。蝙蝠是当地居民的主要蛋白质来源,特别是男性、绝经后女性和儿童,因为育龄妇女不被允许食用蝙蝠,但会参与屠宰、准备和烹饪的过程。在 5 月,假定的可能感染病例准备了猎人杀死的新鲜蝙蝠以供食用,这支持了埃博拉疫情暴发与接触果蝠之间的联系。这些发现还表明,在评估和预测埃博拉病毒风险时,应考虑大规模的季节性果蝠迁徙(Leroy 等,2009)。然而,可能很难阻止当地居民食用果蝠,因为在许多野生动物受到保护或野生动物日渐稀少的地区,果蝠是一种容易获得且丰富的蛋白质来源(Leroy 等,2009)。

在 2008 年至 2009 年,在菲律宾 31% 的受试抱尾果蝠中检测到了雷斯顿型埃博拉病毒特异性 IgG。通过聚合酶链反应没有从这些动物的脾中扩增出病毒RNA。这些动物来自距离农场和灵长类动物聚居地 30 千米和 60 千米的森林,并在那里发现了受感染的猴和猪(Taniguchi 等,2011)。

4.3.3 2014 年暴发期间和暴发后蝙蝠的埃博拉病毒感染率

2014 年,西非暴发了最大规模的埃博拉病毒疫情,据称是由在几内亚的食虫蝙蝠安哥拉犬吻蝠攻击一名幼儿引起的。没有证据表明大型野生动物(包括黑猩猩)同时或在相同的时间段内暴发了疫情,虽然这些动物极易受到致命感染。由于果蝠被作为人类食物来源,接触果蝠在该地区很常见,但该病例被认为是幼儿在一棵栖息着一群安哥拉犬吻蝠的树下玩耍时被感染的(Saéz 等,2015)。一场大火烧毁了这棵树后,许多蝙蝠被村民抓获,由于第二天实施的禁令,村民没有食用它们。然而,许多村民接触了被认为引发疫情的蝙蝠群,却没有被感染。该地区的食虫蝙蝠通常也栖息在屋顶下和村庄的其他类似地点。蝙蝠经常被孩子们猎杀,并在火堆上烧烤。尽管此前已发现安哥拉犬吻蝠、黄毛果蝠和锤头果蝠呈埃博拉病毒血清阳性,但在疫情暴发期间, 在该地区这些蝙蝠中未检测到埃博拉病毒的RNA(Saéz 等,2015)。

疫情蔓延到一些国家和地区。大型内源性感染链出现在附近的塞拉利昂和利比里亚,较小的传播链也出现在尼日利亚。此外,一些病例也输入到世界其他地区,包括欧洲和美国,由来自西非的人引起,通常是被带到这些国家接受治疗的援助人员或患者。非洲的疫情是由多轮人与人之间的传播导致的,通常是在葬礼或医疗设施中与体液接触,导致许多医疗保健提供者感染并死亡。导致这次疫情暴发的丝状病毒是一种新的埃博拉病毒毒株,但其地理范围和非常广的人类传播链是这次暴发的特征,并且可能与食虫蝙蝠相关。该病毒株与中非的埃博拉病毒分离株非常相似,但是,这次暴发的死亡率为 30%~40%,显著低于先前疫情的死亡率(约 90%)。病毒本身与中非的埃博拉病毒分离株非常相似。

4.4 蝙蝠中的 Lloviu 丝状病毒和相关丝状病毒

与特征明显的埃博拉病毒及非洲和亚洲的马尔堡病毒相比,Lloviu 病毒只在欧洲蝙蝠中被发现。2011 年,在西班牙 Cueva del 的普通长翼蝠(尸体的肺、肝、直肠拭子和脾)中检测到了 Lloviu 病毒的 RNA(Negredo 等,2011)。这种病毒在其他动物群体中没有被发现。

一项对中国棕果蝠的 RNA 检测研究揭示了与丝状病毒相关的病毒序列。对 Bt-DH04 丝状病毒株的系统发育分析表明,其处于 Lloviu 病毒、埃博拉病毒和马尔堡病毒之间的基础位置。其 F1 基因与埃博拉病毒的核苷酸同源性为 46%~49%,与 Lloviu 病毒的核苷酸同源性为 44%,与马尔堡病毒的核苷酸同源性不到 40%(He 等,2015)。

4.5 蝙蝠丝状病毒感染的季节性表现

蝙蝠的种内感染可能涉及撕咬,主要在拥挤的聚集地中发生争夺,雄性撕咬不愿意与其交配的雌性,或交配过程中发生的舔咬(Amman 等,2015)。迄今尚未发现蝙蝠中的节肢动物寄生虫感染马尔堡病毒(Amman 等,2012)。低水平的水平传播似乎全年都持续存在,感染高峰发生在成年蝙蝠中,并与每年两个繁殖季节重合(Amman 等,2012)。在蟒蛇洞(实际上更像是一个隧道)中的角落、裂缝和隐藏的洞穴中栖息着大量的蝙蝠,大多数幼年蝙蝠栖息在地面洞穴开口附近、洞穴内部和外部的区域,而成年蝙蝠占据较暗的内部空间(Amman 等,2012)。北非果蝠约在 5 月和 11 月妊娠,分别在 8 月和次年 2 月分娩。人类感染事件记录表明,有 83%感染发生在上述季节期间(Amman 等,2012)。Hayman 创建了一个模型,该模型假设蝙蝠的一年两次繁殖周期和更长的潜伏期对于丝状病毒在感染的种群中的持久性很重要(Hayman,2015)。血清学数据证实了这一模型的有效性,该数据显示,来自一年两次繁殖期的蝙蝠被病毒感染的可能性比那些一年一次繁殖周期的蝙蝠高 4 倍以上。

对于埃博拉病毒,潜在宿主(富氏饰肩果蝠、锤头果蝠和小领果蝠)的两个生育期发生在干旱季节,此时森林中水果稀缺,猿猴和蝙蝠种群争夺水果,从而导致更密切和更频繁的种间接触(Pourrut 等,2007)。在这些蝙蝠中,成年蝙蝠,尤其是妊娠蝙蝠的血清阳性率高于未成年蝙蝠。

4.6　丝状病毒感染导致人畜共患病的影响因素

Pigott 等为非洲埃博拉病毒感染的人类、人畜共患和蝙蝠生态位绘制了一套预测分布图(Pigott 等,2014)。他们利用了最有可能成为病毒储存库的蝙蝠(如锤头果蝠、小领果蝠和富氏饰肩果蝠等)信息,并在工作中利用了全球生物多样性信息设施,以及参考了已知蝙蝠物种范围的专家意见。这些蝙蝠物种的边际效应图受到地表温度和植被的强烈影响。Walsh 和 Haseeb 还发现,植被密度是影响埃博拉病毒向人类传播的一个重要因素(Walsh 等,2015)。溢出事件与温度和海拔高度之间存在反比关系,而绝对湿度越高,溢出事件与温度和海拔高度之间存在正比关系(Walsh 和 Haseeb,2015;Ng 等,2014)。有趣的是,血清阳性率可能与争斗和交配行为有关,这在雨季或潮湿的季节最为常见。由于埃博拉病毒在人类精液中以可感染的形式存在数月,蝙蝠宿主中也可能有类似的发现(Ng 等,2014)。

在赞比亚和加纳进行的几项血清学研究显示,迁移性黄毛果蝠中检测到埃博拉病毒特异性 IgG(Hayman 等,2010;Ogawa 等,2015)。在栖息于树上的迁移性果蝠中发现埃博拉病毒特异性抗体可能很重要,因为这个物种在撒哈拉以南的非洲非常常见,其生活在多达几百万只动物的群体中,并也经常出现在城市中(Hayman 等,2010)。由于这些群体中的血清阳性率相当低(262 只受试蝙蝠中仅 1 只为阳性),该研究表明,尽管这些蝙蝠群体暴露于埃博拉病毒中,但不一定会感染。在赞比亚收集的黄毛果蝠中,大多数抗体对非洲丝状病毒(如扎伊尔型埃博拉病毒)具有特异性,但是,一些血清中含有雷斯顿型埃博拉病毒特异性的 IgG,这个结果以前仅在亚洲发现,这可能是由于抗体交叉反应或非洲可能实际存在雷斯顿型埃博拉病毒(Ogawa 等,2015)。尽管受试蝙蝠的血清阳性率不到 0.5%,但这项研究表明,相当数量的蝙蝠群体至少已经暴露于埃博拉病毒中。该物种具有迁移性,有居住在城市的倾向,这可能会导致埃博拉病毒向非洲新的地理区域远距离传播,可能是在人口稠密的城市中心。

在孟加拉国蝙蝠的繁殖季节,通过酶联免疫吸附试验(ELISA)和蛋白质印迹分析在 3.5%的棕果蝠中检测到埃博拉病毒抗体(均为雄性)。犬蝠和印度假吸血蝠也呈血清阳性,但仅通过酶联免疫吸附试验证明。蛋白质印迹分析发现,几乎所有的样本对扎伊尔型埃博拉病毒的反应都比对雷斯顿型埃博拉病毒抗原的反应更强烈,雷斯顿型埃博拉病毒是世界范围该地区已知的唯一丝状病毒。所有测试的咽喉、尿液、泌尿生殖器和粪便样本均为丝状病毒 RNA PCR 反应阴性(Olival等,2013)。这些研究表明,尽管一些埃博拉病毒物种的分布可能比想象中要广泛得多,但由于阳性率低且无法在蝙蝠中证明存在病毒,它们可能不会在人类的传播中发挥重要作用。

最有可能感染人畜共患传染病的蝙蝠物种分布在整个西非和中非,特别是刚果盆地东北部、西部和中部的雨林,几内亚和刚果沿海森林地区(Pigott 等,2014)。超过 2200 万人生活在适合动物传染病传播的地区,其中大多数生活在农村地区。风险最高的是刚果民主共和国、几内亚和乌干达,尼日利亚、喀麦隆和中非共和国的风险稍低。但暴发埃博拉病毒最严重的利比里亚和塞拉利昂这两个地区并未被列为高风险地区。

4.7　其他动物(蝙蝠以外)体内的丝状病毒

7 次人类埃博拉病毒暴发(Côte d'Ivoire,1994;Mekouka,1994;Mayibout,1996;Booué,1996;Mekambo,2001;Kelle,2003;Mbomo,2003) 已被证实与死亡的黑猩猩、大猩猩、猴子或小羚羊相关(Leroy 等,2009)。为了确定灵长类动物和小羚羊感染的丝状病毒库,大量的植物[落花生、甜根菜、藜、黄瓜、南瓜、大豆、千日红、棉花、羽扇豆、番茄、大翼豆、烟草(和野生烟草)、菜豆、青豌豆、小麦、蚕豆、豇豆和玉米]和动物(家鸽、芦苇蛙、大蟾蜍、灰雨蛙、热带壁虎、棕屋蛇、豹纹陆龟、铰背龟、安哥拉犬吻蝠、小犬吻蝠、韦氏颈囊果蝠、多乳头小鼠、NIH 鼠、美洲大蠊、叶蝉、切叶蚁、群居蜘蛛、千足虫和美洲陆蜗牛)等实验性接种了扎伊尔型埃博拉病毒(Swanepoel 等,1996)。通过荧光共聚焦分析,利用 Vero 细胞在 3 种蝙蝠的血清或混合内脏样品中检测到显著的病毒滴度。在接种病毒 21 天后韦式颈囊果蝠的粪便中还可以回收分离得到病毒。

埃博拉病毒似乎不会通过空气或水源传播给人类,但可能会通过接触野生动物(食用“野味”),包括感染的蝙蝠或与感染的动物密切接触,如黑猩猩、蝙蝠和小羚羊进行传播。在人类之间,丝状病毒通过与血液、体液(包括精液)、组织、器官或感染患者或尸体的皮肤接触传播(Rewar 和 Mirdha,2014)。许多疫情都与医院感染有关,医护人员感染的风险较高。

雷斯顿型埃博拉病毒在人类中是非致病性的,但在猕猴中会引起严重的出血热。据报告,1989 年、1990 年、1992 年和 1996 年,食蟹猴中出现了一些雷斯顿型埃博拉病毒感染病例,2008 年猪中也出现了病毒疫情(Taniguchi 等,2011)。此外,在美国的动物设施和意大利的猴群中也发生了几次疫情,该猴群是从菲律宾进口的。在菲律宾的家猪和养猪场工人中也发现了雷斯顿型埃博拉病毒感染病例。虽然尚不清楚雷斯顿型埃博拉病毒是否会导致猪的疾病,但扎伊尔型埃博拉病毒会导致实验感染动物的严重呼吸道疾病(Takada,2012)。在非洲,野生大猩猩和黑猩猩可感染埃博拉病毒,并患上严重的致命性疾病,在羚羊和瞪羚的近亲小羚羊身上也发现了病毒 RNA。也有报告称,埃博拉病毒血清反应阳性的狗可能是通过食用受感染的动物尸体或舔受感染的人而接触到病毒的(Takada,2012)。

实验性感染来自患者的丝状病毒的小鼠和豚鼠体内允许病毒复制,但通常不会发展成致命的疾病。然而,埃博拉病毒和马尔堡病毒在豚鼠体内的连续传播确实会导致致死率增加,而埃博拉病毒在幼鼠体内的传播导致产生了高致死率的小鼠病毒变异体(Takada,2012)。糖蛋白 GP 的改变并不是致死率增加的原因。

在菲律宾,普通长翼蝠的口咽拭子含有低水平的雷斯顿型埃博拉病毒 RNA,与从猪中分离的单核苷酸不同。但普通长翼蝠的混合尿液和直肠拭子样本核酸检测呈阴性(Jayme 等,2015)。此外,通过 ELISA 和蛋白质印迹分析在鬃毛利齿狐蝠中检测到了病毒特异性抗体,而仅通过 ELISA 在马来大狐蝠中检测到抗体。

4.8　结论

埃博拉病毒和马尔堡病毒蛋白会抑制 Ⅰ 型和 Ⅱ 型干扰素的反应。人类非丝状病毒感染也产生高度促炎环境,包括促炎细胞因子(IL-1β、IL-1RA、IL-6、IL-8、IL-15 和 IL-16),以及各种趋化因子和生长因子(MIP-1α、MIP-1β、MCP-1、M-CSF、MIF、IP-10、GRO-α 和嗜酸性粒细胞趋化因子)的过度分泌,将白细胞吸引到受感染的区域,此外还会出现大量的 T 细胞凋亡(Wauquier 等,2010)。相似的现象也出现在蝙蝠中。蝙蝠对病毒的免疫力主要依赖于 Ⅰ 型和 Ⅲ 型干扰素,而不是有害的促炎反应。丝状病毒对蝙蝠体内的炎症反应及对 Ⅲ 型干扰素的影响尚未有报道,这表明在没有炎症反应的情况下,蝙蝠很可能受到 Ⅲ 型干扰素抗病毒免疫应答的保护。这些对丝状病毒感染蝙蝠的应答反应至少可以部分解释埃博拉病毒和马尔堡病毒对人类和蝙蝠的不同感染性。丝状病毒对人类和蝙蝠的感染反应可能存在其他方面的差异。不同的蝙蝠细胞系感染实验显示细胞中存在大量病毒颗粒的积累,这与丝状病毒感染的人类细胞中的病毒释放现象相反。抗体依赖性增强也发生在被感染的人类身上,但这种现象在蝙蝠中未见报道。

病毒结合蛋白和宿主受体是宿主物种和宿主细胞嗜性的关键影响因子。人类细胞表面 TIM-I、Tyro3 受体酪氨酸激酶家族成员、DC/L-SIGN、hMGL 和 LSECtin,以及内体 NPC1 作为埃博拉病毒附着和进入人类靶细胞的受体,但它们的蝙蝠同源物在蝙蝠细胞中的作用还未知。然而,来自几种蝙蝠的培养细胞(加纳饰肩果蝠、北非果蝠和黄毛果蝠)可以被马尔堡病毒和埃博拉病毒感染,但黄毛果蝠对埃博拉病毒感染的敏感性要低得多,这可能是由于其 NPC1 中的一个氨基酸发生了改变。

一些间接证据将人类和非人灵长类动物的马尔堡病毒感染与蝙蝠接触联系起来。已知的第一例马尔堡病毒病例发生在灵长类动物中(猴子),这些猴子是在有大量果蝠存在的非洲南部岛屿上捕获的。尚不清楚这些岛屿上的蝙蝠是否被感染。随后,在参观了非洲南部或中部的各种洞穴或矿井的游客体内检测到了马尔堡病毒,这些洞穴或矿井中栖息着几种食草和食虫蝙蝠。尽管这些洞穴是主要的旅游目的地,但很少有游客感染马尔堡病毒,这表明在这些洞穴中发生的任何人畜共患传染病的传播在人类中相对罕见。然而,在刚果民主共和国、加蓬和乌干达的一些人类疫情暴发期间,几名地下矿山工作的工人中出现了较高的马尔堡病毒感染率。其中一些矿场含有大量的蝙蝠。一些暴发似乎是由多次溢出事件引起的,并且在时间上与蝙蝠种群的暴发相关。在这些矿井中,从食草和食虫蝙蝠身上提取的多种组织对马尔堡病毒株的其中一种呈 RNA 阳性。此外,在疫情暴发期间,从感染者身上提取的马尔堡病毒全长基因组序列与之前从附近洞穴中的蝙蝠身上分离出的毒株序列高度同源。因此,马尔堡病毒相关的矿工和蝙蝠之间的联系要比游客之间的联系更强。需要进一步工作来确定蝙蝠是否是马尔堡病毒的主要宿主,或者其他洞穴居民是否也受到感染。还需要确定人类传播途径,以避免马尔堡病毒疫情进一步暴发。

北非果蝠实验性感染马尔堡病毒后,从多个组织中分离出病毒 RNA,包括那些可能参与病毒脱落的组织,如肾、膀胱、唾液腺和大肠,以及血液。北非果蝠似乎对实验性埃博拉病毒感染不太敏感,组织分布更为有限,一些种类的埃博拉病毒仅在注射部位和腋窝淋巴结中被发现。因此,这种特殊的蝙蝠物种似乎不太可能成为埃博拉病毒的宿主或人畜共患传播媒介。

2003 年至 2006 年期间,在几种非洲蝙蝠中发现了抗扎伊尔型埃博拉病毒抗体。在一些蝙蝠的脾和肝中也检测到了病毒。病毒血清阳性率的年度变化在妊娠雌性蝙蝠中较高,这可能是由于其免疫力下降。应该注意的是,虽然没有从血清阳性或 RNA 阳性的蝙蝠中分离出传染性埃博拉病毒,但大规模埃博拉病毒暴发与刚果共和国异常的果蝠大规模迁徙事件相关。这些蝙蝠多被用作野味食用,因此许多地区的居民接触了蝙蝠的血液。尚不清楚这批蝙蝠是否被感染。此外,既没有报道蝙蝠大规模迁徙的潜在因素,也没有报道其他动物(如啮齿动物)的种群规模出现类似增长的原因。

第三种丝状病毒,其唯一的物种是 Lloviu 病毒,只在欧洲蝙蝠中发现。虽然它可能不会感染人类,但这种病毒是蝙蝠潜在的威胁,因为其 RNA 已在蝙蝠尸体的多个组织中检测到。这种丝状病毒可能会导致其他欧洲蝙蝠种群的疾病或死亡。此外,在一只健康的中国蝙蝠中也发现了一种与这种病毒存在远亲关系的病毒核酸。

为了更准确地确定丝状病毒导致的人畜共患感染对人类的威胁,还需要做更多的工作。虽然是间接证据,但大量证据表明,至少蝙蝠是马尔堡病毒的一种宿主,人类感染与长期大量接触蝙蝠及其分泌物有关。对人类感染途径的研究有助于找到降低矿工感染风险的方法,以及确定蝙蝠是唯一还是主要的马尔堡病毒储存宿主。蝙蝠中的埃博拉病毒与人畜共患传播之间的联系尚不明确。许多研究报告了实验感染动物的血清阳性或病毒 RNA 阳性,但尚未从蝙蝠中分离出传染性埃博拉病毒。由于已知几种非人灵长类动物和小羚羊携带传染性埃博拉病毒,将注意力集中在这些物种上以确定它们是如何被感染的,这将具有重要意义。

参考文献

Amman BR, Carroll SA, Reed ZD, Sealy TK, Balinandi S, Swanepoel R, Kemp A, Erickson BA, Comer JA, Campbell S, Cannon DL, Khristova ML, Atimnedi P, Paddock CD, Crockett RJK, Flietstra TD, Warfield KL, Unfer R, Katongole-Mbidde E, Downing R, Tappero JW, Zaki SR, Rollin PE, Ksiazek TG, Nichol ST, Towner JS. 2012. Seasonal pulses of Marburg virus circulation in juvenile *Rousettus aegyptiacus* bats coincide with periods of increased risk of human infection. *PLoS Pathology.* 8(10): e1002877.

Amman BR, Jones MEB, Sealy TK, Uebelhoer LS, Schuh AJ, Bird BH, Coleman-McCray JD, Martin BE, Nichol ST, Towner JS. 2015. Oral shedding of Marburg virus in experimentally infected Egyptian fruit bats (*Rousettus aegyptiacus*). *Journal of Wildlife Diseases.* 51(1): 113–124.

Basler CF, Amarasinghe GK. 2009. Evasion of interferon responses by Ebola and Marburg viruses. *Journal of Interferon & Cytokine Research.* 29(9):511–520.

Beltz LA. 2011. Marburg and Ebola hemorrhagic fevers. In: *Foundations of Emerging Infectious Diseases: A Guide to Diseases, Causative Agents, and Surveillance.* Jossey- Bass and APHA Press: San Francisco, CA, pp. 247–271.

Carette JE, Raaben M, Wong AC, Herbert AS, Obernosterer G, Mulherkar N, Kuehne AI, Kranzusch PJ, Griffin AM, Ruthel G, Cin PD, Dye JM, Whelan SP, Chandran K, Brummelkamp TR. 2012. Ebola virus entry requires the cholesterol transporter Niemann-Pick C1. *Nature.*

477(7364):340–343.

Hayman DT. 2015. Biannual birth pulses allow filoviruses to persist in bat populations. *Proceedings of Biological Science*. 282(1803):20142591.

Hayman DTS, Emmerich P, Yu M, Wang L-F, Suu-Ire R, Fooks AR, Cunningham AA, Wood JLN. 2010. Long-term survival of an urban fruit bat seropositive for Ebola and Lagos bat viruses. *PLoS ONE*. 5(8): e11978.

He B, Feng Y, Zhang H, Xu L, Yang W, Zhang Y, Li X, Tu C. 2015. Filovirus RNA in fruit bats, China. *Emerging Infectious Diseases*. 21(9):1675–1677.

Jayme SI, Field EH, de Jong C, Olival KJ, Marsh G, Tagtag AM, Hughes T, Bucad AC, Barr J, Azul RR, Retes LM, Foord A, Yu M, Cruz MS, Santos IJ, Lim TMS, Benigno CC, Epstein JH, Wang F-L, Daszak P, Newman SH. 2015. Molecular evidence of Ebola Reston virus infection in Philippine bats. *Virology Journal*. 12:107.

Jones MEB, Schuh AJ, Amman BR, Sealy TK, Zaki SR, Nichol ST, Towner JS. 2015. Experimental inoculation of Egyptian rousette bats (*Rousettus aegyptiacus*) with viruses of the *Ebolavirus* and *Marburgvirus* genera. *Viruses*. 7:3420–3442.

Krähling V, Dolnik O, Kolesnikova L, Schmidt-Chanasit J, Jordan I, Sandig V, Günther S, Becker S. 2010. Establishment of fruit bat cells (*Rousettus aegyptiacus*) as a model system for the investigation of filoviral infection. *PLoS Neglected Tropical Diseases*. 4(8): e802.

Kuroda M, Fujikura D, Nanbo A, Marzi A, Noyori O, Kajihara M, Maruyama J, Matsuno K, Miyamoto H, Yoshida R, Feldmann H, Takada A. 2015. Interaction between TIM-1 and NPC1 is important for cellular entry of Ebola virus. *Journal of Virology*. 89(12):6481–6483.

Kuzmin I, Niezgoda M, Franka R, Agwanda B, Markotter W, Breiman RF, Shieh W-J, Zaki SR, Rupprecht CE. 2010. Marburg virus in fruit bat, *Kenya. Emerging Infectious Diseases*. 16:352–354.

Leroy EM, Épelboin A, Mondonge V, Pourrut X, Gonzalez J-P, Muyembe-Tamfum J-J, Formenty P. 2009. Human Ebola outbreak resulting from direct exposure to fruit bats in Luebo, Democratic Republic of Congo, 2007. *Vector-Borne and Zoonotic Diseases*. 9(6):723–728.

Leroy EM, Kumulungui B, Pourrut X, Rouquet P, Hassanin A, Yaba P, Délicat A, Paweska JT, Gonzalez JP, Swanepoel R. 2005. Fruit bats as reservoirs of Ebola virus. *Nature*. 438:575–576.

Licata JM, Simpson-Holley M, Wright NT, Han Z, Paragas J, Harty RN. 2003. Overlapping motifs (PTAP and PPEY) within the Ebola virus VP40 protein function independently as late budding domains: involvement of host proteins TSG101 and VPS-4. *Journal of Virology*. 77:1812–1819.

Martinez O, Ndungo E, Tantral L, Miller EH, Leung LW, Chandran K, Basler CF. 2013. A mutation in the Ebola virus envelope glycoprotein restricts viral entry in a host species- and cell-type-specific manner. *Journal of Virology*. 87(6):3324–3334.

Maruyama J, Miyamoto H, Kajihara M, Ogawa H, Maeda K, Sakoda Y, Yoshida R, Takada A. 2014. Characterization of the envelope glycoprotein of a novel filovirus, Lloviu virus. *Journal of Virology*. 88(1):99–109.

Matsuno K, Kishida N, Usami K, Igarashi M, Yoshida R, Nakayama E, Shimojima M, Feldmann H, Irimura T, Kawaoka Y, Takada A. 2010. Different potential of C-type lectin-mediated entry between Marburg virus strains. *Journal of Virology*. 84(10):5140–5147.

Miller EH, Obernosterer G, Raaben M, Herbert AS, Deffieu MS, Krishnan A, Ndungo E, Sandesara RG, Carette JE, Kuehne AI, Ruthel G, Pfeffer SR, Dye JM, Whelan SP, Brummelkamp TR, Chandran K. 2012. Ebola virus entry requires the host-programmed recognition of an intracellular receptor. *The EMBO Journal*. 31:1947–1960.

Mylne A, Brady OJ, Huang Z, Pigott DM, Golding N, Kraemer MUG, Hay SI. 2014. A comprehensive database of the geographic spread of past human Ebola outbreaks. *Scientific Data* 1:140042.

Negredo A, Palacios G, Vázquez-Morón S, González F, Dopazo H, Molero F, Juste J, Quetglas J,

Savji N, de la Cruz Martínez M, Herrera JE, Pizarro M, Hutchison SK, Echevarría JE, Lipkin WI, Tenorio A. 2011. Discovery of an ebolavirus-like filovirus in Europe. *PLoS Pathology*. 7:e1002304.

Ng M, Ndungo E, Jangra RK, Cai Y, Postnikova E, Radoshitzky SR, Dye JM, de Arellano ER, Negredo A, Palacios G, Kuhn JH, Chandran K. 2014. Cell entry by a novel European filovirus requires host endosomal cysteine proteases and Niemann–Pick C1. *Virology*. 468–470:637–646.

Ng M, Ndungo E, Kaczmarek ME, Herbert AS, Binger T, Kuehne AI, Jangra RK, Hawkins JA, Gifford RJ, Biswas R, Demogines A, James RM, Yu M, Brummelkamp TJ, Drosten C, Wang L-F, Kuhn JH, Müller MA, Dye JM, Sawyer SL, Chandran K. 2015. Filovirus receptor NPC1 contributes to species-specific patterns of ebolavirus susceptibility in bats. *eLife*. 4:e11785.

Ng S, Basta NE, Cowling BJ. 2014. Association between temperature, humidity and ebolavirus disease outbreaks in Africa, 1976 to 2014. *European Surveillance*. 19(35):pii=20892. http://www.eurosurveillance.org/ViewArticle.aspx?ArticleId=20892. Accessed May 8, 2017.

Ogawa H, Miyamoto H, Nakayama E, Yoshida R, Nakamura I, Sawa H, Ishii A, Thomas Y, Nakagawa E, Matsuno K, Kajihara M, Maruyama J, Nao N, Muramatsu M, Kuroda M, Simulundu E, Changula K, Hang'ombe B, Namangala B, Nambota A, Katampi J, Igarashi M, Ito K, Feldmann H, Sugimoto C, Moonga L, Mweene A, Takada A. 2015. Seroepidemiological prevalence of multiple species of filoviruses in fruit bats (*Eidolon helvum*) migrating in Africa. *Journal of Infectious Diseases*. Mar 18:pii:jiv063.

Olejnik J, Ryabchikova E, Corley RB, Muhlberg E. 2011. Intracellular events and cell fate in filovirus infection. *Viruses*. 3:1501–1531.

Olival KJ, Islam A, Yu M, Anthony SJ, Epstein JH, Khan SA, Khan SU, Crameri G, Wang L-F, Lipkin WI, Luby SP, Daszak P. 2013. Ebola virus antibodies in fruit bats, Bangladesh. *Emerging Infectious Diseases*. 19(2):270–273.

Paweska JT, Jansen van Vuren P, Masumu J, Leman PA, Grobbelaar AA, Birkhead M, Clift S, Swanepoel R, Kemp A. 2012. Virological and serological findings in *Rousettus aegyptiacus* experimentally inoculated with Vero cells-adapted Hogan strain of Marburg virus. *PLoS ONE*. 7(9):e45479.

Pigott DM, Golding N, Mylne A, Huang Z, Henry AJ, Weiss DJ, Brady OJ, Kraemer MU, Smith DL, Moyes CL, Bhatt S, Gething PW, Horby PW, Bogoch II, Brownstein JS, Mekaru SR, Tatem AJ, Khan K, Hay SI. 2014. Mapping the zoonotic niche of Ebola virus disease in Africa. *eLife*.3:e04395.

Plowright RK, Field HE, Smith C, Divljan A, Palmer C, Tabor G, Daszak P, Foley JE. 2008. Reproduction and nutritional stress are risk factors for Hendra virus infection in little red flying foxes (*Pteropus scapulatus*). *Proceedings of Biological Sciences*. 275(1636):861–869.

Pourrut X, Délicat A, Rollin PE, Ksiazek TG, Gonzalez J-P, Leroy EM. 2007. Spatial and temporal patterns of *Zaire ebolavirus* antibody prevalence in the possible reservoir bat species. *The Journal of Infectious Diseases*. 196:S176–S183.

Pourrut X, Souris M, Towner JS, Rollin PE, Nichol ST, Gonzalez J-P, Leroy E. 2009. Large serological survey showing cocirculation of Ebola and Marburg viruses in Gabonese bat populations, and a high seroprevalence of both viruses in *Rousettus aegyptiacus*. *BMC Infectious Diseases*. 9:159.

Rewar S, Mirdha D. 2014. Transmission of Ebola virus disease: an overview. *Annals of Global Health*. 80:444–451.

Rodriguez LL, De Roo A, Guimard Y, Trappier SG, Sanchez A, Bressler D, Williams AJ, Rowe AK, Bertolli J, Khan AS, Ksiazek TG, Peters CJ, Nichol ST. 1999. Persistence and genetic stability of Ebola virus during the outbreak in Kikwit, Democratic Republic of the Congo, 1995. *Journal of Infectious Diseases*. 179(Suppl. 1):S170 –S176.

Saéz AM, Weiss S, Nowak K, Lapeyre V, Zimmermann F, Düx A, Kühl HS, Kaba M, Regnautn S,

Merkel K, Sachse A, Thiesen U, Villányi L, Boesch C, Dabrowski PW, Radonić A, Nitsche A, Leendertz SAJ, Petterson S, Becker S, Krähling V, Couacy-Hymann E, Akoua-Koffi C, Weber N, Schaade L, Fahr J, Borchert M, Gogarten JF, Calvignac-Spencer S, Leendertz FH. 2015. Investigating the zoonotic origin of the West African Ebola epidemic. *EMBO Molecular Medicine*. 7:17–23.

Swanepoel, R, Leman PA, Burt FJ, Zachariades NA, Braack LE, Ksiazek TG, Rollin PE, Zaki SR, Peters CJ. 1996. Experimental inoculation of plants and animals with Ebola virus. *Emerging Infectious Diseases*. 2:321–325.

Swanepoel R, Smit SB, Rollin PE, Formenty P, Leman PA, Kemp A, Burt FJ, Grobbelaar AA, Croft J, Bausch DG, Zeller H, Leirs H, Braack LEO, Libande ML, Zaki S, Nichol ST, Ksiazek TG, Paweska JT, on behalf of the International Scientific and Technical Committee for Marburg Hemorrhagic Fever Control in the Democratic Republic of the Congo. 2007. Studies of reservoir hosts for Marburg virus. *Emerging Infectious Diseases*. 13(12):1847–1851.

Takada A. 2012. Filovirus tropism: cellular molecules for viral entry. *Frontiers in Microbiology*. 3:Article 34.

Taniguchi S, Watanabe S, Masangkay JS, Omatsu T, Ikegami T, Alviola P, Ueda N, Iha K, Fujii H, Ishii Y, Mizutani T, Fukushi S, Saijo M, Kurane I, Kyuwa S, Akashi H, Yoshikawa Y, Morikawa S. 2011. Reston Ebolavirus antibodies in bats, the Philippines. *Emerging Infectious Diseases*. 17(8):1558–1559.

Taylor DJ, Dittmar K, Ballinger MJ, Bruenn JA. 2011. Evolutionary maintenance of filovirus-like genes in bat genomes. *BMC Evolutionary Biology*. 11:336.

Timmins J, Schoehn G, Ricard-Blum S, Scianimanico S, Vernet T, Ruigrok RW, Weissenhorn W. 2003. Ebola virus matrix protein VP40 interaction with human cellular factors Tsg101 and Nedd4. *Journal of Molecular Biology*. 326:493–502.

Towner JS, Amman BR, Sealy TK, Carroll SAR, Comer JA, Kemp A, Swanepoel R, Paddock CD, Balinandi S, Khristova ML, Formenty PBH, Albarino CG, Miller DM, Reed ZD, Kayiwa JT, Mills JN, Cannon DL, Greer PW, Byaruhanga E, Farnon EC, Atimnedi P, Okware S, Katongole-Mbidde E, Downing R, Tappero JW, Zaki SR, Ksiazek TG, Nichol ST, Rollin PE. 2009. Isolation of genetically diverse Marburg viruses from Egyptian fruit bats. *PLoS Pathology*. 5(7):e1000536.

Towner JS, Khristova ML, Sealy TK, Vincent MJ, Erickson BR, Bawiec DA, Hartman AL, Comer JA, Zaki SR, Stroher U, Gomes DA Silva F, del Castillo F, Rollin PE, Ksiazek TG, Nichol ST. 2006. Marburgvirus genomics and association with a large hemorrhagic fever outbreak in Angola. *Journal of Virology*. 80:6497–6516.

Towner JS, Pourrut X, Albariño CG, Nkogue CN, Bird BH, Grard G, Ksiazek TG, Gonzalez J-P, Nichol ST, Leroy EM. 2007. Marburg virus infection detected in a common African bat. *PLoS ONE*. 2(8): e764.

Urata S, Noda T, Kawaoka Y, Morikawa S, Yokosawa H, Yasuda J. 2007. Interaction of Tsg101 with Marburg virus VP40 depends on the PPPY motif, but not the PT/SAP motif as in the case of Ebola virus, and Tsg101 plays a critical role in the budding of Marburg virus-like particles induced by VP40, NP, and GP. *Journal of Virology*. 81:4895–4899.

Walsh MG, Haseeb MA. 2015. The landscape configuration of zoonotic transmission of Ebola virus disease in West and Central Africa: interaction between population density and vegetation cover. *PeerJ*. 3:e735.

Wauquier N, Becquart P, Padilla C, Baize S, Leroy EM. 2010. Human fatal Zaire ebola virus infection is associated with an aberrant innate immunity and with massive lymphocyte apoptosis. *PLoS Neglected Tropical Diseases*. 4(10):e837.

第 5 章

冠状病毒与蝙蝠

5.1 简介

　　人类和动物[包括蝙蝠、鸟类、猫、狗、猪、小鼠、家畜(马、羊、牛和骆驼)和鲸鱼]中存在多种冠状病毒,但未见猴子或猿类中有宿主特异性冠状病毒(CoV)的报告。报告中与蝙蝠有关的冠状病毒见表5.1。冠状病毒导致轻度至重度或致命的呼吸道、肠道、肝或神经系统疾病。已知最早感染人类的两种冠状病毒是 HCoV-229E 和 HCoV-OC43,发现于 20 世纪 60 年代,可导致典型的轻度呼吸道疾病(van Boheemen 等,2012)。另外两种导致人类死亡率高的冠状病毒,分别是 2003 年发现的严重急性呼吸综合征冠状病毒(SARS-CoV)和 2012 年发现的中东呼吸综合征病毒 (MERS-CoV)。2004 年和 2005 年分别发现了致病性较低的 HCoV-NL63 和 HCoV-HKU1(van Boheemen 等,2012)。

　　冠状病毒属于巢病毒目、冠状病毒科、正冠状病毒亚科。冠状病毒有 4 个属——α、β、γ 和 δ。α 和 β 冠状病毒只在哺乳动物中有报道,这两种病毒都在一定程度上导致人类患病。冠状病毒粒子呈球形,覆有包膜且包膜上有刺突,是单股正链 RNA 病毒,其基因组大小为 27~32kb,是所有已知 RNA 病毒中基因组最大的,其包膜上布满了棘突蛋白。

　　接触或感染冠状病毒的证据存在于 18 个蝙蝠家族中的 11 个,它们主要是常携带 α 或 β 冠状病毒的食果性或食虫性的巨型和微型蝙蝠(Drexler 等,2014)。然而,蝙蝠冠状病毒大多数见于食虫性蝙蝠,只有 4 种食果性蝙蝠的报道。草色果蝠

表 5.1　与蝙蝠有关的冠状病毒

蝙蝠科	蝙蝠俗称	蝙蝠种	冠状病毒属
狐蝠科	大裸背果蝠 (Muluccan naked-backed fruit bat)	大裸背果蝠 (Dobsonia moluccensis)	β 冠状病毒
狐蝠科	马达加斯加果蝠	马岛黄毛果蝠	β 冠状病毒
狐蝠科	草色果蝠	黄毛果蝠	α 冠状病毒
狐蝠科	草色果蝠	黄毛果蝠	β 冠状病毒
蝙蝠科	棕蝠 (Serotine bat)	棕蝠 (Eptesicus serotinus)	β 冠状病毒
蝙蝠科	北美大棕蝠	大棕蝠	ARCoV, α 冠状病毒
菊头蝠科	花面蹄蝠	中蹄蝠	β 冠状病毒
菊头蝠科	果树蹄蝠 (Pomona roundleaf bat)	果树蹄蝠 (Hipposideros pomona)	HKU10, α 冠状病毒
菊头蝠科	果树蹄蝠 (Pomona roundleaf bat)	果树蹄蝠 (Hipposideros pomona)	HpBtCoV/3740-2
蝙蝠科	山油蝠	萨氏伏翼	2c, β 冠状病毒
蝙蝠科	日本长翼蝠	普通长翼蝠	HKU1, α 冠状病毒
蝙蝠科	长翼蝠	普通长翼蝠	HKU8, α 冠状病毒
蝙蝠科	髭鼠耳蝠	尖耳鼠耳蝠	α 冠状病毒
蝙蝠科	池塘鼠耳蝠	沼泽鼠耳蝠	α 冠状病毒
蝙蝠科	开普棕蝠	南非棕蝠	NeoCoV, MERS 样 β 冠状病毒
蝙蝠科	祖鲁棕蝠	祖鲁棕蝠	PML/2011, β 冠状病毒
蝙蝠科	日本伏翼	普通伏翼	HKU5, 蝙蝠 β 冠状病毒谱系 c
蝙蝠科	白边油蝠	库氏伏翼	α 冠状病毒
蝙蝠科	油蝠	伏翼	VM31, β 冠状病毒
狐蝠科	赤褐狐蝠	马达加斯加狐蝠	β 冠状病毒

（待续）

表 5.1(续)

蝙蝠科	蝙蝠俗称	蝙蝠种	冠状病毒属
菊头蝠科	中型菊头蝠(Intermediate horseshoe bat)	中型菊头蝠(Rhinolophus affinis)	LYRa11,SARS样β冠状病毒
菊头蝠科	大菊头蝠	马铁菊头蝠	Rf1,SARS样β冠状病毒谱系c
菊头蝠科	大耳菊头蝠(Great-eared horseshoe bat)	大耳菊头蝠(Rhinolophus macrotis)	Rm1,SARS样β冠状病毒谱系b
菊头蝠科	皮氏菊头蝠(Pearson's horseshoe bat)	皮氏菊头蝠(Rhinolophus pearsonii)	SARS样蝙蝠β冠状病毒
菊头蝠科	小巧菊头蝠	菲氏菊头蝠(Rhinolophus pusillus)	SARS样蝙蝠β冠状病毒
菊头蝠科	中国鲁氏菊头蝠	中华菊头蝠	SARS样蝙蝠β冠状病毒谱系b
菊头蝠科	中国鲁氏菊头蝠	中华菊头蝠	RsSHC014,蝙蝠β冠状病毒
菊头蝠科	中国鲁氏菊头蝠	中华菊头蝠	Rs3367,clade 1蝙蝠β冠状病毒
菊头蝠科	中国鲁氏菊头蝠	中华菊头蝠	Rp3,clade 1蝙蝠β冠状病毒
菊头蝠科	中国鲁氏菊头蝠	中华菊头蝠	HKU1,α冠状病毒
菊头蝠科	中国鲁氏菊头蝠	中华菊头蝠	HKU2,α冠状病毒
菊头蝠科	中国鲁氏菊头蝠	中华菊头蝠	HKU8,α冠状病毒
菊头蝠科	中国鲁氏菊头蝠	中华菊头蝠	RaBtCoV/4991 SARS样β冠状病毒
菊头蝠科	中国鲁氏菊头蝠	中华菊头蝠	Rs806,clade 2蝙蝠β冠状病毒
菊头蝠科	中国鲁氏菊头蝠	中华菊头蝠	Rs672,蝙蝠β冠状病毒
狐蝠科	狐蝠	棘果蝠	HKU9,蝙蝠β冠状病毒谱系d
蝙蝠科	棒足蝠	扁颅蝠	HKU4,蝙蝠β冠状病毒谱系c
蝙蝠科	雏蝠	大蝙蝠	SC2013,蝙蝠β冠状病毒

（黄毛果蝠）与一种未分类的 α 冠状病毒和一种未分类的 β 冠状病毒相关。4 种食果性蝙蝠中只有两种马达加斯加果蝠（马岛黄毛果蝠）和赤褐狐蝠（马达加斯加狐蝠）可感染 SARS 样冠状病毒（Razanajatovo 等，2015）。这两种蝙蝠都仅在马达加斯加被发现，许多人认为，在感染人类之前，病毒已经从果蝠传播给了果子狸和貉。值得注意的是，已知亚洲或东南亚携带 SARS 样冠状病毒的所有蝙蝠物种都属于食虫菊头蝠科（马铁菊头蝠、大耳菊头蝠、皮氏菊头蝠、中华菊头蝠和菲菊头蝠），而不是果蝠。与人类 MERS-CoV 关系最密切的蝙蝠也是食虫蝙蝠，它们主要发现于存在中东呼吸综合征（MERS）的非洲和中东的一些地区。韩国最近报告了 SARS-CoV 样和 MERS-CoV 样蝙蝠冠状病毒（Kim 等，2016）。作者指出，韩国经历了一次 MERS 疫情暴发，但由于该病例刚刚去过中东，所以不太可能由蝙蝠引发韩国病毒传播。

人类冠状病毒 HCoV-NL63、HCov-229E、HCoV-OC43（起源于牛）和 HCoV-HKU1 对人类的感染是自限性的，常为感冒样症状。然而与大多数微生物感染的情况一样，儿童、老年人和免疫功能低下的患者可能会出现更严重的症状。蝙蝠 α 冠状病毒比 β 冠状病毒具有更广泛的宿主范围和遗传多样性，在亚洲和东南亚、北美、非洲和澳大利亚都有报道（Ge 等，2013；Drexler 等，2014）。在泰国、菲律宾、墨西哥、南美热带地区、中国、菲律宾、马达加斯加、肯尼亚、南非和中东地区的蝙蝠中都发现了 β 冠状病毒（Drexler 等，2014；Razanajatovo 等，2015）。HCoV-229E 和 HCoV-NL63 属于 α 冠状病毒，SARS 和 MERS 属于 β 冠状病毒。β 冠状病毒分为 4 个谱系（谱系 a~d）。人类 HCoV-OC43 和 HCoV-HKU1 属于 a 谱系；SARS-CoV、果子狸 SARS 相关冠状病毒、SARS 相关菊头蝠冠状病毒属于 b 谱系；HCoV-EMC/2012（EMC/2012）和 MERS-CoV 属于 c 谱系。β 冠状病毒 c 谱系和 d 谱系包括在蝙蝠中检测到的病毒，如来自扁颅蝠的 HKU4 蝙蝠冠状病毒和来自普通伏翼的 HKU5 冠状病毒均属于 β 冠状病毒属的 c 谱系，以及来自食果性果蝠的 HKU9 冠状病毒属于 d 谱系（Lau 等，2010b；van Boheemen 等，2012；Woo 等，2012）。

多种因素会影响冠状病毒的遗传多样性，涉及 RNA 依赖的 RNA 聚合酶（RdRp）的多样性，至少在 β 冠状病毒中，RdRp 由于复制过程中独特的随机模板切换、异常大的基因组、结构域的获得和丢失及种间跳跃事件，使得同源 RNA 重组频率很高，造成遗传多样性（van Boheemen 等，2012；Woo 等，2012）。然而，RdRp 的低保真度被一种在其他正链 RNA 病毒中不存在的核酸外切酶复制酶蛋白部分抵消，这似乎是一种校对机制（Denison 等，2011）。然而，在 β 冠状病毒中，由 RdRp 引起的平均进化速率估计为每年每个位点替换 2.37×10^{-4} 个核苷酸。这种多样性可能会促进能够适应不同生态位和宿主的新病毒的出现,有时会导致病毒溢出到人类或家畜身上(van Boheemen 等,2012)。例如,HCoV–OC43 是一种起源于牛的人畜共患病毒,出现于 1890 年左右,很可能是由牛传染给人类的(Woo 等,2012)。

5.2　SARS 冠状病毒

5.2.1　SARS 的历史

通过医护人员、公共卫生工作者和研究人员与政府机构的合作和努力,使SARS 疫情得到了极其迅速的解决。2003 年 3 月下旬之前发现一种与 SARS 相关的新型冠状病毒。不到 1 个月,完成 SARS–CoV 病毒基因定位,并被确定为 SARS的病原体。2003 年 7 月初,疫情结束。2003 年末至 2004 年初发生了两起小规模疫情,与实验室或活禽市场有关。自那以后,再没有人类病例报告。

对感染特征的了解有助于疾病控制,上呼吸道分泌物中的病毒载量在感染早期较低,随后增加,在患者住院期间病情严重时传染性最强,从而限制了其在社区的暴露和传播。这可能是由于 SARS–CoV 受体位于肺深处的肺细胞上,而在上呼吸道中要少得多。以下呼吸道中的肺细胞为靶标,会导致严重的临床病程,患者会出现早期呼吸窘迫、住院和隔离,这些发生在患者呼吸道分泌物含有高滴度病毒之前 (Müller 等,2012)。不幸的是,SARS–CoV 在环境中比大多数冠状病毒更稳定,可以在较低的温度和湿度下存活。

在容纳多种动物的大型市场中,一些被当作食物的小型哺乳动物,如喜马拉雅果子狸和貉中检测到一种与 SARS–CoV 密切相关的病毒。这些地区的员工即使没有发病但体内 SARS–CoV 的抗体阳性率也很高, 而市场其他地区的员工则缺乏这些抗体。这表明人类长期高度暴露于其他哺乳动物物种的冠状病毒环境中, 为 SARS–CoV 前体的溢出提供了机会。一家饲养并屠宰这些动物的餐馆与SARS 出现之间的联系支持了这一观点。

5.2.2　SARS 的病理学

SARS 的潜伏期通常为 2~10 天,随后发生发热、寒战、僵直、头痛、头晕、不适和肌痛等症状。SARS 的呼吸道症状始于无痰性干咳和轻微流涕。当开始发热后,大多数患者的胸片异常,从轻微的周围肺部浸润开始,发展到双侧和全身性,间质或融合浸润,最终发展为空洞混浊。中度至重度病例出现呼吸困难和缺氧。10%~20%的住院患者需要机械通气,肺部进行性免疫浸润伴有弥漫性肺泡损伤,但无法清除病毒感染。这最终导致大约 16%的 SARS 患者出现急性呼吸窘迫综合征,死亡率为 50%。除了损害呼吸系统(包括肺泡)和免疫系统(包括 T 淋巴细胞、单核细胞/巨噬细胞、淋巴结和脾),肾、大脑、消化道、心脏、肝、甲状腺和泌尿生殖道也会受到影响(Guo 等,2008)。重症疾病的最大风险因素是年龄(超过 60 岁),以及 LDH 和 ANC 的升高、低氧血症及其他预后因素,包括糖尿病和心脏病等基础病的存在。

　　SARS 的许多病理现象可能是免疫介导的。在严重情况下,干扰素(IFN)反应在炎症期间无法正常发挥作用, I 型 IFN 和 IFN 刺激趋化因子 CXCL10 和 CCL2 的异常表达可能导致广泛的免疫失调。急性 SARS 感染期间发现趋化因子 IL-8、CCL2 和 CXCL10 水平升高, 细胞因子 IFN-γ、IL-1、IL-6 和 IL-12 水平升高持续至少 2 周。疾病早期 CXCL10、CXCL9 和 IL-8 的增加与不良后果相关(Cameron 等,2008;Thiel 和 Weber,2008)。与轻症患者相比, 重症 SARS 患者在疾病晚期 CXCL10 和 CCL2 水平也较高, 同时 IL-12p70 和 TNF-α 水平较低 (Cameron 等,2008)。对 SARS 冠状病毒感染的免疫反应已在第 1 章中详细讨论。

5.2.3　病毒和细胞蛋白及其在进入宿主细胞中的作用

　　如第 5.1 节所述,冠状病毒属于已知较大的单股正链 RNA 病毒。SARS-CoV 基因组为 27.8kb,包含 14 个开放阅读框(ORF),编码至少 28 种蛋白质(Hilgenfeld 和 Peiris,2013)。其棘突蛋白是一种从病毒表面突出的 I 型跨膜蛋白,使其具有冠状外观。除了保守的 C 端硫蛋白(S2),还含有一个独特的 N 端硫蛋白(S1)。S1 含有决定病毒宿主特异性的受体结合域(RBD)。S2 负责病毒与细胞膜融合。S1 和 S2 都是由病毒的单一多聚蛋白产生,在冠状病毒进入宿主细胞之前,必须被宿主蛋白酶切割。S 蛋白被特定宿主酶切割的能力有助于确定病毒宿主选择性(Y.Yang 等,2014)。SARS 冠状病毒和 MERS 冠状病毒使用人类 2 型跨膜丝氨酸蛋白酶(TMPRSS2)进行病毒蛋白切割。宿主内体蛋白酶组织蛋白酶 L 也是切割 S 蛋白所必需的。血管紧张素转换酶 2(ACE2)是与人类 SARS 冠状病毒 RBD 部分结合的宿主细胞受体。HCoV-NL63,一种氨肽酶 N(APN),可作为 HCoV-229E 的细胞受体。DPP4 是一种保守的外肽酶,可从激素、趋化因子和细胞因子中切割二肽,是 MERS 冠状病毒的受体。DPP4 的酶活性对于 MERS-CoV 引起的细胞感染并不重要,因为对其酶活性的抑制不会阻断感染(Wang 等,2013)。其他冠状病毒结构蛋白包括核衣壳蛋白,基质蛋白及包膜糖蛋白。

SARS-CoV 特异识别结合人类 ACE2 受体,而不能感染蝙蝠细胞(Müller 等, 2012)。值得注意的是,人类 SARS-CoV 和与之密切相关的果子狸 SARS-CoV 的 S 蛋白不能使用皮氏菊头蝠的 ACE2 蛋白作为受体。与人类 ACE2 复合的人类 SARS-CoV RBD 的晶体结构表明,这种限制是由于蝙蝠 SARS 样冠状病毒 S 蛋白中截断的 RBD 序列(Hou 等,2010)。相比之下,水鼠耳蝠和中华菊头蝠的 ACE2 确实允许 SARS-CoV 进入,表明这些蝙蝠可能容易受到人类 SARS-CoV 感染。然而,应该注意的是,由于几个关键氨基酸的突变,病毒利用蝙蝠 ACE2 受体与利用人类 ACE2 蛋白的进入效率不同。蝙蝠 ACE2 的遗传多样性也大于其他已知的人类 SARS-CoV 易感哺乳动物,这表明其他蝙蝠物种具有成为 SARS-CoV 病毒宿主的潜力(Hou 等,2010)。除了 SARS-CoV 不能与大多数蝙蝠的 ACE2 蛋白结合之外,表达的蝙蝠 SARS-CoV 样 S 蛋白的假病毒也不能感染表达人类、果子狸或皮氏菊头蝠 ACE2 的细胞系,但是氨基酸 310~518 的置换可使 SARS-CoV 样 S 蛋白转化为能够与人类 ACE2 结合的形式(Ren 等,2008)。遗憾的是,在研究期间没有合适的菊头蝠细胞系能用于测试。

蝙蝠 ACE2 的大小与人类 ACE2(805 个氨基酸)相同,人类和果子狸 ACE2 的氨基酸同源性为 80%~82%。ACE2 的氨基酸同源性在不同的蝙蝠科之间从 78% 到 84% 不等,在菊头蝠属中从 89% 到 98% 不等。蝙蝠 ACE2 序列主要变异在 N 端,包含 SARS-CoV-结合区域(Hou 等,2010)。表达人类 SARS-CoV S 蛋白的假病毒可以感染来自中国湖北的水鼠耳蝠和中华菊头蝠(Rs-HB)表达 ACE2 的细胞,但不会结合来自中国广西的中华菊头蝠的 ACE2 蛋白或马铁菊头蝠、大耳菊头蝠、皮氏菊头蝠、菲菊头蝠或普氏蹄蝠的 ACE2 蛋白。此外,来自湖北的中华菊头蝠的 ACE2 具有成为人类 SARS-CoV 低亲和力受体的结构。

SARS-CoV 有 8 种长度相差很大的辅助蛋白(39~274 个氨基酸)。辅助基因的功能对于细胞中的复制不是必需的,因此它们大多数不像其他基因那样承受着巨大的选择压力。然而在动物模型中,它们有助于确定毒性,阻滞细胞周期进程,诱导细胞凋亡,并阻断体内先天免疫应答(Tan 等,2006;van Boheemen 等,2012)。由于选择性压力低,一些辅助基因经历了快速进化,这可能对毒性至关重要。在 SARS 暴发早期,来自果子狸和人类的冠状病毒的 ORF8 只编码一种蛋白质,但到 2003 年初,人类冠状病毒的基因组丢失了 29 个核苷酸,随后编码了两种独立的辅助蛋白质 8a 和 8b。这一事件可能至少在一定程度上导致了人与人之间传播效率的提高,从而引发了 SARS 疫情的流行(Tan 等,2006;Hilgenfeld 和 Peiris,

2013)。

另一种辅助蛋白 3a 是在病毒表面表达的完整膜蛋白。它的外部结构域引起强烈的抗体反应,允许宿主先天免疫系统的补体清除被感染的细胞。3a 蛋白十分有意义,因为它在细胞内与 S 蛋白相互作用,并可调节 S 蛋白的表达。在病毒进化过程中,S 蛋白和 3a 蛋白的基因似乎处于正选择状态(Tan 等,2006)。病毒 3a 蛋白还可影响机体免疫细胞中纤维蛋白原的上调(Tan 等,2006),纤维蛋白原产生过量会提高宿主适应性免疫反应,并产生细胞因子,从而改变纤维蛋白促凝和溶解的平衡。这导致多数 SARS 患者肺部发病时出现凝血和纤维蛋白聚合途径失调症状。

病毒 ORF1 约占 SARS-CoV 基因组的 2/3,编码两种巨大的多聚蛋白 pp1a(约 486kDa)和 pp1ab(约 790kDa),它们被两种半胱氨酸蛋白酶、一种木瓜蛋白酶样蛋白酶(PLpro)和一种主要蛋白酶(Mpro 或 3CLpro)切割成 15~16 个非结构蛋白。M 蛋白是抗冠状病毒候选药物的靶标。大多数病毒非结构蛋白与一些宿主成分相互作用,并在双膜囊泡及其他源自内质网膜的异常膜结构中组装病毒复制和转录复合物。随后,产生一套嵌套的亚基因组 mRNA,并翻译成结构蛋白和辅助蛋白,这些蛋白与新合成的基因组 RNA 一起组装成子代病毒。然后,这些细胞通过内质网至高尔基体出芽并通过胞吐作用离开宿主细胞(Hilgenfeld 和 Peiris,2013)。作为一种保守的非结构蛋白,RNA 依赖的 RNA 聚合酶 RdRp 一直是测序工作的比较目标,可用于比较 SARS-CoV 和 MERS-CoV 与来自蝙蝠和其他动物各种冠状病毒的相关性。

与 SARS-CoV 相比,MERS-CoV 在体外分化的支气管上皮细胞中产生的促炎反应较少,这可能部分解释了为什么它在这些组织中的复制程度低于 SARS-CoV。MERS-CoV 还针对肺的 I 型和 II 型肺泡细胞。这在疾病病理学中非常重要,因为 II 型肺泡细胞对于组织修复是重要的。HCoV-229E 是一种较温和的人类病原体,不会在肺组织中复制,而可与肺炎相关的高致病性甲型流感病毒(H5N1)在肺组织中进行复制(Mackay 和 Arden,2015)

5.2.4 果子狸和貉中的 SARS 病毒

从一个活体动物市场的喜马拉雅果子狸、一只貉和从业者中检测出与 SARS-CoV 密切相关的冠状病毒的 RNA。SARS-CoV 的血清阳性率在健康的野生动物贩卖者、参与动物屠宰的工人和蔬菜销售者中分别为 40%、20% 和 5%。从人类和果子狸中分离的 SARS-CoV 的全基因组测序显示 99.8% 的同源性。来自果子狸的 3 株分离株(最初来自不同的地方)在系统发育上不完全相同,有多达 18 个核苷酸的差异。来自不同地方的 5 株人源 SARS-CoV 分离株相差 14 个核苷酸。3 株来自果子狸的病毒株和 1 株来自貉的病毒株的 S 基因有 8 个核苷酸差异,来自中国香港和广东、加拿大和越南的 11 株人源 SARS-CoV 分离株有 20 个核苷酸差异。尽管人类病毒中 70% 的多态性是非同义突变,而在动物病毒中只有 25%。11 个相同的核苷酸似乎可区分动物和人类病毒分离株。在本研究中,除了一个人类分离株外,所有动物分离株的 ORF8 都缺少 29 个核苷酸序列(Guan 等,2003)。来自疫情后期的人类病毒株的 ORF8 增加了病毒复制并通过线粒体依赖途径诱导了细胞凋亡,而来自果子狸和早期人类分离株的 ORF8 则出现在内质网中(Lau 等,2010a)。

　　有趣的是,2007 年的一项研究发现,表达 4 种不同果子狸冠状病毒 S 基因的假病毒内含有不同的 RBD,感染表达人类 ACE 的细胞,其感染效率比表达人类 SARS 冠状病毒 S 基因的假病毒低 90%~95%,可能是因为这些果子狸冠状病毒只含有 RBD 中关键的 479 N 和 487 T 残基中的一个,而不是两者都有(Liu 等,2007)。由于在 8 种果子狸冠状病毒中发现了 479 N,额外突变 487 T 可能对病毒适应进入人类细胞很重要。有 3 株人 SARS-CoV 分离株缺乏 487 T,仅引起轻度人类感染,传播率低,提示存在独立的跨物种事件(Liu 等,2007)。

　　然而,Sheahan 等报告称,SARS 人类传染性 Urbani 病毒分离株可在表达人类或果子狸 ACE2 的细胞中同样生长(Sheahan 等,2008),而表达来自果子狸冠状病毒 SZ16 分离株 S 蛋白的重组人类 SARS-CoV 病毒只在表达果子狸 ACE2 的细胞中生长。果子狸和人类 ACE2 仅相差两个氨基酸。然而,在 3 个特定位点带有突变的重组 SZ16-S 突变病毒 K479N 和 D22 在表达人类而不表达果子狸 ACE2 的细胞中生长良好。这表明促进人类 ACE2 有效结合的进化途径同时降低了和果子狸 ACE2 的相互作用。由于人类传染性 SARS Urbani 病毒株具有双物种趋向性,该病毒可能通过在人类和果子狸宿主之间反复传代而进化出对果子狸和人类 ACE2 受体的高亲和力(Sheahan 等,2008)。该报告还支持以下论点,即果子狸冠状病毒 SZ16 株至少与一些人类 SARS-CoV 分离株密切相关。感染了嗜人传染性 SARS-CoV 病毒的果子狸会患上与人类相似的疾病(Sheahan 等,2008)。综上所述,这些发现表明,人类冠状病毒感染可能源于果子狸身上的冠状病毒。

5.2.5　蝙蝠 SARS 样冠状病毒与 SARS 冠状病毒的相关性

　　在中华菊头蝠中存在种类繁多的 SARS 样冠状病毒。Yuan 等从中华菊头蝠分离出一个在 nsp3 区含有独特的 579 核苷酸缺失的病毒株(Yuan 等,2010 年),这是晚期流行的人类 SARS-CoV 的特征,在大多数蝙蝠分离株中不存在。ORF1 的系统发育分析表明,与来自其他菊头蝠物种的分离株相比,从中华菊头蝠分离的 SARS 样冠状病毒与 SARS-CoV 的关系更为密切。重要的是,中华菊头蝠是该属在中国极其常见的一种物种。来自中华菊头蝠的 SARS 样冠状病毒序列包含两个拓扑上不同的簇:整个中国南部一个进化支中的 Rp3、HKU3 和 Rs806,以及另一个进化支中的 Rs672。Rs672 的 Orf1a 和 Orf1b 与人类 SARS-CoV 的相似性大于与其他蝙蝠 SARS-CoV 冠状病毒的相似性,但是有一个区域序列与蝙蝠 SARS-CoV 的相似性更高,这表明蝙蝠与人类 SARS-CoV 之间可能存在重组,正如之前对 Rp3 分离株所报道的那样。两种不同的分析表明,潜在的重组断点紧接在 Rs806 中发现的相同位置的 S 基因的起始密码子之后。该点上游和下游的基因组区域被认为是主要和次要亲本区域。Rs672 的主要亲本区域在系统发育上更接近人类 SARS-CoV,而不是蝙蝠分离病毒株,Rs672 的次要亲本区域与蝙蝠 SARS-CoV 谱系相似。Rs672 和 Rp3 可能都是从一个共同的祖先进化而来,然而 Rs672 和 Rp3 及其宿主可能在相对较长的时间之前就已经分化了。蝙蝠之间潜在的直接或间接种间传播,以及 SARS 疫情暴发之间的联系估计已经有 4.29 年(Yuan 等,2010)。

在 2004 年至 2008 年间,来自中国香港和广东的食虫蝙蝠中分别有 9.4% 和 6.3% 在各自的消化样本检测到 SARS 样冠状病毒。这些蝙蝠可以迁徙 1.86~17 千米。检测阳性的蝙蝠看起来很健康,但体重比没有感染的蝙蝠要低。蝙蝠免疫系统可在 2 周到 4 个月内清除病毒。来自中国广西的 Rp3 病毒株和来自中国湖北的 Rf1 病毒株之间经常发生重组,断点在 ORF1/S 连接处。分子钟分析表明,蝙蝠病毒株在 1972 年出现分化,随后是果子狸病毒株和蝙蝠病毒株在 1995 年出现分化。这支持了这样一个假设:菊头蝠属蝙蝠充当了在可觅食范围之内的不同地方的 SARS 样冠状病毒菌株之间重组的宿主库,并且果子狸 SARS 样冠状病毒,如病毒株 SZ3,可能是由蝙蝠病毒株 Rp3 和 Rf1 之间发生的重组引起的(Lau 等,2010a)。

至少有 5 种菊头蝠感染了 SARS 样冠状病毒(β 冠状病毒属的 b 谱系):中华菊头蝠、皮氏菊头蝠、马铁菊头蝠、大耳菊头蝠和菲菊头蝠。这些 SARS 样冠状病毒分离株分别是 HKU3-1、HKU3-2、Rp3、Rf1 和 Rm1(Ren 等,2006)。蝙蝠β-CoV Rf1 和 Rm1 分离株是从马铁菊头蝠和大耳菊头蝠中分离并测序的,它们与人类/果子狸分离株之间的基因组序列同源性为 88%~92%。最大的变异在于编码

ORF1、ORF3a、S 和 ORF8 的基因中(Ren 等,2006)。蝙蝠冠状病毒 Rf1 可能是蝙蝠 b 谱系 β-CoV 与人类和果子狸病毒之间的进化中间产物。后两种冠状病毒有一个由 154 个氨基酸组成的 ORF3b,这是大多数蝙蝠 SARS 样冠状病毒所没有的,而在 Rf1 基因组的相应区域,有两个由 113 个和 32 个氨基酸组成的 ORF3b (Ren 等,2006)。蝙蝠和人类或果子狸分离株的 S 基因序列同源性为 76%~78%,而 S1 结构域的序列同源性为 63%~64%。蝙蝠分离株在 S1 还有 6 个氨基酸的插入和 3 个不同长度的缺失。其中两个缺失位点位于 RBD 中,并与 RBM 重叠(Ren 等,2006),这就对这些蝙蝠冠状病毒作为 SARS-CoV 前身的假设提出了质疑,因为这些区域对宿主细胞的结合至关重要。

在东南亚中蹄蝠中发现一种 b 谱系的 β-CoV 病毒,有人推测在菊头蝠中发现的 β-CoV 是感染的蹄蝠(其姊妹分类单元)体内的病毒溢出的结果(Gouilh 等,2011)。与菊头蝠的短时间持续不同,这种新型蝙蝠 β-CoV 在蹄蝠群落中可持续 18 个月。后者可能对 β 冠状病毒更耐受,或者菊头蝠内可能存在限制 β 冠状病毒毒力的因子。对果子狸和人类 SARS-CoV 的蝙蝠起始宿主的研究也许应该扩大到蹄蝠属(Gouilh 等,2011)。应该注意到,β-CoV 感染可能只局限于少数蹄蝠,因为居住在同一洞穴中不同位置的大蹄蝠并没有被感染,也可能蝙蝠群体之间需要更直接的接触来进行种间传播。

分子钟分析表明,冠状病毒蝙蝠病毒株、果子狸病毒株和人类病毒株在大规模的人类疫情暴发前 4~17 年就已经分化了(Lau 等,2010a)。与 SARS 相关的冠状病毒似乎已经从果子狸传播给了人类,而菊头蝠可能是主要宿主。从中国不同地区不同株的 SARS 样蝙蝠冠状病毒重组,也可能产生了与果子狸 SARS 相关的冠状病毒(Woo 等,2012)。对非同义突变频率和同义突变频率(K_a 和 K_s)的分析表明,蝙蝠中的 SARS 样冠状病毒不受正向选择压力,而是独立进化了相当长的时间。人类分离株和果子狸分离株似乎经历了剧烈的正向选择,暗示这是最近发生的物种间过渡(Ren 等,2006)。

通过全基因组测序,在中国云南菊头蝠(菊头蝠科)中检测到两种新的蝙蝠冠状病毒(RsSHC014 和 Rs3367)(Ge,2013)。它们的 RBD 基因与 SARS 冠状病毒的 S 蛋白有高度同源性。RsSHC01014 与蝙蝠粪便中的 WiVi 分离株具有 99.9%的核苷酸同源性,WiVi 分离株可以通过和菊头蝠、果子狸和人类的 ACE2 相结合而进入靶细胞。Rs3367 也能够利用人类 ACE2 进入细胞(Ge 等,2013)。一种新的 SARS 样 β 冠状病毒 Lyn11 在中国云南的中型菊头蝠(Rhinolophus affinis)中被发现,其病毒颗粒呈球状、有包膜、表面有棘突,但不具有典型的花瓣状冠状病毒形态。这种感染性的病毒无法从直肠样本中分离出来,且发现了少数具有异常棘突形态的冠状病毒样颗粒(He 等,2014)。LYRa11 与蝙蝠冠状病毒 Rs3367 的保守 RdRp 基因具有 98.4% 的核苷酸同源性。LYRa11 的全基因组测序表明,与 SARS-CoV 有 91% 的核苷酸同源性,可变 S 基因有 99% 的同源性,其基因组包含 29 805 个核苷酸(略大于 SARS-CoV),G+C 含量为 40.7%,具有 13 个开放阅读框。其与人类 SARS 病毒、果子狸 SARS 病毒和蝙蝠 Rs3367 病毒的 S1 蛋白具有 83.3%~84.0% 的氨基酸同源性,与其他蝙蝠 SARS 样冠状病毒的同源性则较低。其 RBD 与人类和果子狸 SARS-CoV 的氨基酸同源性为 92.5%~94.6%,与 Rs3367 冠状病毒的氨基酸同源性为 95.1%,而与其他蝙蝠 SARS-CoV、人类和果子狸 SARS-CoV 的氨基酸同源性仅为 58.7%~61.3%。然而 LYRa11 缺乏人类 SARS-CoV 分离株 Tor2 和蝙蝠 Rs3367 冠状病毒的 ORF4(He 等,2014)。

在 RBD 区域的第 319 至第 518 个氨基酸序列中,受体结合模体 RBM(第 426 至第 518 个氨基酸)是最易变的区域,也决定该病毒选择感染的宿主。另一种来自保加利亚布腊氏菊头蝠(Rhinolophus blasii)的蝙蝠分离株 BM48 在这个关键的 RBM 区域有 4 个氨基酸缺失,与 LYRa11 和来自人类和果子狸的病毒相比,后两者病毒的氨基酸差异更大。其他蝙蝠传染性 SARS 样冠状病毒在 RBM 有 17~18 个氨基酸缺失。相比之下,LYRa11 和 Rs3367 没有缺失(He 等,2014)。RBM 包含两个关键氨基酸,涉及受体识别和结合增强区。这两种氨基酸的同时替代会使得病毒失去与 ACE2 受体的结合能力。由于蝙蝠 Rs3337 和 LYRa11 仅在其中一个关键氨基酸上有突变,这两个分离株仍然能够与人类 ACE2 结合。这两个病毒分离株不同,因为 Rs3367 含有 ORF4,并且是从距离 LYRa11(中国昆明)350 千米的地方分离的。宿主细胞与两种不同冠状病毒的共感染可能导致基因重组。这可能与 Rs3367、LYRa11 和人类 SARS-CoV 的起源有关——即"Gap-Filling virus"假说(中国昆明)。

为了进一步探索蝙蝠和人类 β 冠状病毒的相关性,比较了它们逃避宿主先天免疫的机制,特别是对干扰素的研究,因为干扰素是控制或消除病毒感染的最强有力的手段。人类 SARS-CoV 包含至少 5 种蛋白质(ORF3b、ORF6、核壳体蛋白和 ORF1 的几种产物),它们可作为 IFN 产生或信号通路的拮抗剂。蝙蝠 SARS 样冠状病毒 Rf1、Rm1 和 Rpl 中 SARS-CoV ORF3b 的同源物含有不同的 C 端截短产物(Zhou 等,2012)。3 种蝙蝠来源的 ORF3b 蛋白抑制干扰素的能力不同。蝙蝠冠状病毒 Rf1 的 ORF3b 对人类细胞有毒性,不诱导细胞凋亡,而蝙蝠冠状病毒 Rp1 的 ORF3b 不拮抗 IFN,蝙蝠冠状病毒 Rm1 的 ORF3b 是人类细胞中有效的

IFN 拮抗剂,其作用是阻断 IRF3 核转位和阻止 IFN-β 基因启动子的激活。这与人类 SARS-CoV 的 ORF3b 蛋白的作用机制相同(Zhou 等,2012)。此外,蝙蝠冠状病毒 Rm1 的核壳体蛋白也是一种功能性干扰素拮抗剂。

5.3　MERS 冠状病毒

5.3.1　MERS 感染病理学

2012 年,沙特阿拉伯出现了 MERS 感染病例,其平均潜伏期约为 5 天,95% 的病例在 13 天内出现症状。该病毒可能会发生亚临床或无症状感染,例如,一名医护人员在没有明显临床症状的情况下连续 42 天排出病毒 (Mackay 和 Arden,2015)。感染后最常见的症状是发热、发热伴发冷(或僵直)、咳嗽、气短和肌痛。然而 MERS 可导致严重的下呼吸道感染和肾衰竭,并具有比 SARS 高得多的死亡率(约 30%),还可能出现胃肠道症状,如腹泻、呕吐和腹痛。在实验感染的单峰骆驼中,上呼吸道和下呼吸道的上皮细胞中存在损伤,并且可从这两个部位收集分离活病毒(Khalafalla 等,2015)。MERS-CoV 靶向肺泡上皮细胞和肺血管内皮细胞,在人类呼吸组织中高效复制。在实验感染猕猴的肺中,主要在 Ⅰ 型和 Ⅱ 型肺细胞中发现 MERS-CoV(Hilgenfeld 和 Peiris,2013;Doremalen 等,2014b)。

大约 75% 的人类患者患有一种或多种基础性疾病,如糖尿病、慢性肾脏(心脏或肺部)疾病、高血压、哮喘、肥胖、恶性肿瘤,或混合感染甲型流感病毒、副流感病毒、单纯疱疹病毒或肺炎球菌(Abdel-Moneim,2014)。疫情病例指数可追溯至沙特阿拉伯、约旦、卡塔尔和阿拉伯联合酋长国,在越来越多的地区发现了与旅行相关的病例,包括法国、德国、意大利、突尼斯、英国、美国、韩国和泰国。MERS 的致命病例往往发生在那些有潜在疾病的人群中,特别是那些免疫功能低下的人群。二次传播已成为病毒传染给健康家庭成员、医护人员、其他患者,甚至那些短暂探访未确诊的 MERS 患者病房的人员的主要手段。随着时间的推移,人与人之间的传播能力似乎在增加,这也是韩国大规模疫情暴发的重要原因。

5.3.2　病毒和细胞蛋白及其在进入宿主细胞中的作用

MERS-CoV S 蛋白的哺乳动物宿主细胞受体是二肽基肽酶 Ⅳ(DPP4 或 CD26),一种在人类呼吸道、肾、小肠、肝、腮腺、脾、睾丸、前列腺和活化的免疫细胞中广泛表达的 Ⅱ 型跨膜蛋白。它在许多动物中是保守的,包括非人灵长类动物、单峰骆驼、绵羊、奶牛和蝙蝠（Hilgenfeld 和 Peiris，2013）。MERS–CoV S 蛋白的 S1 核心结构域负责 DPP4 的识别和高亲和力结合宿主细胞。S2 结构域可作为由 367~606 位氨基酸组成的 C 末端 240 个氨基酸的受体结合结构域 RBD。病毒 S2 的外部结构域与宿主 DPP4 受体结合，因此被命名为 RBM（Lu 等，2013；Wang 等，2013）。参与结合 MERS–CoV S 蛋白的几个氨基酸在结合人腺苷脱氨酶（ADA）时也是至关重要的，腺苷脱氨酶是一种天然的 DPP4 配体。重组形式的腺苷脱氨酶能够在体外与 MERS–CoV S1 区竞争 DPP4 与细胞系的结合，并抑制其感染。ADA 的正常功能包括通过刺激树突状细胞、共刺激辅助性 T 淋巴细胞和增加参与 MERS 发病的促炎细胞因子的产生，来促进适应性免疫系统淋巴细胞的分化和成熟（Raj 等，2014a）。研究重组 ADA 限制细胞体外感染的能力有助于开发其他 DPP4 介导的 MERS–CoV 拮抗剂，从而降低疾病的严重程度。5 种人类 MERS–CoV 辅助蛋白仅与来自蝙蝠 HKU4 和 HKU5 冠状病毒的蛋白具有同源性（Raj 等，2014b）。与 SARS–CoV 一样，MERS–CoV 具有逃避宿主干扰素反应的机制，但与 SARS–CoV 不同，它对所有干扰素都敏感（Hilgenfeld 和 Peiris，2013）。

　　MERS–CoV 被细分为几个分支。分支 A 仅含有来自 Vero 细胞的变异体、细胞培养传代的 EMC/2012 变异体、两个 Jordan–N3 变异体，没有骆驼衍生的 MERS–CoV 变异体。分支 B 包含直接从人类原发性 MERS 病例的上呼吸道分离的 Bisha 1（与该患者体外培养的 MERS–CoV EMC/2012 变体相比有 115 个核苷酸差异）（Mackay，2015）。分支 C 含有一个来自可能是从苏丹传入的埃及单峰骆驼的病毒，NRCE–HKU205|Nile|2013。另一种来自南非棕蝠（Neoromicia capensis）的病毒 NeoCoV，与 MERS–CoV 的关系比其他蝙蝠病毒更密切，可将骆驼病毒和蝙蝠病毒作为同一冠状病毒感染物种的成员联系起来（Mackay 和 Arden，2015）。已经发现至少 9 人的 MERS–CoV 基因组在 RBD 区域含有氨基酸突变，其中几个突变似乎是适应性变化的标志。然而，一项体外分析并未证明受试 MERS–CoV 变异体在病毒脱落、复制或免疫逃逸方面存在差异（Mackay 和 Arden，2015）。

5.3.3　MERS 冠状病毒与家畜的相关性

　　研究表明，作为一种导致人畜共患疾病的病毒，MERS–CoV 向人类传播与人类接触活单峰骆驼或其母乳、尿液有关。除了整个中东的单峰骆驼中存在 MERS–CoV 高中和抗体之外，还从这些动物中分离出与人类 MERS–CoV 相同的病毒基因组。其中一株人类分离株与患者曾护理过的患病单峰骆驼的鼻拭子获得的分离株相同（Haagmans 等，2014）。

在约旦、沙特阿拉伯和阿拉伯联合酋长国,奶牛、山羊、绵羊和单峰骆驼是肉类和乳品的主要来源。单峰骆驼存在于阿拉伯半岛、中东、阿富汗、中亚、印度和非洲部分地区的炎热沙漠地区。单峰骆驼的密度在非洲之角及其周边地区(埃塞俄比亚、索马里、肯尼亚、苏丹和南苏丹)最高,这些骆驼被出口到其他地区。阿拉伯半岛,尤其是在哈尔地区的单峰骆驼密度最高,然而人类 MERS 病例在该地区不如在沙特阿拉伯常见。人类与单峰骆驼的接触发生在节日、比赛、买卖和游行时(Mackay 和 Arden,2015)。单峰骆驼中的 MERS-CoV 感染表现出无症状的或仅导致轻微的呼吸症状,因此其存在未被检测的可能(Gossner 等,2014)。而双峰骆驼主要生活在蒙古、中亚、巴基斯坦和伊朗的寒冷的大草原上。

用 MERS-CoV 对单峰骆驼进行实验性感染,会导致轻度(流涕和轻微发热)短暂的上呼吸道感染症状(Adney 等,2014)。感染后 7 天,骆驼的鼻腔分泌物中会检测到大量具传染性的病毒和病毒 RNA,并且 4 周内还能检测到病毒核酸。尽管通过 PCR 反应在呼出气体中检测到少量 MERS-CoV RNA,但当时未发现传染性病毒(Khalafalla 等,2015)。

口腔样本中存在少量病毒,可能由鼻腔分泌物引起。粪便、尿液、血清或血液样本中未检测到 RNA。在感染后第 5 天安乐死的骆驼的一些组织中检测到传染性病毒,但在第 28 天或第 42 天安乐死的骆驼中没有检测到传染性病毒。这些动物的消化道(皱胃、前胃、十二指肠、空肠、结肠或直肠)、肝、脾、肾、膀胱或心脏中不存在传染性病毒。传染性病毒局限于上呼吸道(主要是鼻甲,但也包括嗅上皮、咽和喉)、下呼吸道(气管和一个肺叶)和淋巴结(咽后、纵隔、肠系膜和气管支气管)的组织中。感染导致轻度至中度炎性病变,与普通感冒引起的病变相当,仅仅存在于上下呼吸道的假复层柱状上皮细胞中,不存在于肺泡中。中东呼吸综合征病毒(MERS-CoV)在上呼吸道的位置至少可以部分解释自然感染的骆驼不存在系统性疾病,以及骆驼之间和骆驼对人类传播的方式(Adney 等,2014)。

对这些家畜血清研究后发现,来自阿曼骆驼的所有血清($n=50$)都含有针对 MERS-CoV 棘突蛋白 S1 区的抗体,而来自加那利群岛的骆驼只有 14% 含有这些抗体($n=105$)。荷兰或西班牙的绵羊、山羊、牛和其他骆驼(2 只荷兰双峰骆驼、2 只美洲驼、6 只羊驼, 以及来自智利的 2 只双峰骆驼、5 只美洲驼、18 只羊驼和 2 只大羊驼)呈血清阴性(Chan 等,2015)。阿曼骆驼的抗体滴度介于 1/2560~1/320,而加那利群岛骆驼的抗体滴度仅为 1/320~1/20(Reusken 等,2014)。但这项研究没有检测来自中东呼吸综合征(MERS)流行地区的绵羊、山羊或牛的血清。2013 年和 2014 年的研究未能在约旦或沙特阿拉伯的绵羊、山羊或牛中检测到 MERS-CoV

特异性抗体(Gossner 等,2014)。

在约旦、埃及、阿拉伯联合酋长国、沙特阿拉伯、卡塔尔、尼日利亚、突尼斯、埃塞俄比亚、肯尼亚、苏丹、南苏丹和加那利群岛也检测到单峰骆驼中的 MERS-CoV 抗体(Perera 等,2013;Reusken 等,2013;Corman 等,2014;Gossner 等,2014;Reusken 等,2014)。该病毒于沙特阿拉伯(1992)和阿拉伯联合酋长国(2003)的单峰骆驼中传播(Gossner 等,2014)。此外,一些动物呈现牛冠状病毒血清阳性,已知这种病毒在骆驼群体中广泛传播,但它们缺乏抗 SARS-CoV 的抗体。其中一些样本是在 2009 年或早在 2003 年收集的,表明 MERS-CoV 在人类中暴发之前,该病毒已在单峰骆驼群中广泛传播(Reusken 等,2014)。在另一项研究中,1983 年,索马里和苏丹 80% 以上的单峰骆驼呈 MERS-CoV 血清阳性,1997 年在埃及也发现了类似结果(Müller 等,2014)。由于前几个国家(和地区)的内乱和战争原因,该地区有可能存在人类中传染的 MERS 病例,但几十年来一直未被发现 (Müller 等,2014)。

在阿曼一个农场的 14 只单峰骆驼中,6 只骆驼的鼻拭子中检测到了 2~3 个 MERS-CoV 基因的 RNA。来自 3 只骆驼的 S 蛋白片段与来自一些人类 MERS-CoV 分离株的 S 蛋白(包括该农场患者的 S 蛋白)之间有 100% 的同源性,但是在 ORF1 和一个 MERS-CoV EMC 分离株中发现了一些序列差异。直肠拭子和粪便样本中未发现病毒 RNA。所有动物都有针对 MERS-CoV 抗原的抗体,但没有针对 SARS-CoV 或人类冠状病毒 HCoV-OC43 的抗体(Haagmans 等,2014)。

在沙特阿拉伯,拥有一小群骆驼的牧人在接触了一只发病单峰骆驼的黏液分泌物后,患上了致命的中东呼吸综合征。另外 8 只单峰骆驼中的 3 只也患病了。从患者和骆驼鼻拭子中分离的病毒在培养基中生长。培养的患者病毒和人类 MERS-CoV RNA 的全基因组测序是相同的。28 天后,未从骆驼的鼻拭子中发现 MERS-CoV RNA,这表明这是一种短暂的急性感染,因为几周后所有患病的骆驼都恢复健康。在这项研究中,没有从任何骆驼的乳液、尿液或直肠样本中回收到病毒 RNA(Azhar 等,2014),但是,有几份报告称,在沙特阿拉伯的骆驼粪便及卡塔尔的骆驼粪便和乳液中发现了 MERS-CoV(Gossner 等,2014)。

2013 年至 2014 年沙特阿拉伯单峰骆驼感染因季节而异,病毒 RNA 高检出率出现在较凉爽的月份(11 月至次年 1 月),并随着天气变暖而减少,在 5 月达到最低点(Khalafalla 等,2015)。较低的温度会提高冠状病毒在宿主体外的存活率。凉爽季节是人类呼吸道病毒高感染时期,也是沙特阿拉伯单峰骆驼产犊的高峰期(Khalafalla 等,2015)。但 Gossner 等发现人类病例却呈现了不同的季节模式:2012

年 4 月发现了第一个病例,2013 年 4 月和 5 月左右人类病例增加,2014 年 4 月出现了第三次增加(Gossner 等,2014)。有趣的是,小骆驼第一次断奶是在 3 月至 4 月的炎热季节开始,此时小骆驼非常容易腹泻,受感染的小骆驼可以通过粪便中排出 MERS-CoV。此外挤奶通常是手动进行的,如果乳头没有得到适当清洁,来自小骆驼的受感染粪便可能会进入人类饮用的驼奶中(Gossner 等,2014)。

对迪拜 750 多只单峰骆驼进行的研究表明,96% 以上的成年单峰骆驼(4 岁以上)血清呈阳性,85% 的小骆驼(不到 1 岁)呈现血清阳性。MERS-CoV RNA 仅在 4 岁以下的单峰骆驼的鼻拭子标本中检测到,主要是小骆驼。从迪拜和沙特阿拉伯的动物中分离出的病毒显示出相似的年龄偏好(Khalafalla 等,2015;Wernery 等,2015)。屠宰骆驼通常涉及 5 岁以上的成年骆驼,这可能是屠宰场工人有相对较低暴露于 MERS 风险的原因(Mackay 和 Arden,2015)。在来自活单峰骆驼的 29% 鼻拭子样本和来自健康动物尸体的 62% 肺组织样本中检测到 MERS-CoV RNA(Khalafalla 等,2015)。在人类下呼吸道样本中,可检测到更多 MERS-CoV,且可在 1 个月期间持续检测出。在此期间,口鼻拭子样本检测呈阴性(Khalafalla 等,2015)。因此,仅检测鼻拭子可能无法检测到受感染的人类或动物。

来自山羊和骆驼的细胞系能够支持 MERS-CoV 的感染和高效复制(Eckerle 等,2014)。2013 年在阿曼、埃及和加那利群岛对多种不同动物进行了监测,在单峰骆驼中发现了 MERS-CoV 中和抗体(Perera 等,2013;Reusken 等,2013)。MERS-CoV 可在人肾癌细胞、人肺泡腺癌细胞、蝙蝠和山羊肾和肺,以及单峰型骆驼脐带进行复制。病毒核蛋白也可以在许多实验性感染的哺乳动物细胞系中复制,包括人离体支气管和肺组织,以及胚胎肺成纤维细胞、胃肠、肝和组织细胞瘤细胞(Mackay 和 Arden,2015)。

5.3.4 蝙蝠冠状病毒与 MERS-CoV 的相关性

2012 年 6 月,从沙特阿拉伯一名患有急性呼吸窘迫综合征和多器官功能障碍综合征并伴有肾衰竭的患者中分离出一株 c 谱系 β 冠状病毒——HCoV-EMC/2012,已知的变异体有 England-Qatar,Jordan-N3 和 England 1,以及 MERS-COV(Ge 等,2013)。3 个月后观察到来自卡塔尔的第二例病例。MERS-CoV 基因组包含 30 106~30 119 个核苷酸。预测它至少有 10 个开放阅读框,其中 9 个似乎是由 7 个亚基因组 mRNA 组成的嵌套表达,其 G+C 含量为 41%(Woo 等,2012)。

MERS-CoV 与分别从中国香港的扁颅蝠(T. pachypus)和普通伏翼(P.

abramus)分离的蝙蝠冠状病毒 HKU4 和 HKU5 密切相关。普通伏翼分布广泛,除了中国,还在俄罗斯、朝鲜半岛、日本、越南、缅甸、印度和沙特阿拉伯,以及中东的邻国也有分布(Lau 等,2010b)。HKU4 有 30 286~30 316 个核苷酸,HKU5 有 30 482~30 488 个核苷酸,其 G+C 含量分别为 38%和 43%(Woo 等,2012)。MERS-CoV 与HKU4 的 S 蛋白分别只有 66.3%的核苷酸同源性和 66.1%的氨基酸同源性,与HKU5 的 S 蛋白分别只有 63.8%的核苷酸同源性和 63.5%的氨基酸同源性(van Boheemen,2012)。人类 MERS-CoV 与蝙蝠 HKU4 和 HKU5 的主要区别在于 S 基因和 E 基因之间的区域:MERS-CoV 有 5 个开放阅读框,而蝙蝠冠状病毒中只有4 个(Woo 等,2012)。RtRp 基因在冠状病毒中通常高度保守,人类 MERS-CoV 与蝙蝠 HKU4 和 HKU5 的氨基酸同源性分别为 89%和 92%(van Boheemen 等,2012)。分子钟分析表明,HKU4 和 HKU5 在数百年前与 MERS-CoV 从一个共同的祖先分化而来。此外,对 13 株 HKU4 和 15 株 HKU5 的 RdRp、S 和核衣壳基因的测序表明,这些病毒在其各自的蝙蝠宿主物种中稳定进化(Lau 等,2010b)。另一种 β 冠状病毒 VM314,于 2008 年从荷兰的一只伏翼(Pipistrellus pipistrellus)中分离出来。这种蝙蝠病毒的 RdRp 核苷酸片段与 MERS-CoV 的有 88%的同源性(Boheemen 等,2012)。值得注意的是,沙特阿拉伯也有这种蝙蝠。

　　蝙蝠 HKU4 和 HKU5 冠状病毒的 RBD 与人类 MERS-CoV 存在较大的氨基酸差异,分别有 54.4%和 52.9%的同源性,这对宿主细胞结合和趋向性至关重要(Lau 等,2013)。此外,HKU5 在 RBM(RBD 的一个特别重要的结构域)有两个缺失,因此 MERS-CoV 不可能是由 HKU5 进化而来的(Wang 等,2013)。甚至更密切相关的 HKU4 在 RBM 仅有 40.8%的氨基酸同源性,并含有 MERS-CoV 中不存在的插入片段。然而,HKU4 的 RBD 能够结合人 DPP4 细胞受体。结合的 K_D 为35.7mM,结合亲和力比 MERS-CoV RBD 低 3 个数量级。而 HKU5 不能结合人DPP4 细胞受体。与 MERS-CoV 相比,HKU4 与蝙蝠 DPP4 的结合略强,但应注意的是,本研究中使用的蝙蝠 DPP4 来自与 HKU4 分离株不同的蝙蝠属(Yang 等,2014)。此外,与 MERS-CoV S 蛋白不同,含有 HKU4 S 蛋白的假病毒仅在存在外源胰蛋白酶的情况下能够通过 DPP4 感染人类细胞系,且感染程度低于含有MERS-CoV S 蛋白的假病毒。尽管人类 TMPRSS2 酶或内体蛋白酶等宿主蛋白酶可有效地切割人类 MERS-CoV S 蛋白但不能切割蝙蝠 HKU4 S 蛋白(Wang 等,2013;Yang 等,2014)。相比之下,MERS-CoV 能够感染表达人类 DPP4 的蝙蝠细胞系且抗人 DPP4 抗体能够阻断病毒细胞进入(Cai 等,2014)。重要的是,这项研究中使用的细胞系是从西亚和北非发现的蝙蝠中建立的。能够被感染的细胞系来自蝙蝠胚胎、胎儿肺和肾(或成人肾),但不来自成年蝙蝠肺(Cai 等,2014)。这表明,如果人类或单峰骆驼 MERS-CoV 确实来源于蝙蝠,它可能是通过泌尿途径而不是呼吸途径传播。然而,来自东非菊头蝠(Rhinolophus landeri)的肺细胞,以及来自北非果蝠(Rousettus aegyptiacus)、伏翼(P. pipistrellus)、水鼠耳蝠(Myotis daubentonii)和昭短尾叶鼻蝠(Carollia perspicillata)的肾细胞能够复制 MERS-CoV。这些蝙蝠物种代表了两个蝙蝠亚目的 4 个主要翼手目家族(Müller 等,2012)。

　　MERS-CoV 还可以感染非人灵长类、骆驼、果子狸、兔子、山羊、牛、绵羊、鸡和猪的细胞系,但不能感染猫、狗、仓鼠、小鼠、雪貂、鸡或昆虫来源的细胞系(Cai 等,2014)。来自不同物种的 DPP4 的 MERS-CoV-结构域中的 5 个氨基酸变异是否对 MERS-CoV 感染敏感或耐药方面发挥作用还不清楚 (van Doremalen 等,2014a)。据报告, 在一些报道人类间传染的 MERS 病例的国家中, 单峰骆驼体内出现了 MERS-CoV 样抗体,但阿拉伯联合酋长国和西班牙的山羊、绵羊、牛、马、驴或骡子体内没有出现这种抗体(van Doremalen 等,2014b;Mackay 和 Arden,2015)。然而,来自山羊、牛和绵羊的 DPP4 蛋白仍然能够作为 MERS-CoV 的受体,但感染效率低于来自骆驼的 DPP4。

　　蝙蝠 HKU4 病毒的 RBD 结合 DPP4 的复杂结构类似于人类间传染的 MERS-CoV 所使用的结合模式(Wang 等,2013),然而,其核心域中缺少一个螺旋和两条小链 (b2 和 b11),并且利用一个 310 螺旋代替 MERS-RBD 中发现的 α-螺旋(Wang 等,2013)。HKU4 和 MERS-CoV 之间的这些关键差异表明,蝙蝠和人类冠状病毒在与 MERS-CoV 受体的结合,以及切割病毒 S 蛋白的方式上存在差异。因此,在蝙蝠 HKU4 CoV 能够利用人类细胞之前,这两个过程都需要发生变化。

　　MERS-CoV 与其他蝙蝠冠状病毒的关系比 HKU4 或 HKU5 的关系更密切。其中之一是 NeoCoV,其 RNA 直接从南非棕蝠(N. capensis)的粪便中获得(Corman 等,2014)。基因组由 30 100 个核苷酸组成,G+C 含量为 40%,与各种基因组大小为 30 100~30 107 个核苷酸,G+C 含量为 41% 的 MERS-CoV 病毒株相当。NeoCoV 和 MERS-CoV 病毒株在 7 个嵌套的非结构蛋白结构域中的氨基酸序列同源性为 97.2%~97.4%,超过了国际病毒分类委员会用于定义单独冠状病毒物种的 90% 阈值。根据分类学和其他结构标准,NeoCoV 和 MERS-CoV 属于单一病毒种。它们的 S1 单位在遗传上是不同的,这表明在 MERS-CoV 暴发期间,可能发生了峰内重组事件。NeoCoV 是 MERS-CoV 的姐妹分类单元,位于一种新的非洲骆驼病毒和其他病毒之间,表明骆驼病毒多样性水平高于人类,骆驼是人类病毒的来源,而人类不是骆驼病毒的来源。阿拉伯半岛的大部分骆驼都是从非洲之角

(埃塞俄比亚、苏丹、索马里和肯尼亚)进口的,那里也发现了几种新的 Neoromicia
科蝙蝠。这一点很重要,因为在阿拉伯半岛,蝙蝠与人类的接触非常有限
(Khalafalla 等,2015)。骆驼可能从撒哈拉以南的非洲的蝙蝠那里获得了 MERS-
CoV。因此,单峰骆驼可能是 MERS-CoV 和其他哺乳动物冠状病毒的混合容器
(Corman 等,2014)。

蝙蝠 MERS-CoV 前体的另一个候选病毒是在 2011 年采集的雌性祖鲁棕蝠
(Neoromicia cf. Zuluensis)的粪便颗粒中发现的。该 β 冠状病毒(PML/2011)与
MERS-CoV 在一个保守的 816 个核苷酸片段区域是非常相近的(1 个氨基酸差
异;0.3%)。这比来自加纳的凹脸蝠属蝙蝠(Nycteris)及先前讨论的中国 HKU4 和
HKU5 蝙蝠冠状病毒(5.5%~7.7%氨基酸差异)更密切相关。它与 MERS-CoV 的关
系也比来自西班牙萨氏伏翼(Hypsugo savii)的 2c β 冠状病毒 RdRp 基因片段,以
及来自泰国蝙蝠粪便的基因片段和来自墨西哥美洲犬吻蝠属(Nyctinomops)的另
一个较短的 RdRp 基因片段(3.5%~8.0%的氨基酸序列差异)更密切。事实上,通过
贝叶斯系统发生学分析,PML/2011 与 MERS-CoV 的关系就像蝙蝠 CoV Rs672 与
SARS-CoV 在这 816 个核苷酸片段中的关系一样密切。然而,当研究来自更易变
的 S 基因的 3' 末端的 269 个核苷酸片段时,在 PML/2011 和 MERS-CoV 之间发
现了 10.9%的氨基酸序列差异。还发现 MERS-CoV 和欧洲伏翼冠状病毒在该区
域的差异为 13.3%,MERS-CoV 和蝙蝠冠状病毒 HKU5 或 HKU4 之间的差异为
20.5%~27.3%(Ithete 等,2013)。因此,来自这些蝙蝠的冠状病毒与 MERS-CoV 的
关系不如 NeoCoV 密切。

在世界许多地区,寻找 MERS 样冠状病毒的工作仍在继续,其混合结果至少
部分取决于是否检查了完整的基因组,如果没有,则会记录测试了哪些基因或基
因产物,以及测试的基因片段的长度。人们还应该记住,一些被测试的基因是高度
保守的(如 RdRp),而另一些基因是更具物种特异性的,与宿主物种的嗜性和感
染宿主靶细胞的能力更相关。Memish 等收集了 7 个物种的 96 只蝙蝠的粪便和
多种组织样本,这些蝙蝠在距离沙特阿拉伯 MERS 病例非常近的椰枣园中栖息
(Memish 等,2013)。在 29 只受试的埃及墓蝠(Taphozous perforatus)(感染率为
3.5%)粪便中,有一只在一个保守的 RdRp 第 190 核苷酸序列中与取自 MERS 指
数患者的人类 β 冠状病毒 RNA 具有 100%的核苷酸序列同源性。已从非洲、美
洲、亚洲和欧洲的蝙蝠家族成员中扩增出与 MERS 相关的冠状病毒 RNA 序列。然
而,应该注意的是,尽管在广泛传播的区域内蝙蝠中检测到了类似 MERS 的病毒,
但是人类中的 MERS 感染病例却发生在世界上非常有限的区域内。

2013 年,对来自中国西南部的大蝙蝠(Vespertilio superans)肛拭子样本采集到的 BtVs-βCoV/SC2013 进行了全长基因组测序。该病毒基因组包含 30 143 个核苷酸,与人类 MERS-CoV 具有 75.7%的核苷酸同源性。这是使用蝙蝠序列的全长基因组分析所看到的最高的同源性。该蝙蝠分离株与 HKU4-1 的核苷酸同源性为 69.9%,与 HKU5-1 的核苷酸同源性为 70.1%。其 S 蛋白和 HKU5 成簇,并与 HKU5、HKU4 和 hCoV-MERS 形成一个超家簇(Yang 等,2014)。

一些研究者提出了新观点(Guan 等,2003;Ge 等,2013;Reusken 等,2013;Haagmans 等,2014),在蝙蝠中传播循环的 β 冠状病毒"跳"到了中间宿主(在 SARS-CoV 和 MERS-CoV 中分别是果子狸和单峰骆驼),然后引发人类感染。如果是这样,为了检验这一假设,确定蝙蝠和果子狸或骆驼分离株之间的关系,特别是在 RMB 中的关系将是非常重要的。许多动物也可感染 β 冠状病毒,将它们的完整 RBD 序列与果子狸和骆驼中的致病性人类病毒序列进行比较也是有价值的。

5.3.5　MERS 冠状病毒的传播

MERS-CoV 在人类中的传播主要是通过飞沫或接触进行的。DPP4 受体在人类上呼吸道和下呼吸道的表达不同。这可能有助于解释观察到的人与人之间的传播更易发生在免疫功能低下或患有基础疾病(如糖尿病)的人群中(Raj 等,2014a)。详细的种群分析表明,单峰骆驼体内可存在多个 MERS-CoV 变体。然而,在人类个体中只能发现单一病毒基因组序列,这表明骆驼可能只允许特定的基因型感染人类。单峰骆驼数量增加和近年在更多人口区域附近放牧的趋势也会增加人与骆驼的接触(Gossner 等,2014)。

然而,只有相对较小比例的原发性人类病例与单峰骆驼有过直接接触,其他传播途径包括饮用未经高温消毒的骆驼奶或生肉,或出于医疗目的的饮用骆驼尿液(Gossner 等,2014)。饮用骆驼奶在阿拉伯半岛越来越受欢迎,该地区奶酪生产困难,且数量有限。在沙特阿拉伯,78%的新鲜骆驼奶在出售给消费者时未经高温消毒或发酵。已从骆驼奶样本中分离出 MERS-CoV,但尚不清楚该病毒是随骆驼奶排出,还是在挤奶过程中被污染,或是被受感染的哺乳小骆驼所污染(Gossner 等,2014)。添加到鲜骆驼奶中的 MERS-CoV 在冷藏时是稳定的,即使在室温下储存 2 天,也可能存在传染性病毒,但在加热至 63℃,30 分钟后会被破坏(van Doremalen 等,2014a)。

在人类尿液中检测到低浓度的 MERS-CoV,因此饮用骆驼尿液可能是一个风险因素,特别是对那些患有潜在疾病或免疫缺陷的人群。中东部分地区的贝都因人和其他骆驼牧民习惯用骆驼尿液洗手、洗脸和洗头。骆驼尿液也用于一些传统的医疗实践,如治疗胃肠疾病,以减少血液凝固,或作为抗癌剂,以加强免疫反应,并防止寄生虫进入头发(Abdel-Moneim,2014;Mackay 和 Arden,2015)。新鲜尿液可以单独饮用或与骆驼奶混合使用,或作为一些软膏和护肤霜的成分(Gossner 等,2014)。通过食用生的、受污染的骆驼肉进行传播的可能性较小,因为通常肉是煮熟的,屠宰是在卫生条件下进行的,并且骆驼肉在商业销售时是冷冻状态(Abdel-Moneim,2014)。

MERS 主要病例的分布偏向于老年男性,其他病例的年龄和性别相当均衡。主要病例的这种倾斜可能是由于人类接触的差异造成的,因为饲养骆驼是在中年和退休男性中唯一广受欢迎的活动(Gossner 等,2014)。合并患者(包括老年人群)对疾病的易感性和严重程度更高也可能是这个因素导致的。

MERS-CoV 和 SARS CoV 在物品表面上的存活时间相对较长。在塑料或钢上,MERS-CoV 在 30℃和 80%相对湿度下可存活 8 小时,在 30℃和 30%相对湿度下可存活 24 小时。在气溶胶中,相对湿度为 70%时,MERS-CoV 的存活率降低了 89%,但在 20℃,相对湿度为 40%时,存活率仅降低了 7%。MERS-CoV 的存活率低于 SARS-CoV,但病毒可能会彻底污染有症状的患者的周围环境(Mackay 和 Arden,2015)。因此,应当引起对候诊、治疗和病房等环境中通过生物气溶胶传播 MERS-CoV、SARS-CoV 相关风险的关注。空气交换、循环和过滤的质量,启动适当的感染控制程序和加强人员保护是降低风险的重要因素,特别是考虑到沙特阿拉伯和韩国发生的人类之间的医院传播病例不断增加。

蝙蝠也可能间接传染给人类 MERS-CoV。一个案例是生活和工作在一个废弃的椰枣果园附近。栖息的蝙蝠和粪便出现在该地区废弃的水井和废墟中。椰枣果园地区内家畜(包括单峰骆驼)的食物或水可能被蝙蝠粪便、唾液或尿液污染,感染骆驼,并导致人类感染(Abdel-Moneim,2014)。这一假设在蝙蝠和单峰骆驼共存的地区得到了验证。

5.4 其他蝙蝠冠状病毒

蝙蝠可能是 α 和 β 冠状病毒的主要宿主的论点得到了以下事实的支持:蝙蝠比目前已知的任何其他宿主都要有更多的遗传多样性(Drexler 等,2014)。即使在蝙蝠粪便或尿液中发现冠状病毒,它们也不会在这些宿主中引起明显的胃肠道或其他疾病症状,这可能是与产生高水平的抗冠状病毒抗体有关(Drexler 等,2014)。蝙蝠种群中病毒持续存在似乎依赖于蝙蝠繁殖周期中的大量繁殖,可能与粪便-口腔传播有关,也可见于蝙蝠种群中发现的其他病毒,如丝状病毒、亨尼帕病毒、星状病毒和狂犬病毒(Drexler 等,2014)。

除了前面讨论过的冠状病毒,人类冠状病毒 HCoV-229E 和来自加纳的蹄蝠属(Hipposideros)蝙蝠的冠状病毒具有共同的祖先(Reusken 等,2013)。需要进一步研究冠状病毒在其他哺乳动物群体中的多样性,特别是在中国和阿拉伯半岛,主要因为冠状病毒感染小鼠,而小鼠是由汉坦病毒引起的另一种严重呼吸道疾病——汉坦病毒肺综合征的已知宿主。在刺猬中发现了一种独特的 c 谱系 β 冠状病毒(EriCoV)。人类 CoV HCoV-OC43 也与牛冠状病毒有最近的共同祖先(Reusken 等,2013)。

2013 年的一项研究从 7 个物种的 96 只蝙蝠中扩增了编码解旋酶、S 蛋白和衣壳或包膜蛋白的 RNA 区域,这些蝙蝠的栖息点——沙特阿拉伯的椰枣园,与 MERS 病例非常接近。值得注意的是,所选的 RNA 区域检测到了 α 冠状病毒和 β 冠状病毒 RNA 序列,尽管该测试被认为是 MERS-CoV 特异性分析,MERS-CoV 属于 β 冠状病毒。在本项研究中,α 冠状病毒和 β 冠状病毒 RNA 均从埃及墓蝠(T. perforatus)和小鼠尾蝠(R. hardwickii)及黄毛果蝠(E. helvum)中扩增,但只有 α 冠状病毒 RNA 在埃及墓蝠中扩增出来。蝙蝠直肠拭子和 23% 的粪便颗粒和栖息处粪便中存在冠状病毒 RNA,检测到 α 冠状病毒的频率高于人类 SARS-CoV 和 MERS-CoV 所属的 β 冠状病毒组。在咽拭子、尿液或血清样本中没有发现冠状病毒 RNA,这表明动物之间的传播是通过接触受感染的粪便等进行的(Memish 等,2013)。

2008 年至 2012 年夏季蝙蝠繁殖后,从意大利北部的 75 只意大利蝙蝠大鼠耳蝠、尖耳鼠耳蝠、棕蝠的肛拭子中收集样本。从鼠耳蝠中检测到两种新的 α 冠状病毒,以及从棕蝠中检测到两种新的 c 谱系 β 冠状病毒(ITA31/384/2012)。通过巢式反转录聚合酶链反应,发现 β 冠状病毒在保守的 RdRp 基因的 816 核苷酸片段中具有 96.9% 的预测氨基酸序列同源性,并与来自西班牙 Eptesicus isabellinus(也在撒哈拉北部发现)蝙蝠冠状病毒成簇。新的 α CoV 集群包括来自尖耳鼠耳蝠(M. blythii)和普通长翼蝠(Miniopterus schreibersi)的西班牙蝙蝠冠状病毒及来自荷兰的沼鼠耳蝠(Myotis dasycneme)冠状病毒(De Benedictis 等,2014)。从中国云南的菊头蝠和鼠耳蝠属蝙蝠的直肠拭子中也分离得到 5 个不同的 α 冠状病毒分支。其他几项研究在中国、欧洲和非洲的一些食虫蝙蝠中发现了

SARS 样冠状病毒，这些物种在可变 S 基因中有 76%~78%的核苷酸同源性，在 RBD 有 19 个氨基酸缺失。有报告显示，在中国的 4 个蝙蝠科的 20 个蝙蝠种中发现了冠状病毒：10 种来自蝙蝠科，8 种来自菊头蝠科，1 种来自犬吻蝠科，1 种来自狐蝠科(He 等，2014)。印度尼西亚的大裸背果蝠(Dobsonia moluccensisi)在 4.1%(n=74)的测试粪便样本中含有 β 冠状病毒 RNA(Anindita 等，2015)。该病毒与中国的蝙蝠冠状病毒 HKU9 和肯尼亚的蝙蝠冠状病毒 KY06 关系最为密切。蝙蝠 β 冠状病毒分离株具有多样性，对其他哺乳动物的冠状病毒多样性相对缺乏了解，主要是其缺乏一些开放阅读框，关键区域存在核苷酸缺失，以及 RBD 广泛的核苷酸和氨基酸同源性，使得很难确定哪一种蝙蝠冠状病毒是 SARS-CoV 或 MERS-CoV 的前身，或者冠状病毒的前身是否起源于不同的哺乳动物。进一步的研究有助于揭示致病性人类冠状病毒的历史，以及明确蝙蝠导致人类的人畜共患病传播再次发生的可能性。

对居住在废弃矿井中的多种蝙蝠粪便进行研究(n=256)发现，来自以下物种的粪便中均存在冠状病毒 RNA：中华菊头蝠(R. sinicus)、中型菊头蝠(R.affinis)、果树蹄蝠(Hipposideros pomona)、普通长翼蝠(M. schreibersi)、亚洲长翼蝠(Miniopterus fuliginosus)和长翼蝠(Miniopterus fuscus)(Ge 等，2016)。蝙蝠的感染率为 45%~74%，几乎所有的病毒序列都与已知的 α 冠状病毒有关，如 HKU1 存在于中华菊头蝠、普通长翼蝠和亚洲长翼蝠中；中华菊头蝠和中型菊头蝠中存在 HKU2；普通长翼蝠含有 HKU7；中华菊头蝠、中型菊头蝠、普通长翼蝠和长翼蝠具有 HKU8；还有果树蹄蝠的 HKU10。除了在果树蹄蝠中检测到一种新的 β CoV (HpBtCoV/3740-2)外，还在中型菊头蝠中检测到一种新的 SARS 样 β 冠状病毒 (RabtCoV/4991)。在所有 6 种蝙蝠中，都发生了几种冠状病毒的共同感染，这种情况增加了重组的机会(Ge 等，2016)。

5.5 结论

冠状病毒是一种大型有包膜的单股正链 RNA 病毒，可感染多种哺乳动物和鸟类。α 和 β 冠状病毒包含导致人类轻度至危及生命的呼吸道、肠道、肝或神经系统疾病的冠状病毒。HCoV-229E、HCoV-OC43、HCoV-NL63 和 HCoV-HKU 病毒通常会在人群中引起轻度感冒样症状，但是 SARS-CoV 和 MERS-CoV β 冠状病毒会导致死亡率较高的严重呼吸道疾病。SARS-CoV、果子狸 SARS-相关冠状病毒和 SARS-相关菊头蝠冠状病毒均来自 b 谱系 β 冠状病毒，而 MERS-CoV、

HKU4 和 HKU5 蝙蝠冠状病毒来自 c 谱系。以下讨论将集中于来自 b 谱系和 c 谱系的 β 冠状病毒。

冠状病毒的遗传多样性部分是由其聚合酶保真性较差和非典型的庞大基因组所导致的。这种多样性可能允许积累新的特征，使病毒后代能够利用不同的生态位和宿主，导致种间传播，就像可能通过人畜共患病传播进入人类的牛冠状病毒 HCoV-OC43 一样。

11 个蝙蝠科（绝大多数是食虫蝙蝠）接触过或感染过 α 或 β 冠状病毒。与 SARS 样的冠状病毒相关的 4 种果蝠中，有两种仅存在于马达加斯加。据称，果子狸可被果蝠感染，然而，在亚洲或东南亚，只有食虫蝙蝠物种携带 SARS 样冠状病毒。

目标宿主和宿主细胞在很大程度上是由负责受体结合和融合的病毒 S 蛋白与宿主细胞受体 ACE2（针对 SARS-CoV）之间的相互作用决定的。蝙蝠、人类或果子狸分离株的 S 基因序列同源性为 76%~78%，S1 域的序列同源性为 63%~64%。值得注意的是，蝙蝠分离株在 S1 也有 6 个氨基酸插入和 3 个氨基酸缺失，其中一些存在于 RBD 中。

SARS-CoV 很好地适应了人类 ACE2 受体，却不能感染蝙蝠细胞或结合大多数蝙蝠的 ACE2。蝙蝠 ACE2 和人类 ACE2 的氨基酸同源性为 80%~82%，这可能是 SARS-CoV 不能感染蝙蝠细胞的原因之一。相比之下，果子狸和人类 ACE2 仅相差两个氨基酸。人类 SARS-CoV 分离株在表达人类或果子狸 ACE2 的细胞中生长动力学相似。

通过全基因组测序发现两种新的蝙蝠冠状病毒（RsSHC014 和 Rs3367），二者 S 蛋白的 RBD 与 SARS-CoV 的具有高度同源性。这些分离株中的一种或两种可以通过结合人类 ACE2 受体进入细胞，使它们比其他蝙蝠冠状病毒更适合作为 SARS-CoV 的前体。然而，人类和果子狸传染性 SARS 冠状病毒分离株的全基因组测序显示 99.8% 的同源性，远高于蝙蝠类传染性 SARS 冠状病毒的同源性。

中东呼吸综合征起源并主要局限于中东。MERS-CoV S 蛋白的宿主细胞受体是 DPP4，其在许多动物中是保守的，包括人类和非人灵长类动物、单峰骆驼、绵羊、奶牛和蝙蝠。MERS-CoV 通过单峰骆驼的鼻腔分泌物、饮用单峰骆驼的鲜奶或尿液和人类接触等方式向人类传播。一种人类 MERS-CoV 分离株与人类密切接触的患病单峰骆驼的分离株相同，进一步确定了人类 MERS-CoV 与单峰骆驼 MERS-CoV 之间的联系。

两种蝙蝠 MERS 样冠状病毒 HKU4 和 HKU5 被认为与人类感染有关。然而它们与人类 MERS–CoV RBD 的同源性非常低 （40%~55%），HKU5 在该区域含有缺失。这一证据有力地表明这些蝙蝠病毒不太可能是传播给人类的原因。蝙蝠的肾和尿液可感染这些冠状病毒，如果传播给人类，将通过蝙蝠的尿液传播。

　　MERS–CoV 与南非蝙蝠粪便中的 NeoCoV 更为接近（Corman 等，2014）。来自蝙蝠和人类的两者之间 7 种蛋白质的氨基酸同源性约为 97%，分类标准表明，NeoCoV 和 MERS–CoV 是单一病毒种。应该注意的是，粪便中病毒 RNA 或蛋白质的存在并不一定意味着蝙蝠被感染，因为病毒可能只是通过动物的消化道传播。许多研究发现，使用相对较小的保守基因片段，人类 MERS–CoV 和各种蝙蝠冠状病毒之间存在不同程度的核苷酸同源性。事实上，这些蝙蝠来自世界各地，而人类的 MERS 只在世界上非常有限的地区传播，这表明蝙蝠传播人畜共患疾病的风险很小。因为已知单峰骆驼会将 MERS–CoV 传播给人类，所以研究工作应更应侧重于单峰骆驼。

参考文献

Abdel-Moneim AS. 2014. Middle East respiratory syndrome coronavirus (MERS-CoV): evidence and speculations. *Archives of Virology.* 159:1575–1584.

Adney DR, van Doremalen N, Brown VR, Bushmaker T, Scott D, de Wit E, Bowen RA, Munster VJ. 2014. Replication and shedding of MERS-CoV in upper respiratory tract of inoculated dromedary camels. *Emerging Infectious Diseases.* 20(12):1999–2005.

Anindita PD, Sasaki M, Setiyono A, Handharyani E, Orba Y, Kobayashi S, Rahmadani I, Taha S, Adiani S, Subangkit M, Nakamura I, Sawa H, Kimura T. 2015. Detection of coronavirus genomes in Moluccan naked-backed fruit bats in Indonesia. *Archives of Virology.* 160:1113–1118.

Azhar EI, El-Kafrawy SA, Farraj SA, Hassan AM, Al-Saeed MS, Hashem AM, Mladani TA. 2014. Evidence for camel-to-human transmission of MERS coronavirus. *New England Journal of Medicine.* 370:2499–2505.

Briese T, Mishra N, Jain K, Zalmout IS, Jabado OJ, Karesh WB, Daszak P, Mohammed OB, Alagaili AN, Lipkin WI. 2014. Middle East respiratory syndrome coronavirus quasispecies that include homologues of human isolates revealed through whole-genome analysis and virus cultured from dromedary camels in Saudi Arabia. *mBio.* 5(3):e01146–14.

Cai Y, Yú S, Postnikova EN, Mazur S, Bernbaum JG, Burk R, Zhāng T, Radoshitzky SR, Müller MA, Jordan I, Bollinger L, Hensley LE, Jahrling PB, Kuhn JH. 2014. CD26/DPP4 cell-surface expression in bat cells correlates with bat cell susceptibility to Middle East respiratory syndrome coronavirus (MERS-CoV) infection and evolution of persistent infection. *PLoS ONE.* 9(11):e112060.

Cameron MJ, Bermejo-Martin JF, Danesh A, Muller MP, Kelvin DJ. 2008. Human immuno-pathogenesis of severe acute respiratory syndrome (SARS). *Virus Research.* 133:13–19.

Chan SMS, Damdinjav B, Perera RAPM, Chu DKW, Khishgee B, Enkhbold B, Poon LLM, Peiris M. 2015. Absence of MERS-coronavirus in Bactrian camels, Southern Mongolia, November 2014. *Emerging Infectious Diseases.* 21(7)1:269–1271.

Corman VM, Ithete NL, Richards LR, Schoeman MC, Preiser W, Drosten C, Drexler JF. 2014.

Rooting the phylogenetic tree of Middle East respiratory syndrome coronavirus by characterization of a conspecific virus from an African bat. *Journal of Virology.* 88(19):11297–11303.

De Benedictis P, Marciano S, Scaravelli D, Priori P, Zecchin B, Capua I, Monnne I, Cattoli G. 2014. Alpha and lineage C betaCoV infections in Italian bats. *Viral Genes.* 48:366–371.

Denison MR, Graham RL, Donaldson EF, Eckerle LD, Baric RS. 2011. Coronaviruses: An RNA proofreading machine regulates replication fidelity and diversity. *RNA Biology.* 8(2):270–279.

Drexler JF, Corman VM, Drosten C. 2014. Ecology, evolution and classification of bat coronaviruses in the aftermath of SARS. *Antiviral Research.* 101:45–56.

Eckerle I, Corman VM, Müller MA, Lenk M, Ulrich RG, Drosten C. 2014. Replicative capacity of MERS coronavirus in livestock cell lines. *Emerging Infectious Diseases.* 20(2):276–279.

Ge XY, Li JL, Chmura AA, Zhu G, Epstein JH, Mazet JK, Hu B, Zhang W, Peng C, Shag YJ, Luo CM, Tan B, Wang N, Zhu Y, Crameri G, Zhang SY, Wang LF, Daszak P, Shi ZL. 2013. Isolation and characterization of a bat SARS-like coronavirus that uses the ACE2 receptor. *Nature.* 503(7477):535–538.

Ge XY, Wang N, Zhang W, Hu B, Li B, Zhang YZ, Zhou JH, Luo CM, Yang XL, Wu LJ, Wang B, Zhang Y, Li ZX, Shi ZL. 2016. Coexistence of multiple coronaviruses in several bat colonies in an abandoned mineshaft. *Virologica Sinica.* 31(1):31–40.

Guan Y, Zheng BJ, He YQ, Liu XL, Zhuang ZX, Cheung CL, Luo SW, Li PH, Zhang LJ, Guan YJ, Butt KM, Wong KL, Chan KW, Lim W, Shortridge KF, Yuen KY, Peiris JS, Poon LL. 2003. Isolation and characterization of viruses related to the SARS coronavirus from animals in southern China. *Science.* 302:276–278.

Guo Y, Korteweg C, McNutt MA, Gu J. 2008. Pathogenic mechanisms of severe acute respiratory syndrome. *Virus Research.* 33:4–12.

Gossner C, Danielson N, Gervelmeyer A, Berthe F, Faye B, Aaslav KK, Adlhoch C, Zeller H, Penttinen P, Coulombier D. 2014. Human–Dromedary camel interactions and the risk of acquiring zoonotic Middle East respiratory syndrome coronavirus infection. *Zoonoses and Public Health.* 63(1):1–9.

Gouilh MA, Puechmaille SJ, Gonzalez J-P, Teeling E, Kittayapong P, Manuguerra J-C. 2011. SARS-Coronavirus ancestor's foot-prints South-East Asian bat colonies and the refuge theory. *Infection, Genetics and Evolution.* 11:1690–1702.

Haagmans BL, Al Dhahiry SH, Reusken CB, Raj VS, Galiano M, Myers R, Godeke GJ, Jonges M, Farag E, Diab A, Ghobashy H, Alhajri F, Al-Thani M, Al-Marri SA, Al Romaihi HE, Al Khal A, Bermingham A, Osterhaus AD, AlHajri MM, Koopmans MP. 2014. Middle East respiratory syndrome coronavirus in dromedary camels: an outbreak investigation. *Lancet Infectious Diseases.* 14:140–145.

He B, Zhang Y, Xu L, Yang W, Yang F, Feng Y, Xia L, Zhou J, Zhen W, Feng Y, Guo H, Zhang H, Tu C. 2014. Identification of diverse alphacoronaviruses and genomic characterization of a novel severe acute respiratory syndrome-like coronavirus from bats in China. *Journal of Virology.* 88(12):7070–7082.

Hilgenfeld R, Peiris M. 2013. From SARS to MERS: 10 years of research on highly pathogenic human coronaviruses. *Antiviral Research.* 100:286–295.

Hou Y, Peng C, Yu M, Li Y, Han Z, Li F, Wang L-F, Shi Z. 2010. Angiotensin-converting enzyme 2 (ACE2) proteins of different bat species confer variable susceptibility to SARS-CoV entry. *Archives of Virology.* 155:1563–1569.

Ithete NL, Sroffberg S, Corman VM, Cottontail VM, Richards LR, Schoeman MC, Drosten C, Drexler JF, Preiser W. 2013. Close relative of human Middle East respiratory syndrome coronavirus in bat, South Africa. *Emerging Infectious Diseases.* 19(10):1697–1699.

Khalafalla AI, Lu X, Al-Mubarak AIA, Dalab AHS, Al-Busadah KAS, Erdman DD. 2015. MERS-

CoV in upper respiratory tract and lungs of dromedary camels, Saudi Arabia, 2013–2014. *Emerging Infectious Diseases*. 21(7):1153–1158.

Kim HK, Yoon S-W, Kim D-J, Koo B-S, Noh JY, Kim JH, Choi YG, Na W, Chang K-T, Song D, Jeong DG. 2016. Detection of severe acute respiratory syndrome-like, Middle East respiratory syndrome-like bat coronaviruses and group H rotavirus in faeces of Korean bats. *Transboundary and Emerging Infections*. DOI:10.1111/tbed.12515.

Lau SK, Li KS, Huang Y, Shek CT, Tse H, Wang M, Choi GK, Xu H, Lam CS, Guo R, Chan KH, Zheng BJ, Woo PC, Yuen KY. 2010a. Ecoepidemiology and complete genome comparison of different strains of severe acute respiratory syndrome-related *Rhinolophus* bat coronavirus in China reveal bats as a reservoir for acute, self-limiting infection that allows recombination events. *Journal of Virology*. 84(6):2808–2819.

Lau SK, Poon RW, Wong BH, Wang M, Huang Y, Xu H, Guo R, Li KS, Gao K, Chan KH, Zheng BJ, Woo PC, Yuen KY. 2010b. Coexistence of different genotypes in the same bat and serological characterization of *Rousettus* bat coronavirus HKU9 belonging to a novel Betacoronavirus subgroup. *Journal of Virology*. 84(21):11385–1194.

Lau SKP, Li KSM, Tsang AKL, Lam CSF, Ahmed S, Chen H, Chan K-H, Woo PCY, Yuen K-Y. 2013. Genetic characterization of *Betacoronavirus* lineage c viruses in bats reveals marked sequence divergence in the spike protein of *Pipistrellus* bat coronavirus HKU5 in Japanese pipistrelle: implications for the origin of the novel Middle East respiratory syndrome coronavirus. *Journal of Virology*. 87(15):8638–8650.

Liu L, Fang Q, Deng F, Wang H, Yi CE, Ba L, Yu W, Lin RD, Li T, Hu Z, Ho DD, Zhang L, Chen Z. 2007. Natural mutations in the receptor binding domain of spike glycoprotein determine the reactivity of cross-neutralization between palm civet coronavirus and severe acute respiratory syndrome coronavirus. *Journal of Virology*. 81(9):4694–4700.

Lu G, Hu Y, Wang Q, Qi J, Gao F, Li Y, Zhang Y, Zhang W, Yuan Y, Bao J, Zhang B, Shi Y, Yan J, Gao GF. 2013. Molecular basis of binding between novel human coronavirus MERS-CoV and its receptor CD26. *Nature*. 500: 227–231.

Mackay IM, Arden KE. 2015. Middle East respiratory syndrome: An emerging coronavirus infection tracked by the crowd. *Virus Research*. 202:60–88.

Memish ZA, Mishra N, Olivai KJ, Fagbo SF, Kapoor V, Epstein JH, AlHakeem R, Al Asmari M, Islam A, Kapoor A, Breise T, Daszak P, Al Rabeeah AA, Lipkin WI. 2013. Middle East respiratory syndrome coronavirus in bats, Saudi Arabia. *Emerging Infectious Diseases*. 19(11):1819–1823.

Müller MA, Corman VM, Jores J, Meyer B, Younan M, Liljander A, Bosch B-J, Lattwein E, Hilali M, Musa BE, Bornstein S, Drosten C. 2014. MERS coronavirus neutralizing antibodies in camels, Eastern Africa, 1983–1997. *Emerging Infectious Diseases*. 20(12): 2093–2095.

Müller MA, Raj VS, Muth D, Meyer B, Kallies S, Smits SL, Wollny R, Bestebroer TM, Specht S, Suliman T, Zimmermann K, Binger T, Eckerle I, Tschapka M, Zaki AM, Osterhaus ADME, Fouchier FAM, Haagmans BL, Drosten C. 2012. Human coronavirus EMC does not require the SARS-coronavirus receptor and maintains broad replicative capability in mammalian cell lines. *mBio*. 3(6):e00515–12.

Perera R, Wang P, Gomaa M, El–Shesheny R, Kandeil A, Bagato O, Siu L, Shehata M, Kayed A, Moatasim Y, Li M, Poon LL, Guan Y, Webby RJ, Ali MA, Peiris JS, Kayali G. 2013. Seroepidemiology for MERS coronavirus using microneutralisation and pseudoparticle virus neutralisation assays reveal a high prevalence of antibody in dromedary camels in Egypt, June 2013. *European Surveillance*. 18:20574.

Raj VS, Osterhaus ADME, Fouchier RAF, Haagmans BL. 2014a. MERS: emergence of a novel human coronavirus. *Current Opinions in Virology*. 5:58–62.

Raj VS, Smits SL, Provacia LB, van den Brand JMA, Wiersma L, Ouwendijk WJD, Bestebroer TM, Spronken MI, van Amerongen G, Rottier PJM, Fouchier RAM, Bosch BJ, Osterhaus ADME, Haagmans BL. 2014b. Adenosine deaminase acts as a natural antagonist for dipeptidyl peptidase 4-mediated entry of the Middle East respiratory syndrome coronavirus. *Journal of Virology*. 88(3):1834–1838.

Razanajatovo NH, Nomenjanahary LA, Wilkinson DA, Razafimanahaka JH, Goodman SM, Jenkins RK, Jones JPG, Heraud J-M. 2015. Detection of new genetic variants of betacoronaviruses in endemic frugivorous bats of Madagascar. *Virology Journal*. 12:42.

Ren W, Li W, Yu M, Hao P, Zhang Y, Zhou P, Zhang S, Zhao G, Zhong Y, Wang S, Wang LF, Shi Z. 2006. Full-length genome sequences of two SARS-like coronaviruses in horseshoe bats and genetic variation analysis. *Journal of General Virology*. 87:3355–3359.

Ren W, Qu X, Li W, Han Z, Yu M, Zhou P, Zhang S-Y, Wang L-F, Deng H, Shi Z. 2008. Difference in receptor usage between severe acute respiratory syndrome (SARS) coronavirus and SARS-like coronavirus of bat origin. *Journal of Virology*, 82(4):1899–1907.

Reusken CB, Haagmans BL, Müller MA, Gutierrez C, Godeke GJ, Meyer B, Muth D, Raj VS, Smits-De Vries L, Corman VM, Drexler JF, Smits SL, El Tahir YE, De Sousa R, van Beek J, Nowotny N, van Maanen K, Hidalgo-Hermoso E, Bosch BJ, Rottier P, Osterhaus A, Gortázar-Schmidt C, Drosten C, Koopmans MP. 2013. Middle East respiratory syndrome coronavirus neutralising serum antibodies in dromedary camels: a comparative serological study. *Lancet Infectious Diseases*. 13:859–866.

Reusken CBEM, Messadi L, Feyisa A, Ularamu H, Godeke G-J, Danmarwa A, Dawo F, Jemli M, Melaku S, Shamaki D, Woma Y, Wungak Y, Gebremedhin EZ, Zutt I, Bosch B-J, Haagmans BL, Koopmans MPG. 2014. Geographic distribution of MERS coronavirus among dromedary camels, Africa. *Emerging Infectious Diseases*. 20(8):1370–1374.

Sheahan T, Rockx B, Donaldson E, Corti D, Baric R. 2008. Pathways of cross-species transmission of synthetically reconstructed zoonotic severe acute respiratory syndrome coronavirus. *Journal of Virology*. 82(17):8721–8732.

Tan Y-J, Lim SG, Hong W. 2006. Understanding the accessory viral proteins unique to the severe acute respiratory syndrome (SARS) coronavirus. *Antiviral Research*. 72:78–88.

Thiel V, Weber F. 2008. Interferon and cytokine responses to SARS-coronavirus infection. *Cytokine & Growth Factor Reviews*. 19:121–132.

van Boheemen S, de Graaf M, Lauber C, Bestebroer TM, Raj VS, Zaki AM, Osterhaus ADME, Haagmans BL, Gorbalenya AE, Snijder EJ, Fouchier RAM. 2012. Genomic characterization of a newly discovered coronavirus associated with acute respiratory distress syndrome in humans. *mBio*. 3(6):e00473–12.

van Doremalen N, Bushmaker T, Karesh WB, Munster VJ. 2014a. Stability of Middle East respiratory syndrome coronavirus in milk. *Emerging Infectious Diseases*. 20(7):1263–1264.

van Doremalen N, Miazgowicz KL, Milne-Price S, Bushmaker T, Robertson S, Scott D, Kinne J, McLellan JS, Zhu J, Munster VJ. 2014b. Host species restriction of Middle East respiratory syndrome coronavirus through its receptor, dipeptidyl peptidase 4. *Journal of Virology*. 88(16):9220–9232.

Wang N, Shi X, Jiang L, Zhang S, Wang D, Tong P, Guo D, Fu L, Cui Y, Liu X, Arledge KC, Chen Y-H, Zhang L, Wang X. 2013. Structure of MERS-CoV spike receptor-binding domain complexed with human receptor DPP4. *Cell Research*. 23:986–993.

Wernery U, Corman VM, Wong EYM, Tsang AKL, Muth D, Lau SKP, Khazanehdari K, Zirkel F, Ali M, Nagy P, Juhasz J, Wernery R, Joseph S, Syriac G, Elizabeth SK, Patteril NAG, Woo PCY, Drosten C. 2015. Acute Middle East respiratory syndrome coronavirus infection in livestock dromedaries, Dubai, 2014. *Emerging Infectious Diseases*. 21(6):1019–1022.

Woo PCY, Lau SKP, Li KSM, Tsang AKL, Yuen K-Y. 2012. Genetic relatedness of the novel human group c betacoronavirus to *Tylonycteris* bat coronavirus HKU4 and *Pipistrellus* bat coronavirus HKU5. *Emerging Microbes and Infections.* 1:e35.

Yang L, Wu Z, Ren F, Zhang J, He G, Dong J, Sun L, Zhu Y, Zhang S, Jin Q. 2014. MERS-related betacoronavirus in *Vespertilio superans* bats, China. *Emerging Infectious Diseases.* 20(7): 1260–1262.

Yang Y, Du L, Liu C, Wang L, Ma C, Tang J, Baric RS, Jiang S, Li F. 2014. Receptor usage and cell entry of bat coronavirus HKU4 provide insight into bat-to-human transmission of MERS coronavirus. *Proceedings of the National Academy of Sciences USA.* 111(34):12516–12521.

Yuan J, Hon C-C, Li Y, Wang D, Xu G, Zhang H, Zhou P, Poon LLM, Lam TT-Y, Leung FC-C, Shi Z. 2010. Intraspecies diversity of SARS-like coronaviruses in *Rhinolophus sinicus* and its implications for the origin of SARS coronaviruses in humans. *Journal of General Virology.* 91:1058–1062.

Zhou P Li H, Wang H, Wang LF, Shi Z. 2012. Bat severe acute respiratory syndrome-like coronavirus ORF3b homologues display different interferon antagonist activities. *Journal of General Virology.* 93:275–281.

第 6 章

其他 RNA 病毒与蝙蝠

6.1 简介

根据巴尔的摩病毒分类体系，有 4 组病毒使用 RNA 作为其遗传信息，分别是：巴尔的摩第Ⅲ组（Baltimore Class Ⅲ，双链 RNA 病毒）、巴尔的摩第Ⅳ组（Baltimore Class Ⅳ，单股正链 RNA 病毒）、巴尔的摩第Ⅴ组（Baltimore Class Ⅴ，单股负链 RNA 病毒）及巴尔的摩第Ⅵ组（Baltimore Class Ⅵ，RNA 反转录病毒）。本章将讨论蝙蝠与第Ⅲ组至第Ⅴ组的 RNA 病毒之间的相互作用。其中冠状病毒科（Coronaviridae）、丝状病毒科（Filoviridae）、副黏病毒科（Paramyxoviridae）、弹状病毒科（Rhabdoviridae）和第Ⅵ组的 RNA 反转录病毒将单独讨论，不在本章赘述。第Ⅲ组至第Ⅴ组的病毒，在其生命周期中使用 RNA 依赖的 RNA 聚合酶进行遗传信息的复制，而这种酶在复制的过程中极其容易出错，因此，这类病毒通常具有比 DNA 病毒更高的突变率。

6.2 巴尔的摩第Ⅲ组病毒与蝙蝠

呼肠孤病毒科（Reoviridae），即呼吸道肠道孤儿病毒（Respiratory enteric orphan virus），属于第Ⅲ组病毒。于 20 世纪 50 年代第一次被科研人员分离出来，但当时的人们仅得到了分离的病毒，并不清楚此病毒究竟与哪种人类疾病相关，因此称其为"孤儿"病毒。呼肠孤病毒科是具有分节段的双链 RNA 基因组的一类非包膜病毒家族,一般可以将其分为光滑呼肠孤病毒亚科(Sedoreovirinae)和刺突呼肠孤病毒亚科(Spinareovirinae)。光滑呼肠孤病毒亚科有 6 个病毒属,而刺突呼肠孤病毒亚科有 9 个病毒属。光滑呼肠孤病毒亚科包括环状病毒属(Orbiviruses)和轮状病毒属(Rotaviruses)。刺突呼肠孤病毒亚科包括正呼肠孤病毒属(Orthoreovirus)的 5 种病毒,分别是翼翅目正呼肠孤病毒(Pteropine orthoreovirus)、禽正呼肠孤病毒 (Avian orthoreovirus)、爬行动物正呼肠孤病毒 (蟒蛇)(Reptilian orthore-ovirus)、狒狒正呼肠孤病毒(Baboon orthoreovirus)和哺乳动物正呼肠孤病毒(Mammalian orthoreovirus)。翼翅目正呼肠孤病毒中包括了那些感染蝙蝠的正呼肠孤病毒,而哺乳动物正呼肠孤病毒则包含了一些可以感染人类和大部分哺乳动物的病毒,以及小部分可以感染蝙蝠的病毒(Kohl 等,2012)。表 6.1 中展示了一些能感染蝙蝠的 RNA 病毒。正呼肠孤病毒属的成员由 10 段基因节段构成,能够非常广泛地感染哺乳动物、鸟类、爬行动物、鱼类、昆虫和植物,并且可以被分为两大类:融合型病毒和非融合型病毒。融合型正呼肠孤病毒能诱导细胞间融合和合胞体形成,而非融合型病毒则不能(Chua 等,2008)。有趣的是,只有哺乳动物正呼肠孤病毒是非融合型的。在呼肠孤病毒的不同属之间序列存在有限的保守性,并且成员具有不同的衣壳形态、宿主范围、复制策略和蛋白质谱。序列分析显示融合病毒之间与融合病毒和非融合病毒之间的差异很大(Pritchard 等,2006)。

6.2.1 环状病毒属

来自非洲的黄毛果蝠可以感染一种名为 Ife 病毒的环状病毒, 在巴布亚新几内亚的长舌果蝠(Syconycteris crassa)中可检测到另一种名为杰潘纳特病毒(Japanaut virus)的环状病毒,而在冈比亚凹脸蝠(Nycteris gambiensis)和侏凹脸蝠(Nyteris nana)中发现了 Fomédé 病毒(Kohl 和 Kurth,2015)。

6.2.2 轮状病毒属

通过 PCR 方法在肯尼亚的黄毛果蝠(Eidolon helvum)中检测到了蝙蝠轮状病毒 A。另一株从小菊头蝠(Rhinolophus hipposideros)中分离出来的蝙蝠轮状病毒 A 株,可以感染犬科动物和猫科动物(Kohl 和 Kurth,2015)。轮状病毒(Rotavirus)可以引起婴幼儿腹泻,并可能危及生命。

6.2.3 翼翅目正呼肠孤病毒组

纳尔逊湾病毒(Nelson Bay virus)于 1968 年从澳大利亚灰首狐蝠(Pteropus po-

表 6.1 与蝙蝠相关的各种 RNA 病毒

蝙蝠科	蝙蝠俗称	蝙蝠种	病毒
叶口蝠科	吉氏无尾长舌蝠	南美长鼻蝠	Araraquara 病毒
叶口蝠科	无尾长舌蝠	无尾长鼻蝠	比米提病毒
叶口蝠科	无尾长舌蝠	无尾长鼻蝠	卡图病毒
叶口蝠科	无尾长舌蝠	无尾长鼻蝠	登革 2 型病毒
叶口蝠科	无尾长舌蝠	无尾长鼻蝠	瓜马病毒
叶口蝠科	无尾长舌蝠	无尾长鼻蝠	伊利乌斯病毒
叶口蝠科	无尾长舌蝠	无尾长鼻蝠	圣路易斯脑炎病毒
叶口蝠科	灰食果蝠	灰美洲果蝠	登革 2 型病毒
叶口蝠科	灰食果蝠	灰美洲果蝠	伊利乌斯病毒
叶口蝠科	灰食果蝠	灰美洲果蝠	黄热病毒
叶口蝠科	牙买加食果蝠	牙买加果蝠	登革 1 型病毒
叶口蝠科	牙买加食果蝠	牙买加果蝠	登革 2 型病毒
叶口蝠科	牙买加食果蝠	牙买加果蝠	登革 4 型病毒
叶口蝠科	牙买加食果蝠	牙买加果蝠	东方马脑炎病毒
叶口蝠科	牙买加食果蝠	牙买加果蝠	伊利乌斯病毒
叶口蝠科	牙买加食果蝠	牙买加果蝠	内普约病毒
叶口蝠科	牙买加食果蝠	牙买加果蝠	雷斯坦病毒
叶口蝠科	牙买加食果蝠	牙买加果蝠	圣路易斯脑炎病毒
叶口蝠科	牙买加食果蝠	牙买加果蝠	塔卡里伯病毒
叶口蝠科	牙买加食果蝠	牙买加果蝠	委内瑞拉马脑炎病毒

（待续）

表 6.1（续）

蝙蝠科	蝙蝠俗称	蝙蝠种	病毒
叶口蝠科	牙买加食果蝠	牙买加果蝠	水疱性口腔炎病毒
叶口蝠科	牙买加食果蝠	牙买加果蝠	西尼罗病毒
叶口蝠科	牙买加食果蝠	牙买加果蝠	西方马脑炎病毒
叶口蝠科	牙买加食果蝠	牙买加果蝠	黄热病毒
叶口蝠科	大食果蝠	大食果蝠	卡拉帕鲁病毒
叶口蝠科	大食果蝠	大食果蝠	登革 1 型病毒
叶口蝠科	大食果蝠	大食果蝠	登革 2 型病毒
叶口蝠科	大食果蝠	大食果蝠	登革 4 型病毒
叶口蝠科	大食果蝠	大食果蝠	东方马脑炎病毒
叶口蝠科	大食果蝠	大食果蝠	伊利乌斯病毒
叶口蝠科	大食果蝠	大食果蝠	甲型流感病毒 H18N11
叶口蝠科	大食果蝠	大食果蝠	内普约病毒
叶口蝠科	大食果蝠	大食果蝠	奥里博卡病毒
叶口蝠科	大食果蝠	大食果蝠	雷斯坦病毒
叶口蝠科	大食果蝠	大食果蝠	圣路易斯脑炎病毒
叶口蝠科	大食果蝠	大食果蝠	塔卡里伯病毒
叶口蝠科	大食果蝠	大食果蝠	黄热病毒
叶口蝠科	烟青美洲果蝠 (Dark Fruit-eating Bat)	烟青美洲果蝠	甲型流感病毒 H18N11
叶口蝠科	黑耳果果蝠	幽暗美洲果蝠	圣路易斯脑炎病毒
叶口蝠科	黑耳果果蝠	幽暗美洲果蝠	委内瑞拉马脑炎病毒

（待续）

表 6.1(续)

蝙蝠科	蝙蝠俗称	蝙蝠种	病毒
叶口蝠科	黑耳食果蝠	幽暗美洲果蝠	水疱性口膜炎病毒
叶口蝠科	扁吻食果蝠	扁吻美洲果蝠	甲型流感病毒 H18N11
叶口蝠科	食果蝠	美洲果蝠(未知种)	塔玛纳蝙蝠病毒
叶口蝠科	Teapa fruit-eating bat	Artibeus turpis	委内瑞拉马脑炎病毒
叶口蝠科	短尾叶口蝠(Silky short-tailed bat)	短尾叶口蝠	登革热病毒
叶口蝠科	短尾叶口蝠(Silky short-tailed bat)	短尾叶口蝠	甲型流感病毒 H18N11
叶口蝠科	短尾叶口蝠(Silky short-tailed bat)	短尾叶口蝠	委内瑞拉马脑炎病毒
叶口蝠科	壮观短尾叶口蝠	昭短尾叶鼻蝠	比米提病毒
叶口蝠科	壮观短尾叶口蝠	昭短尾叶鼻蝠	卡图病毒
叶口蝠科	壮观短尾叶口蝠	昭短尾叶鼻蝠	登革 2 型病毒
叶口蝠科	壮观短尾叶口蝠	昭短尾叶鼻蝠	东方马脑炎病毒
叶口蝠科	壮观短尾叶口蝠	昭短尾叶鼻蝠	伊利乌斯病毒
叶口蝠科	壮观短尾叶口蝠	昭短尾叶鼻蝠	甲型流感病毒 H18N11
叶口蝠科	壮观短尾叶口蝠	昭短尾叶鼻蝠	雷斯坦病毒
叶口蝠科	壮观短尾叶口蝠	昭短尾叶鼻蝠	圣路易斯脑炎病毒
叶口蝠科	壮观短尾叶口蝠	昭短尾叶鼻蝠	塔玛纳蝙蝠病毒
叶口蝠科	壮观短尾叶口蝠	昭短尾叶鼻蝠	委内瑞拉马脑炎病毒
叶口蝠科	浅红短尾叶口蝠	粉红短尾叶鼻蝠	黄热病毒
叶口蝠科	浅红短尾叶口蝠	粉红短尾叶鼻蝠	委内瑞拉马脑炎病毒
蝙蝠科	皱唇犬吻蝠	皱唇犬吻蝠	肯科伊博病毒

(待续)

表 6.1(续)

蝙蝠科	蝙蝠俗称	蝙蝠种	病毒
蝙蝠科	小犬吻蝠 (Little free-tailed bat)	小犬吻蝠	基孔肯亚病毒
蝙蝠科	小犬吻蝠 (Little free-tailed bat)	小犬吻蝠	达喀尔蝙蝠病毒
蝙蝠科	小犬吻蝠 (Little free-tailed bat)	小犬吻蝠	恩德培蝙蝠唾液腺病毒
狐蝠科	小耳短鼻果蝠	短耳大蝠	卡勒岛病毒
狐蝠科	小耳短鼻果蝠	短耳大蝠	日本脑炎病毒
狐蝠科	小耳短鼻果蝠	短耳大蝠	末格拉病毒
狐蝠科	小耳短鼻果蝠	短耳大蝠	金边蝙蝠病毒
狐蝠科	大短鼻果蝠	大蝠	科萨努尔森林病毒
叶口蝠科	普通吸血蝠 (Common vampire bat)	吸血蝠	甲型流感病毒 H18N11
叶口蝠科	普通吸血蝠 (Common vampire bat)	吸血蝠	塔卡里伯病毒
叶口蝠科	普通吸血蝠 (Common vampire bat)	吸血蝠	塔玛纳蝙蝠病毒
叶口蝠科	普通吸血蝠 (Common vampire bat)	吸血蝠	委内瑞拉马脑炎病毒
叶口蝠科	普通吸血蝠 (Common vampire bat)	吸血蝠	水疱性口腔炎病毒
叶口蝠科	小吸血蝠	毛腿吸血蝠	Araraquara 病毒
狐蝠科	草色果蝠	黄毛果蝠	蝙蝠轮状病毒 A
狐蝠科	草色果蝠	黄毛果蝠	Ife 病毒
狐蝠科	草色果蝠	黄毛果蝠	Kumasi 弹状病毒
狐蝠科	晚长舌果蝠	大长舌果蝠	金边蝙蝠病毒
狐蝠科	颈囊果蝠	须囊果蝠 sp.(未知种)	黄热病毒
狐蝠科	富氏前肩头果蝠	富氏饰肩头果蝠	裂谷热病毒

（待续）

表 6.1(续)

蝙蝠科	蝙蝠俗称	蝙蝠种	病毒
蝙蝠科	北美大棕蝠	大棕蝠	里约布拉沃病毒
蝙蝠科	北美大棕蝠	大棕蝠	圣路易斯脑炎病毒
蝙蝠科	北美大棕蝠	大棕蝠	西尼罗病毒
蝙蝠科	棕蝠 (Serotine bat)	棕蝠	星状病毒 (未知种)
蝙蝠科	棕蝠 (Serotine bat)	棕蝠	汉坦病毒
蝙蝠科	棕蝠 (Serotine bat)	棕蝠	戊型肝炎病毒属
蝙蝠科	无	棕蝠 sp.(未知种)	东方脑炎病毒
蝙蝠科	无	棕蝠 sp.(未知种)	西方脑炎病毒
菊头蝠科	大蹄蝠 (Great roundleaf bat)	大蹄蝠	星状病毒 sp.(未知种)
菊头蝠科	果树蹄蝠 (Pomona roundleaf bat)	果树蹄蝠	蝙蝠沙波病毒
蝙蝠科	银蝶蝠 (Silvered bat)	银蝶蝠	裂谷热病毒
叶口蝠科	驹形长舌叶口蝠	驹形长舌蝠	登革 1 型病毒
叶口蝠科	驹形长舌叶口蝠	驹形长舌蝠	登革 2 型病毒
叶口蝠科	驹形长舌叶口蝠	驹形长舌蝠	登革 4 型病毒
叶口蝠科	驹形长舌叶口蝠	驹形长舌蝠	东方马脑炎病毒
叶口蝠科	驹形长舌叶口蝠	驹形长舌蝠	伊利乌斯病毒
叶口蝠科	驹形长舌叶口蝠	驹形长舌蝠	圣路易斯脑炎病毒
叶口蝠科	驹形长舌叶口蝠	驹形长舌蝠	塔玛纳蝙蝠病毒
叶口蝠科	驹形长舌叶口蝠	驹形长舌蝠	委内瑞拉马脑炎病毒
叶口蝠科	驹形长舌叶口蝠	驹形长舌蝠	黄热病毒

（待续）

表 6.1(续)

蝙蝠科	蝙蝠俗称	蝙蝠种	病毒
叶口蝠科	阿巴蹄蝠	宽袍蹄蝠	戊型肝炎病毒属
叶口蝠科	阿巴蹄蝠	宽袍蹄蝠	裂谷热病毒
叶口蝠科	赤色蹄蝠	赤道蹄蝠 cf.（蹄蝠属近似赤道蹄蝠）	戊型肝炎病毒属
菊头蝠科	大蹄蝠 (Great roundleaf bat)	大蹄蝠	日本脑炎病毒
菊头蝠科	大蹄蝠 (Great roundleaf bat)	大蹄蝠	小核糖核酸病毒，第 3 组
菊头蝠科	双色蹄蝠 (Bicolored roundleaf bat)	双色蹄蝠	日本脑炎病毒
菊头蝠科	南非蹄蝠 (Sundevall's roundleaf bat)	南非蹄蝠	基孔肯亚病毒
菊头蝠科	南非蹄蝠 (Sundevall's roundleaf bat)	南非蹄蝠	裂谷热病毒
菊头蝠科	灰蹄蝠	小蹄蝠	柯伦泰病毒
菊头蝠科	锤恩蹄蝠	西非蹄蝠	
菊头蝠科	Giant roundleaf bat	吉加斯小菊头蝠	Leopards Hill 病毒
菊头蝠科	花面蹄蝠	中蹄蝠	星状病毒 sp.(未知种)
菊头蝠科	果树蹄蝠 (Pomona leaf-nosed bat)	果树蹄蝠	星状病毒 sp.(未知种)
菊头蝠科	果树蹄蝠 (Pomona leaf-nosed bat)	果树蹄蝠	汉坦病毒
菊头蝠科	果树蹄蝠 (Pomona leaf-nosed bat)	果树蹄蝠	日本脑炎病毒
菊头蝠科	果树蹄蝠 (Pomona leaf-nosed bat)	果树蹄蝠	春山病毒
菊头蝠科	穴蹄蝠	施氏蹄蝠	日本脑炎病毒
蝙蝠科	Stripped roundleaf bat	Hipposideros vittatus	Hepacivorivus
蝙蝠科	山油蝠	萨氏伏翼 (Hypsugo savii)	星状病毒 sp.(未知种)
蝙蝠科	南蝠 (Great evening bat)	南蝠	星状病毒 sp.(未知种)

（待续）

表 6.1(续)

蝙蝠科	蝙蝠俗称	蝙蝠种	病毒
蝙蝠科	南蝠 (Great evening bat)	南蝠	Io io picronavirus
狐蝠科	小长舌果蝠 (Long-tongued fruit bat)	小长舌果蝠	卡勒岛病毒
假吸血蝠科	大巨耳蝠	印度假吸血蝠	星状病毒 sp.(未知种)
狐蝠科	小果蝠	非洲小狐蝠	裂谷热病毒
蝙蝠科	日本长翼蝠 (Japanese long-fingered bat)	亚洲长翼蝠	日本脑炎病毒
蝙蝠科	日本长翼蝠 (Japanese long-fingered bat)	亚洲长翼蝠	横须贺病毒
蝙蝠科	几内亚长翼蝠 (Western long-fingered bat)	几内亚长翼蝠	星状病毒 sp.(未知种)
蝙蝠科	几内亚长翼蝠 (Western long-fingered bat)	几内亚长翼蝠	小核糖核酸病毒,第 2 组
蝙蝠科	南长翼蝠 (Small long-fingered bat)	南长翼蝠 (Miniopterus pusillus)	星状病毒 sp.(未知种)
蝙蝠科	南长翼蝠 (Small long-fingered bat)	南长翼蝠 (Miniopterus pusillus)	小核糖核酸病毒,第 1 组
蝙蝠科	南长翼蝠 (Small long-fingered bat)	南长翼蝠 (Miniopterus pusillus)	小核糖核酸病毒,第 2 组
蝙蝠科	长翼蝠	普通长翼蝠	星状病毒 sp.(未知种)
蝙蝠科	长翼蝠	普通长翼蝠	日本脑炎病毒
蝙蝠科	长翼蝠	普通长翼蝠	普通长翼蝠小核糖核酸病毒 1
蝙蝠科	长翼蝠	普通长翼蝠	蝙蝠小 RNA 病毒
蝙蝠科	长翼蝠	普通长翼蝠	小核糖核酸病毒,第 1 组
蝙蝠科	长翼蝠	普通长翼蝠	裂谷热病毒
大吻蝠科	赤大吻蝠	赤墓蝠	登革 2 型病毒
大吻蝠科	赤大吻蝠	赤墓蝠	伊利乌斯病毒
大吻蝠科	赤大吻蝠	赤墓蝠	复扎尼亚病毒

（待续）

表 6.1(续)

蝙蝠科	蝙蝠俗称	蝙蝠种	病毒
犬吻蝠科	赤大吻蝠		穆状博病毒
犬吻蝠科	赤大吻蝠		里约布拉沃病毒
犬吻蝠科	赤大吻蝠		圣路易斯脑炎病毒
犬吻蝠科	赤大吻蝠		塔玛纳蝙蝠病毒
犬吻蝠科	赤大吻蝠		黄热病毒
犬吻蝠科	无	Molossus major	圣路易斯脑炎病毒
犬吻蝠科	无	Molossus major	塔玛纳蝙蝠病毒
犬吻蝠科	帕氏大吻蝠		登革 2 型病毒
犬吻蝠科	帕氏大吻蝠		伊利乌斯病毒
犬吻蝠科	帕氏大吻蝠		甲型流感病毒 H18N11
犬吻蝠科	帕氏大吻蝠		圣路易斯脑炎病毒
犬吻蝠科	无	Molossus obscurus	卡图病毒
犬吻蝠科	安哥拉大吻蝠 (Angolan free-tailed bat)		布卡拉沙蝙蝠病毒
犬吻蝠科	安哥拉大吻蝠 (Angolan free-tailed bat)		达喀尔蝙蝠病毒
犬吻蝠科	安哥拉大吻蝠 (Angolan free-tailed bat)		恩德塔蝙蝠唾液腺病毒
犬吻蝠科	安哥拉大吻蝠 (Angolan free-tailed bat)		庚型肝炎病毒
蝙蝠科	彼氏鼠耳蝠		星状病毒 sp.(未知种)
蝙蝠科	小管鼻蝠		日本脑炎病毒
蝙蝠科	大管鼻蝠	白腹管鼻蝠 (Murina leucogaster hilgendorfi)	日本脑炎病毒
蝙蝠科	彼氏鼠耳蝠		星状病毒

(待续)

表6.1(续)

蝙蝠科	蝙蝠俗称	蝙蝠种	病毒
蝙蝠科	彼氏鼠耳蝠	长耳鼠耳蝠	疱疹病毒
蝙蝠科	髭鼠耳蝠	尖耳鼠耳蝠	伊塞克湖病毒
蝙蝠科	中华鼠耳蝠(Large myotis)	中华鼠耳蝠	星状病毒 sp.(未知种)
蝙蝠科	道氏鼠耳蝠	水鼠耳蝠	星状病毒 sp.(未知种)
蝙蝠科	道氏鼠耳蝠	水鼠耳蝠	戊型肝炎病毒属
蝙蝠科	佐氏鼠耳蝠(Geoffroy's bat)	佐氏鼠耳蝠	星状病毒 sp.(未知种)
蝙蝠科	佐氏鼠耳蝠(Geoffroy's bat)	佐氏鼠耳蝠	戊型肝炎病毒属
蝙蝠科	何氏鼠耳蝠	郝氏鼠耳蝠	星状病毒 sp.(未知种)
蝙蝠科	棕色鼠耳蝠	莹鼠耳蝠	蒙大拿鼠耳蝙蝠白细胞脑炎病毒
蝙蝠科	棕色鼠耳蝠	莹鼠耳蝠	圣路易斯脑炎病毒
蝙蝠科	棕色鼠耳蝠	莹鼠耳蝠	西尼罗病毒
蝙蝠科	大趾鼠耳蝠	大趾鼠耳蝠	日本脑炎病毒
蝙蝠科	鼠耳蝠	大鼠耳蝠	星状病毒 sp.(未知种)
蝙蝠科	多须鼠耳蝠	须鼠耳蝠	Ahun 内罗病毒
蝙蝠科	多须鼠耳蝠	须鼠耳蝠	星状病毒 sp.(未知种)
蝙蝠科	多须鼠耳蝠	须鼠耳蝠	日本脑炎病毒
蝙蝠科	多须鼠耳蝠	须鼠耳蝠	哺乳动物正呼肠孤病毒
蝙蝠科	红灰鼠耳蝠	纳氏鼠耳蝠	星状病毒 sp.(未知种)
蝙蝠科	黑毛鼠耳蝠(Black myotis)	黑毛鼠耳蝠	登革热病毒
蝙蝠科	大足鼠耳蝠(Rickett's big-footed myotis)	大足鼠耳蝠	星状病毒 sp.(未知种)

(待续)

表 6.1(续)

蝙蝠科	蝙蝠俗称	蝙蝠种	病毒
蝙蝠科	Northern long-eared bat	Myotis septentrionalis	西尼罗病毒
蝙蝠科	育马鼠耳蝠	尤马鼠耳蝠	克恩峡谷病毒
蝙蝠科	鼠耳蝠	鼠耳蝠 sp.(未知种)	东方脑炎病毒
短尾蝠科	毡蝠	短尾蝠	新西兰肝炎病毒
长腿蝠科	筒耳蝠	墨西哥筒耳蝠	登革热病毒
长腿蝠科	凸吻筒耳蝠	肿鼻筒耳蝠	比米提病毒
长腿蝠科	凸吻筒耳蝠	肿鼻筒耳蝠	伊利乌斯病毒
长腿蝠科	凸吻筒耳蝠	肿鼻筒耳蝠	圣路易斯脑炎病毒
蝙蝠科	香蕉油蝠	香蕉伏翼 (Neoromicia nanus)	Mouyassué 病毒
兔唇蝠科	兔唇蝠	墨西哥兔唇蝠	里约布拉沃病毒
兔唇蝠科	兔唇蝠	墨西哥兔唇蝠	委内瑞拉马脑炎病毒
蝙蝠科	普通夜蝠	山蝠	星状病毒 sp.(未知种)
蝙蝠科	普通夜蝠	山蝠	甲型流感病毒 H3N2
蝙蝠科	普通夜蝠	山蝠	伊塞克湖病毒
蝙蝠科	普通夜蝠	山蝠	哺乳动物正呼肠孤病毒
鞘尾蝠科	西非裂颜蝠	冈比亚凹脸蝠	Fomédé virus
鞘尾蝠科	西非裂颜蝠	冈比亚凹脸蝠	萨伯亚病毒
鞘尾蝠科	粗毛裂颜蝠	粗毛凹脸蝠	Magboi 病毒
鞘尾蝠科	小裂颜蝠	侏凹脸蝠	Fomédé 病毒
蝙蝠科	非洲大耳犬吻蝠	纳塔耳游尾蝠	Hepacivirus

（待续）

表 6.1（续）

蝙蝠科	蝙蝠俗称	蝙蝠种	病毒
叶口蝠科	淡色叶口蝠	苍白羊吻蝠	甲型流感病毒 H18N11
叶口蝠科	淡色叶口蝠	苍白羊吻蝠	塔玛纳蝙蝠病毒
叶口蝠科	淡色叶口蝠	苍白羊吻蝠	委内瑞拉马脑炎病毒
叶口蝠科	叶口蝠	羊吻蝠	比米提病毒
叶口蝠科	叶口蝠	羊吻蝠	卡图病毒
叶口蝠科	叶口蝠	羊吻蝠	登革 2 型病毒
叶口蝠科	叶口蝠	羊吻蝠	东方马脑炎病毒
叶口蝠科	叶口蝠	羊吻蝠	瓜马病毒
叶口蝠科	叶口蝠	羊吻蝠	伊利乌斯病毒
叶口蝠科	叶口蝠	羊吻蝠	甲型流感病毒 H18N11
叶口蝠科	叶口蝠	羊吻蝠	穆坎博病毒
叶口蝠科	叶口蝠	羊吻蝠	圣路易斯脑炎病毒
叶口蝠科	叶口蝠	羊吻蝠	塔玛纳蝙蝠病毒
叶口蝠科	叶口蝠	羊吻蝠	黄热病毒
蝙蝠科	日本伏翼 (Japanese pipistrelle)	普通伏翼 (Pipistrellus abramus)	星状病毒 sp.(某未知种)
蝙蝠科	日本伏翼 (Japanese pipistrelle)	普通伏翼 (Pipistrellus abramus)	黄皮病毒
蝙蝠科	日本伏翼 (Japanese pipistrelle)	普通伏翼 (Pipistrellus abramus)	日本脑炎病毒
蝙蝠科	日本伏翼 (Japanese pipistrelle)	普通伏翼 (Pipistrellus abramus)	小核糖核酸病毒，第 2 组
蝙蝠科	白边油蝠	库氏伏翼	哺乳动物正呼肠孤病毒
蝙蝠科	白边油蝠	库氏伏翼	托斯卡纳病毒

（待续）

表6.1（续）

蝙蝠科	蝙蝠俗称	蝙蝠种	病毒
蝙蝠科	厚皮油蝠	纳氏伏翼	哺乳动物正呼肠孤病毒
蝙蝠科	油蝠	伏翼	Ahun内罗病毒 sp.(未知种)
蝙蝠科	油蝠	伏翼	星状病毒
蝙蝠科	油蝠	伏翼	伊塞克湖病毒
蝙蝠科	油蝠	伏翼	哺乳动物正呼肠孤病毒
蝙蝠科	油蝠	伏翼	索科卢克病毒
蝙蝠科	油蝠	伏翼 sp.(未知种)	斑吉病毒
叶口蝠科	海勒白线蝠[Recife broad-nosed bat(Heller's broad-nosed bat)]	海勒白线蝠	Tacribe病毒
叶口蝠科	巴西白线蝠(Recife broad-nosed bat)	巴西白线蝠	甲型流感病毒 H18N11
蝙蝠科	兔蝠	大耳蝠	星状病毒 sp.(未知种)
蝙蝠科	兔蝠	大耳蝠	日本脑炎病毒
蝙蝠科	兔蝠	大耳蝠	哺乳动物正呼肠孤病毒
鬃蝠科	戴氏裸背蝠	裸背蝠	登革2型病毒
鬃蝠科	戴氏裸背蝠	裸背蝠	伊利乌斯病毒
鬃蝠科	戴氏裸背蝠	裸背蝠	圣路易斯脑炎病毒
鬃蝠科	戴氏裸背蝠	裸背蝠	黄热病毒
鬃蝠科	红斑裸背蝠	帕氏鬘蝠	比米提病毒
鬃蝠科	红斑裸背蝠	帕氏鬘蝠	登革2型病毒
鬃蝠科	红斑裸背蝠	帕氏鬘蝠	伊利乌斯病毒

（待续）

表 6.1（续）

蝙蝠科	蝙蝠俗称	蝙蝠种	病毒
鞲蝠科	红斑裸背蝠	帕氏鬃背蝠	里约布拉沃病毒
鞲蝠科	红斑裸背蝠	帕氏鬃背蝠	圣路易斯脑炎病毒
鞲蝠科	红斑裸背蝠	帕氏鬃背蝠	塔玛纳蝙蝠病毒
鞲蝠科	红斑裸背蝠	帕氏鬃背蝠	黄热病病毒
狐蝠科	黑喉狐蝠	小狐蝠	Pulau 病毒
狐蝠科	灰狐蝠	灰首狐蝠	尼尔森海湾正呼肠孤病毒
狐蝠科	小红狐蝠	岬狐蝠	Broome 病毒
狐蝠科	马来亚狐蝠	马来大狐蝠	狐蝠正呼肠孤病毒
菊头蝠科	中型菊头蝠 (Intermediate horseshoe bat)	中型菊头蝠	星状病毒 sp.(未知种)
菊头蝠科	中型菊头蝠 (Intermediate horseshoe bat)	中型菊头蝠	龙泉病毒
菊头蝠科	中型菊头蝠 (Intermediate horseshoe bat)	中型菊头蝠	中型菊头蝠小核糖核酸病毒
菊头蝠科	冕菊头蝠	角菊头蝠	日本脑炎病毒
菊头蝠科	大菊头蝠	马铁菊头蝠	星状病毒 sp.(未知种)
菊头蝠科	大菊头蝠	马铁菊头蝠	汉坦病毒
菊头蝠科	大菊头蝠	马铁菊头蝠	日本脑炎病毒
菊头蝠科	乌干达菊头蝠 (Eloquent horseshoe bat)	乌干达菊头蝠	芒特埃尔岗蝙蝠病毒
菊头蝠科	小菊头蝠 (Lesser horseshoe bat)	小菊头蝠	蝙蝠轮状病毒 A
菊头蝠科	小菊头蝠 (Lesser horseshoe bat)	小菊头蝠	哺乳动物正呼肠孤病毒，重排
菊头蝠科	菊头蝠	菊头蝠 sp.(未知种)	辛德毕斯病毒
叶口蝠科	倭叶鼻蝠	小叶物蝠	甲型流感病毒 H18N11

（待续）

表 6.1(续)

蝙蝠科	蝙蝠俗称	蝙蝠蝠种	病毒
菊头蝠科	狐蝠	印度狐蝠	庚型肝炎病毒
菊头蝠科	冕菊头蝠	冕菊头蝠	大分节病毒
菊头蝠科	乌干达菊头蝠 (Eloquent horseshoe bat)	乌干达菊头蝠	芒特埃尔冈蝙蝠病毒
菊头蝠科	小菊头蝠 (Lesser horseshoe bat)	小菊头蝠	星状病毒 sp.(未知种)
菊头蝠科	小菊头蝠 (Lesser horseshoe bat)	小菊头蝠	蝙蝠轮状病毒 1
菊头蝠科	小菊头蝠 (Lesser horseshoe bat)	单角菊头蝠	正呼肠孤病毒，重排
菊头蝠科	独角菊头蝠	皮氏菊头蝠	龙泉病毒
菊头蝠科	皮氏菊头蝠 (Pearson's horseshoe bat)	菲菊头蝠	星状病毒 sp.(未知种)
菊头蝠科	菲菊头蝠 (Least horseshoe bat)	鲁氏菊头蝠	哺乳动物正呼肠孤病毒，重排
菊头蝠科	劳氏菊头蝠	鲁氏菊头蝠	星状病毒 sp.(未知种)
菊头蝠科	劳氏菊头蝠	鲁氏菊头蝠	日本脑炎病毒
菊头蝠科	劳氏菊头蝠	中华菊头蝠 (Rhinolophus sinicus)	科萨努尔森林病病毒
菊头蝠科	中华马蹄蝠 (Chinese rufous horseshoe bat)	中华菊头蝠 (Rhinolophus sinicus)	龙泉病毒
菊头蝠科	中华马蹄蝠 (Chinese rufous horseshoe bat)		小核糖核酸病毒 sp.(未知种)，第 3 组
鞘尾蝠科	尖长鼻蝠	缨蝠	东方马脑炎病毒
狐蝠科	埃及果蝠	北非果蝠	基孔肯雅病毒
狐蝠科	埃及果蝠	北非果蝠	Kasokero 病毒
狐蝠科	埃及果蝠	北非果蝠	西尼罗病毒

(待续)

表 6.1(续)

蝙蝠科	蝙蝠俗称	蝙蝠种	病毒
狐蝠科	埃及果蝠	北非果蝠	约格病毒
狐蝠科	列氏果蝠	棕果蝠	星状病毒 sp.(未知种)
狐蝠科	列氏果蝠	棕果蝠	基孔肯雅病毒
狐蝠科	列氏果蝠	棕果蝠	甲型流感病毒
狐蝠科	列氏果蝠	棕果蝠	日本脑炎病毒
狐蝠科	列氏果蝠	棕果蝠	科萨努尔森林病病毒
狐蝠科	列氏果蝠	棕果蝠	马尔堡尔病毒
狐蝠科		棕果蝠	西尼罗病毒
狐蝠科	列氏果蝠	棕果蝠	西河病毒
狐蝠科	果蝠	果蝠 sp.(未知种)	乌干达 S 病毒
蝙蝠科	黄蝠	黄蝠 sp.(未知种)	斑吉病毒
蝙蝠科	黄蝠	黄蝠 sp.(未知种)	基孔肯雅病毒
蝙蝠科	黄蝠	黄蝠 sp.(未知种)	达喀尔蝙蝠病毒
蝙蝠科	黄蝠	黄蝠 sp.(未知种)	丙型肝炎病毒属
蝙蝠科	小黄蝠	库氏黄蝠	星状病毒 sp.(未知种)
蝙蝠科	小黄蝠	库氏黄蝠	凯特拉病毒
叶口蝠科	黄肩蝠(Common yellow-shouldered bat)	黄肩蝠	东方马脑炎病毒
叶口蝠科	黄肩蝠(Common yellow-shouldered bat)	黄肩蝠	甲型流感病毒 H17N10
叶口蝠科	黄肩蝠(Common yellow-shouldered bat)	黄肩蝠	圣路易斯脑炎病毒
叶口蝠科	黄肩蝠(Common yellow-shouldered bat)	黄肩蝠	委内瑞拉马脑炎病毒

(待续)

表 6.1（续）

蝙蝠科	蝙蝠俗称	蝙蝠种	病毒
叶口蝠科	黄肩蝠（Common yellow-shouldered bat）	黄肩蝠	水疱性口腔炎病毒
叶口蝠科	安氏黄肩蝠	路氏黄肩蝠	委内瑞拉马脑炎病毒
叶口蝠科	黄肩蝠[Common yellow-shouldered bat(Little yellow-shouldered bat)]	黄肩蝠 sp.（未知种）	伊利端乌斯病毒 sp.（未知种）
叶口蝠科	黄肩蝠[Common yellow-shouldered bat(Little yellow-shouldered bat)]	黄肩蝠 sp.（未知种）	圣路易斯脑炎病毒
狐蝠科	Long-tongued fruit bat	Sycnycteris crassa	杰潘纳特病毒
犬吻蝠科	美洲皱唇蝠	巴西大吻蝠	里约布拉沃病毒
犬吻蝠科	美洲皱唇蝠	巴西大吻蝠	圣路易斯脑炎病毒
犬吻蝠科	美洲皱唇蝠	巴西大吻蝠	塔玛纳蝙蝠病毒
犬吻蝠科	安哥拉大吻蝠	巴西大吻蝠	西尼罗病毒
犬吻蝠科	安哥拉大吻蝠	乌干达肿尾皱唇蝠	布卡拉沙病毒
犬吻蝠科	Ferruginous Glider	乌干达肿尾皱唇蝠	达喀尔蝙蝠病毒
犬吻蝠科	小犬吻蝠（Little free-tailed bat）	Tadarida limbata	恩德培蝙蝠唾液腺病毒
犬吻蝠科	犬吻蝠	Tadarida pumila	布卡拉沙病毒
犬吻蝠科	犬吻蝠	犬吻蝠 sp.（未知种）	斑吉病毒
鞘尾蝠科	黑髯墓蝠	犬吻蝠 sp.（未知种）	戈萨斯病毒
鞘尾蝠科	黑髯墓蝠	黑髯墓蝠	星状病毒 sp.（未知种）
鞘尾蝠科	黑髯墓蝠	黑髯墓蝠	日本脑炎病毒
鞘尾蝠科	黑髯墓蝠	黑髯墓蝠	Laibin virus

（待续）

表 6.1（续）

蝙蝠科	蝙蝠俗称	蝙蝠种	病毒
鞘尾蝠科	黑髯墓蝠	黑髯墓蝠	横须贺病毒
鞘尾蝠科	埃及墓蝠（Egyptian tomb bat）	埃及墓蝠	达喀尔蝙蝠病毒
鞘尾蝠科	席氏墓蝠	西氏墓蝠	肯科伊病毒
叶口蝠科	斯氏圆耳蝠	圆耳蝠	塔卡里伯病毒
蝙蝠科	粗壮棒足蝠	褐扁颅蝠	星状病毒 sp.（未知种）
蝙蝠科	粗壮棒足蝠	褐扁颅蝠	塔卡里伯病毒
叶口蝠科	尾皮蝠	筑帐蝠	委内瑞拉马脑炎病毒属
叶口蝠科	纹面蝠	大纹面蝠	戊型肝炎病毒
叶口蝠科	纹面蝠	大纹面蝠	水疱性口膜炎病毒
叶口蝠科	双尖黄耳蝠（Bidentate yellow-eared bat）	双尖黄耳蝠	甲型流感病毒 H18N11
叶口蝠科	海勒白线蝠	海勒白线蝠[Vampyrops helleri（Platyrrhinus helleri）]	东方马脑炎病毒
叶口蝠科	海勒白线蝠	海勒白线蝠[Vampyrops helleri（Platyrrhinus helleri）]	伊利乌斯病毒
叶口蝠科	海勒白线蝠	海勒白线蝠[Vampyrops helleri（Platyrrhinus helleri）]	黄热病毒
蝙蝠科	霜蝠	普通蝙蝠	星状病毒 sp.（未知种）
蝙蝠科	雏蝠	大蝙蝠	伊塞克湖病毒
蝙蝠科	雏蝠	大蝙蝠	日本脑炎病毒

liocephalus)的心脏血液中分离出(Gard 和 Compans,1970)。它是已知的第一种融合型哺乳动物呼肠孤病毒。在过去,导致细胞融合的特性被认为仅限于禽类呼肠孤病毒,纳尔逊湾病毒的发现推翻了这种设想。纳尔逊湾病毒具有典型的呼肠孤病毒结构,但与哺乳动物呼肠孤病毒有显著不同。它可以在猪肾细胞系中快速引起细胞病变,并出现合胞体(其中含有 20 个或更多的细胞核),发生细胞质空泡化。合胞体边缘的细胞核呈网状,而合胞体中心的细胞核退化。与此同时,将该病毒在幼鼠脑内接种后, 会引起幼鼠麻痹和痉挛, 甚至死亡 (Gard 和 Compans,1970)。除了纳尔逊湾病毒,一种新的正呼肠孤病毒——Pulau 病毒,也被研究人员从马来西亚刁曼岛上的黑喉狐蝠(小狐蝠,Pteropus hypomelanus)的尿液样本中分离出来。将分离得到的病毒在 Vero 细胞中培养,同样使得 Vero 细胞形成大的合胞体(Pritchard 等,2006)。在刁曼岛进行的血清学检测发现,13%(n=109)的人都对 Pulau 病毒或是与 Pulau 病毒高度同源的人类马六甲病毒(Melaka virus)呈阳性(Chua 等,2007)。由于 Pulau 病毒和马六甲病毒的 RNA 相似,因此它们可能诱导交叉反应的抗体血清学阳性。除此之外, 最近还从棕果蝠(Rousettus leschenaultia) 的肺组织中分离出了第三种融合型蝙蝠正呼肠孤病毒——西河病毒(Xi River virus)(Du 等,2010),以及从印度尼西亚出口到意大利的马来大狐蝠(Pteropus vampyrus)的唾液拭子中分离出 Indonesia/2010(Lorusso 等,2015),这些都是一些融合型的正呼肠孤病毒。

在一名患有急性呼吸系统疾病的男子身上发现马六甲病毒(Melaka,virus),也是一种类似的融合型正呼肠孤病毒(Chua 等,2007)。大约 1 周后,该男子的两个孩子也出现高热,这表明马六甲病毒可能具有人与人之间的传播能力。不过,该名男子怀孕的妻子没有症状,不久之后分娩出一个健康的孩子。值得注意的是,大约在该男子开始出现临床症状的 1 周前,一只蝙蝠飞过并进入该男子家的房间。马六甲病毒序列与纳尔逊湾病毒和 Pulau 病毒序列密切相关(Chua 等,2007)。

Kamper 病毒是另一种可以感染人类,并且类似马六甲病毒的呼肠孤病毒,可在体外对肾细胞系产生细胞病变作用。该病毒是从一名高热、呕吐,有急性呼吸系统疾病的马来西亚人的咽拭子中分离出来的(Chua 等,2008)。该病毒已传染至少 1 人,并引起呼吸道疾病。对该患者的妻子和医生进行血清学检测,均呈现阳性。该病毒和马六甲病毒的基因组密切相关,并能产生血清交叉中和反应。据推测,该病毒很可能起源于蝙蝠,因为患者的房屋被果树所包围,而果蝠常在果树上栖息。尽管如此,在患者的房屋附近发现了蝙蝠吃剩的水果,但没有发现蝙蝠进入房屋的直接证据,也没有在房屋内发现死亡的蝙蝠尸体(Chua 等,2008);此外,也没有监测到蝙蝠被该病毒感染的实例,或是收到感染者被蝙蝠咬伤或食用了蝙蝠吃剩的水果的报道。因此,没有充分的证据支持该病毒是起源于蝙蝠的。

在中国香港,从一名高热、急性呼吸道感染和腹泻的患者中分离出另一种正呼肠孤病毒——呼肠孤病毒株 HK23629/07(reovirus strain HK23629/07)。该患者感染前曾去过印度尼西亚巴厘岛。除了病毒−细胞黏附蛋白以外(同源性为 67%),这株病毒与马六甲病毒具有很高的氨基酸同源性(88%~98%),这表明该病毒和马六甲病毒十分相似,并且也是纳尔逊湾病毒的成员之一 (Cheng 等,2009)。但是,鉴于不同病毒的黏附蛋白之间差异很大,而黏附蛋白影响病毒对细胞的嗜性,因此,HK 病毒是否能够从其他病毒属进入细胞还有待验证。除此之外,从前往巴厘岛的一名出现高热、关节痛、咽喉痛和咳嗽的日本旅行者咽拭子中分离出另一种相似的正呼肠孤病毒,病毒分离株被称为"Miyazaki",与人类分离株 HK23629/07 最为相关(Yamanaka 等,2014)。不过,暂时找不到 Miyazaki 病毒与蝙蝠之间的联系。

针对病毒的可变蛋白进化树结果表明,Pulua 病毒与从人类分离得到的毒株(如马六甲病毒、Kampar 病毒、HK 病毒和 Miyazaki 病毒)的关系,较之纳尔逊湾病毒的关系更紧密。对于双链 RNA 基因组的不同片段,纳尔逊湾病毒和 Pulua 病毒具有 56%~88% 的核苷酸序列同源性(Pritchard 等,2006;Chua 等,2008)。目前拟将以上所有的正呼肠孤病毒,共同归纳为翼翅目正呼肠孤病毒属(Chua 等,2011)。

除了马六甲病毒、Kampar 病毒、HK 病毒、Miyazaki 病毒、Pulua 病毒和纳尔逊湾病毒,该拟议病毒属的第七个成员是融合型的 Sikamat 病毒——该病毒是从马来西亚一名男性患者的咽拭子中分离而来的,该男性患者突发高热,产生严重的咽喉痛和头痛,以及剧烈肌痛和中度上腹痛,但没有呼吸道相关症状(Chua 等,2011)。该患者周末在果园里的房间里度过。到了晚上,果蝠在果园里飞来飞去,偶尔进屋,但没有栖身于此。患者没有直接接触或杀死任何蝙蝠,也没有食用部分吃掉的水果或掉落在地上的水果。患者的妻子和他们一个儿子发生了血清阳转,但没有症状,并且患者的儿子没有在果园里过夜(Chua 等,2011)。

有趣的是,马来西亚所有 3 次人类间传染病例都与多种人类感染有关,其中一些是无症状感染者。流行病学追踪表明,即使传染病的暴发与蝙蝠之间的联系不紧密,这些暴发也更可能是由于人与人之间的传播而不是蝙蝠正呼肠孤病毒的独立传播(Chua 等,2011)。调研该地区的其他动物(尤其是容易感染融合型呼肠孤病毒的鸟类)是否具有类似的正呼肠孤病毒,将对未来的研究非常有帮助。

6.2.4　哺乳动物正呼肠孤病毒

与上述的翼翅目正呼肠孤病毒组成员不同的是，哺乳动物正呼肠孤病毒（MRV）不是融合型的，通常不会杀死宿主细胞。该病毒种包含 4 种原型毒株：1 型 Lang、2 型 Jones、3 型 Dearing 及 4 型 Ndelle，这 4 种毒株在血清学上不会产生交叉反应（Kohl 等，2012）。MRV 包含了一些能引起人类严重疾病的病原体，包括急性呼吸道感染和中枢神经系统疾病，以及犬出血性肠炎（Steyer 等，2013）。

MRV 可以感染绝大多数的细胞系，其中转化细胞最容易被感染。2013 年的一项研究发现，MRV 3 型 Dearing 感染可在来自巴西犬吻蝠（Tadarida brasiliensis）的肺上皮细胞系中复制并产生感染性子代。不过，这种感染持续时间并不长，滴度会迅速下降到较低的水平。重要的是，该病毒不会产生细胞病变作用或杀死细胞（Sandekian 等，2013）。之后，细胞对再感染具有抗性，并产生一种抗病毒因子（很可能是干扰素），因为这些细胞也受到不相关的小鼠脑心肌炎病毒的保护而免受感染。MRV 相对稳定，在环境样本中偶尔也能检测到。

在斯洛文尼亚，在一名住院的患有急性胃炎的婴儿（17 个月）粪便样本中发现了 MRV，利用基因组测序将病毒鉴定为呼肠孤病毒。腹泻发作后 8 天，患者康复了。新的 MRV 被命名为"Slovenian SI-MRV 01"，与下文描述的德国 MRV 具有最密切的关系，核苷酸和氨基酸同源性分别是 93.8%~99.0% 和 98.4%~99.7%（Steyer 等，2013）。感染源尚不清楚，但患者的住所附近未观察到有蝙蝠，唯一与患者有密切联系的动物是患者祖父的狗。经鉴定，MRV 来自食虫蝙蝠，排除了患者食用蝙蝠吃剩的水果导致感染的可能性。但是，由于患者年纪尚小，会将不能吃的东西也塞入嘴中。因此，尽管可能性很小，但不能排除通过环境手段感染的可能性。

除了来自东南亚和澳大利亚果蝠的融合型翼翅目正呼肠孤病毒外，最近在欧洲蝙蝠中发现了 3 种 MRV，极大地扩展了已知的蝙蝠正呼肠孤病毒的地理范围。这些 MRV 可以感染食虫蝙蝠，如大耳蝠（Plecotus auritus）、须鼠耳蝠（Myotis mystacinus）、伏翼（Pipistrellus pipistrellus）、纳氏伏翼（Pipistrellus nathusii）、库氏伏翼（P. kuhlii）和山蝠（N. nocule）（Kohl 等，2012）。在接受检测的蝙蝠中，约有 6.7%（n=120）的食虫蝙蝠被 3 种新型 MRV 分离株感染。这些病毒更易感染肠道，这一点与上述儿童和狗中所描述的腹泻症状一致，但在其他组织中也可发现此病毒。受感染的蝙蝠可能会出现出血性肠炎（肠）、非化脓性间质性肺炎（肺）、滤泡增生（脾）和肾小球病（肾）。T3/Bat/Germany/342/08 毒株被发现同先前从狗中分离出的

T3D/04 毒株在系统发育上关系十分密切(Kohl 等,2012)。系统发育树是依据病毒基因组末端 5'RNA 片段序列分类的,该序列在同一物种间十分保守,但与其他种不同,而 T3D/04 的末端序列与 T3/Bat/Germany/342/08 完全一致。此外,后者也是一种非融合型的病毒,其 S1 基因组片段是双顺反子,这一点有别于翼翅目正呼肠孤病毒的三顺反子(Kohl 等,2012)。

　　MRV 的另一个重要特性是它们具有重配能力,使得它们能够传播到新的、对其无免疫的宿主。从菲菊头蝠(Rhinolophus pusillus)的混合尿液样本中分离出了RpMRV-YN2012,一种 2 型 MRV。4 个来自这些蝙蝠的肛拭子(16%,n=25)也包含此病毒。尿液样本的基因组分析显示,这些病毒的 S1 基因片段与猪 1 型 MRV 的关系极其密切, 核苷酸和氨基酸同源性达到了 93.9%~96.2% 和 96.8%~97.9%。而其他 3 个片段(S2~S4)与来自德国的 2 型 MRV342/08 非常相似,核苷酸和氨基酸同源性为 94.9%~98.1% 和 98.3%~99.2%(L. Wang 等,2015)。另一项研究,从来自意大利明显健康的小菊头蝠(R. hipposideros)的粪便样本中分离出一种新型的重配 1 型 MRV,被称为 BatMRV1-IT2011(Lelli 等,2015)。该病毒似乎是一种重组毒株,包含了与牛 MRVT1`毒株相似的 S1 基因组片段,以及与其他病毒(尤其是那些引起人类和其他动物肠道、呼吸道或脑部疾病的病毒)更为相似的其他基因组片段。但是,该蝙蝠病毒尚未被报道可以传播至人类。

　　Thalmann 等在 2010 年从澳大利亚的岬狐蝠(Pteropus scapulatus)的肺、肝、脾、肾混合组织样本中分离出另一种融合型正呼肠孤病毒——Broome 病毒(Thalmann 等,2010)。此病毒可以产生细胞融合现象,但具有单顺反子 S1 基因组片段,其与纳尔逊湾病毒的抗体无交叉反应, 并且与其他正呼肠孤病毒仅具有 13%~50% 的氨基酸同源性。此外,其还在正链上具有独特的末端 5'RNA 片段序列,以及独特的融合蛋白。由于这些原因,研究人员建议将其放置在一个新的正呼肠孤病毒属中(Thalmann 等,2010)。分离出 Broome 病毒的蝙蝠表现出攻击性,且后肢轻瘫,全身无力。但是,由于其大脑已被澳大利亚蝙蝠狂犬病毒感染,因此上述症状应该与 Broome 病毒感染无关。

6.3　巴尔的摩第Ⅳ组病毒

6.3.1　星状病毒

　　星状病毒(Astroviruses)是一种小的球形单股正链 RNA 病毒,其基因组包含 3 个重叠的开放阅读框,并在 3'末端被聚腺苷酸化。星状病毒无包膜,但表面有许多短的凸起,使它们看起来像星形。星状病毒能感染许多脊椎动物,也包括人类。星状病毒被分为哺乳动物星状病毒属(Mamastrovirus)和禽类星状病毒属(Avastrovirus)。星状病毒被分为 7 组,其中第一组病毒主要感染人类,其余 6 组中的 5 组仅感染蝙蝠,最后一组病毒还可感染绵羊和貂,感染蝙蝠的星状病毒具有高度的遗传多样性(Zhu 等,2009)。

　　星状病毒感染通常与自限性肠胃炎有关,星状病毒感染病例占全世界儿童所有急性非细菌性肠胃炎病例的 2%~9%。对于那些免疫力低下的成年人或老年人,感染星状病毒可能导致非常严重的疾病。星状病毒可感染肠上皮细胞,并通过粪便－口腔途径传播。由于脊椎动物宿主的范围很广,许多人畜共患病都可以从哺乳动物传播到人类。

　　在中国香港,据调查 46% 的健康蝙蝠肛拭子和 9% 的健康蝙蝠咽拭子中含有高度遗传多样性的星状病毒 RNA(n=262)。发现有 7 种蝙蝠携带星状病毒 RNA:51% 的几内亚长翼蝠(Miniopterus magnater)(n=67),43% 的亚澳长翼蝠(南长翼蝠,Miniopterus pusillus)(n=32),100% 的长翼蝠(普通长翼蝠,Miniopterus schreibersii)(n=3),33% 的中华鼠耳蝠 (Myotis chinensis)(n=9),83% 的大足鼠耳蝠(Myotis ricketii)(n=12),33% 的日本伏翼(普通伏翼,Pipistrellus abramus)(n=3)和 25% 的劳氏菊头蝠(鲁氏菊头蝠,Rhinolophus rouxi)(n=8)(Chu 等,2008)。大量蝙蝠被蝙蝠冠状病毒共感染。由于已知这两个病毒群会重组,因此存在人畜共患的可能。

　　为了更好地了解中国的蝙蝠中星状病毒的地理范围和多样性,从全国 51 个地区的 20 种蝙蝠中采集了 500 个肛拭子。采集自 32 个地区的蝙蝠样本中,44.8% 的样本都能检出星状病毒 RNA(Zhu 等,2009)。在黑须墓蝠(黑髯墓蝠,Taphozous melanopogon)中,病毒的流行率最高,达到了 93%。此外,普通长翼蝙蝠也达到了 63.2%。检出的所有病毒均属于哺乳动物星状病毒属(M. Schreibersii),且像其他研究一样,所有被检出为阳性的蝙蝠都是食虫性或食肉性的。因此,这些发现说明可能这些蝙蝠并非真正被感染,只是这些病毒存在于它们的消化道中。

　　最近一项研究,对来自中国的健康蝙蝠进行调查,发现有 10 种蝙蝠都检出了星状病毒 RNA(n=19)(Hu 等,2014),平均感染率为 7.6%(范围为 2.4%~75%)。其中,星状病毒流行率较高的有:几内亚长翼蝠(M. magnater)(75%,n=4),花面蹄蝠(中蹄蝠,Hipposideros larvatus)(17.7%,n=79)和小黄蝠(库氏黄蝠,Scotophilus kuhlii)(11.5%,n=130)。在 3 种蝙蝠中发现了星状病毒,分别是菲菊头蝠(Rhinolophus pusillus)(10%,n=20),中型菊头蝠(Rhinolophus affinis)(2.4%,n=84)和何氏鼠耳蝠 (郝氏鼠耳蝠,Myotis horsfieldii)(11.8%,n=17)。在大蹄蝠(Hipposideros armiger)(14.3%,*n*=7)、普通长翼蝠(M. schreibersii)(6.5%,*n*=93)、大足鼠耳蝠(Myotis ricketii)(5.3%,*n*=19),以及粗壮棒足蝠(褐扁颅蝠,Tylonycteris robustula)(11.1%,*n*=9)也被检测出了星状病毒。大多星状病毒表现出宿主限制性：第一组星状病毒仅在蹄蝠科(Hipposideridae)和菊头蝠科(Rhinolophidae)中有报告,而第二组和第四组则是鼠耳蝠属(Myotis)和长翼蝠属(Miniopterus)中有报告,第三组仅在库氏黄蝠(S. kuhlii)中检测到(Hu 等,2014)。然而,在蝙蝠物种中发现了丰富的星状病毒多样性,在同一只蝙蝠中存在几种病毒物种 (Xiao 等,2011)。以前在健康的普通长翼蝙蝠 (M. schreibersii)(11.8%,*n*=187) 和库氏黄蝠(Scotophilus kuhlii)(15.8%,*n*=38), 以及列氏果蝠 (棕果蝠,Rousettus leschenaultia)(1.7%,*n*=59)中都检测出过星状病毒 RNA。此外,我们发现,食虫蝙蝠比食肉蝙蝠更容易携带星状病毒。

在欧洲,匈牙利和捷克的研究表明,蝙蝠中星状病毒盛行。在一项来自 60 个蝙蝠的粪便样本的研究中,受试的水鼠耳蝠(Myotis daubentonii)中 42.8%呈现星状病毒 RNA 阳性(*n*=7)、大耳蝠(P. auritus)和长耳鼠耳蝠(Myotis bechsteinii)的阳性率则分别为 9.1%(*n*=11)和 4.5%(*n*=22)(Kemenesi 等,2014)。系统发育分析表明,匈牙利星状病毒分离株与中国和欧洲的分离株聚集在一起,并与其他哺乳动物的星状病毒分离。在欧洲对大鼠耳蝠(M. myotis)进行的另一项研究发现 6 种截然不同的星状病毒——这 6 种病毒与中华鼠耳蝠(M. chinensis)和大足鼠耳蝠(M. ricketti)体内的星状病毒存在 65.0%~86.0%的氨基酸同源性(Drexler 等,2011)。

在捷克的 9 种蝙蝠中检测到了星状病毒 RNA, 这 9 种蝙蝠是棕蝠(Eptesicus serotinus)、萨氏伏翼(Hypsugo savii)、佐氏鼠耳蝠(Myotis emarginatus)、须鼠耳蝠(M. mystacinus)、山蝠(Nyctalus noctula)、纳氏伏翼 (P. nathusii/Pipestrellus pygmaeus)、伏翼(P. pipistrellus)、普通蝙蝠(Vespertilio murinus)和小菊头蝠(R. hipposideros)。来自小菊头蝠的星状病毒株与来自中国菊头蝠和三叶蹄蝠的星状病毒株在基因组学上成簇。本研究中的其他捷克星状病毒 RNA 序列与来自匈牙利的星状病毒 RNA 序列形成了单独的单系谱系(Dufkova 等,2015)。2016 年的一项研究检测了德国的 4 种蝙蝠的尿液、口腔和粪便拭子中的星状病毒的流行情况(*n*>950),这 4 种蝙蝠是：红灰鼠耳蝠(纳氏鼠耳蝠,Myotis nattereri)、长耳鼠耳蝠(M. bechsteinii)、道氏鼠耳蝠(水鼠耳蝠,M. daubentonii)和兔蝠(大耳蝠,P. auritus)(Fischer 等,2016)。星状病毒的总体感染率为 25.8%, 在水鼠耳蝠中高达 63.8%(*n*=47)。水鼠耳蝠中发现了 16 种不同的星状病毒 RNA 序列,表明该病毒具有多样性。除此以外我们还发现,在不同地点的同一蝙蝠物种内,星状病毒的基因组相似性要大于同一地点的不同蝙蝠物种之间的基因组相似性。有趣的是,尽管德国蝙蝠一般不会迁徙超过 50 千米,但在德国水鼠耳蝠检出的 16 种星状病毒序列中,有 14 个和匈牙利水鼠耳蝠体内的星状病毒聚类在一起(Fischer 等,2016)。

RNA 病毒(包括星状病毒)的强而特异性的扩增可能与大量密集的易感成年蝙蝠种群有关。在蝙蝠种群中,新病毒谱系占主导地位的时期,在部分传播后也可能发生扩增(Drexler 等,2011)。

6.3.2 黄病毒

黄病毒(Flaviviruses)是一类单股正链 RNA 病毒,其中一些病毒会导致严重的致命性人类疾病。高致病性黄热病毒(yellow fever virus)是第一种可过滤的人类严重疾病病原体。登革病毒 1~4 型通常与发热和严重的骨痛相关,然而感染登革病毒(Dengue virus),还可能导致致命的疾病,如登革出血热和登革休克综合征。这些致命疾病与第二种血清型登革病毒感染后可能发生的抗体依赖性增强作用密切相关。其他黄病毒包括日本脑炎病毒(JEV)、圣路易斯脑炎(SLE)病毒、西尼罗病毒(WNV)、西方马脑炎病毒(Western equine encephalitis virus)和蜱传脑炎病毒(tick-borne encephalitis virus),均能引起人类重症脑炎。黄病毒可以由蜱虫或蚊子进行传播,但也存在一些传播载体暂时不明确的黄病毒。

6.3.2.1 登革病毒

多年来,世界卫生组织一直认为登革热是一种随着其 4 种血清型传播而范围不断扩大的大流行病。登革热是一种十分严重的蚊媒病毒性疾病,在 100 多个国家中流行。该病毒每年感染 1 亿人,造成 25 000 多例死亡病例,且主要是 5 岁以下的儿童。患者同时被一种以上的登革血清型感染时,会更加危险。对全世界不同地区的蝙蝠进行检测时,都报道了不同血清型的感染病例。例如,在澳大利亚以果实为食的狐蝠属中曾发现过登革病毒(O'Connor 等,1955)。

在中美洲和南美洲,一项研究发现,哥斯达黎加和厄瓜多尔的蝙蝠中分别有 22.6%(n=53)含有登革病毒 1 型和登革病毒 2 型的中和抗体,30.0%(n=10)含有登革病毒 3 型的中和抗体(Platt 等,2000)。而所有 4 种登革血清型均存在于墨西哥的蝙蝠体内。2008 年在墨西哥进行的一项研究调查了来自 5 个科的蝙蝠,包括鞘尾蝠科、髯蝠科、叶口蝠科、长腿蝠科和蝙蝠科的 162 只蝙蝠的心脏组织,这些蝙蝠共 12 属 19 种,其中果食性 8 种、食虫性 7 种、食蜜性 3 种、吸血性 1 种。以下蝙蝠具有血清反应阳性结果：①3 种食虫蝙蝠,33%的黑毛鼠耳蝠（Myotis nigri-cans）(n=12),15.8%的帕氏髯蝠（Pteronotus parnellii）(n=19)和 25%的墨西哥筒耳蝠（Natalus stramineus）(n=4)；②1 种食果蝙蝠,2.9%的牙买加果蝠（Artibeus ja-maicensis）(n=35)。除此之外,50%的果食性的短尾叶口蝠（Carollia brevicauda）(n=2)中也检测到登革病毒 2 型（Aguilar-Setién 等,2008）。最近在墨西哥东南部进行的另一项研究,调查了人类生态系统的改变是否影响了蝙蝠中登革病毒 2 型的流行程度（Sotomayor-Bonilla 等,2014）。该研究测试了来自 146 只蝙蝠（分属于 16 种）的脾样本中 4 种登革病毒血清型的病毒 RNA 的存在。研究发现,4.1%的蝙蝠中都检测到了登革病毒 2 型 RNA,包括两只鼩形长舌蝠（Glossophaga soricina）,3 只大食果蝠（Artibeus lituratus）和 1 只牙买加果蝠。此外,人为干扰似乎并未改变蝙蝠的登革病毒感染率（Sotomayor-Bonilla 等,2014）。

　　为了研究牙买加果蝠是否能够持续感染登革病毒,并且间接传播给其他脊椎动物,通过不同途径给蝙蝠接种了不同血清型的登革病毒（Cabrera-Romo 等,2014）。第一组蝙蝠通过皮下接种登革病毒 4 型,第二组腹腔接种登革病毒 4 型,而第三组则通过腹腔接种登革病毒 1 型,最后一组蝙蝠被感染登革病毒 1 型或 4 型的埃及伊蚊叮咬。感染后第 1 天至第 9~17 天,蝙蝠血浆或脾组织的 PCR 分析未检测到登革病毒 RNA。此外,在蝙蝠的血浆中未发现特异性抗登革病毒 IgG,也没有明显的临床和行为变化。另一项类似的研究, 对 23 只美洲果蝠 intermedius 接种登革病毒 2 型,发现蝙蝠脾结构发生变化,肝和肠道出血,但未能在这些组织中检测到病毒 RNA。通过半巢式 RT-PCR,在 39%的蝙蝠中检测到病毒 RNA,但是只有 8%的蝙蝠发生了血清转化（Perea-Martínez 等,2013）。这与之前的几篇报道相吻合,例如,对 27 只美洲果蝠 intermedius 蝙蝠腹腔接种登革病毒 2 型,或是给北美洲的蝙蝠接种与登革病毒同源性很强的西尼罗病毒；或是给澳大利亚黑狐蝠接种日本脑炎病毒后,均未能检测到病毒复制（Davis 等,2005；van den Hurk 等,2009）。综上所述,这些结果使人们对牙买加果蝠或美洲果蝠 intermedius 是否能够维持登革病毒复制或充当登革病毒宿主产生怀疑。

6.3.2.2　委内瑞拉脑炎病毒

　　委内瑞拉脑炎（Venezuelan encephalitis, VE）病毒是一种由蚊子传播的病毒,其动物流行性病毒株的主要宿主是马,感染后会发展成神经性疾病；而地方性动物流行性毒株则以棉鼠为主要宿主。人类被感染病毒的蚊子叮咬后,也能感染此病毒,并且通常会出现类似流感的症状。与此同时,在免疫力低下的人群中（包括年轻人和老年人),感染后会导致较为严重的疾病,并可能导致死亡。1978 年在危地马拉的太平洋低地对蝙蝠进行了一次调查,从一只筑帐蝠(Uroderma biobatum)的血液中分离出该病毒。此外,还在 7 种蝙蝠中发现了该病毒的特异性抗体(Seymour 等,1978a)。在诸如青少年或成年人、狗、啮齿动物和负鼠等哺乳动物中,也以较高的频率检测到该病毒抗体。带有委内瑞拉脑炎病毒特异性抗体的蝙蝠种类如下:牙买加果蝠、大食果蝠、美洲果蝠 phaeotis、吸血蝠(Desmodus rotundus)、鼩形长舌蝠(Glossophaga commissarisi)和黑毛鼠耳蝠。此外,血清反应阳性蝙蝠种类的患病率为 3%~12%(Seymour 等,1978a)。

　　用委内瑞拉脑炎病毒的致病性和流行性毒株接种牙买加果蝠、大食果蝠和苍白茅吻蝠(Phyllostomus discolor),在 92.5%的蝙蝠中产生病毒血症,但并未能造成明显疾病。在实验感染的粉红短尾叶鼻蝠 (Caroliia subrufa) 和黄肩蝠(Sturnira lilium)中也检测到病毒血症,其中大多数蝙蝠因处理和出血过程死亡。感染后 4 天,前三种蝙蝠的最大病毒血症分别达到了 6.9、6.6 和 4.6 的对数,这些病毒含量足够感染一种媒介——致乏库蚊(Culex fatigans)。在实验感染的蝙蝠中,56%的蝙蝠(尤其是牙买加蝙蝠)口咽腔中病毒滴度很高。相反,仅 1.6%的尿液样本($n=$123)和 2.3%的粪便样本($n=86$)中能检测到病毒(Seymour 和 Dickerman,1978)。不同于棉鼠、马或是狗之间的传播,蝙蝠之间的病毒不会通过直接接触或气溶胶传播。在整个测试期间内(最长 506 天),美洲果蝠属的蝙蝠通常会形成并维持可检测水平的血凝抑制和中和抗体。而在苍白茅吻蝠中,抗体反应比美洲果蝠属要慢,且幅度较小、持续时间较短。尽管在苍白茅吻蝠中,抗体水平几乎无法测得,但该蝙蝠仍然能够抵抗病毒攻击,且病毒的继发感染未能产生病毒血症(Seymour 等,1978b)。

6.3.2.3　日本脑炎病毒

　　日本脑炎病毒(JEV)在人类中的死亡率为 25%~50%,大约 1/2 的幸存者会发展成持续的神经系统后遗症。根据包膜基因的序列,该病毒被分为 GⅠ~GⅤ5 种基因型,这 5 种基因型的病毒表现出了地理和时间上的差异性,例如,GⅢ基因型遍布整个东南亚和大洋洲,但现在 GⅠ型逐步取代了它,成为中国地区的流行株(Liu 等,2013)。尽管这种病毒能感染多种脊椎动物,但仅有猪和水禽能成为其病毒宿主。2007 年至 2009 年进行的一项研究调查了中国的日本脑炎病毒分离株的多样性,该研究在棕果蝠中分离得到了 3 株病毒分离株,在金管鼻蝠(Murina aurata)中得到了 1 株分离株。当把这些毒株接种到乳鼠中时,所有分离株均导致神经肌肉疾病(Wang 等,2009)。将本研究得到的 4 株毒株(均来自健康蝙蝠)进行基因序列比较，发现其遗传多样性非常少，核苷酸和氨基酸的全序列同源性为99.4%~99.9%,且均属于 GⅢ型分离株(Liu 等,2013)。因此，蝙蝠分离株的进化速度似乎比人类、猪和蚊子的分离株进化速度慢。另一项调查研究了中国华南地区蝙蝠中日本脑炎病毒抗体情况：在 336 个血清样品中,ELISA 法检测的阳性率为12.8%,且约 25%的样品测得日本脑炎病毒中和抗体(Cui 等,2008)。有趣的是,在蝙蝠大脑或肝样本中却未能检测到病毒 RNA。此外，还调查了大蹄蝠、双色蹄蝠(Hipposideros bicolor)、小蹄蝠(Hipposideros cineraceus)、果树蹄蝠、施氏蹄蝠、亚洲长翼蝠、大趾鼠耳蝠、角菊头蝠(Rhinolophus comutus)、马铁菊头蝠、鲁氏菊头蝠和大蝙蝠等蝙蝠中的抗体情况(Miura 等,1970;Banerjee 等,1988;Calisher 等,2006)。

为了确定日本地区的日本 B 型脑炎病毒(JBE)的蝙蝠宿主身份,在 1963 年至 1965 年期间检查了来自 10 个种的 1934 只蝙蝠，从数个地点的蝙蝠的血液和褐色脂肪中分离出了病毒,且 8%的蝙蝠产生了病毒特异性中和抗体。在日本最北部的蝙蝠中没有发现病毒,只有 3%的蝙蝠具有中和抗体,同样,该地区很少有人类感染 JBE(Miura 等,1970;Sulkin 等,1970)。分别在蝙蝠冬眠后的春季、夏季、冬眠前的秋天，以及冬季冬眠期间,对蝙蝠种群进行采样,以确定病毒是否可以在蝙蝠种群中越冬。有趣的是,尽管在夏季的几个月中人感染率很高,但该研究发现,在蝙蝠当中四个季节分离得到的中和抗体的频率却是相同的(Sulkin 等,1970)。其他研究发现,从 4 月到 6 月下旬,在蚊媒或其他已知的自然宿主(鸟和猪)中无法检测到日本 B 型脑炎病毒。但从此之后,一直到 7 月下旬,该病毒在蚊子中可检测到,但该病毒仅在 7 月下旬或 8 月初才出现在鸟类和猪中,到 9 月下旬,在蚊子、鸟类或猪中均未发现病毒,这支持了这样一种假说:蝙蝠或其他未知的哺乳动物物种可能是该病毒的病毒宿主,能在全年维持病毒水平。在本研究中发现以下蝙蝠物种被日本 B 型脑炎病毒自然感染,包括亚洲长翼蝠亚种亚洲长翼蝠(M. schreibersi fuliginosa)、角菊头蝠、大趾鼠耳蝠及 Vespertino supertins。有趣的是,在接受检查的 112 只妊娠雌性蝙蝠中,仅有 1 只蝙蝠体内检测到病毒。但有 7%的刚断奶的蝙蝠体内也产生了中和抗体(Miura 等,1970;Sulkin 等,1970)。此外,还发现一些未检测到病毒血症的蝙蝠物种具有中和抗体:马铁菊头蝠(27%,$n=79$)、东亚家蝠(3%,$n=31$)、须鼠耳蝠(16%,$n=25$)、普通长耳蝠(5%,$n=22$)及日本天狗蝙蝠(Murina leucogastcar hilgendorfi)(50%,$n=2$)(Miura 等,1970)。通过体外噬斑减少法,对 1963 年至 1965 年在日本收集的 1459 只蝙蝠的血浆样品进行了日本 B 型脑炎病毒感染的血清学检测。在日本本州和九州网捕的蝙蝠血浆样本中有 8% 存在中和抗体,而在日本最北端北海道网捕的蝙蝠样本中只有 3% 为阳性。

日本脑炎是在澳大利亚新出现的一种疾病。由于蝙蝠是狂犬病毒的宿主,因此进行了一项研究,以确定澳大利亚的食果蝙蝠是否也可以作为这种病毒的宿主 (van den Hurk 等,2009)。通过直接接种病毒或将中央狐蝠 (Pteropus alecto) 暴露于受感染的环纹库蚊 (Culex annulirostris),所有蝙蝠均未产生临床症状。但是,在暴露于被感染的蚊子的动物和所有 5 个接种的蝙蝠中,有 60% 的动物 ($n=10$) 产生了病毒特异性 IgG 抗体。在这 5 只接种蝙蝠中,有一只检测到了低水平的病毒 RNA,随后该蝙蝠又将病毒传播到了受体蚊子。这些被感染的蚊子叮咬了其他蝙蝠,尽管这些蝙蝠没有发生病毒血症,但令人惊讶的是,依旧有两只蝙蝠将病毒传播给了蚊子,这种现象可能是病毒在蝙蝠的皮肤或接种部位的树突状细胞中复制,但没有进入蝙蝠血液所导致的。实际上,作者观察到一些受体蚊子与供体蚊子在同一地点觅食,并可能从被蚊子口器损坏的细胞和组织中摄入了病毒 (van den Hurk 等,2009)。这些发现为其他可能的病毒宿主研究提供了新的思路,也提出了新的问题。

6.3.2.4 西尼罗病毒和圣路易斯脑炎病毒

库蚊是西尼罗病毒 (WNV) 的主要载体,而伊蚊是圣路易斯脑炎病毒和登革病毒的载体。尽管包括人类和马在内的其他脊椎动物也可能受到感染,但该病毒主要的宿主是野鸟,尤其是乌鸦和松鸦。在美国,一项研究测试了大棕蝠 (Eptesicus fuscus) 的血清样本 ($n=97$) 中是否存在针对西尼罗病毒的抗体。调查发现,在北部的几个州中,蝙蝠感染的患病率为 1%~2% (Bunde 等,2006)。2000 年发现在纽约州的 150 只死亡蝙蝠中,两只蝙蝠 (一只莹鼠耳蝠和一只大棕蝠) 被检测为血清阳性,说明西尼罗病毒抵达美洲大陆时间不长 (Marfin 等,2001)。2002 年一项针对鼠耳蝠 septentrionalis 的研究发现,该蝙蝠体内也产生西尼罗病毒抗体 (Pilipski 等,2004)。在美国北部也有 9% 的大棕蝠和小棕蝠中发现了圣路易斯脑炎病毒的抗体 ($n=390$)(Herbold 等,1983)。皮下接种西尼罗病毒后,在接种后第 2 天到第 6 天之间有 29.2%($n=24$) 的大棕蝠感染病毒 (滴度为每毫升内 10~180 个噬菌斑形成),但没有产生临床症状,且在其口腔拭子或组织样本中未发现病毒。但是,在同一项研究中,接种病毒的巴西犬吻蝠并未发生血清转化,尽管该报告称,路易斯安那州作为疫区,该地区 1.3% 的巴西犬吻蝠血清中存在西尼罗病毒的中和抗体 ($n=149$)(滴度为 20 和 40;1:10 稀释)(Davis 等,2005)。应当注意的是,由于本研究中使用的抗体能够与其他黄病毒存在交叉反应,从而使得在使用抗体依赖性测定法时难以明确存在病毒的身份。正因如此,该研究的作者得出结论,他们的所有数据共同表明,美国最常见的两种蝙蝠(大棕蝠和巴西犬吻蝠)不太可能充当西尼罗病毒的扩增宿主(Davis 等,2005)。

在 1964 年和 1966 年,得克萨斯州南部发生了两次圣路易斯脑炎病毒的流行。当时的研究人员从 1649 只巴西犬吻蝠的血液或脾中分离出了 26 株圣路易斯脑炎病毒,且 20% 的蝙蝠具有病毒特异性中和抗体($n=663$)。虽然在暴发的间隔期在蚊子、鸟类或人类中均无法检测到圣路易斯脑炎病毒,但当时几乎每个月都能从蝙蝠中分离出来该病毒(Allen 等,1970)。这些数据表明,巴西犬吻蝠可能是圣路易斯脑炎病毒的持久宿主,直到该病毒传播到人群中并暴发。

西尼罗病毒和圣路易斯脑炎病毒均属于黄病毒,因此,为了确定墨西哥尤卡坦半岛黄病毒的种类和流行情况,从 140 只蝙蝠中收集血清,并通过噬斑减少中和试验和 PCR 技术,检测了西尼罗病毒、圣路易斯脑炎病毒和 4 种血清型的登革病毒的存在情况——发现 19% 的蝙蝠($n=140$)体内存在黄病毒的特异性抗体。不同蝙蝠中血清阳性率有所差异,33% 的髯形长舌叶口蝠(髯形长舌蝠)、24% 的牙买加食果蝠(牙买加果蝠)和 9% 的大食果蝠呈血清阳性。相比其他黄病毒,登革病毒 2 型或登革病毒 4 型两种病毒感染后产生的抗体滴度更高,但没有一种病毒使滴度大于 80。由于所有滴度都很低,推测蝙蝠可能感染了另一种黄病毒(Machain-Williams 等,2013)。

6.3.2.5　恩德培蝙蝠病毒

恩德培蝙蝠病毒(Entebbe bat virus)与人类黄热病毒密切相关,该病毒是在 1957 年从乌干达的一只体型较小的无尾蝙蝠(非洲犬吻蝠,Chaerephon pumilus)的唾液腺中分离出来的,之后便销声匿迹,直到 2011 年才在原来的地点附近再一次被分离出来。可以从蝙蝠脾和肺中分离出具有传染性的病毒,但是心脏、肝或肾中却无法分离得到恩德培蝙蝠病毒(Kading 等,2015)。4 名实验室工作人员受到感染,且患上了从轻微至严重程度不同的疾病。在系统发育树上,恩德培蝙蝠病毒被置于黄热病毒分支的姐妹分支中,且与索科卢克(Sokoluk)病毒最密切相关,后者是从吉尔吉斯斯坦的伏翼和软蜱中分离得到的(L'vov 等,1973)。此外,横须贺(Yokose)病毒于 1971 年在日本亚洲长翼蝠中分离出来,在菲律宾 2.7% 的食虫蝙蝠($n=36$)和 91% 的马来西亚蝙蝠($n=26$)样本中检测到横须贺病毒特异性抗体(Watanabe 等,2010)。横须贺病毒与恩德培蝙蝠病毒、索科卢克病毒

(Sokuluk virus)和塞皮克(Sepik)病毒的关系比其与黄热病毒的关系更密切(Taji-ma 等,2005)。

6.3.2.6 塔马纳蝙蝠病毒

在特立尼达岛的一项针对 384 只蝙蝠的研究中,15.3%的蝙蝠对塔马纳蝙蝠病毒(Tamana bat virus)有血清反应。受感染的蝙蝠包括 45.7%的吸血蝠和 30.4%的帕氏犬吻蝠(Thompson 等,2015)。由于吸血蝠是噬血性蝙蝠,可能会使病毒传播至人类和牲畜,导致潜在的风险。同一项研究中,还在这些蝙蝠体内检测到了其他黄病毒,包括委内瑞拉脑炎病毒(2.9%)、圣路易斯脑炎病毒(1.8%)和里约布拉沃病毒(Rio Bravo virus)(1.0%),但这些蝙蝠对西尼罗病毒都不能产生血清阳性反应。不过,在海地的牙买加果蝠中存在此病毒的抗体(McLean 等,1979)。

一项巴西的研究,从特立尼达和其他地方的赤鬃蝠(Molossus ater)和巴西犬吻蝠的唾液腺和脾中分离出来了一株塔马纳蝙蝠病毒(Price,1978a)。分析该病毒的全基因组测序结果,发现该病毒与其他黄病毒的序列之间,以及这些病毒结构和非结构基因的氨基酸序列之间,尽管相似性不高,但非常显著。此外,该病毒 RNA 依赖的 RNA 聚合酶和其他黄病毒相似性最低。塔马纳蝙蝠病毒似乎构成了一个独特的遗传群体,在遗传上与任何其他报告的黄病毒没有密切关系。除了在基因序列或氨基酸序列上存在差异,在病毒蛋白剪切形式上也有区别:该病毒的蛋白首先以多蛋白的形式存在,被裂解之后,才能拥有活性。然而,塔马纳蝙蝠病毒多蛋白的裂解位点与其他"经典"黄病毒有很大的不同,这个病毒本身表现出极其显著的遗传差异(de Lamballerie 等,2002)。

6.3.2.7 丙型肝炎病毒和 pegiviruses 病毒

丙型肝炎病毒和 pegiviruses(人类 pegivirus 曾被称为庚型肝炎病毒)是黄病毒的其他属。GB 病毒-B(GB virus B,GBV-B)是 pegiviruses 病毒属的成员,在实验暴露后,感染美洲大陆猴并导致临床肝炎。此外,在狗和马中也发现了此病毒。pegivirus 病毒属包括 GBV-A、GBV-C 和 GBV-D。GBV-A 病毒存在于非人类灵长类动物中,但目前没有在人类中发现;而 GBV-C 可以感染人类和黑猩猩;GBV-D 存在于欧洲、亚洲和非洲大陆的食果蝙蝠中。已知没有一种 pegivirus 病毒具有致病性(Quan 等,2013)。在对来自 7 个国家 8 个科、44 个属、58 个物种的 1615 只明显健康的蝙蝠的口腔或直肠拭子、血清、肾、肝或肺样品的调查中,在 6 个蝙蝠科中检测到病毒 RNA。有研究在蝙蝠中发现了 3 种新的丙型肝炎病毒和 19 种新的

pegiviruses 病毒(Quan 等,2013),蝙蝠丙型肝炎病毒感染的发生率为 0.6%,而 pegiviruses 病毒感染的发生率为 4%。尽管缺乏病毒重组的证据,但来自非洲的一些蝙蝠(如安哥拉犬吻蝠、纳塔耳游尾蝠和墓蝠属的一些蝙蝠种),以及来自孟加拉国的印度狐蝠,均感染了不同种类的丙型肝炎病毒和 pegiviruses 病毒。其中一只蝙蝠甚至同时感染了这两种病毒,这种共感染的现象暗示了病毒之间基因重组的可能性(Quan 等,2013)。

6.3.2.8　其他黄病毒

蒙大拿州鼠耳蝙蝠白细胞脑炎病毒(Montana myotis leukoencephalitis virus)是一种从美国西部蝙蝠中分离出来的黄病毒。在免疫功能严重受损的小鼠中,感染该病毒会导致致命的脑炎,但此病毒无法感染免疫功能低下的小鼠。该病毒和里约布拉沃病毒、摩多克病毒(Modoc virus)和 Apoiviruses 病毒,属于暂不明确传播载体的黄病毒(Charlier 等,2002)。感染里约布拉沃病毒会导致人类的临床疾病,包括全身或中枢神经系统疾病,以及睾丸炎或卵巢炎(Constantine 和 Woodall,1964)。

对危地马拉 5 种黄病毒(n=332)进行了调查。来自 13 个地点的 42 种蝙蝠的血清中,26%的蝙蝠有至少一种黄病毒的抗体(Ubico 和 McLean,1995)。在 19%的蝙蝠中检测到里约布拉沃病毒抗体。美洲果蝠属蝙蝠的圣路易斯脑炎病毒流行率最高(占所有被测蝙蝠的 4.5%),而鼩形长舌蝠也呈阳性。6 种蝙蝠呈现马脑炎病毒血清阳性,包括牙买加果蝠、美洲果蝠 literalis、鼩形长舌蝠、缨蝠和 S. lillum。西方马脑炎病毒抗体仅发现于美洲果蝠 literalis 中(Ubico 和 McLean,1995)。此外,以下 6 种蝙蝠对委内瑞拉脑炎病毒均呈血清阳性反应,分别为:牙买加果蝠、短尾叶口蝠、粉红短尾叶鼻蝠、苍白矛吻蝠、S. lillum 和黄肩蝠 ludovlci。其中流行率最高的物种是牙买加果蝠(Ubico 和 McLean,1995)。有趣的是,检测到危地马拉蝙蝠抗委内瑞拉脑炎病毒抗体的频率比其他哺乳动物低得多,并且在不同地点和年份的宿主物种内存在差异(Seymour 等,1978a)。

科萨努尔森林病病毒(Kyasanur Forest disease virus)是一种蜱传播病毒,曾在印度导致科萨努尔森林病。这种疾病于 1957 年被发现,表现为严重出血热,在人类中死亡率为 3.4%。平均每年发生 400~500 例人类感染病例。感染后可能发生短期神经表现,包括严重头痛、精神障碍、震颤、僵硬、畏光和眼痛,暂未有证据显示此病毒会导致脑膜炎或脑炎(Holbrook,2012)。曾在果食性的蝙蝠网络棕果蝠(Pavri 和 Singh,1965)和犬蝠(Pavri 和 Singh,1968),以及鲁氏菊头蝠和钝缘蝙蝠蜱虫中监测到该病毒的抗体(Rajagopalan 等,1969)。

6.3.3　肝炎病毒

戊型肝炎病毒(Hepatitis E virus)是一种无包膜的单链 RNA 病毒,其在肝细胞中复制,并在年轻人中引起自限性的轻度至重度急性病毒性肝炎,妊娠期间感染此病毒的死亡率为28%。戊型肝炎病毒分为 4 种基因型:1 型和 2 型发现于热带地区,通过受污染的食物或水传播,更容易引起严重疾病;3 型和 4 型发现于温带地区,通过与猪、鹿,或牛、羊和马之间的接触传播。戊型肝炎被认为是欧洲和北美的一种新型疾病(Drexler 等,2012)。在大鼠、鸡和鳟鱼中存在其他不同的肝病毒谱系。

为了鉴定蝙蝠中的戊型肝炎病毒及其与人类病毒的关系,从五大洲 85 个蝙蝠物种中筛选了近 4000 个标本,以检测戊型肝炎病毒 RNA 的存在。在西非、中美洲和欧洲的动物中,0.18%的受试蝙蝠血清(低浓度)、粪便和肝(高浓度)中发现了病毒。这些肝炎病毒形成了一个新的、独特的、高度多样化的进化支。仅在粪便样本中检测到戊型肝炎病毒 RNA 的蝙蝠包括宽袍蹄蝠、赤色蹄蝠(赤道蹄蝠)、彼氏鼠耳蝠、水鼠耳蝠(道氏鼠耳蝠)和佐氏鼠耳蝠。戊型肝炎病毒 RNA 也存在于棕蝠的肝和大纹面蝠的血液中。一项针对超过 9 万人血液样本的研究表明,暂时没有发现蝙蝠传播至人类的证据(Drexler 等,2012)。

在新西兰只有两种本土蝙蝠——短尾蝠(髭蝠)和隆蝶蝠(结节叶唇蝠)。对前者进行 RNA 分析,发现了一种新的肝炎病毒,被称为新西兰肝炎病毒(New Zealand hepevirus)。割喉鳟病毒(cut-throat trout virus)是其最相近的近亲,二者拥有 30.3%的氨基酸相似性(J. Wang 等,2015)。

6.3.4　小核糖核酸病毒

小核糖核酸病毒(Picornaviruses)是一种小型无包膜的单链正链 RNA 病毒,存在于包括人类在内的各种各样的动物中。这种病毒可引起严重的呼吸道、心脏、肝、神经、黏膜和全身疾病,包括普通感冒、手足口病、结膜炎、无菌性脑膜炎、脑炎、心肌炎及肝炎。2013 年,在匈牙利健康的亚洲长翼蝠粪便中分离出一种新型的小核糖核酸病毒,这种小核糖核酸病毒属于蝙蝠小核糖核酸病毒属(Mischivirus genus)(Kemenesi 等,2015)。对中国香港 1108 只蝙蝠进行的一项调查发现,来自 4 个属、5 个种的 12 只蝙蝠的消化道标本中有 3 种小核糖核酸病毒(第 1、2 和 3 组)的 RNA。阳性蝙蝠的病毒流行率如下:1.5%的大蹄蝠($n=68$),2.6%的非洲小狐蝠(n=78),3.2%的亚洲长翼蝠(n=222),1.6%东亚家蝠(n=61),以及 0.3% 的中华菊头蝠(n=309)。这些新发现的病毒在小核糖核酸病毒家族中形成了 3 个不同的簇,与其他小核糖核酸病毒同源性较低(Lau 等,2011)。有趣的是,第 2 组病毒发现于亚洲长翼蝠、非洲小狐蝠和东亚家蝠,而第 3 组发现于大蹄蝠和中华菊头蝠,这表明蝙蝠小核糖核酸病毒可以在蝙蝠之间跨越种间(甚至是属间)的障碍。

6.4　巴尔的摩第 V 组病毒

6.4.1　布尼亚病毒科

布尼亚病毒(bunyaviridae)科拥有超过 350 个成员,是最大的 RNA 病毒家族。该科包括有 5 个属:正布尼亚病毒属(Orthobunyavirus)、白蛉病毒属(Phlebovirus)、内罗病毒属(Nairovirus)、汉坦病毒属(Hantavirus)和番茄斑萎病毒属(Tospovirus)。其中前 4 个属感染动物(包括人类),并导致包括脑炎、肝炎和出血热的严重疾病;而番茄斑萎病毒属的成员只感染植物。大多数布尼亚病毒是通过嗜血性节肢动物(如蜱、蚊子和白蛉)叮咬易被感染的脊椎动物宿主传播的。然而,汉坦病毒属的成员不借助昆虫载体,而是通过啮齿动物的持续感染在自然界中维持,并通过吸入雾化、干燥的排泄物,包括粪便、尿液和唾液而被其他脊椎动物获得(Freiberg 等,2014)。

尽管布尼亚病毒科下的病毒结构各异,但典型的布尼亚病毒是一种有包膜的球形或多形的病毒形态,其直径为 80~120nm。两个表面糖蛋白从包膜向外突起。此外,汉坦病毒还可以将其糖蛋白穗复合体排列在一个方形结构中。布尼亚病毒缺乏基质蛋白,这是它们不同于其他病毒的一点(Freiberg 等,2014)。布尼亚病毒属于单股负链 RNA 病毒,分别含大(L)、中(M)、小(S)3 个 RNA 节段。

6.4.1.1　内罗病毒属

布尼亚病毒科内罗病毒属主要通过节肢动物传播,其下包括重要的新型人类病原体,即克里米亚-刚果出血热病毒(Crimean–Congo hemorrhagic fever virus)。这种病毒能引起出血、休克和多器官系统衰竭,死亡率为 3%~30%。此外,内罗毕绵羊病病毒(Nairobi sheep disease virus)也属于内罗病毒属,这种病毒与绵羊和山羊出血性胃肠炎有关,死亡率高达 90%(Walker 等,2015)。内罗病毒属可以分为 3 组,其中两组是在蝙蝠身上发现的。第一组病毒,如 Kasokero 病毒、约格病毒(Yogue virus)和 Leopards Hill 病毒,能感染小蝙蝠亚目。Kasokero 病毒和约格病毒分别存在于乌干达和塞内加尔的埃及果蝠(北非果蝠)中,而 Leopards Hill 病毒发现于赞比亚的叶鼻蝠中。当把病毒接种到小鼠体内时,Kasokero 病毒导致肢体瘫痪并造成哺乳期和成年小鼠死亡,包括受感染的哺乳期小鼠的母亲——这就暗示了这种病毒可以通过乳液传播(Kalunda 等,1986)。在研究 Kasokero 病毒时,有 4 名实验室工作人员意外感染,导致了轻度至重度疾病,产生发热、头痛、腹痛、腹泻、严重的肌肉和关节疼痛等症状(Kalunda 等,1986)。不同于感染小蝙蝠亚目的第一组病毒,内罗病毒属的第三组病毒则感染大蝙蝠亚目,包括凯特拉病毒(Keterah virus)、伊塞克湖病毒(Issyk-Kul virus)和戈萨斯病毒(Gossas virus)。凯特拉病毒发现于马来西亚,是从一只附着亚洲小黄蝠(库氏黄蝠)身上的蜱虫(Argae pusillus)体内分离出来的。伊塞克湖病毒可以感染吉尔吉斯斯坦常见的山蝠、尖耳鼠耳蝠、蝙蝠 Serotinus 和蝙蝠 pipistrellus。此外,戈萨斯病毒可以感染塞内加尔的犬吻蝠属的蝙蝠(Walker 等,2015)。在上述所有病毒中,Kasokero 病毒和伊塞克湖病毒能够感染人类,并导致头痛、腹泻、肌肉和关节疼痛。

6.4.1.2　正布尼亚病毒属

从泰国和柬埔寨死亡的皱唇犬吻蝠(Chaerephon plicata)中分离出正布尼亚病毒属的耿奎病毒(Kaeng Khoi virus)(Neill 1985;Osborne 等,2003)。将 12 只死亡蝙蝠和 4 只明显健康的蝙蝠的脑组织和脑上清液接种到小鼠体内。健康蝙蝠的大脑物质没有引起小鼠的疾病,但 12 只死亡蝙蝠中的 11 只造成了 80%~100%的小鼠脑炎。除此之外,67%的小鼠口服脑组织后被感染, 随后死亡 (Osborne 等,2003)。不同于许多感染蝙蝠的 RNA 病毒,耿奎病毒表现出很少的遗传多样性,在 30 年内变异率不到 4%(Osborne 等,2003)。此外,该病毒能够感染人类——因为在泰国一个特殊的蝙蝠洞穴中,29%的蝙蝠粪便收集器中存在病毒中和抗体(Neill,1985)。值得注意的是,一个柬埔寨洞穴收集到了感染病毒的死亡蝙蝠,而这个洞穴是一个旅游景点,可见耿奎病毒(Kaeng Khoi virus)是一个潜在的公共健康威胁。

6.4.1.3　汉坦病毒

汉坦病毒可以导致两种致命性的人类疾病——肾衰竭出血热(HFRS)和汉坦病毒肺综合征(HPS)。每年有 6 万~15 万感染病例发生,其中大多数病例发生在亚洲。引起肾衰竭出血热的汉坦病毒包括亚洲和欧洲的汉坦病毒,以及巴尔干地区的多不拉伐病毒(Dobrava virus)。此外,汉坦病毒属还有一些病毒能引起不太严重的疾病,这些病毒感染的地域范围不同:如在世界范围内传播的汉城病毒(Seoul virus),在斯堪纳维亚传播的普马拉病毒(Puumala virus),以及北美广泛分布的牛轭湖病毒(Bayou virus)、黑溪运河病毒(Black Creek Canal virus)、莫农加希拉病毒(Monongahela virus)和纽约病毒(New York virus)。肾衰竭出血热的特点是高热、严重的腹痛或下背痛、出血性症状和肾功能不全,导致肺部积液。出血表现包括严重出血和弥散性血管内凝血。肾衰竭出血热的死亡率为 5%~15%(Beltz,2011)。

北美和安第斯山脉分布的辛诺柏病毒 (SNV) 和南美分布的内格拉湖病毒(Laguna Negra virus)、HU39694 病毒、莱奇瓜纳斯病毒(Lechiguanas virus)、奥兰病毒(Oran virus)和 Juquitiba 病毒都可以引起汉坦病毒肺综合征。感染后早期临床表现并不具有特异性,但随后出现肺泡积液、缺氧、呼吸急促和心动过速等症状。由于缺氧或循环衰竭、全身血管阻力过高、低血压或休克,在这一时期患者猝死的概率极大。总体而言,汉坦病毒肺综合征的死亡率为 20%~40%(Beltz,2011)。

汉坦病毒感染的宿主争议颇多。一些研究人员认为,汉坦病毒最初的宿主是啮齿动物(地鼠和鼹鼠)——在啮齿动物唾液、尿液和粪便存在此病毒。不过,在进行系统发育树研究时发现,从健康蝙蝠中分离出来的汉坦病毒聚集在发育树底部,这就暗示了蝙蝠不仅是此病毒的病毒宿主,而且可能是这些啮齿动物汉坦病毒的发育起源(Guo 等,2013)。最初认为汉坦病毒只感染食虫蝙蝠,不过最近越来越多的证据表明,其他食源性的蝙蝠也可以被感染。此外,也已经证明汉坦病毒可以进行跨物种传播,并可发生遗传重组现象(Zhang,2014)。相比于在啮齿动物中分离得到的汉坦病毒,在蝙蝠中发现的病毒与来自东南亚地鼠和鼹鼠体内的病毒更密切相关(Weiss 等,2012),但大约 50%的鼹鼠携带着汉坦病毒,这个数字远远高于蝙蝠中的感染比例(Gu 等,2014)。这可能是由于蝙蝠不易被侵染,或是蝙蝠体内的免疫系统使得汉坦病毒复制起来更困难。

曾在来自韩国的血清反应阳性的棕蝠和马铁菊头蝠的肺和肾组织中分离得到汉坦病毒及其 RNA(Kim 等,1994),这些分离物与人类汉坦病毒密切相关。在越南的果树蹄蝠肺组织中检测到了春山病毒(Xuan Son virus),感染率为 20%(n=5),除此之外,肝、肾和脾存在较低水平的病毒 RNA(Arai 等,2013)。不仅如此,蝙蝠肋间肌肉或肠、直肠拭子及蝙蝠粪便标本中也存在病毒 RNA(Gu 等,2014)。此外,春山病毒与 Magboi 病毒似乎有着共同的祖先。中国有几种蝙蝠可传播汉坦病毒:25%的单角菊头蝠(Rhinolophus monoceros)(n=4),23.1%的中型菊头蝠(n=26)和 2.2%的中华菊头蝠 (Rhinolophus sinicus)(n=135) 感染了龙泉病毒(Longquan virus)。除此以外,还有感染东亚家蝠的黄陂病毒(Huangpi virus),以及从黑髯墓蝠体内分离出来的来宾病毒(Laibin virus)(Guo 等,2013;Xu 等,2015)。来宾病毒(Laibin virus)的基因组测序已经完成(Xu 等,2015)。非常有意思的是,在非洲小狐蝠(n=250)或皮氏菊头蝠(Rhinolophus pearsonii)(n=29)中未发现汉坦病毒基因(Guo 等,2013)。

此外,在科特迪瓦的香蕉伏翼(Neoromicia nanus)中发现了 Mouyassué 病毒(Sumibcay 等,2012),还在塞拉利昂粗毛裂颜蝠(粗毛凹脸蝠)的肺组织中发现了 Magboi 病毒(Weiss 等,2012)。在南美洲,另一种汉坦病毒——Araraquara 病毒的 RNA 在巴西的两种蝙蝠:毛腿吸血蝙蝠(噬血性)和南美长鼻蝠中被发现,可见汉坦病毒在不同地域和非食虫蝙蝠中广泛存在。这些受感染的蝙蝠是从一个严重生态破坏(砍伐森林和建造大坝)的地区捕获的,这加大了病毒从蝙蝠传播至人类的可能性(de Araujo 等,2012)。不过,在美国或玻利维亚的 5 种食虫的蝙蝠中却没有发现汉坦病毒 RNA(Sumibcay 等,2012)。一项关于巴西领土内汉坦病毒在蝙蝠中传播的研究报告称,17% 的被测蝙蝠(n=53)中监测到了 Araraquara 病毒的特异性抗体。被测蝙蝠中,有 5 种果食性蝙蝠、1 种肉食性蝙蝠,以及 3 种噬血叶口蝠类蝙蝠(Sabino-Santo Jr 等,2015)。不同于其他地方,该地区蝙蝠的汉坦病毒流行率高于啮齿动物中的流行率,因此进一步研究汉坦病毒在其他哺乳动物中的存在是非常必要的。

6.4.1.4 白蛉病毒属

白蛉病毒属分为由沙蝇传播的白蛉热病毒(Phlebotomus fever virus)和蜱传播的乌库病毒组(Uukuniemi virus group)。该病毒属下的一些病毒可以导致人类疾病,包括阿伦克尔(Alenquer)病毒、坎第鲁(Candiru)病毒、查格雷斯(Charges)病毒、那不勒斯(Naples)病毒、帕库伊(Punta Toro)病毒、裂谷热病毒(Rift Valley fever virus)、西西里病毒(Sicilian virus)、托斯卡纳病毒(Toscana virus),以及严重发热伴血小板减少综合征病毒(SFTSV)和哈特兰德病毒(Heartland virus)(Freiberg 等,2014)。西印度的棕果蝠(Rousettus leschenaultii)曾感染了一种白蛉病毒——马尔索尔病毒(Malsoor virus),该病毒似乎与严重发热伴血小板减少综合征病毒和人类哈特兰德病毒密切相关(Mourya 等,2014)。

6.4.2 正黏液病毒科

流感病毒属于正黏液病毒科,该病毒属一直是人类发病和死亡的主要原因。流感病毒有 3 种(或 4 种)类型——甲型、乙型、丙型,可能还有丁型。甲型流感病毒通过水禽或其他鸟类传播,然后感染到哺乳动物宿主(通常是猪),并在这些哺乳动物宿主身上进行基因重组。甲型流感病毒似乎最有可能引发严重的人类流行病,如 1918 年的 H1N1 西班牙流感。然而,最近,流感病毒在其他哺乳动物中的流行受到广泛关注。例如,高致病性禽流感 H5N1 病毒能够在家猫中引起自然感染和疾病,感染马的 H3N8 甲型流感病毒感染犬后,演变成感染犬类的甲型流感谱系,可以造成犬类的严重呼吸道疾病。人们以前认为乙型流感病毒只能感染人类,近年来发现海豹和豚鼠也是其宿主(Poole 等,2014)。

血凝素(HA)和神经氨酸酶(NA)糖蛋白是流感病毒非常重要的两个表面蛋白,也是流感疫苗的主要抗原靶点。HA 蛋白促使病毒结合并附着于宿主细胞质膜,随后通过内吞作用使病毒进入细胞,与核内体融合。HA 蛋白的细胞受体包括哺乳动物中的半乳糖苷–$\alpha2,6$–唾液酸(SA)和禽类中的半乳糖苷–$\alpha2,3$–唾液酸。

除了 1918 年的西班牙流感外,甲型流感还造成了几次严重的人类流行病,以及 2009 年至 2010 年相对温和的"H1N1 猪流感"大流行。1918 年的流感可以说是人类历史上最严重的一次流感大流行,导致了 2 亿~4 亿人的死亡。近年来,致命的禽流感病毒造成了大量鸟类的死亡。尽管暂时缺乏人与人的传播,但少数从禽类传播到人类的流感病毒能造成较高的死亡率。病毒 RNA 依赖的 RNA 聚合酶基因(RdRp gene)的适应性突变被认为是这些流行病的根源,因为这使得感染不同哺乳动物的流感病毒可以克服种间屏障,进而与宿主流感病毒发生重组。

蝙蝠也携带甲型流感病毒,当将中国香港一只食虫性山蝠的肺部和支气管样本接种鸡胚后,从中分离出了混合型的 H3N2 流感病毒 HA 和 NA 蛋白(L'vov 等,1979)。然而,该病毒不能在胚胎或细胞系中繁殖。分离得到的 HA 和 NA 蛋白似乎不属于甲、乙、丙型流感病毒,也不属于最近提出的感染牛和猪的丁型流感病毒。不过,此病毒的内部蛋白却与其他流感病毒相似(Brunotte 等,2016)。此外,还有一些蝙蝠病毒,如 H17N10 和 H18N12 蝙蝠病毒的非结构蛋白 1(NS1)能够在依赖 RNA 结合的过程中拮抗人类干扰素的反应(Turkington 等,2015)。最近的一份报告显示,在加纳 30%的健康黄毛果蝠血清中检测到了甲型 H9 流感糖蛋白的抗体($n=100$)(Freidl 等,2015)。值得注意的是,H9N2 是最常见的禽流感病毒,也可导致人类轻度疾病。蝙蝠感染比例与蝙蝠年龄、性别或季节无关。

一种新的甲型流感病毒在危地马拉果食性的黄肩蝠的直肠拭子中被发现($n=29$)(Tong 等,2012)。除了直肠拭子,在肠、肝、肺和肾组织样本中也检测出病毒 RNA,但口腔拭子中未能测得。这种新的 HA 亚型,被命名为 H17 型,与所有其他已知的甲型流感亚型的氨基酸序列同源性约为 45%,但与第 1 组(H1、2、5、6、8、

9、11、12、13 和 16)的相关性似乎比第 2 组亚型更强(Tong 等,2012)。不同于 HA 蛋白基因和内部基因,这株新型甲型流感病毒的 NA 基因与已知流感病毒(N1~N9 和乙型流感病毒的 NA)明显不同,因此被命名为 N10。在食果性或食虫性蝙蝠中存在甲型流感这一点非常重要,因为这些蝙蝠可能与取食同一开花植物的鸟类有密切接触。

2013 年,从秘鲁亚马逊河流域的一只扁吻美洲果蝠的直肠拭子和肠道组织中检测到第二种蝙蝠甲型流感病毒(H18N11)的 RNA。此外,对一些其他秘鲁蝙蝠(大食果蝠、烟青美洲果蝠、扁吻美洲果蝠、短尾叶口蝠、昭短尾叶鼻蝠、吸血蝠、鬈蝠、苍白矛吻蝠、矛吻蝠、巴西白线蝠、小叶吻蝠和双尖黄耳蝠)进行 H18 蛋白血清检测显示,均具有血清阳性反应。此外,分离得到的这株病毒的聚合酶基因与来自危地马拉蝙蝠 H7N10 流感病毒的聚合酶基因关系最为密切(Tong 等,2012)。系统发育分析表明,对于一些流感基因片段,美洲大陆蝙蝠的多样性比已知的所有其他宿主物种的多样性总和还要多,这表明蝙蝠与病毒之间存在着长期的关联。H17N10 和 H18N11 是已知仅有的甲型流感蝙蝠病毒,两种病毒从相距 3000 千米的地方分别分离出来,二者感染不同的蝙蝠属。然而,在南美洲和中美洲以外地区没有报告过这种情况。对来自 31 个地点、26 种蝙蝠科和菊头蝠科的 1369 只蝙蝠体内的流感病毒进行 H1~H16 和 H17 相关 RNA 的比对,未能找到与这两株病毒相似的 RNA 片段,但能确定这两株病毒是甲型流感病毒(Fereidouni 等,2015)。

此外,测定 H17 型的晶体结构,发现其具有特殊的对胰蛋白酶的高度敏感性和低热稳定性(50%的 H17 型蛋白会在 37℃ 下解链)。因此,蝙蝠可能是 H17 型病毒更合适的宿主,因为它们在冬眠期间的温度下降,而 H17 型病毒对较低的温度更有抵抗力。此外,更重要的一点是,H17 型病毒有一个扭曲的 SA 宿主结合位点,因此这些病毒可能无法结合哺乳动物或鸟类 SA 受体(Sun 等,2013)。H17 型病毒的整体结构与其他流感的 HA 蛋白相似,受体结合位点含有保守的芳香残基,构成宿主细胞结合位点的基础。H17 型病毒的氨基酸与其他 HA 蛋白相似,正如其他病毒 HA 蛋白之间也非常相似。然而,相比其他病毒的 HA 蛋白,H17 型病毒的氨基酸在结合位点保守残基上发生替换,使该位点呈高度酸性,因此不太可能与带负电荷的唾液酸化宿主细胞受体结合(Zhu 等,2013)。因此,H17 型蝙蝠病毒无法入侵狗的肾细胞(Sun 等,2013)。此外,我们推测,与感染其他哺乳动物或鸟类的流感病毒相比,H17 型流感病毒可能使用另一种宿主细胞结合途径 (Sun 等,2013;Zhu 等,2013)。

NA 是一种神经氨酸酶,其功能是从宿主细胞受体中去除终末唾液酸。NA 蛋白对于流感病毒来说非常重要,只有其存在时,病毒才能在细胞感染的最后阶段离开宿主细胞,即裂解靶细胞并被释放出来。除蝙蝠外,鸟类和哺乳动物的甲型流感 NA 被分为第 1 组(N1、N4、N5 和 N8)和第 2 组(N2、N3、N6、N7 和 N9)。甲型和乙型流感 NA 的氨基酸序列相差 75%,但它们具有相似的拓扑结构和高度保守的活性位点。相反,感染蝙蝠流感的 N10 型蛋白具有典型的唾液酸酶氨基酸折叠结构,但是却没有相应的唾液酸酶活性——可能是因为大多数所需的功能氨基酸残基已被取代(Li 等,2012)。此外,由于两个蛋白茎环结构被取代,N10 型蛋白计算机模拟得到的活性位点也比其他 NA 蛋白更宽(Zhu 等,2012)。N10 还包含一个非典型的 150 环结构, 参与 N10 四聚体 N10 分子之间的分子间极性相互作用(Li 等,2012),与其他甲型流感病毒的 NA 对比,只有 20%~27%相似性(Zhu 等,2012)。除了其结构上有所区别,N10 型蛋白活性更低,甚至没有活性,这暗示它与其他 NA 蛋白具有不同的用途(Li 等,2012;Zhu 等,2012)。与 H17N10 的情况一样,H18N11 的血凝素和神经氨酸酶在病毒释放过程中也不使用唾液酸作为病毒附着的配体或底物,说明它们可能使用了一种蝙蝠病毒特有的附着和膜融合模式。

来自食虫性中央狐蝠的肾细胞可以被人类 H1N1 和 H5N1 病毒(甲型流感病毒)所感染,并能维持病毒复制(Dlugolenski 等,2013)。当这种肾细胞同时被来自人类和猪的甲型流感病毒共同感染,可导致病毒基因重组,而基因重组现象常常导致严重的鸟类-猪-人类流感暴发。流感病毒比大多数 RNA 病毒更容易发生突变,并能在 HA 和 NA 基因中产生适应性突变,使病毒能够使用各种的宿主细胞唾液酸。最近的一项研究将各种不同的蝙蝠细胞系暴露于典型的人类甲型流感病毒(Poole 等,2014),发现人类流感病毒聚合酶在残基 285 处的特定突变使改变的人类病毒能够在所有被测试的蝙蝠细胞系中有效地复制,并产生高度细胞病变的后代,这项实验首次确定这一残基可用于适应性突变。此外,之前也有报道适应性病毒聚合酶的 E627K 突变可以帮助禽流感克服在人类细胞中复制的保护性屏障。不同于禽流感聚合酶基因中的突变,蝙蝠起源的流感病毒在同一位点产生的是 S627 突变,且该蝙蝠流感病毒的基因包含我们先前已经公认的 11 个适应性突变中的 7 个。另一方面,这株蝙蝠流感病毒的 HA 或 NA 基因没有产生适应性突变(Poole 等,2014)。

6.4.3 沙粒病毒科

沙粒病毒(Arenavirus)是具有双段(L 和 S)基因组的单链负链 RNA 病毒。该家族含有几种出血热病毒致病物种,致死率约为 30%,包括已知对人类致病的胡宁病毒(Junín virus)、萨比亚病毒(Sabia virus)、瓜纳里多病毒(Guanarito virus)和马秋波病毒(Machupo virus),在南美洲的阿根廷、巴西、委内瑞拉和玻利维亚引起了出血性发热。塔卡里伯病毒(Tacaribe virus)也属于这一组美洲大陆的沙粒病毒,但暂不明确其是否可以引起人类疾病——但偶然发生的实验室感染病例曾导致了类似流感的症状。拉沙病毒(Lassa virus)是来自欧洲、亚洲和非洲大陆的一组沙粒病毒,曾在西非引起严重乃至致命的出血热。除塔卡里伯病毒外,上述病毒均发现于啮齿动物体内,并可以传播给人类。

特立尼达岛的几种蝙蝠——大食果蝠和牙买加果蝠 trinitatis 被发现对塔卡里伯病毒呈血清反应阳性(Downs 等,1963;Ubico 和 McLean 1995)。此外,食果性黄肩蝠和 Vampyrops helleri,以及吸血蝠中都存在塔卡里伯病毒的中和抗体。为了研究蝙蝠病毒储存宿主的可能性,在实验室用塔卡里伯病毒感染牙买加果蝠(Cogswell–Hawkinson 等,2012),人们发现,当给蝙蝠注射低剂量的病毒时,并未发现明显症状,且病毒很快被清除了;而那些接种高剂量病毒的蝙蝠则产生了临床反应(肺炎、对机械刺激的不良反应、震颤、动作不协调和无法飞行),此外还在肝、脾和大脑中产生了病理现象。接受高剂量病毒的动物($n=12$)或是死亡,或是在垂死时期被注射"安乐死"(Cogswell–Hawkinson 等,2012)。此外,病毒没有从受感染的蝙蝠传播到对照组蝙蝠。在另一项研究中,29 名受试者(其中 20 人为蝙蝠采集者)的血清中未发现塔卡里伯病毒特异性抗体(Price,1978b)。这些发现表明,尽管一些蝙蝠间歇性地从口腔和直肠中传播该病毒(病毒 RNA),但牙买加果蝠可能不是塔卡里伯病毒的宿主——因为它们不能持续感染此病毒,且感染后必定致命(Cogswell–Hawkinson 等,2012)。

6.5　大型病毒研究

1972 年和 1974 年在特立尼达进行的一项大型研究发现,蝙蝠体内至少对这 12 种病毒中的 1 种具有血凝抑制抗体(Price 1978b)。这次研究中检测为阳性的蝙蝠种类如下:叶口蝠科的无尾长鼻蝠、灰美洲果蝠、牙买加果蝠、大食果蝠、昭短尾叶鼻蝠、鼩形长舌蝠、矛吻蝠和黄肩蝠;犬吻蝠科的赤鬓蝠、鬓蝠、肿鼻筒耳蝠和巴西犬吻蝠;鞘尾蝠科的黑鬃墓蝠及鬃蝠科的裸背蝠、帕氏鬃蝠和 V. helleri。不过,只有少数蝙蝠种类产生了这些病毒的抗体,包括马秋波病毒、西方马脑炎病毒、奥里博卡病毒(Oriboca virus)、雷斯坦病毒(Restan virus)、曼扎尼亚病毒

(Manzanillia virus)、瓜马病毒(Guama virus)、比米提病毒(Bimiti virus)及卡图病毒(Catu virus)。相反,在几乎所有抗体阳性的蝙蝠中,对下列病毒检测到血凝抑制抗体,包括伊利乌斯病毒(Ilheus virus)、圣路易斯脑炎病毒、登革病毒 2 型和黄热病毒。同一项研究还在牙买加果蝠、大食果蝠、矛吻蝠、黄肩蝠、圆耳蝠、筑帐蝠和 V. helleri 中检测到了对塔卡里伯病毒的完全或部分保护性中和抗体(Price,1978b)。

6.6　结论

　　巴尔的摩第Ⅲ组病毒可以非常广泛地感染脊椎动物、无脊椎动物和植物。在蝙蝠中发现了一些呼肠孤病毒,如一些环状病毒、轮状病毒、蝙蝠哺乳动物正呼肠孤病毒、纳尔逊湾病毒、Pulau 病毒、西河病毒和 Broome 病毒。尽管其中一些病毒可诱导人体产生人类正呼肠孤病毒交叉反应的抗体,但暂时还没有证据证明这些蝙蝠病毒会感染人类(如 Pulau 病毒和人类马六甲病毒)。此外,也没能从蝙蝠体内分离出致病的人类正呼肠孤病毒。

　　巴尔的摩第Ⅳ组病毒包含一些感染蝙蝠的病毒组,包括星状病毒、肝炎病毒、小核糖核酸病毒和黄病毒。星状病毒可以感染许多种哺乳动物。根据肛拭子检测的结果,不同蝙蝠种的星状病毒感染率为 25%~90%。就像其他对病毒 RNA 的检测或肛拭子上发现的病毒一样,很难确定这些蝙蝠是被感染了还是病毒仅存在于蝙蝠的消化道,尤其是鉴于几乎所有在这项研究中检测呈阳性的蝙蝠都是食虫或食肉蝙蝠,甚至以植物果实为食的蝙蝠在进食时也会捕食一些昆虫。

　　肝炎病毒组中也有两名成员曾在蝙蝠中被分离出。其中第一种是人类病原体戊型肝炎病毒,其能在年轻人或孕妇中引起严重的急性病毒性肝炎。一项对来自五大洲的 85 种蝙蝠种的大型研究发现,仅在不到 0.2% 的蝙蝠的血清或粪便和肝中发现了戊型肝炎病毒的 RNA,且这些病毒属于一个全新且独特的病毒分支。测试了 90 000 例人类血液样本,没能证明这种来自蝙蝠的病毒存在传人现象——而"猪传人"被认为是人类感染的主要来源。此外,新西兰肝炎病毒是这个病毒组中的第二个成员,其最接近的近亲是割喉鳟病毒。

　　小核糖核酸病毒可以广泛感染包括人类和蝙蝠在内的多种动物,是人类从轻度疾病(普通感冒)到严重的呼吸道疾病(呼吸系统、心脏、肝和神经系统疾病)的许多病症的罪魁祸首。其中一种小核糖核酸病毒发现于匈牙利亚洲长翼蝠粪便样本中,在中国香港的 5 种蝙蝠的消化样本中发现了另外 3 种小核糖核酸病毒。这些病毒在系统分类上形成 3 个独特的簇,与其他小核糖核酸病毒的同源性不高。

在蝙蝠中检测到的黄病毒包括登革病毒、委内瑞拉病毒、日本脑炎病毒、圣路易斯脑炎病毒、西尼罗病毒、科萨努尔森林病病毒、肝炎病毒、pegivirus 病毒和蒙大拿鼠耳蝙蝠白细胞脑炎病毒,其中一些能感染人类。对于登革病毒,所有 4 种登革血清型都存在于拉丁美洲的蝙蝠中,并且在蝙蝠心脏组织中已检测到登革病毒。但是对具有几种登革病毒血清型的蝙蝠进行实验性感染未能发现病毒复制或持续感染,这使人们怀疑蝙蝠是否可以作为该病毒的重要病毒宿主。

在一些蝙蝠物种中都能监测到委内瑞拉脑炎病毒抗体的存在,此外,实验感染病毒后,产生的病毒血症水平足以感染蚊子(库蚊)。56% 的蝙蝠口咽腔中能监测到病毒血症,但尿液或粪便样本却很少监测到。但尚不清楚实验中蝙蝠的感染情况能否准确反映自然感染的蝙蝠的状况。

猪和水禽是日本脑炎病毒的已知病毒宿主。在蝙蝠身上分离得到过这种病毒和对应的病毒抗体,但在蝙蝠大脑或肝样本中未发现病毒 RNA。蝙蝠体内的病毒和中和抗体水平全年恒定不变,但在夏季,人类感染率却显著提高。该病毒仅在 6 月至 7 月下旬在蚊子中检测到,或是在 7 月下旬至 8 月初在鸟类和猪中测得,这暗示着每年剩余时间内,可能是由蝙蝠或其他哺乳动物维持着病毒的水平。此外,从日本一些地区的蝙蝠血液和褐色脂肪中分离出来了该病毒,而日本北部的一些人类病例区域的蝙蝠中则没有。当利用被感染的库蚊叮咬中央狐蝠使其感染后,所有蝙蝠均未产生临床症状。然而,即使只有 60% 的蝙蝠身上存在 IgG,且甚至未检测出病毒血症,但蝙蝠依旧能够感染受体蚊子。这可能是由于在血液中没有病毒存在的情况下,病毒在蝙蝠叮咬部位的皮肤中复制。

西尼罗病毒和圣路易斯脑炎病毒这两种黄病毒以蚊子为载体,禽类为主要宿主,人类和马也能被感染,在少数情况下还会发展成严重的疾病。虽然抗体存在于几个自然或实验感染的蝙蝠物种中,但已知这些抗体与其他黄病毒存在交叉反应。在美国南部流行地区发现的西尼罗病毒抗体阳性蝙蝠非常少,这使得 Davis 等(2005)得出结论,蝙蝠不太可能成为西尼罗病毒的扩增宿主。然而,在两次人类流行期间,在巴西犬吻蝠中分离到多株圣路易斯脑炎病毒。这种病毒几乎全年都存在于蝙蝠体内,包括在蚊子、鸟类或人类身上检测不到病毒的时间,这使得巴西犬吻蝠可能在人类疫情暴发期间充当了持久的病毒宿主。

在蝙蝠中还发现了其他几种致病性人类黄病毒。蜱传播的科萨努尔森林病病毒会导致人类严重的出血热,几种食果或食虫蝙蝠均具有针对病原性病毒的抗体。在美国南部,不到 4% 的蝙蝠唾液腺中检出了里约布拉沃病毒,该病毒会导致人类全身或中枢神经系统疾病。恩德培蝙蝠病毒组中的病毒是从乌干达的蝙蝠唾液腺、脾和肺中分离出来的，几名实验室工作人员感染后产生了疾病。此外，该病毒还与从日本、东南亚和菲律宾的蝙蝠中分离出的非致病性索科卢克病毒和横须贺病毒密切相关。

不过，在蝙蝠中检测到的其他黄病毒可能与蝙蝠或人类的疾病无关，如拉丁美洲蝙蝠中的塔曼蝙蝠病毒（Taman bat virus）。检测发现，6 个蝙蝠科的蝙蝠携带有肝炎病毒、pegiviruses 病毒，或两者兼有。此外，美国西部蒙大拿州的鼠耳蝠曾被报道感染过脑白质炎病毒。

与蝙蝠相关的巴尔的摩第 V 组病毒包括布尼亚病毒科、正黏液病毒科和沙粒病毒科。布尼亚病毒科包括内罗病毒、布尼亚病毒、汉坦病毒和白蛉病毒属。其中，内罗病毒是节肢动物传播的布尼亚病毒，人类病原体克里米亚–刚果出血热病毒属于内罗病毒，它会导致非常严重的威胁生命的疾病。3 组内罗病毒中的两组都曾在蝙蝠体内分离得到——其中一组主要感染小蝙蝠亚目（包括 Kasokero 病毒、约格病毒和 Leopards Hill 病毒）。4 名实验室工作人员意外感染了 Kasokero 病毒，导致了轻度至重度疾病。另一组内罗病毒感染大蝙蝠亚目（包括凯特拉病毒、伊塞克湖病毒和戈萨斯病毒）。Kasokero 病毒和伊塞克湖病毒在人类中引起轻度疾病，包括头痛、腹泻及肌肉和关节痛。

从健康蝙蝠和死亡蝙蝠的大脑中都分离出了正黏液病毒——耿奎病毒。尽管在感染实验中，健康蝙蝠的脑组织对小鼠并不致病，但死亡蝙蝠的脑组织对其却引起了严重甚至致命的脑炎。在没有明显疾病的情况下，从死亡蝙蝠的洞穴中收集的鸟粪中发现了针对耿奎病毒的中和抗体。

汉坦病毒在人类中引起两种非常严重的致命疾病，即肾衰竭出血热和汉坦病毒肺综合征。由于啮齿动物在其排泄物中存在此病毒，因此啮齿动物（或是地鼠和鼹鼠）可能是汉坦病毒的原始宿主及主要宿主。此外，健康蝙蝠也携带各种各样的汉坦病毒。有人提出，蝙蝠汉坦病毒可能是啮齿类动物中存在的汉坦病毒起源。还有人认为，蝙蝠可以作为额外的宿主，部分原因是蝙蝠经历种间传播和基因重组的能力。然而，与东南亚的地鼠和鼹鼠所携带的病毒相比，蝙蝠汉坦病毒似乎与来自啮齿动物的病毒更紧密相关。虽然吸入雾化的啮齿动物排泄物与人畜共患病传播有着牢固的联系，但尚不清楚何种传播途径使得这种蝙蝠带来的人畜共患病每年引起如此多的人类肾衰竭出血热病例（60 000~150 000 例）。

白蛉病毒属包含能够引起人类疾病的几种病毒，其中包括来自非洲的裂谷热病毒，来自亚洲的严重发热伴血小板减少综合征病毒和来自美国的哈特兰德病毒。在来自印度的蝙蝠中发现了马尔索尔病毒,尽管这种病毒与后两种人类致病病毒密切相关,但与哈特兰德病毒的地理分布大不相同。

流感病毒属于正黏液病毒的一种。甲型流感病毒总是定期地导致人类重大的流行病,死亡人数众多。在许多不同类型的脊椎动物中都发现了流感病毒,包括人类、猪、鸟类、家畜和蝙蝠。流感病毒蛋白 HA 和 NA 对宿主选择性至关重要:来自南美洲或中美洲蝙蝠的病毒携带两种新的 HA 蛋白 H17 和 H18,以及新的 NA 蛋白 N10 和 N11,它们与其他动物物种的已知流感病毒不同。蝙蝠 HA 蛋白具有扭曲的宿主细胞结合位点,且与其他流感病毒 HA 蛋白的临界电荷有差异。此外,H17 在人体温度下是热不稳定的,因此由于蝙蝠在蛰伏或冬眠期间体温较低,可能更适合其存在。蝙蝠 NA 蛋白与其他甲型流感病毒的 NA 具有不到 30% 的同一性,并且表现出非常低的典型 NA 活性(如果存在)。蝙蝠病毒也无法结合哺乳动物或鸟类宿主细胞受体,这表明它们使用了一种不同于其他流感病毒的细胞靶标。综上所述,这些发现使得蝙蝠流感病毒传播给人类的可能性极小。但是,应注意,在实验中蝙蝠肾细胞可以感染人类 H1N1 和 H5N1 病毒,并且双重感染允许这些人类甲型流感病毒在蝙蝠肾细胞中重组。

某些白蛉病毒对人类具有高致病性,其中包括在南美和非洲引起很高的死亡率的出血热病毒。在该地区的数种蝙蝠中都发现美洲大陆的塔卡里伯病毒,该病毒尚未被证明可引起人类自然疾病。用低剂量的塔卡里伯病毒对蝙蝠进行实验性感染未出现症状,甚至病毒很快被清除。接受高剂量病毒的蝙蝠或是濒死,或是死亡,但没有将病毒传染给对照组蝙蝠。此外,采集的 20 个蝙蝠血清中未发现塔卡里伯特异性抗体。这些发现表明,蝙蝠不是塔卡里伯病毒的宿主,因为它们不支持持续性和非致命性的感染。

参考文献

Aguilar-Setién A, Romero-Almaraz ML, Sánchez-Hernández C, Figueroa R, Juárez-Palma LP, García-Flores MM, Vázquez-Salinas C, Salas-Rojas M, Hidalgo-Martínez AC, Pierlé SA, García-Estrada C, Ramos C. 2008. Dengue virus in Mexican bats. *Epidemiology and Infection.* 136(12):1678–1683.

Allen R, Taylor SK, Sulkin SE. 1970. Studies of arthropod-borne virus infections in Chiroptera. Evidence of natural St. *Louis encephalitis virus infection in bats. American Journal of Tropical Medicine and Hygiene.* 19(5):851–859.

Arai S, Nguyen ST, Boldgiv B, Fukui D, Araki K, Dang CN, Ohdachi SD, Nguyen NX, Pham TD, Boldbaatar B, Satoh H, Yoshikawa Y, Morikawa S, Tanaka-Taya K, Yanagihara R, Oishi K. 2013. Novel bat-borne hantavirus, Vietnam. *Emerging Infectious Diseases.* 19(7):1159–1161.

Banerjee K, Bhat HR, Geevarghese G, Jacob PG, Malunjkar AS. 1988. Antibodies against

Japanese encephalitis virus in insectivorous bats from Karnataka. *Indian Journal of Medical Research.* 87:527–530.

Beltz LA. 2011. *Foundations of Emerging Infectious Diseases: A Guide to Diseases, Causative Agents, and Surveillance.* Jossey-Bass and APHA Press: San Francisco, CA.

Bunde JM, Heske EJ, Mateus-Pinilla NE, Hofmann JE, Novak RJ. 2006. A survey for West Nile virus in bats from Illinois. *Journal of Wildlife Diseases.* 42(2):455–458.

Brunotte L, Beer M, Horie M, Schwemmle M. 2016. Chiropteran influenza viruses: flu from bats or a relic from the past? *Current Opinion in Virology.* 16:114–119.

Cabrera-Romo S, Recio-Tótoro B, Alcalá AC, Lanz H, del Ángel RM, Sánchez-Cordero V, Rodríguez-Moreno Á, Ludert JE. 2014. Experimental inoculation of *Artibeus jamaicensis* bats with dengue virus serotypes 1 or 4 showed no evidence of sustained replication. *American Journal of Tropical Medicine and Hygiene.* 91(6):1227–1234.

Calisher CH, Childs JE, Field HE, Holmes KV, Schountz T. 2006. Bats: important reservoir hosts of emerging viruses. *Clinical Microbiology Reviews.* 19:531–545.

Charlier N, Leyssen P, Pleij CW, Lemey P, Billoir F, Van Laethem K, Vandamme AM, de Clercq E, de Lamballerie X, Neyts J. 2002. Complete genome sequence of Montana Myotis leukoencephalitis virus, phylogenetic analysis and comparative study of the 3′ untranslated region of flaviviruses with no known vector. *Journal of General Virology.* 83(Pt 8):1875–1885.

Chu DKW, Poon LLM, Guan Y, Peiris JSM. 2008. Novel astroviruses in insectivorous bats. *Journal of Virology.* 82(18):9107–9114.

Chua KB, Crameri G, Hyatt A, Yu M, Tompang MD, Rosli J, McEachern J, Crameri S, Kumarasamy V, Eaton BT, Wang L-F. 2007. A previously unknown reovirus of bat origin is associated with an acute respiratory disease in humans. *Proceedings of the National Academy of Science USA.* 104(27):11424–11429.

Chua KB, Voon K, Crameri G, Tan HS, Rosli J, McEachern JA, Suluraju S, Yu M, Wang LF. 2008. Identification and characterization of a new orthoreovirus from patients with acute respiratory infections. *PLoS ONE.* 3(11):e3803.

Chua KB, Voon K, Yu M, Keniscope C, Abdul Rasid K, Wang LF. 2011. Investigation of a potential zoonotic transmission of orthoreovirus associated with acute influenza-like illness in an adult patient. *PLoS ONE.* 6(10):e25434.

Cheng P, Lau CS, Lai A, Ho E, Leung P, Chan F, Wong A, Lim W. 2009. A novel reovirus isolated from a patient with acute respiratory disease. *Journal of Clinical Virology.* 45:79–80.

Cogswell-Hawkinson A, Bowen R, James S, Gardiner D, Calisher CH, Adams R, Schountz T. 2012. Tacaribe virus causes fatal infection of an ostensible reservoir host, the Jamaican fruit bat. *Journal of Virology.* 86(10):5791–5799.

Constantine DG, Woodall DF. 1964. Latent infection of Rio Bravo virus in salivary glands of bats. *Public Health Reports.* 79:1033–1039.

Cui J, Counor D, Shen D, Sun G, He H, Deubel V, Zhang S. 2008. Detection of Japanese encephalitis virus antibodies in bats in Southern China. *American Journal of Tropical Medicine and Hygiene.* 78(6):1007–1011.

Davis A, Bunning M, Gordy P, Panella N, Blitvich B, Bowen R. 2005. Experimental and natural infection of North American bats with West Nile virus. *American Journal of Tropical Medicine and Hygiene.* 73(2):467–469.

de Araujo J, Thomazelli LM, Henriques DA, Lautenschalager D, Ometto T, Dutra1 LM, Aires CC, Favorito S, Durigon EL. 2012. Detection of hantavirus in bats from remaining rain forest in São Paulo, Brazil. *BMC Research Notes.* 5:690.

de Lamballerie X, Crochu S, Billoir F, Neyts J, de Micco P, Holmes EC, Gould EA. 2002. Genome sequence analysis of Tamana bat virus and its relationship with the genus *Flavivirus. Journal of General Virology*. 83:2443–2454.

Dlugolenski D, Jones L, Tompkins SM, Crameri G, Wang L-F, Tripp RA. 2013. Bat cells from *Pteropus alecto* are susceptible to influenza A virus infection and reassortment. *Influenza and Other Respiratory Viruses*. 7(6):900–903.

Downs WC, Anderson CR, Spence L, Arfken THC, Greenhall AG. 1963. Tacaribe virus, a new agent isolated from *Artibeus* bats and mosquitoes in Trinidad, West Indies. *American Journal of Tropical Medicine and Hygiene*. 12:640–646.

Drexler JF, Corman VM, Wegner T, Tateno AF, Zerbinati RM, Gloza-Rausch F, Seebens A, Müller MA, Drosten C. 2011. Amplification of emerging viruses in a bat colony. *Emerging Infectious Diseases*. 17(3):449–456.

Drexler JF, Seelen A, Corman VM, Fumie Tateno A, Cottontail V, Melim Zerbinati R, Gloza-Rausch F, Klose SM, Adu-Sarkodie Y, Oppong SK, Kalko EK, Osterman A, Rasche A, Adam A, Müller MA, Ulrich RG, Leroy EM, Lukashev AN, Drosten C. 2012. Bats worldwide carry hepatitis E virus-related viruses that form a putative novel genus within the family Hepeviridae. *Journal of Virology*. 86(17):9134–9147.

Du L, Lu Z, Fan Y, Meng K, Jiang Y, Zhu Y, Wang S, Gu W, Zou X, Tu C. 2010. Xi River virus, a new bat reovirus isolated in southern China. *Archives of Virology*. 155:1295–1299.

Dufkova L, Straková P, Širmarová J, Salát J, Moutelíková R, Chrudimský T, Bartonička T, Nowotny N, Růžek D. 2015. Detection of diverse novel bat astrovirus sequences in the Czech Republic. *Vector Borne Zoonotic Diseases*. 15(8):518–521.

Fereidouni S, Kwasnitschka L, Buschmann AB, Muller T, Freuling C, Schatz J, Pikula J, Bandouchova H, Hoffmann R, Ohlendorf B, Kerth G, Tong S, Donis R, Beer M, Harder T. 2015. No virological evidence for an influenza A-like virus in European bats. *Zoonoses and Public Health*. 62:187–189.

Fischer K, Zeus V, Kwasnitschka L, Kerth G, Haase M, Groschup MH, Balkema-Buschmann A. 2016. Insectivorous bats carry host specific astroviruses and coronaviruses across different regions in Germany. *Infection, Genetics and Evolution*. 37:108–116.

Freiberg AN, Bente DA, Le Duc JW. 2014. Bunyaviruses: Hantavirus and others. In: *Viral Infections of Humans*. RA Kaslow, LR Stanberry, and JW Le Duc (eds). Springer: New York, pp. 173–197.

Freidl GS, Binger T, Müller MA, de Bruin E, van Beek J, Corman VM, Rasche A, Drexler JF, Sylverken A, Oppong SK, Adu-Sarkodie Y, Tschapka M, Cottontail VM, Drosten C, Koopmans M. 2015. Serological evidence of influenza A viruses in frugivorous bats from Africa. *PLoS ONE*.10(5):e0127035.

Gard G, Compans RW. 1970. Structure and cytopathic effects of Nelson Bay virus. *Journal of Virology*. 6(1):100–106.

Gu SH, Lim BK, Kadjo B, Arai S, Kim J-A, Nicolas V, Lalis A, Denys C, Cook JA, Dominguez SR, Holmes KV, Urushadze L, Sidamonidze K, Putkaradze D, Kuzmin IV, Kosoy MY, Song J-W, Yanagihara R. 2014. Molecular phylogeny of hantaviruses harbored by insectivorous bats in Côte d'Ivoire and Vietnam. *Viruses*. 6:1897–1910.

Guo WP, Lin XD, Wang W, Tian JH, Cong ML, Zhang H-L, Wang M-R, Zhou R-H, Wang J-B, Li M-H, Xu J, Holmes EC, Zhang Y-Z. 2013. Phylogeny and origins of hantaviruses harbored by bats, insectivores, and rodents. *PLoS Pathology*. 9(2):e1003159.

Herbold, JR, Heuschele WP, Berry RL, Parsons MA. 1983. Reservoir of St. Louis encephalitis virus in Ohio bats. *Journal of American Veterinary Research*. 44:1889–1893.

Holbrook MR. 2012. Kyasanur Forest disease. *Antiviral Research*. 96(3):353–362.

Hu B, Chmura AA, Li J, Zhu G, Desmond JS, Zhang Y, Zhang W, Epstein JH, Daszak P, Shi Z. 2014. Detection of diverse novel astroviruses from small mammals in China. *Journal of General Virology*. 95:2442–2449.

Kading RC, Kityo R, Nakayiki T, Ledermann J, Crabtree MB, Lutwama J, Miller BR. 2015. Detection of Entebbe bat virus after 54 years. *American Journal of Tropical Medicine and Hygiene.* 93(3):475–477.

Kalunda M, Mukwaya LJ, Mukuye A, Lulu M, Sekyalo E, Wright J, Casals J. 1986. Kasokero virus: a new human pathogen from bats (*Rousettus aegyptiacus*) in Uganda. *American Journal of Tropical Medicine and Hygiene.* 35:387–392.

Kemenesi G, Dallos B, Görföl T, Boldogh S, Estók P, Kurucz K, Oldal M, Németh V, Madai M, Bányai K, Jakab F. 2014. Novel European lineages of bat astroviruses identified in Hungary. *Acta Viologica.* 58:95–98.

Kemenesi G, Zhang D, Marton S, Dallos B, Görföl T, Estók P, Boldogh S, Kurucz K, Oldal M, Kutas A, Bányai K, Jakab F. 2015. Genetic characterization of a novel picornavirus detected in *Miniopterus schreibersii* bats. *Journal of General Virology.* 96:815–821.

Kim GR, Lee YT, Park CH. 1994. A new natural reservoir of hantavirus: isolation of hantaviruses from lung tissues of bats. *Archives of Virology.* 134(1–2):85–95.

Kohl C, Kurth A. 2015. Bat reoviruses. In: *Bats and Viruses: A New Frontier of Emerging Infectious Diseases.* L-F Wang and C Cowled (eds). Wiley Blackwell: Hoboken, NJ, pp. 203–215.

Kohl C, Lesnik R, Brinkmann A, Ebinger A, Radonic A, Nitsche A, Muhldorfer K, Wibbelt G, Kurth A. 2012. Isolation and characterization of three mammalian orthoreoviruses from European bats. *PLoS ONE.* 7:e43106.

Lau SKP, Woo PCY, Lai KKY, Huang Y, Yip CCY, Shek C-T, Lee P, Lam CSF, Chan K-H, Yuen K-Y. 2011. Complete genome analysis of three novel picornaviruses from diverse bat species. *Journal of Virology.* 85(170):8819–8828.

Lelli D, Moreno A, Steyer A, Naglič T, Chiapponi C, Prosperi A, Faccin F, Sozzi E, Lavazza A. 2015. Detection and characterization of a novel reassortant mammalian orthoreovirus in bats in Europe. *Viruses.* 7:5844–5854.

Li Q, Sun X, Li Z, Liu Y, Vavricka CR, Qi J, Gao JF. 2012. Structural and functional characterization of neuraminidase-like molecule N10 derived from bat influenza A virus. *Proceedings of the National Academy of Sciences USA.* 109(46):18897–18902.

Liu S, Li X, Chen Z, Chen Y, Zhang Q, Liao Y, Zhou J, Ke X, Ma L, Xiao J, Wu Y, Chen Z, Zhou J, Zheng X, Li J, Chen Q. 2013. Comparison of genomic and amino acid sequences of eight Japanese encephalitis virus isolates from bats. *Archives of Virology.* 158(12):2543–2552.

Lorusso A, Teodori L, Leone A, Marcacci M, Mangone I, Orsini M, Capobianco-Dondona A, Camma' C, Monaco F, Savini G. 2015. A new member of the *Pteropine Orthoreovirus* species isolated from fruit bats imported to Italy. *Infection, Genetics and Evolution.* 30:55–58.

L'vov DK, Easterday B, Hinshow W, Dandurov Iu, Arkhipov PN. 1979. Isolation of strains of the Hong Kong complex (H3N2) influenza virus from *Nyctalus noctula* bats in Kazakhstan. *Voprosy Virusologii.* 4:338–341.

L'vov DK, Tsyrkin YM, Karas FR, Timopheev EM, Gromashevski VL, Veselovskaya OV, Osipova NZ, Fomina KB, Grebenyuk YI. 1973. "Sokuluk" virus, a new group B arbovirus isolated from *Vespertilio pipistrellus* Schreber, 1775, bat in the Kirghiz S.S.R. *Archiv für die gesamte Virusforschung.* 41(3):170–174.

Machain-Williams C, López-Uribe M, Talavera-Aguilar L, Carrillo-Navarrete J, Vera-Escalante L, Puerto-Manzano F, Ulloa A, Farfán-Ale JA, Garcia-Rejon J, Blitvich BJ, Loroño-Pino AM. 2013. Serologic evidence of flavivirus infection in bats in the Yucatan Peninsula of Mexico. *Journal of Wildlife Diseases.* 49(3):684–689.

Marfin AA, Peteresen LR, Eidson M, Miller J, Hadler J, Farello C, Werner B, Campbell GL, Layton M, Smith P, Bresnitz E, Cartter M, Scaletta J, Obiri G, Bunning M, Craven RC, Roehrig JT, Julian KG, Hinten SR, Gubler DJ, ArboNET Cooperative Surveillance Group. 2001. Widespread West Nile virus activity, Eastern United States, 2000. *Emerging Infectious*

Diseases. 7:730–735.

McLean RG, Trevino HA, Sather GE. 1979. Prevalence of selected zoonotic diseases in vertebrates from Haiti, 1972. *Journal of Wildlife Diseases.* 15(2):327–330.

Miura T, Toyokawa K, Allen R, Sulkin SE. 1970. Studies of arthropod-borne virus infections in Chiroptera. VII. Serologic evidence of natural Japanese B encephalitis virus infection in bats. *American Journal of Tropical Medicine and Hygiene.* 19:88–93.

Mourya DT, Yadav PD, Basu A, Shete A, Patil DY, Zawar D, Majumdar TD, Kokate P, Sarkale P, Raut CG, Jadhav SM. 2014. Malsoor virus, a novel bat phlebovirus, is closely related to severe fever with thrombocytopenia syndrome virus and Heartland virus. *Journal of Virology.* 88(6):3605–3609.

Neill WA. 1985. Kaeng Khoi. In: *International Catalogue of Arboviruses Including Certain Other Viruses of Vertebrates,* 3rd edition. N. Karabatsos (ed.). American Society for Tropical Medicine and Hygiene: San Antonio, TX, pp. 533–534.

O'Connor J, Rowan L, Lawrence J. 1955. Relationships between the flying fox (genus *Pteropus*) and arthropod-borne fevers of North Queensland. *Nature.*176:472.

Osborne JC, Rupprecht CE, Olson JG, Ksiazek TG, Rollin PE, Niezgoda M, Goldsmith CS, An US, Nichol ST. 2003. Isolation of Kaeng Khoi virus from dead *Chaerephon plicata* bats in Cambodia. *Journal of General Virology.* 84(Pt 10):2685–2689.

Pavri KM, Singh KRP. 1965. Demonstration of antibodies against the virus of Kyasanur Forest disease (KFD) in the frugivorous bat, *Rousettus leschenaulti,* near Poona, India. *Indian Journal of Medical Research.* 5:956–961.

Pavri KM, Singh KR. 1968. Kyasanur forest disease virus infection in the frugivorous bat, *Cynopterus sphinx. Indian Journal of Medical Research.* 56(8):1202–1204.

Perea-Martínez L, Moreno-Sandoval HN, Moreno-Altamirano MM, Salas-Rojas M, García-Flores MM, Aréchiga-Ceballos N, Tordo N, Marianneau P, Aguilar-Setién A. 2013. Experimental infection of *Artibeus intermedius* bats with serotype-2 dengue virus. *Comparative and Immunological Microbiology and Infectious Diseases.* 36(2):193–198.

Pilipski JD, Pilipski LM, Riseley LS. 2004. West Nile Virus antibodies in bats from New Jersey and New York. *Journal of Wildlife Diseases.* 40:335–337.

Platt KB, Mangiafico JA, Rocha OJ, Zaldivar ME, Mora J, Trueba G, Rowley WA. 2000. Detection of dengue virus neutralizing antibodies in bats from Costa Rica and Ecuador. *Journal of Medical Entomology.* 37(6):965–967.

Poole DS, Yú S, Caì Y, Dinis JM, Müller MA, Jordan I, Friedrich TC, Kuhn JH, Mehle A. 2014. Influenza A virus polymerase is a site for adaptive changes during experimental evolution in bat cells. *Journal of Virology.* 88(21):12572–12585.

Price JL. 1978a. Isolation of Rio Bravo and a hitherto undescribed agent, Tamana bat virus, from insectivorous bats in Trinidad, with serological evidence of infection in bats and man. *American Journal of Tropical Medicine and Hygiene.* 27(1 Pt 1):153–161.

Price JL. 1978b. Serological evidence of infection of Tacaribe virus and arboviruses in Trinadadian bats. *American Journal of Tropical Medicine and Hygiene.* 27(1):162–167.

Pritchard LI, Chua KB, Cummins D, Hyatt A, Crameri G, Eaton BT, Wang L-F. 2006. Pulau virus: a new member of the *Nelson Bay orthoreovirus* species isolated from fruit bats in Malaysia. *Archives of Virology.* 151: 229–239.

Quan PL, Firth C, Conte JM, Williams SH, Zambrana-Torrelio CM, Anthony SJ, Ellison JA, Gilbert AT, Kuzmin IV, Niezgoda M, Osinubi MO, Recuenco S, Markotter W, Breiman RF, Kalemba L, Malekani J, Lindblade KA, Rostal MK, Ojeda-Flores R, Suzan G, Davis LB, Blau DM, Ogunkoya AB, Alvarez Castillo DA, Moran D, Ngam S, Akaibe D, Agwanda B, Briese T, Epstein JH, Daszak P, Rupprecht CE, Holmes EC, Lipkin WI. 2013. Bats are a major natural reservoir for hepaciviruses and pegiviruses. *Proceedings of the National Academy of Sciences USA.* 110(20):8194–8199.

Rajagopalan PK, Paul SD, Sreenivasan MA. 1969. Isolation of Kyasanur Forest disease virus from the insectivorous bat, *Rhinolophus rouxi* and from *Ornithodoros* ticks. *Indian Journal of Medical Research.* 57(5):805–808.

Sabino-Santos G Jr, Maia FG, Vieira TM, de Lara Muylaert R, Lima SM, Gonçalves CB, Barroso PD, Melo MN, Jonsson CB, Goodin D, Salazar-Bravo J, Figueiredo LT. 2015. Evidence of hantavirus infection among bats in Brazil. *American Journal of Tropical Medicine and Hygiene.* 93(2):404–406.

Sandekian V, Lim D, Prud'homme P, Lemay G. 2013. Transient high level mammalian reovirus replication in a bat epithelial cell line occurs without cytopathic effect. *Virus Research.* 173:327–335.

Seymour C, Dickerman RW. 1978. Venezuelan encephalitis virus infection in neotropical bats. III. Experimental studies on virus excretion and non-arthropod transmission. *American Journal of Tropical Medicine and Hygiene.* 27(2):307–312.

Seymour C, Dickerman RW, Martin MS. 1978a. Venezuelan encephalitis virus infection in neotropical bats. I. Natural infection in a Guatemalan enzootic focus. *American Journal of Tropical Medicine and Hygiene.* 27(2 Pt 1):290–296.

Seymour C, Dickerman RW, Martin MS. 1978b.Venezuelan encephalitis virus infection in neotropical bats. II. Experimental infections. *American Journal of Tropical Medicine and Hygiene.* 27(2 Pt 1):297–306.

Sotomayor-Bonilla J, Chaves A, Rico-Chávez O, Rostal MK, Ojeda-Flores R, Salas-Rojas M, Aguilar-Setien Á, Ibáñez-Bernal S, Barbachano-Guerrero A, Gutiérrez-Espeleta G, Aguilar-Faisal JL, Aguirre AA, Daszak P, Suzán G. 2014. Dengue virus in bats from southeastern Mexico. *American Journal of Tropical Medicine and Hygiene.* 91(1):129–131.

Steyer A, Gutiérrez-Aguire I, Kolenc M, Koren S, Kutnjak D, Pokorn M, Poljšak-Prijatelj M, Rački N, Ravnikar M, Sagadin M, Steyer AF, Toplak N. 2013. High similarity of novel orthoreovirus detected in a child hospitalized with acute gastroenteritis to mammalian orthoreoviruses found in bats in Europe. *Journal of Clinical Microbiology.* 51(11):3818–3825.

Sulkin SE, Allen R, Miura T, Toyokawa K. 1970. Studies of arthropod-borne virus infections in *Chiroptera.* VI. Isolation of Japanese B encephalitis virus from naturally infected bats. *American Journal of Tropical Medicine and Hygiene.* 19(1):77–87.

Sumibcay L, Kadjo B, Gu SH, Kang HJ, Lim BK, Cook JA, Song J-W, Yanagihara R. 2012. Divergent lineage of a novel hantavirus in the banana pipistrelle (*Neoromicia nanus*) in Côte d'Ivoire. *Virology Journal.* 9:34.

Sun X, Shi Y, Lu X, He J, Gao F, Yan J, Qi J, Gao GF. 2013. Bat-derived influenza hemagglutinin h17 does not bind canonical avian or human receptors and most likely uses a unique entry mechanism. *Cell Reports.* 3:769–778.

Tajima S, Takasaki T, Matsuno S, Nakayama M, Kurane I. 2005. Genetic characterization of Yokose virus, a flavivirus isolated from the bat in Japan. *Virology.* 332:38–44.

Thalmann CM, Cummins DM, Yu M, Lunt R, Pritchard LI, Hansson E, Crameri S, Hyatt X, Wang L-F. 2010. Broome virus, a new fusogenic Orthoreovirus species isolated from an Australian fruit bat. *Virology.* 402: 26–40.

Thompson NN, Auguste AJ, da Rosa APAT. 2015. Seroepidemiology of selected alphaviruses and flaviviruses in bats in Trinidad. *Zoonoses and Public Health.* 62:53–60.

Tong S, Li YU, Rivailler P, Conrardy C, Castillo DAA, Chen L-M, Recuenco S, Ellison JA, Davis CT, York IA, Turmelle SA, Moran D, Rogers S, Shi M, Tao Y, Weil MR, Tang K, Rowe KA, Sammons S, Xu X, Frace M, Lindblade KA, Cox NJ, Anderson LJ, Rupprecht CE, Donis RO. 2012. A distinct lineage of influenza A virus from bats. *Proceedings of the National Academy of Sciences USA.* 109(11):4269–4274.

Tong S, Zhu X, Li Y, Shi M, Zhang J, Bourgeois M, Yang H, Chen X, Recuenco S, Gomez J, Chen L-M, Johnson A, Tao Y, Dreyfus C, Yu W, McBride R, Carney PJ, Gilbert AJ, Chang J, Guo Z, Davis CY, Paulson JC, Stevens J, Rupprecht C, Holmes EC, Wilson IA, Donis RO. 2013. New World bats harbor diverse influenza A viruses. *PLoS Pathogens.* 9(10): e1003657.

Turkington HL, Juozapaitis M, Kerry PS, Aydillo T, Ayllon J, García-Sastre A, Schwemmle M, Hale BG. 2015. Novel bat influenza virus NS1 proteins bind double-stranded RNA and antagonize host innate immunity. *Journal of Virology*. 89(20):10696–10701.

Ubico SR, McLean RG. 1995. Serological study of neotropical bats in Guatemala for virus antibodies. *Journal of Wildlife Diseases*. 31(1):1–9.

van den Hurk AF, Smith CS, Field HE, Smith IL, Northill JA, Taylor CT, Jansen CC, Smith GA, Mackenzie JS. 2009. Transmission of Japanese encephalitis virus from the black flying fox, *Pteropus alecto*, to *Culex annulirostris* mosquitoes, despite the absence of detectable viremia. *American Journal of Tropical Medicine and Hygiene*. 81:457–462.

Walker PJ, Widen SG, Firth C, Blasdell KR, Wood TG, Travassos da Rosa AP, Guzman H, Tesh RB, Vasilakis N. 2015. Genomic characterization of Yogue, Kasokero, Issyk-Kul, Keterah, Gossas, and Thiafora Viruses: Nairoviruses naturally infecting bats, shrews, and ticks. *American Journal of Tropical Medicine and Hygiene*. 93(5):1041–1051.

Wang J, Moore NE, Murray ZL, McInnes K, White DJ, Tompkins DM, Hall RJ. 2015. Discovery of novel virus sequences in an isolated and threatened bat species, the New Zealand lesser short-tailed bat (*Mystacina tuberculata*). *Journal of General Virology*. 96(8):2442–2452.

Wang JL, Pan XL, Zhang HL, Fu SH, Wang HY, Tang Q, Wang LF, Liang GD. 2009. Japanese encephalitis viruses from bats in Yunnan, China. *Emerging Infectious Diseases*. 15(6):939–942.

Wang L, Fu S, Cao L, Lei W, Cao Y, Song J, Tang Q, Zhang H, Feng Y, Yang W, Liang G. 2015. Isolation and identification of a natural reassortant mammalian orthoreovirus from least horseshoe bat in China. *PLoS ONE*. 10(3):e0118598.

Watanabe S, Omatsu T, Miranda MEG, Masangkay JS, Ueda N, Endo M, Kato K, Tohya Y, Yoshikawa Y, Akash H. 2010. Epizootology and experimental infection of Yokose virus in bats. *Comparative Immunology and Microbiology of Infectious Diseases*. 33:25–36.

Weiss S, Witkowski PT, Auste B, Nowak K, Weber N, Fahr J, Mombouli JV, Wolfe ND, Drexler JF, Drosten C, Klempa B, Leendertz FH, Kruger DH. 2012. Hantavirus in bat, Sierra Leone. *Emerging Infectious Diseases*. 18(1):159–161.

Xiao J, Li J, Hu G, Chen Z, Wu Y, Chen Y, Chen Z, Liao Y, Zhou J, Ke X, Ma L, Liu S, Zhou J, Dai Y, Chen H, Yu S, Chen Q. 2011. Isolation and phylogenetic characterization of bat astroviruses in southern China. *Archives of Virology*. 156:1415–1423.

Xu L, Wu J, He B, Qin S, Xia L, Qin M, Li N, Tu C. 2015. Novel hantavirus identified in black-bearded tomb bats, China. *Infection and Genetic Evolution*. 31:158–160.

Yamanaka A, Iwakiri A, Yoshikawa T, Sakai K, Singh H, Himeji D, Kikuchi I, Ueda A, Yamamoto S, Miura M, Shioyama Y, Kawano K, Nagaishi T, Saito M, Minomo M, Iwamoto N, Hidaka Y, Sohma H, Kobayashi T, Kanai Y, Kawagishi T, Nagata N, Fukushi S, Mizutani T, Tani H,Taniguchi S, Fukuma A, Shimojima M, Kurane I, Kageyama T, Odagiri T, Saijo M, Morikawa S. 2014. Imported case of acute respiratory tract infection associated with a member of species Nelson Bay orthoreovirus. *PLoS ONE*. 9(3):e92777.

Zhang Y-Z. 2014. Discovery of hantaviruses in bats and insectivores and the evolution of the genus Hantavirus. *Virus Research*. 187:15–21.

Zhu HC, Chu DKW, Liu W, Dong BQ, Zhang SY, Zhang JX, Li LF, Vijaykrishna D, Smith GJD, Chen HL, Poon LLM, Peiris JSM, Guan Y. 2009. Detection of diverse astroviruses from bats in China. *Journal of General Virology*. 90:883–887.

Zhu X, Yang H, Guo Z, Yu W, Carney PJ, Li Y, Chen L-M, Paulson JC, Donis RO, Tong S, Stevens J, Wilson IA. 2012. Crystal structures of two subtype N10 neuraminidase-like proteins from bat influenza A viruses reveal a diverged putative active site. *Proceedings of the National Academy of Sciences USA*. 109(46):18903–18908.

Zhu X, Yu W, McBride R, Li Y, Chen L-M, Donis RU, Tong S, Paulson JC, Wilson IA. 2013. Hemagglutinin homologue from H17N10 bat influenza virus exhibits divergent receptor-binding and pH-dependent fusion activities. *Proceedings of the National Academy of Sciences USA*. 110(4):1458–1463.

第 7 章

蝙蝠中巴尔的摩第 I 组与第 II 组 DNA 病毒

7.1 双链和单链 DNA 病毒的简介

巴尔的摩第 I 组和第 II 组病毒分别利用双链和单链 DNA 作为遗传信息,并在复制过程中使用 DNA 依赖的 DNA 聚合酶,且在转录过程中使用 DNA 依赖的 RNA 聚合酶。这些病毒微粒的大小不同、形态各异,其中一些是致病性的——如高致病性的痘病毒,感染此种病毒可能导致疾病甚至毁容,且具有较高的死亡率。其他双链和单链 DNA 病毒可能存在复制缺陷,需要在辅助病毒的帮助下才能顺利复制。蝙蝠中的巴尔的摩第 I 组和第 II 组 DNA 病毒列表,请参见表 7.1。

7.2 巴尔的摩第 I 组病毒

这个病毒类的成员利用双链 DNA 作为他们的遗传信息, 第 I 组的病毒包括痘病毒(Poxviruses)、腺病毒(Adenoviruses)、疱疹病毒(Herpesviruses)、乳头瘤病毒(Papillomaviruses)和多瘤病毒(Polyomaviruses)。

7.2.1 痘病毒

痘病毒是巨大的(240nm×300nm)长方形双链 DNA 病毒,可在宿主细胞质中的胞内包含体中复制。这些病毒能够将宿主基因整合到自己的基因组中,从而逃脱宿主的免疫反应。它们还能帮助宿主物种间转座因子的水平转移。对相对良性

表 7.1　蝙蝠中的巴尔的摩第Ⅰ组及第Ⅱ组病毒

蝙蝠科	蝙蝠俗称	蝙蝠种	病毒
狐蝠科	苏拉威西岛果蝠	西里伯斯利齿狐蝠	蝙蝠多瘤病毒 5b-2
狐蝠科	苏拉威西岛果蝠	西里伯斯利齿狐蝠	蝙蝠多瘤病毒 6a
蝙蝠科	穴蝠	苍白洞蝠	腺病毒属
蝙蝠科	穴蝠	苍白洞蝠	环状病毒 GF-4c
蝙蝠科	穴蝠	苍白洞蝠	依赖病毒
叶口蝠科	牙买加食果蝠	牙买加果蝠	牙买加果蝠细小病毒 1
叶口蝠科	牙买加食果蝠	牙买加果蝠	PARV4-样病毒,Aj-BtPV-1
叶口蝠科	大食果蝠	大食蝠	PARV4-样病毒,Al-BtPV-1
叶口蝠科	扁吻食果蝠	扁吻美洲果蝠	多瘤病毒 R504,A1055,R104
菊头蝠科	心鼻蝠	非洲假血吸血鼻蝠	非洲假血吸血多瘤病毒
叶口蝠科	壮观短尾叶口蝠	昭短尾叶鼻蝠	多瘤病毒 C1109
叶口蝠科	浅红短尾叶口蝠	粉红短尾叶鼻蝠	Agua Preta 病毒
大物蝠科	无尾蝠	大物蝠属	腺病毒属
大物蝠科	无尾蝠	大物蝠属	非洲大物蝠多瘤病毒 1
狐蝠科	小耳短鼻果蝠	短耳犬蝠	γ-疱疹病毒属
狐蝠科	大短鼻果蝠	犬蝠	γ-疱疹病毒属
狐蝠科	大短鼻果蝠	犬蝠	腺病毒属
叶口蝠科	吸血蝠	吸血蝠	腺病毒属
叶口蝠科	吸血蝠	吸血蝠	蝙蝠多瘤病毒 AT7
狐蝠科	大裸背果蝠	大裸背果蝠	蝙蝠多瘤病毒 5a

（待续）

表 7.1（续）

蝙蝠科	蝙蝠俗称	蝙蝠种	病毒
狐蝠科	大裸背果蝠	大裸背果蝠	蝙蝠多瘤病毒 6b
狐蝠科	大裸背果蝠	大裸背果蝠	蝙蝠多瘤病毒 6c
狐蝠科	马达加斯加果蝠	马岛黄毛果蝠	α-疱疹病毒，单纯疱疹病毒属
狐蝠科	草色果蝠	黄毛果蝠	黄毛果蝠腺病毒 1
狐蝠科	草色果蝠	黄毛果蝠	β-，γ-，α-疱疹病毒属
狐蝠科	草色果蝠	黄毛果蝠	黄毛果蝠腺病毒 1
狐蝠科	草色果蝠	黄毛果蝠	黄毛果蝠细小病毒 1
狐蝠科	草色果蝠	黄毛果蝠	黄毛果蝠疱病毒 1
狐蝠科	草色果蝠	黄毛果蝠	黄毛果蝠多瘤病毒 1
狐蝠科	草色果蝠	黄毛果蝠	孔头瘤病毒 EhelPV1
狐蝠科	草色果蝠	黄毛果蝠	PARV4-样病毒，Eh-BtPV-1
蝙蝠科	小长舌果蝠	鞘尾果蝠	γ-疱疹病毒
狐蝠科	狂暴长棕蝠	长舌果蝠	β-疱疹病毒属
蝙蝠科	北美大棕蝠	阿根廷棕蝠	多瘤病毒属
蝙蝠科	北美大棕蝠	大棕蝠	β-疱疹病毒属
蝙蝠科	北美大棕蝠	大棕蝠	棕蝠病毒属
蝙蝠科	Isabell's serotine	大棕蝠	WA 2011
蝙蝠科	Isabell's serotine	褐黄蝠	孔头瘤病毒 EserPV2
蝙蝠科	北棕蝠	褐黄蝠	孔头瘤病毒 EserPV2
蝙蝠科	北棕蝠	北棕蝠	腺病毒属

（待续）

表 7.1（续）

蝙蝠科	蝙蝠俗称	蝙蝠种	病毒
蝙蝠科	棕蝠	棕蝠	蝙蝠 γ-疱疹病毒
蝙蝠科	棕蝠	棕蝠	棕蝠乳头状瘤病毒 1
蝙蝠科	棕蝠	棕蝠	棕蝠乳头状瘤病毒 2
蝙蝠科	棕蝠	棕蝠	棕蝠乳头状瘤病毒 3
蝙蝠科	棕蝠	棕蝠	腺病毒属
叶口蝠科	豹形长舌口蝠	豹形长舌蝠	多瘤病毒 R95
蝙蝠亚科	大蹄蝠	大蹄蝠	腺相关病毒
蝙蝠亚科	大蹄蝠	大蹄蝠	腺病毒属
蝙蝠亚科	大蹄蝠	大蹄蝠	圆环病毒属
蝙蝠亚科	大蹄蝠	大蹄蝠	依赖病毒
蝙蝠亚科	Noack 圆叶蝠	鼻蝠	嗜肝 DNA 病毒，蹄蝠肝炎病毒
蝙蝠亚科	帽盔蹄蝠	冕蹄蝠	冕蹄蝠疱疹病毒 1
蝙蝠亚科	花面蹄蝠	中蹄蝠	腺相关病毒
蝙蝠亚科	花面蹄蝠	中蹄蝠	依赖病毒
蝙蝠亚科	花面蹄蝠	中蹄蝠	γ-疱疹病毒
蝙蝠亚科	Pomona 圆叶蝠	果树蹄蝠	γ-疱疹病毒
蝙蝠科	南蝠	南蝠	腺病毒 AdV-4
蝙蝠科	南蝠	南蝠	南蝠小 RNA 病毒 1
叶口蝠科	Thomas 花蜜蝠	托氏长舌蝠	α-疱疹病毒
狐蝠科	小长舌果蝠	小长舌果蝠	γ-疱疹病毒属

（待续）

表 7.1（续）

蝙蝠科	蝙蝠俗称	蝙蝠种	病毒
蝙蝠科	非洲长指蝠	亚洲长翼蝠	多瘤病毒属
长翼蝠亚科	东部弯翅蝠	亚洲长翼蝠	β-疱疹病毒，蝙蝠 BHV-2
长翼蝠亚科	东部弯翅蝠	亚洲长翼蝠	双粒环状病毒
长翼蝠亚科	大长翼蝠	大长翼蝠	大长翼蝠多瘤病毒
长翼蝠亚科	亚洲长翼蝠	亚洲长翼蝠	腺相关病毒
长翼蝠亚科	亚洲长翼蝠	亚洲长翼蝠	蝙蝠布法病毒
长翼蝠亚科	亚洲长翼蝠	亚洲长翼蝠	β-疱疹病毒 MsHV
长翼蝠亚科	亚洲长翼蝠	亚洲长翼蝠	圆环病毒属
长翼蝠亚科	亚洲长翼蝠	亚洲长翼蝠	依赖病毒
长翼蝠亚科	亚洲长翼蝠	亚洲长翼蝠	γ-疱疹病毒
长翼蝠亚科	亚洲长翼蝠	亚洲长翼蝠	亚洲长翼蝠星状病毒 1
长翼蝠亚科	亚洲长翼蝠	亚洲长翼蝠	亚洲长翼蝠星状病毒 2
长翼蝠亚科	亚洲长翼蝠	亚洲长翼蝠	亚洲长翼蝠星状病毒 3
长翼蝠亚科	亚洲长翼蝠	亚洲长翼蝠	亚洲长翼蝠星状病毒 4
长翼蝠亚科	亚洲长翼蝠	亚洲长翼蝠	亚洲长翼蝠星状病毒 5
长翼蝠亚科	亚洲长翼蝠	亚洲长翼蝠	亚洲长翼蝠星状病毒 6
长翼蝠亚科	亚洲长翼蝠	亚洲长翼蝠	亚洲长翼蝠星状病毒 7
长翼蝠亚科	亚洲长翼蝠	亚洲长翼蝠	亚洲长翼蝠星状病毒 8
长翼蝠亚科	亚洲长翼蝠	亚洲长翼蝠	亚洲长翼蝠星状病毒 9
长翼蝠亚科	亚洲长翼蝠	亚洲长翼蝠	亚洲长翼蝠星状病毒 10

（待续）

表7.1(续)

蝙蝠科	蝙蝠俗称	蝙蝠种	病毒
长翼蝠亚科	亚洲长翼蝠	亚洲长翼蝠	亚洲长翼蝠星状病毒11
长翼蝠亚科	亚洲长翼蝠	亚洲长翼蝠	亚洲长翼蝠星状病毒12
长翼蝠亚科	亚洲长翼蝠	亚洲长翼蝠	亚洲长翼蝠星状病毒13
长翼蝠亚科	亚洲长翼蝠	亚洲长翼蝠	亚洲长翼蝠小RNA病毒1
长翼蝠亚科	亚洲长翼蝠	亚洲长翼蝠	孔头瘤病毒MschPV1
长翼蝠亚科	亚洲长翼蝠	亚洲长翼蝠	孔头瘤病毒MschPV2
长翼蝠亚科	亚洲长翼蝠	亚洲长翼蝠	疽病毒
大吻蝠科	帕氏大吻蝠	鬃蝠	环状病毒属
大吻蝠科	帕氏大吻蝠	鬃蝠	蝙蝠多瘤病毒3b.
蝙蝠科	髭鼠耳蝠	尖耳鼠耳蝠	环状病毒属
蝙蝠科	髭鼠耳蝠	尖耳鼠耳蝠	腺病毒属
蝙蝠科	布氏鼠耳蝠	布氏鼠耳蝠	腺病毒属
蝙蝠科	加州鼠耳蝠	加州鼠耳蝠	多瘤病毒属
蝙蝠科	沼鼠耳蝠	沼鼠耳蝠	腺病毒属
蝙蝠科	道氏鼠耳蝠	水鼠耳蝠	腺相关病毒
蝙蝠科	道氏鼠耳蝠	水鼠耳蝠	依赖病毒
蝙蝠科	佐氏鼠耳蝠	佐氏鼠耳蝠	腺病毒属
蝙蝠科	霍氏鼠耳蝠	爪哇鼠耳蝠	腺病毒属
蝙蝠科	棕色鼠耳蝠	莹鼠耳蝠	巨细胞病毒属
蝙蝠科	棕色鼠耳蝠	莹鼠耳蝠	多瘤病毒MyPyV

(待续)

表 7.1（续）

蝙蝠科	蝙蝠俗称	蝙蝠种	病毒
蝙蝠科	鼠耳蝠	大鼠耳蝠	腺病毒属
蝙蝠科	鼠耳蝠	大鼠耳蝠	蝙蝠 γ-疱疹病毒 2
蝙蝠科	鼠耳蝠	大鼠耳蝠	蝙蝠 γ-疱疹病毒 3
蝙蝠科	鼠耳蝠	大鼠耳蝠	大鼠耳蝠博卡病毒 1
蝙蝠科	多须鼠耳蝠	须鼠耳蝠	腺病毒属
蝙蝠科	红灰鼠耳蝠	纳氏鼠耳蝠	蝙蝠 γ-疱疹病毒 1
蝙蝠科	红灰鼠耳蝠	纳氏鼠耳蝠	蝙蝠 γ-疱疹病毒 2
蝙蝠科	红灰鼠耳蝠	纳氏鼠耳蝠	蝙蝠 γ-疱疹病毒 3
蝙蝠科	红灰鼠耳蝠	纳氏鼠耳蝠	蝙蝠 γ-疱疹病毒 4
蝙蝠科	红灰鼠耳蝠	纳氏鼠耳蝠	蝙蝠 β-疱疹病毒 1
蝙蝠科	大足鼠耳蝠	大足鼠耳蝠	腺相关病毒
蝙蝠科	大足鼠耳蝠	大足鼠耳蝠	蝙蝠腺病毒 -3，菌株 TJM
蝙蝠科	大足鼠耳蝠	大足鼠耳蝠	圆环病毒属
蝙蝠科	大足鼠耳蝠	大足鼠耳蝠	依赖病毒
蝙蝠科	大足鼠耳蝠	大足鼠耳蝠	γ-疱疹病毒 MrGHV-1
蝙蝠科	大足鼠耳蝠	大足鼠耳蝠	γ-疱疹病毒 MrGHV-2
蝙蝠科	大足鼠耳蝠	大足鼠耳蝠	大足鼠耳蝠星状病毒 1
蝙蝠科	大足鼠耳蝠	大足鼠耳蝠	孔头瘤病毒 MrPV1
蝙蝠科	大足鼠耳蝠	鼠耳蝠属	圆环病毒属
蝙蝠科	小夜蝠	小山蝠	腺病毒属

（待续）

表7.1(续)

蝙蝠科	蝙蝠俗称	蝙蝠种	病毒
蝙蝠科	夜蝠	山蝠	腺病毒属
蝙蝠科	夜蝠	山蝠	蝙蝠γ-疱疹病毒3
蝙蝠科	夜蝠	山蝠	蝙蝠γ-疱疹病毒4
蝙蝠科	夜蝠	山蝠	腺病毒,哺乳动物腺病毒
大吻蝠科	非洲大耳大吻蝠	纳塔耳游尾蝠	腺病毒属
大吻蝠科	非洲大耳大吻蝠	纳塔耳游尾蝠	游尾蝠多瘤病毒1
大吻蝠科	非洲大耳大吻蝠	纳塔耳游尾蝠	游尾蝠多瘤病毒2
蝙蝠科	白边油蝠	库氏伏翼	腺病毒属
蝙蝠科	厚皮油蝠	纳氏伏翼	蝙蝠γ-疱疹病毒1
蝙蝠科	厚皮油蝠	纳氏伏翼	蝙蝠γ-疱疹病毒5
蝙蝠科	厚皮油蝠	纳氏伏翼	腺病毒属
蝙蝠科	油蝠	伏翼	蝙蝠腺病毒
蝙蝠科	油蝠	伏翼	蝙蝠γ-疱疹病毒1
蝙蝠科	油蝠	伏翼	蝙蝠γ-疱疹病毒6
蝙蝠科	油蝠	伏翼	蝙蝠γ-疱疹病毒7
蝙蝠科	油蝠	伏翼	蝙蝠β-疱疹病毒1
蝙蝠科	Soprano pipistrelle	Pipistrellus pygmaeus	腺病毒属
蝙蝠科	油蝠	Pipistrellus属	圆环病毒属
叶口蝠科	短首白线蝠	短首白线蝠	多瘤病毒属
蝙蝠科	兔蝠	大耳蝠	腺病毒属

(待续)

表 7.1(续)

蝙蝠科	蝙蝠俗称	蝙蝠种	病毒
蝙蝠科	兔蝠	大耳蝠	蝙蝠 γ-疱疹病毒 7
蝙蝠科	兔蝠	大耳蝠	圆环病毒属
蝙蝠科	兔蝠	大耳蝠	环状病毒属
狐蝠科	沟齿果蝠	沟齿果蝠	γ-疱疹病毒属
狐蝠科	戴氏裸背蝠	裸背蝠	多瘤病毒
狐蝠科	红斑裸背蝠	帕氏鬈蝠	多瘤病毒 R266
狐蝠科	琉球狐蝠	琉球狐蝠	琉球病毒 1
狐蝠科	狐蝠	印度狐蝠	腺病毒属
狐蝠科	狐蝠	印度狐蝠	乳头瘤病毒 PgigPV
狐蝠科	束棘狐蝠	莱丽狐蝠	α-疱疹病毒,单纯疱疹病毒属
狐蝠科	汤加狐蝠	海岛狐蝠	太平洋狐蝠相关环状病毒 1~3
狐蝠科	汤加狐蝠	海岛狐蝠	太平洋狐蝠粪便相关双粒环状病毒 1~14
狐蝠科	汤加狐蝠	海岛狐蝠	太平洋狐蝠粪便相关圆环病毒 1~15
狐蝠科	汤加狐蝠	海岛狐蝠	太平洋狐蝠相关多组分病毒 1
狐蝠科	马来亚狐蝠	马来大狐蝠	多瘤病毒 5b-1
狐蝠科	狐蝠	狐蝠属	多瘤病毒 6d-1
狐蝠科	狐蝠	狐蝠属	多瘤病毒 6d-2
菊头蝠科	中型菊头蝠	中型菊头蝠	腺相关病毒属
菊头蝠科	中型菊头蝠	中型菊头蝠	蝙蝠冠状病毒
菊头蝠科	中型菊头蝠	中型菊头蝠	圆环病毒属

（待续）

表7.1(续)

蝙蝠科	蝙蝠俗称	蝙蝠种	病毒
菊头蝠科	中型菊头蝠	中型菊头蝠	依赖病毒
菊头蝠科	中型菊头蝠	中型菊头蝠	中型菊头蝠泡沫病毒1
菊头蝠科	中型菊头蝠	中型菊头蝠	中型菊头蝠温病毒1
菊头蝠科	中型菊头蝠	中型菊头蝠	中型菊头蝠小RNA病毒1
菊头蝠科	鱼狗菊头蝠	鱼狗菊头蝠	嗜肝DNA病毒，菊头蝠乙型肝炎病毒
菊头蝠科	地中海菊头蝠	地中海菊头蝠	腺病毒属
菊头蝠科	大菊头蝠	马铁菊头蝠	腺病毒属
菊头蝠科	大菊头蝠	马铁菊头蝠	圆环病毒RfCV-1
菊头蝠科	大菊头蝠	马铁菊头蝠	环状病毒
菊头蝠科	大菊头蝠	马铁菊头蝠	双粒环状病毒
菊头蝠科	大菊头蝠	马铁菊头蝠	乳头瘤病毒RferPV 1
菊头蝠科	大菊头蝠	马铁菊头蝠	马铁菊头蝠β-疱疹病毒1
菊头蝠科	大菊头蝠	马铁菊头蝠	马铁菊头蝠乳头瘤病毒1
菊头蝠科	大菊头蝠	马铁菊头蝠	腺病毒，哺乳动物腺病毒组
菊头蝠科	小菊头蝠	小菊头蝠	腺病毒属
菊头蝠科	小菊头蝠	小菊头蝠	双粒环状病毒
菊头蝠科	大菊头蝠	多毛菊头蝠	圆环病毒属
菊头蝠科	大耳菊头蝠	大耳菊头蝠	腺相关病毒
菊头蝠科	大耳菊头蝠	大耳菊头蝠	依赖病毒
菊头蝠科	皮氏菊头蝠	皮氏菊头蝠	腺相关病毒

（待续）

表 7.1（续）

蝙蝠科	蝙蝠俗称	蝙蝠种	病毒
菊头蝠科	皮氏菊头蝠	皮氏菊头蝠	依赖病毒
菊头蝠科	菲菊头蝠	菲菊头蝠	圆环病毒属
菊头蝠科	菲菊头蝠	菲菊头蝠	环状病毒属
菊头蝠科	菲菊头蝠	菲菊头蝠	腺病毒属
菊头蝠科	菲菊头蝠	菲菊头蝠	γ-疱疹病毒属
菊头蝠科	红色菊头蝠	广鞍菊头蝠	γ-疱疹病毒属
菊头蝠科	中华马蹄蝠	中华菊头蝠	腺相关病毒
菊头蝠科	中华马蹄蝠	中华菊头蝠	圆环病毒属
菊头蝠科	中华马蹄蝠	中华菊头蝠	依赖病毒
菊头蝠科	中华马蹄蝠	中华菊头蝠	中华菊头蝠星状病毒 1
狐蝠科	埃及果蝠	北非果蝠	乳头瘤病毒 RaPV1
狐蝠科	埃及果蝠	北非果蝠	β-疱疹病毒属
狐蝠科	埃及果蝠	北非果蝠	γ-疱疹病毒属，依病毒属/细长病毒属
狐蝠科	抱尾果蝠	抱尾果蝠	多瘤病毒属
狐蝠科	列氏果蝠	棕果蝠	γ-疱疹病毒属
狐蝠科	列氏果蝠	棕果蝠	圆环病毒属
蝙蝠科	小黄蝠	库氏黄蝠	哺乳动物腺病毒属
蝙蝠科	小黄蝠	库氏黄蝠	腺相关病毒属
蝙蝠科	小黄蝠	库氏黄蝠	腺病毒属
蝙蝠科	小黄蝠	库氏黄蝠	依赖病毒

（待续）

表 7.1(续)

蝙蝠科	蝙蝠俗称	蝙蝠种	病毒
蝙蝠科	小黄蝠	库氏黄蝠	γ-疱疹病毒
叶口蝠科	黄肩蝠	黄肩蝠	多瘤病毒 B0454
指环病毒科	美洲敏唇蝠	巴西大吻蝠	巴西大吻蝠圆环病毒 1
指环病毒科	美洲敏唇蝠	巴西大吻蝠	大吻蝠属环状病毒 (CyCV-TB)
指环病毒科	美洲敏唇蝠	巴西大吻蝠	巴西大吻蝠圆环病毒 1
指环病毒科	美洲敏唇蝠	巴西大吻蝠	巴西大吻蝠圆环病毒 2
指环病毒科	美洲敏唇蝠	巴西大吻蝠	Torque teno 病毒
辅尾蝠科	黑鬃塞蝠	黑鬃塞蝠	腺病毒属
蝙蝠科	棒足蝠	扁颅蝠	环状病毒
蝙蝠科	粗壮棒足蝠	褐扁颅蝠	β-疱疹病毒 TrBHV-1
蝙蝠科	粗壮棒足蝠	褐扁颅蝠	褐扁颅蝠星状病毒 1
叶口蝠科	尾皮蝠	筑帐蝠	嗜肝 DNA 病毒，筑帐蝠乙型肝炎病毒
蝙蝠科	霜蝠	普通蝠	腺病毒属
蝙蝠科	雏蝠	大蝙蝠	环状病毒

的痘病毒进行基因工程,以表达致病性病毒的基因,例如编码人类免疫缺陷病毒(HIV)表面蛋白的基因,为构建更安全的重组疫苗提供了一种手段。牛痘病毒(Vaccinia virus,VACA)和金丝雀痘病毒(Canarypox virus, CPV)在这类疫苗的生产中特别有用。

然而,大多数痘病毒对人类或动物均无益。天花(Smullpox)以前分布广泛,死亡率约为30%,是人类最致命的传染病之一。许多在那场疾病中幸存下来的人脸上都有深深的、永久的、毁容性的瘢痕。通过有效执行疫苗接种消除天花的全自然传播是医学上的最伟大的成就之一,它之所以成为可能,这在很大程度上是由于其病原体——天花病毒和类天花病毒严格的人类倾向,在更轻的程度上,类天花病毒致病性较低。传染性软疣病毒(Molluscum contagiosum virus, MCV)是另一种痘病毒,可导致人类典型的轻度皮肤疾病,其病灶通常在 6 至 12 个月消退而且无瘢痕。

并非所有痘病毒都具有宿主特异性,某些痘病毒属具有广泛的宿主倾向性。这些痘病毒有可能导致在人类中引起人畜共患疾病,例如猴痘,它在人类中引起一种类似天花的潜在致命性疾病。松鼠和草原犬鼠以及一些非洲啮齿类动物也会感染猴痘。猫是牛痘的主要宿主,而牛痘则是一种可导致人类非瘢痕性病变的痘病毒。由于证明了某些痘病毒具有感染多种宿主的能力,因此重要的是要在包括蝙蝠在内的其他动物种中寻找痘病毒,以辨别它们是否可以感染人类并导致疾病。大多数痘病毒能够侵入多种类型的宿主细胞。它们在这些细胞中的存活和复制受到宿主特征的限制,包括缺乏必要的宿主因子或宿主具有的先天免疫系统(Baker 等,2013)。痘病毒宿主范围的变化通常是由于基因复制、增加或丢失,而不是由于点突变引起的,并且往往会改变宿主的抗病毒先天免疫反应。现已经鉴定出 15 种这样的基因(Baker 等,2013)。

已知存在几种蝙蝠痘病毒。黄毛果蝠痘病毒 1(EHPV1)和 Eptesipox 病毒显示出非常不同的特征和地理范围(Baker 和 Murcia,2014)。在非洲西部 13%(n=40)的健康黄毛果蝠中首先检出黄毛果蝠痘病毒 1,同时黄毛果蝠中还携带一种类似于人的传染性软疣病毒的病毒。在澳大利亚的亚洲长翼蝠的表皮结节发现的线虫中存在一种蝙蝠痘病毒;在美国的几只患病的北美大棕蝠(大棕蝠)中也发现了另一种蝙蝠痘病毒。Eptesipox 病毒是通过 PCR 在蝙蝠的翅膀和关节中检测到的。被感染的动物在多个关节中有坏死性化脓性骨髓炎(Emerson 等,2013)。过去,极少数的天花患者出现了与骨髓炎(关节炎)相似的疾病。接种牛痘的人有时会出现牛痘骨髓炎。蝙蝠痘病毒的 DNA 与之前发现的痘病毒的 DNA 的比较表明,它被放置在一个新的属中,并命名为 Eptesipox 病毒(Emerson 等,2013)。

7.2.2 腺病毒

腺病毒是非包膜的二十面体病毒,具有线性,非节段的双链 DNA,大小为 70~100nm。该家族有 5 种:哺乳动物腺病毒属(Mastadenovirus)、禽腺病毒属(Aviadenovirus)、富 AT 腺病毒属(Atadenovirus)、鱼腺病毒属(Ichtadenovirus)和唾液酸酶腺病毒属(Siadenovirus)。腺病毒感染所有类型的脊椎动物,具有 52 种已知的人类血清型。它们在人类中很常见,会引起一系列感染,包括呼吸系统疾病、结膜炎和肠胃炎(Y. Li 等,2010b)。

在亚洲,发现来自健康的琉球果蝠(Pteropus dasymallus yayeyamae)的原代脾细胞培养物中携带一种哺乳动物腺病毒,为琉球病毒 1(Ryukyu virus 1,RV1)(Maeda 等,2008)。从印度的棕果蝠(Rousettus leschenaultii)中分离出了另一种哺乳动物腺病毒(Raut 等,2012)。中国南部的一些研究在 8 种蝙蝠物种中检测到腺病毒 DNA,分别是大蹄蝠、爪蛙鼠耳蝠、大足鼠耳蝠、亚洲长翼蝠、小黄蝠、黑髯墓蝠、小菊头蝠和犬蝠(Y. Li 等,2010b;Zheng 等,2016)。它们似乎在鼠耳蝠属蝙蝠和库氏黄蝠中最普遍。然而,其中一项研究显示,犬蝠中有 8 种新型腺病毒在13.3%的样品测试中呈阳性(Zheng 等,2016)。重要的是,系统发育分析显示,人与蝙蝠腺病毒之间的相似度很低(57.1%~69.3%),表明缺乏人畜共患病感染的风险。相反,许多蝙蝠腺病毒与犬腺病毒最密切相关。AdV-TJM 和 AdV-4 是从中国的大足鼠耳蝠和南蝠中分离出来的(Y. Li 等,2010b;Chen 等,2012)。大多数动物和人类细胞系在体外易受感染,并产生细胞病变效应。

在非洲,宏基因组学分析显示,草色果蝠(黄毛果蝠)的喉咙和尿液中出现了一种新型腺病毒——黄毛果蝠腺病毒 1(Eidolon helvum adenovirus 1)。黄毛果蝠是一种迁徙蝙蝠,广泛分布于整个非洲大陆。它生活在人类附近,常被当作野味食用。蝙蝠腺病毒与人类腺病毒有关,并和一种人类病毒蛋白具有 77%~90%的氨基酸同源性(Baker 等,2013)。应该注意的是,即使是很小的氨基酸变化也可能对病毒与其他潜在宿主物种的受体结合能力产生非常大的影响,从而消除它们感染新宿主的能力。在肯尼亚,约 2%的蝙蝠粪便样本中也检测到腺病毒(n=217)(Conrardy 等,2014)。在非洲犬吻蝠属和游尾蝠属的一些蝙蝠种类中发现了病毒DNA,某些游尾蝠属的蝙蝠也同时感染了副黏病毒或多瘤病毒。

2009 年在欧洲,首次从蝙蝠身上分离出腺病毒(AdV-2),该病毒来自已死亡的,之前奄奄一息的普通蝙蝠(Sonntag 等,2009)。在这些动物的肠道中检测到高水平的病毒,而在肝和肾中检测到低水平的病毒。后来在经过测试的 28 种德国和匈牙利的蝙蝠物种中,14.7%的物种检测到腺病毒 DNA, 主要是属于蝙蝠科家庭(n>300)的蝙蝠。其中,28 种腺病毒是新发现的,6 种以前已经被描述(Vidovszky 等,2015)。在某些蝙蝠物种中存在不止一种腺病毒物种,例如山蝠(AdV-1,AdV-2 和 AdV-3)和伏翼(AdV-2 和 AdV-3)。此外,有些病毒会感染一种以上的蝙蝠物种,例如温带蝙蝠的 AdV-1 病毒会感染山蝠,纳氏伏翼和多须鼠耳蝠(Vidovszky 等,2015)。

　　在南美洲,还通过 PCR 在几只巴西普通吸血蝙蝠(吸血蝠)中检测到腺病毒DNA,证明了携带腺病毒的蝙蝠种类繁多(Lima 等,2013)。

7.2.3　疱疹病毒

　　疱疹病毒是大型、有包膜的双链 DNA 病毒,可感染皮肤、黏膜以及包括人类在内的一些脊椎动物的淋巴和神经系统。最初的感染缓解后,疱疹病毒在某些细胞中还会以潜伏的形式存在, 后期可能在有症状或无症状的情况下被重新激活,并通过密切接触传播给另一宿主。感染人类的 8 种疱疹病毒如下:①水痘带状疱疹(水痘和带状疱疹的致病因子),②爱泼斯坦-巴尔病毒(传染性单核细胞增多症;伯基特淋巴瘤),③④人疱疹病毒 6 和 7(婴儿玫瑰疹),⑤人疱疹病毒 8 型(卡波西肉瘤),⑥单纯疱疹病毒 1(冻疮),⑦单纯疱疹病毒 2(生殖器疱疹)和⑧巨细胞病毒(单核细胞增多症;免疫力低下者的视网膜炎)。其中一些疱疹病毒会引起轻度的皮肤损伤,而另一些会导致严重致命的疾病,包括失明和人类 B 淋巴细胞的大量增殖或癌症,特别是在免疫功能低下的宿主中。另外,猿猴疱疹病毒 B(一种通常在猕猴中发现的 α-疱疹病毒)能够在人类中引起严重的人畜共患感染,通常可以导致免疫功能强的人患有致命性脑炎。

　　疱疹病毒分为 3 个亚家族:α-、β-和 γ-疱疹病毒。γ-疱疹病毒在许多动物物种中可引起疾病,包括癌症。γ-疱疹病毒也会发生种间传播(Sano 等,2015)。γ-疱疹病毒进一步分为 5 个亚组,其中 G2 和 G3 是"仅蝙蝠"亚组。G1、G4 和 G5 还包含显著的"蝙蝠进化支"。G1 还包含 33 种疱疹病毒的"仅蝙蝠"群,由两组病毒组成:一组病毒来自库氏黄蝠;另一组大多数病毒来自小菊头蝠。有趣的是,尽管疱疹病毒通常是宿主特异性的, 但 G5 亚组的蝙蝠成员与牛疱疹病毒密切相关,有97.0%~98.5%的序列同源性(Zheng 等,2015)。

　　在欧洲,7 个垂死或死亡的德国的蝙蝠科家族的蝙蝠中发现了 7 种新型 γ-疱疹病毒和一种新型 β-疱疹病毒的 DNA(Wibbelt 等,2007)。这些动物中有一半患有无肺部病变的肺炎。6 种 γ-疱疹病毒的序列与马疱疹病毒属(Percavirus)和猴病毒属(Rhadinovirus)相似,而第七种与玛卡病毒属(Macavirus)的猪疱疹病毒更密切相关。上述 γ-疱疹病毒均与已知的人类病毒无关。然而,蝙蝠 β-疱疹病毒与人类巨细胞病毒的关系密切。匈牙利的一项研究表明,圈养的埃及果蝠(北非果蝠)中存在新的 β-疱疹病毒和新的 γ-疱疹病毒的 DNA(Jánoska 等,2011)。Molnár 等在来自匈牙利的一只棕蝠血清中也检测到了猴病毒属的 γ-疱疹病毒(2008 年)。被感染的蝙蝠在死亡前表现出黄疸和厌食症。肝脏除了病毒之外还有很大的损伤。

来自热带非洲、马达加斯加和亚洲的蝙蝠中存在许多疱疹病毒。Baker 等(2013)使用宏基因组学分析确定 539 种来自加纳的黄毛果蝠的疱疹病毒,主要来自蝙蝠的喉咙样本。大多数阳性样品与 β-疱疹病毒($n=366$)或 γ-疱疹病毒($n=171$)有关,只有 2 种与 α-疱疹病毒的序列最相关。分别从柬埔寨和马达加斯加的健康莱丽狐蝠(柬泰狐蝠)和马岛黄毛果蝠的咽拭子中也发现了几种 α-疱疹病毒(Razafindratsimandresy 等,2009)。

在日本,有 8% 被测试的亚洲长翼蝠($n=50$)中含有蝙蝠 β-疱疹病毒,即 BatBHV-2,它会在原代肾细胞培养中引起细胞病变效应。可在蝙蝠的脾、肝、肾和肺检测到 BatBHV-2。该病毒与树鼩疱疹病毒 1 型(来自树鼩)和豚鼠疱疹病毒 2 型(豚鼠巨细胞病毒)密切相关(Watanabe 等,2010)。从亚洲长翼蝠中分离并测序另一种与树鼩密切相关的 β-疱疹病毒(简称 MsHV)(Zhang 等,2012)。MsHV 是在制备原代培养的蝙蝠淋巴结细胞时发现的,是引起"自发"细胞病变的原因。该病毒具有几种独特的功能。它的一种预测蛋白类似于轻度致病性人类疱疹病毒 6。几种独特的开放阅读框似乎编码以下人类免疫应答蛋白的同源物:主要组织相容性复合体(MHC)相关蛋白,MHC-Ⅰ类和 MHC-Ⅱ类同源物,以及 C 型凝集素或自然杀伤细胞凝集素样受体的同源物。MsHV 的一种蛋白质是 HHV-7 分子的同系物,该分子抑制经典和非经典的 MHC-Ⅰ类复合物在细胞表面的表达。此外,MsHV 基因组编码一种独特的病毒基因家族的预测蛋白产物,该家族具有 16 个成员,这些成员与其他已知蛋白没有明显的序列同源性,但包含免疫球蛋白样的 β-三明治样结构域(Zhang 等,2012)。宿主细胞蛋白(包括趋化因子受体)的 C 型凝集素同源物也由其他动物群体的 γ-疱疹病毒和 β-疱疹病毒编码(Zhang 等,2012)。

在菲律宾进行的两项研究中检测到了蝙蝠身上的疱疹病毒。Watanabe 等(2009)从冕蹄蝠(Hipposideros diadema)脾组织中鉴定出疱疹病毒 DNA。这种新病毒暂命名为冕蹄蝠疱疹病毒 1 型,与 γ-疱疹病毒的关系最为密切。Sano 等 (2015 年)也发现了来自 γ-疱疹病毒组新成员的 DNA,其中 20%在肠道(n=70)、10%在肺(n=69)和血块样本(n=52)中。受 γ-疱疹病毒感染的蝙蝠阳性物种的百分比如下:71%的沟齿果蝠(Ptenochirus jagori)(n=7);28%的抱尾果蝠(Rousettus amplexicaudatus)(n=40);25%的小长舌果蝠(Macroglossus minimus)(n=4);16%的短耳犬蝠(Cynopterus brachyotis)(n=19);100%的广鞍菊头蝠(Rhinolophus rufus)(n=1)。

中国南部的一项疱疹病毒多样性研究使用巢式 PCR 在 14.0%明显健康的蝙蝠(n=520)的粪便样本中检测到病毒 DNA。各种蝙蝠中疱疹病毒 DNA 的患病率如下:6.7%的中蹄蝠(n=15),11%的果树蹄蝠(n=110),28.6%的大足鼠耳蝠(n=7),3.5%的亚洲长翼蝠(n=144),20.9%的库氏黄蝠(n=177),33.3%的鞘尾蝠(Emballonuroidea)(n=3),16.5%的小菊头蝠(n=103)和 15%的犬蝠(n=60)。系统发育分析发现,不同物种和不同地理区域的蝙蝠中存在高度的分子病毒多样性,这表明蝙蝠与疱疹病毒正在共同进化(Zheng 等,2015)。即使在蝙蝠宿主内,疱疹病毒也可能是遗传多样的,在同一地区中的库氏黄蝠中检测到的病毒属于几种 γ-疱疹病毒属:马疱疹病毒属(Percavirus),淋巴病毒属(Lymphocryptovirus)和玛卡病毒属(Macavirus)。在单个蝙蝠物种中发现的部分氨基酸成对相似性为 27.8%~100%。蝙蝠的消化道和粪便中存在疱疹病毒,这表明经粪-口途径可能在传播中很重要(Zheng 等,2015)。

7.2.4　乳头瘤病毒

乳头瘤病毒(Papillomaviruses,PV)是一种无宿主的小型双链 DNA 病毒,可靶向宿主的上皮细胞。它们感染哺乳动物的皮肤和黏膜,并且已经在鸟类和爬行动物中被发现。尽管大多数乳头瘤病毒感染是无症状的,但一些人类病毒与癌症有关,如肛门生殖器癌、头颈癌和皮肤癌。同样,一些蝙蝠乳头瘤病毒也是良性的,例如健康的亚洲长翼蝠的 MschPV1 病毒和 MschPV2 病毒;健康的大足鼠耳蝠的口咽或肛门拭子的 MrPV1 病毒(Tse 等,2012;Wu 等,2012)。在健康的黄毛果蝠中发现了 EhelPV1 病毒,部分测序揭示了印度狐蝠(大狐蝠)的翅膀中存在一种新型乳头瘤病毒,该病毒称为 PgigPV1(García-Pérez 等,2013)。乳头瘤病毒还与动物的恶性病变有关,包括埃及果蝠(北非果蝠)翅膀上的鳞状基底细胞癌,相关病毒指定为 RaPV1(Rector 等,2006)。Baker 等(2013)在黄毛果蝠中也检测到另一种乳头瘤病毒的基因组序列。该病毒与埃及果蝠的乳头瘤病毒(埃及果蝠乳头瘤病毒 1)具有 64%的氨基酸同源性。

一项对伊比利亚蝙蝠的研究在自由分布的棕蝠(命名为 EserPV1、EserPV2 和 EserPV3)和马铁菊头蝠(命名为 RferPV1)的黏膜中检测到 4 种新型乳头瘤病毒(García-Pérez 等,2014)。乳头瘤病毒通常被认为具有很高的宿主物种特异性,但是 EserPV2 病毒和 EserPV3 病毒能够同时感染棕蝠和褐黄蝠,这表明缺乏严格的宿主特异性。

7.2.5　多瘤病毒

多瘤病毒(Polymaviruses,PY)是具有环状基因组的小型双链 DNA 病毒。它们通常不会在具有免疫能力的宿主中引起急性疾病,而是与亚临床感染和终身持续性相关。但是,在免疫功能异常期间,之前感染过梅克尔多瘤病毒(Merkel polyomavirus)被重新激活,可能导致人类高度侵袭性的梅克尔皮肤细胞癌。同样,JC 和 BK 多瘤病毒地再激活与人类多灶性白质脑病和肾病有关。当将小鼠多瘤病毒(MPyV)接种到新生小鼠中时,它也可能导致致命的疾病,而禽多瘤病毒(APV)会使被感染的鸟类死亡。

在美洲,加拿大北部的一项研究在 13% 的健康莹鼠耳蝠(n=31)中检测和(或)测序得到多瘤病毒的 DNA,建议命名为鼠耳蝠属多瘤病毒(MyPyV)。在同一项研究中,还从两只加利福尼亚的加州鼠耳蝠中回收了多瘤病毒 DNA(Misra 等,2009)。在巴西的巴西犬吻蝠中通过高通量测序检测两种新型多瘤病毒——巴西犬吻蝠多瘤病毒 1 和 2(TbPyV1 和 TbPyV2)的 DNA(de Sales Lima 等,2015)。这两种病毒在基因序列上是截然不同的,彼此之间具有 69.8% 的全基因组成氨基酸的同源性,而与其他蝙蝠的多瘤病毒则具有 74%~78% 的氨基酸同源性。该 DNA 簇的系统发育分析包括来自游尾蝠属和非洲犬吻蝠属蝙蝠的多瘤病毒的 DNA,以及来自一些猿猴(包括黑猩猩)病毒的 DNA。结果显示,某些多瘤病毒可能已经在非人类灵长类动物和蝙蝠之间转换,但是其转换的方向未知。人类不太可能从蝙蝠那里获得多瘤病毒,因为已知的蝙蝠与人类病毒之间的关系并不密切(de Sales Lima 等,2015)。

在南美的法属圭亚那,22 种经过测试的蝙蝠物种中的 9 种蝙蝠的脾(n=163)中存在多瘤病毒(Fagrouch 等,2012)。最近报道的多瘤阳性蝙蝠物种及其病毒如下:扁吻食果蝠(扁吻美洲果蝠 R504-A 簇病毒;A1055-B 簇;R104-C 簇),普通吸血蝙蝠(吸血蝠-A 簇),帕氏犬吻蝠(獒蝠 B1130-B 簇),林奈短尾蝙蝠(昭短尾叶鼻蝠 C1109-C 簇),狂暴棕蝠(阿根廷棕蝠),帕氏长舌蝙蝠(駒形长舌蝠),短头宽鼻蝙蝠(短首白线蝠),红斑裸背蝠(帕氏髯蝠 R266-A 簇)和小黄肩蝙蝠(黄肩蝠

B0454-B 簇)。扁吻美洲果蝠和昭短尾叶鼻蝠 C1109 与人类梅克尔细胞多瘤病毒,大猩猩多瘤病毒和两种黑猩猩多瘤病毒具有某些相同的特征。有趣的是,这些物种的非人类灵长类动物在美洲大陆中并未找到。

在东南亚,印度尼西亚果蝠脾中的多瘤病毒全病毒 DNA 的系统发育研究表明,存在两种不同的基因簇,这些基因簇似乎属于多瘤病毒属啮齿类动物的病毒(Kobayashi 等,2015),这是由国际病毒分类委员会提出的。该病毒组包括来自蝙蝠、灵长类动物、人类、牛和啮齿类动物的多瘤病毒。这些簇中的一种似乎与灵长类的多瘤病毒有关,包括人类的棘状毛发发育不良多瘤病毒,这是一种尖刺状的丘疹暴发的情况,主要发生在面部。从中分离出多瘤病毒 DNA 的印度尼西亚蝙蝠物种为:大裸背果蝠(BatPyV5a-簇 D 和 BatPyV6a 和 BatPyV6b-簇 E),马来大狐蝠(BatPyV5b-1-簇 D),以及西里伯斯利齿狐蝠(BatPyV5b-2-簇 D 和 BatPyV6a-簇 E)(Kobayashi 等,2015)。

在非洲,Tao 等(2013)对明显健康的肯尼亚和危地马拉蝙蝠(分别为 $n=195$,22 种蝙蝠;$n=96$,13 种蝙蝠)中的多瘤病毒的多样性进行研究。从肯尼亚蝙蝠的直肠或口腔拭子中检测出的多瘤病毒明显多于危地马拉的蝙蝠(11.8% 比 1.0%)。发现以下蝙蝠物种带有多瘤病毒:31.6% 纳塔耳游尾蝠($n=19$),22.9% 非洲犬吻蝠属($n=35$),22.2% 黄毛果蝠($n=9$),10.9% 北非果蝠($n=46$),7.1% 非洲假吸血蝠($n=14$),100% 非洲长翼蝠($n=1$),5.9% 裸背蝠($n=17$)。裸背蝠来自危地马拉,其余均来自肯尼亚。该项研究中的 4 种多瘤病毒被认为是重组体(Tao 等,2013)。这项研究提供蝙蝠相关多瘤病毒谱系遗传多样性的证据,因为它们存在于几乎所有主要的多瘤病毒进化支中,禽类进化支除外。由于系统发育分析表明这些病毒形成了寄生群,因此在蝙蝠和其他哺乳动物之间可能已经发生的多次转移,如前文所述,多瘤病毒可转移到非人类灵长类动物。

7.3　巴尔的摩第 II 组病毒

巴尔的摩第 II 组病毒类别的成员利用单链 DNA 作为遗传信息。第 II 组病毒包括细小病毒、依赖病毒(如腺相关病毒)、循环复制相关蛋白编码单链(CRESS)DNA 病毒和指环病毒。与 I 组 DNA 病毒相比,这些病毒对人类的致病性较小。有关报道与蝙蝠相关的 II 组(以及 I 组)病毒的列表,请参见表 7.1。

7.3.1　细小病毒

病毒家族中细小病毒科由具有 5kb 大小、单链 DNA 基因组的非包膜病毒组成。细小病毒具有所有 DNA 病毒家族中最高的突变率,几乎与 RNA 病毒中的突变率一样高。它们也极易重组(Kemenesi 等,2015)。细小病毒亚科包含 8 种感染人类和其他脊椎动物的病毒。至少有 5 种细小病毒感染人类:细小病毒 B19、人类博卡病毒、PARV4 样病毒、布法病毒和依赖性病毒。细小病毒已证实与人类和动物的多种急性和慢性疾病相关(Kemenesi 等,2015)。细小病毒 B19 引起第五种疾病,在儿童中通常表现为轻度皮疹。在成年人中,感染可能导致关节疼痛和严重贫血(CDC 2016)。在患有肠胃炎或严重急性呼吸道感染的儿童的粪便或鼻咽的样本中已检测到人类博卡病毒(Song 等,2010)。在 2012 年,发现一种布法病毒可感染人类,并可能导致儿童急性腹泻。这在北欧、不丹和东南亚均有报道(Kemenesi 等,2015)。依赖性病毒包括腺相关病毒 1 和腺相关病毒 2。它们依赖于辅助病毒(如腺病毒)的存在才能具有传染性。感染这些病毒的人是无症状的。

在一项 2014 年来自加纳的食果性黄毛果蝠的研究中检测到了 PARV-4 样病毒的基因组序列,命名为黄毛果蝠细小病毒 1(Eh-BtPV-1)。该细小病毒和灵长类动物的 PARV-4 样病毒的最大病毒蛋白 NS1 具有 41.4% 的氨基酸同源性。这项研究还发现了拟议的新病毒物种和属的第一个细小病毒成员——牙买加果蝠细小病毒 1(Aj-BtPV-1),来自巴拿马的食果性牙买加果蝠和大食果蝠(Canuti 等,2011)。这些黄毛果蝠属蝙蝠和食果蝙蝠物种在系统发育和地理位置上都存在很大差异。病毒在这些蝙蝠种群中的流行率为 5.5%~8%。上述的两种蝙蝠细小病毒在血液中的浓度很高:Aj-BtPV-1 和 Eh-BtPV-1 分别高达 10^8 和 10^{10} 拷贝/毫升。在蝙蝠所有测试的器官中也发现了 Eh-BtPV-1:在脑、肺、肝、脾、肾和肠中。病毒复制被认为发生在脾和肾中。值得注意的是,由于该项研究未检测到其他病毒,因此与该组的许多成员不同,这些病毒似乎能够独立复制(Canuti 等,2011)。

在匈牙利对亚洲长翼蝠粪便样本的基因组分析中,发现了一种新型的细小病毒,一种欧洲蝙蝠布法病毒(Kemenesi 等,2015)。与 7 种不同的人类布法病毒分离株相比,这两种蝙蝠布法病毒分离株具有 64%~77% 的氨基酸和 43%~61% 的氨基酸同源性。因此,新的蝙蝠布法病毒似乎与原细小病毒属的人布法病毒,特别是灵长类原细小病毒 1(Primate protoparvovirus 1 species)有关。重组分析表明,病毒蛋白片段中发生了基因内重组事件,因此,非人类灵长类动物的布法病毒可能是蝙蝠与人类布法病毒之间过去的重组所致(Kemenesi 等,2015)。

从黄毛果蝠的喉咙($n=8$)和尿液($n=2$)中检测到 10 种细小病毒基因序列(Baker 等,2013)。这些序列与在哺乳动物中发现的细小病毒科亚家族的成员,以及通常在无脊椎动物中发现的登革病毒科的亚家族成员都有关(Baker 等,2013)。

该病毒与人类细小病毒不同,但与红细胞病毒属(Erythrovirus)和 β−细小病毒属(Betaparvovirus)有关。

7.3.2　依赖病毒属

腺相关病毒是细小病毒科的依赖病毒属的成员,在灵长类动物中广泛存在。大多数腺相关病毒仅在腺病毒或疱疹病毒这些"辅助病毒"存在时,才具有传染性。对中国 19 种蝙蝠的粪便拭子样本进行的一项研究显示,在 10 种蝙蝠的腺相关病毒中,平均患病率为 22.4%(n=83)(Y.Li 等,2010a)。被发现带有腺相关病毒的蝙蝠物种有:大蹄蝠(13.9%;n=36),中蹄蝠(23.1%;n=13),亚洲长翼蝠(30%;n=10),水鼠耳蝠(38.9%;n=18),大足鼠耳蝠(31.1%;n=90),中型菊头蝠(23.3%;n=60),大耳菊头蝠(25%;n=4),皮氏菊头蝠(10%;n=10),中华菊头蝠(26.1%;n=46)和库氏伏翼(34.6%;n=26)。有趣的是,来自果树蹄蝠的所有 27 个粪便样本均呈阴性,但是,两个密切相关的物种,大蹄蝠和中蹄蝠却有阳性存在(分别占 36 个样品的 13.9%和 13 个样品的 23.1%)。应当指出,在测试为阴性的 9 种蝙蝠物种中,有 7 种测试的样本少于 10 个。

腺相关病毒的两个大开放阅读框的遗传分析表明,蝙蝠腺相关病毒与已知的灵长类病毒的亲缘关系相对较远,并且在系统发育上更接近于来自猪的病毒。蝙蝠腺相关病毒显示出显著的遗传多样性,其平均成对氨基酸的同源性仅为 84.3%(Y. Li 等,2010a)。这些蝙蝠腺相关病毒可分为 7 个亚系,它们缺乏宿主物种的特异性,但具有半限制性的地理分布模式。

7.3.3　循环复制相关蛋白编码的单链 DNA 病毒(GRESS)

GRESS 病毒是普遍存在的病毒,包括圆环病毒科(Circoviridae)、双子病毒科(Geminiviridae)和矮化病毒科(Nanoviridae),蝙蝠中仅报道了圆环病毒科。它们都编码启动滚环复制所必需的复制相关蛋白(Rep)。来自感染宿主的粪便中携带有大量多样的 CRESS 病毒,其 DNA 被用于病毒种类分析。

圆环病毒科包括指环病毒(Anellovirus)、圆环病毒(Circovirus)和环状病毒(Cyclovirus)。该 CRESS 病毒家族具有双义的环状单链 DNA,大小约为 2kb,是已知的自主复制病毒基因组中最小的(Li 等,2011)。它们的病毒体具有约 20nm 直径的核衣壳,并且没有包膜。圆环病毒的基因组包含两种特征性主要开放阅读框,它们编码反向排列的复制酶(Rep)和衣壳蛋白(Cap)。这些病毒可感染大部分的脊椎动物。

指环病毒包括细环病毒和细环病毒小型病毒。这些是小的,无包膜的病毒,带有环状负义单链 DNA 基因组,与其他已知动物圆环病毒没有明显的氨基酸同源性。它们可感染人类和多种动物,包括非人灵长类、蝙蝠、猫、狗、猪、海狮和蚊子。这两种病毒都在人体体液中高度流行,并通过唾液飞沫,粪-口或母乳途径传播(Biagini,2004)。健康的巴西无尾蝙蝠(巴西犬吻蝠)感染了一种细环病毒的成员(Cibulski 等,2014),该蝙蝠病毒与人细环病毒的小型病毒 2 具有 32% 的氨基酸同源性。

人类感染圆环病毒是无症状的,但是圆环病毒可能引起其他动物物种的疾病。猪圆环病毒 2 感染猪会导致其生长速度变慢,消瘦和全身性炎性反应(Merck Veterinary Manual,2014)。鸟类感染圆环病毒可能会导致喙羽病、传染性贫血,在某些鸟类中还会导致死亡。在犬中,犬圆环病毒与呕吐和腹泻带血有关(AVMA,2013)。

对巴西无尾蝙蝠(巴西犬吻蝠)呼吸液样本进行的宏基因组学分析发现了一种新型蝙蝠的圆环病毒,即巴西犬吻蝠圆环病毒 1(TbCV-1)。TbCV-1 和来自中国蝙蝠的马铁菊头蝠圆环病毒 1 具有 75.4% 的氨基酸同源性(Lima,2015a)。在大洋洲汤加群岛进行的另一项研究,在太平洋狐蝠(海岛狐蝠)粪便样本中发现了 3 种新的圆环病毒和 14 种新的双粒环状病毒以及 16 种未分类的 CRESS 病毒,其中一种具有多组分基因组(Male 等,2016)。在非洲马拉维的一名病因不明的截瘫患者中,检测出的人类环状病毒与一种在太平洋狐蝠中新发现的环状病毒具有高度相似性,全基因组一致性约为 77%(Male 等,2016)。因此,CRESS 病毒存在于来自多个大洲的蝙蝠中。

利用蝙蝠粪便样本的反向 PCR 分析,对中国蝙蝠的病毒多样性进行了研究。在几种蝙蝠物种中发现了 5 种新型蝙蝠圆环病毒(YN-BtCV-1~YN-BtCV-5)的全长序列。复制相关蛋白(Rep)的序列与先前报道的圆环病毒序列具有 51%~72% 的氨基酸同源性,5 种新型蝙蝠圆环病毒之间有 25%~69% 的氨基酸同源性;而衣壳蛋白(Cap)序列与已知圆环病毒具有 7%~56% 的氨基酸同源性,它们之间则是 5%~36% 的氨基酸同源性(Ge 等,2011)。这 5 种病毒属于环状病毒组(见下文)。发现了圆环病毒或环状病毒 DNA 的蝙蝠种类如下:棕果蝠、菲菊头蝠、大菊头蝠、大蹄蝠、鼠耳蝠属和亚洲长翼蝠。在不同的蝙蝠物种中,圆环病毒样基因组的存在比例为 2.6%~66.7%。值得注意的是,YN-BtCV-2 与巴基斯坦人的环状病毒 PK5034 有关,YN-BtCV-5 与尼日利亚人的环状病毒 NG14 有关。这两种人类环状病毒都是在粪便样本中发现的。

在巴西南部的一个蝙蝠群落的粪便颗粒中检测到了圆环病毒 DNA(Lima 等,

2015b)。据估计,该群落含有大约 500 个鬃蝠和巴西犬吻蝠的蝙蝠样本。蝙蝠粪便样本的全基因组鉴定发现了 4 种新的环状单链 DNA 病毒属于圆环病毒科:两种圆环病毒和两种环状病毒。目前尚不清楚这两种蝙蝠中哪一种携带的这些病毒。

环状病毒与圆环病毒非常相似,但有几种差异,包括基因组较小,Rep 和 Cap 蛋白较小,缺少 3' 基因间区域和更长的 5' 基因间区域。据报道,人类脑脊液中存在环状病毒,并与人类神经系统疾病和呼吸系统疾病有关(Garigliany 等,2014)。在来自东南亚和非洲的猪和人的粪便样本中发现了人类越南–环状病毒(CyCV–VN),证明该病毒属的成员分布广泛,并具有感染其他哺乳动物的能力。

在美国南部得克萨斯州的成年巴西犬吻蝠的胸肌、消化道和粪便的样本对一种圆环病毒样基因 PCR 呈阳性。从肌肉进行的基因组的全长测序将该病毒置于环状病毒进化支中,该病毒暂定名为巴西犬吻蝠环状病毒(CyCV–TB)。它的 Rep 蛋白与其他环状病毒的 Rep 蛋白具有 44%~71% 的相似性,并且与来自尼日利亚人类粪便的 CyCV–NG12 和来自美国加州的蝙蝠鸟粪的 CyCV–GF4 基因组的氨基酸相似性最高(L. Li 等,2010)。与 CyCV–TB 衣壳蛋白的氨基酸相似度要低得多:与人和黑猩猩的环状病毒相似度为 12%~48%,与 CyCV–GF4 相似度为 28%(Li 等,2011)。

7.4　结论

就病毒大小(从很小的多瘤病毒到巨大的痘病毒)和致病性(从无症状、轻度疾病到严重或致命感染)而言,双链和单链 DNA 病毒之间存在很大程度的差异。其中一些群体之间的遗传多样性也具有很大差异,有时甚至在一种病毒物种的内部也是如此。这些病毒中有些是有缺陷的,需要辅助病毒的帮助才能复制。许多 DNA 病毒物种具有高度的宿主特异性,而其他物种则感染更广泛的宿主。

天花痘病毒是天花的最常见原因,天花是一种毁灭性疾病,在其从自然传播中消除之前,已经席卷了人类。天花具有极强的宿主特异性,只感染人类。但是,猴痘病毒对宿主的特异性较低,也能够感染人类并引起类似于天花的疾病。然而,其他动物物种的痘病毒作为外源遗传信息的非致病性载体,在疫苗开发中被证明是极为有用的。这样的痘病毒,包括金丝雀痘病毒,正在被开发作为 HIV 基因的载体。在欧洲、亚洲、非洲或美洲的蝙蝠物种中,极少传出与痘病毒相关的报道。黄毛果蝠痘病毒 1 已被发现在看似健康的非洲蝙蝠种群中。这种蝙蝠病毒与传染性软疣病毒有一些相似之处,而传染性软疣病毒可在有免疫功能的人中引起轻度的皮肤病。美洲的大棕蝠和亚洲长翼蝠中也发现过痘病毒。已发现 Eptesipox 病毒可导致蝙蝠关节坏死化脓性骨髓炎。

　　腺病毒几乎存在于所有的主要脊椎动物中,已知有 52 种会感染人类,其中一些会引起呼吸道疾病和肠胃炎。在世界各大洲的许多看似健康的蝙蝠物种中都发现了腺病毒。虽然在饮食习惯非常不同的蝙蝠中发现了蝙蝠腺病毒,但大多数蝙蝠腺病毒是在食虫蝙蝠中发现的,尤其是在蝙蝠科家族中。在极少数食果性蝙蝠中存在腺病毒,这些蝙蝠均来自亚洲的狐蝠科。在一种食肉蝙蝠物种墨西哥兔唇蝠和拉丁美洲的嗜血普通吸血蝙蝠中,也已经报道了腺病毒。至少有一种腺病毒对欧洲普通伏翼具有高致病性。

　　在蝙蝠物种和不同地理区域的动物中,疱疹病毒具有高度多样性,这表明这些病毒与蝙蝠之间正在发生共同进化。虽然几种食果性或食蜜性的蝙蝠物种(几乎全部来自狐蝠科)都是疱疹病毒的宿主,但绝大多数被疱疹病毒感染的蝙蝠是来自蝙蝠科、菊头蝠科和长翼蝠科。虽然许多疱疹病毒会引起相对较轻的疾病,但有些也会导致蝙蝠和人类患上严重,甚至致命的疾病。在垂死的或已死的欧洲蝙蝠科中都发现了 γ–疱疹病毒。有一些蝙蝠患有肺炎,而其他蝙蝠患有肝脏疾病。尽管疱疹病毒通常是有宿主特异性的,但猕猴的猴疱疹病毒 B(Simian herpesvirus B)会在人类中引起致命的神经系统人畜共患感染。一种欧洲蝙蝠 β–疱疹病毒被发现与人类巨细胞病毒密切相关,人类巨细胞病毒在大约 80% 的人口中发现,并且是导致某些 HIV 阳性个体失明的原因。而免疫能力强的人中很少患病。日本的一种 β–疱疹病毒似乎与来自树鼩和豚鼠的巨细胞病毒密切相关。

　　乳头瘤病毒感染欧洲、亚洲和非洲大陆的蝙蝠相对较少,也没有报道来自美洲的蝙蝠感染。这组病毒往往是高度针对宿主的。感染通常是无症状的,但在某些情况下,与蝙蝠翅膀上的皮肤恶性肿瘤或人类癌症有关。

　　多瘤病毒存在于所有饮食习惯的蝙蝠中。虽然在欧洲、亚洲、非洲和美洲蝙蝠中都出现过,但多瘤病毒寄生的蝙蝠大多来自美洲,一些蝙蝠物种来自非洲或大洋洲,而没有蝙蝠物种来自欧洲或亚洲。多瘤病毒通常不引起急性疾病,而是导致终身的亚临床感染。但是,如果重新激活,几种人类多瘤病毒(梅克尔细胞多瘤病毒以及 JC 和 BK 多瘤病毒)可能会导致严重或致命的人类疾病。蝙蝠多瘤病毒与人类的病毒没有密切关系,但是其中一些病毒与欧洲、亚洲和非洲的非人类灵长类动物病毒聚集在一起,并且两种南美蝙蝠多瘤病毒具有梅克尔细胞多瘤病毒的某些特征。

　　几组单链 DNA 病毒感染蝙蝠或人类,其中许多是有缺陷的病毒,需要感染辅助病毒才能复制。它们主要存在于几种属的食虫蝙蝠中,尤其是蹄蝠科、菊头蝠科、鼠耳蝠属和长翼蝠属的蝙蝠。几乎仅在欧洲、亚洲和非洲的蝙蝠中发现,除了来自北美的苍白洞蝠和来自拉丁美洲的牙买加果蝠和大食果蝠。细小病毒具有很高的突变率，并且易于重组。它们在人类中引起轻度的第五种病。人布法病毒和博卡病毒被发现也可能导致儿童出现严重的呼吸道或胃肠道疾病。一种蝙蝠细小病毒感染被发现与一种人类 PARV-4 蛋白有很小程度的氨基酸同源性，且两种蝙蝠布法病毒与某些人类布法病毒分离株有很小程度的氨基酸同源性。腺相关病毒在蝙蝠中表现出广泛的多样性。一般而言，依赖病毒广泛分布于灵长类动物中，而来自蝙蝠的病毒与猪中发现的病毒关系最为密切。

CRESS 病毒（圆环病毒和环状病毒）是单链 DNA 病毒，主要存在于食虫蝙蝠中。它们也几乎只在欧洲、亚洲和非洲的蝙蝠中发现，除了巴西犬吻蝠和苍白洞蝠。它们会导致人类和蝙蝠的无症状感染（圆环病毒）或呼吸道和神经系统疾病，如同有时环状病毒的情况那样。人类和蝙蝠的某些环状病毒之间存在较低的氨基酸同源性。

综上所述，感染蝙蝠的许多 DNA 病毒倾向于特定物种。尽管其中一些病毒组具有广泛的地理分布，但其他病毒组的范围受到更大的限制。大部分被 DNA 病毒感染的蝙蝠都是食虫性的，其中许多来自蝙蝠科。虽然上述许多病毒最多导致轻度疾病，但其他一些病毒会导致蝙蝠、人类和其他脊椎动物的严重或致命感染。

参考文献

AVMA. 2013. Circovirus in dogs FAQ. https://www.avma.org/KB/Resources/Pages/Circovirus-in-Dogs-Frequently-Asked-Questions.aspx. Accessed May 16, 2016.

Baker KS, Leggett RM, Bexfield NH, Alston M, Daly G, Todd S, Tachedjian M, Holmes CEG, Crameri S, Wang L-F, Heeney JL, Suu-Ire R, Kellam P, Cunningham AA, Wood JLN, Caccamo M, Murcia PR. 2013. Metagenomic study of the viruses of African straw-coloured fruit bats: detection of a chiropteran poxvirus and isolation of a novel adenovirus. *Virology.* 441:95–106.

Baker KS, Murcia PR. 2014. Poxviruses in bats … so what? *Viruses.* 6:1564–1577.

Biagini P. 2004. Human circoviruses. *Veterinary Microbiology.* 98(2):95–101.

Canuti M, Eis-Huebinger AM, Deijs M, de Vries M, Drexler JF, Oppong SK, Müller MA, Klose SM, Wellinghausen N, Cottontail VM, Kalko EKV, Drosten C, van der Hoek L. 2011. Two novel parvoviruses in frugivorous New and Old World bats. *PLoS ONE.* 6(12):e29140.

CDC. 2016. Parvovirus B19 and Fifth Disease. https://www.cdc.gov/parvovirusb19/fifth-disease.html. Accessed January 27, 2017.

Chen, LH, Wu ZQ, Hu YF, Yang F, Yang J, Jin Q. 2012. Genetic diversity of adenoviruses in bats of China. *Bing Du Xue Bao.* 28:403–408.

Cibulski SP, Teixeira TF, de Sales Lima FE, do Santos HF, Franco AC, Roehe PM. 2014. A novel Anelloviridae species detected in *Tadarida brasiliensis* bats: first sequence of a chiropteran Anellovirus. *Genome Announcements.* 2(5):e01028-14.

Conrardy C, Tao Y, Kuzmin IV, Niezgoda M, Agwanda B, Breiman RF, Anderson LJ, Rupprecht CE, Tong S. 2014. Molecular detection of adenoviruses, rhabdoviruses, and paramyxoviruses in bats from Kenya. *American Journal of Tropical Medicine and Hygiene.* 91(2):258–266.

de Sales Lima FE, Cibulski SP, Witt AA, Franco AC, Roehe PM. 2015. Genomic characterization of two novel polyomaviruses in Brazilian insectivorous bats. *Archives of Virology.* 160(7):1831–1836.

Emerson GL, Nordhausen R, Garner MM, Huckabee JR, Johnson S, Wohrle RD, Davidson WB, Wilkins K, Li Y, Doty JB, Gallardo-Romero NF, Metcalfe MG, Karem KL, Damon IK, Carroll DS. 2013. Novel poxvirus in big brown bats, Northwestern United States. *Emerging Infectious Diseases.* 19(6):1002–1004.

Fagrouch Z, Sarwari R, Lavergne A, Delaval M, de Thoisy B, Lacoste V, Verschoor EJ. 2012. Novel polyomaviruses in South American bats and their relationship to other members of the family *Polyomaviridae. Journal of General Virology.* 93:2652–2657.

García-Pérez R, Gottschling M, Wibbelt G, Bravo IG. 2013. Multiple evolutionary origins of bat papillomaviruses. *Veterinary Microbiology.* 165(1–2):51–60.

García-Pérez R, Ibáñez C, Godínez JM, Aréchiga N, Garin I, Pérez-Suaárez G, de Paz O, Juste J, Echevarrı JE, Bravo IG. 2014. Novel papillomaviruses in free-ranging Iberian bats: no virus–host co-evolution, no strict host specificity, and hints for recombination. *Genome of Biological Evolution.* 6(1):94–104.

Garigliany MM, Hagen RM, Frickmann H, May J, Schwarz NG, Perse A, Jöst H, Börstler J, Shahhosseini N, Desmecht D, Mbunkah HA, Daniel AM, Kingsley MT, Campos Rde M, de Paula VS, Randriamampionona N, Poppert S, Tannich E, Rakotozandrindrainy R, Cadar D, Schmidt-Chanasit J. 2014. Cyclovirus CyCV-VN species distribution is not limited to Vietnam and extends to Africa. *Scientific Reports.* 4:7552.

Ge X, Li J, Peng C, Wu L, Yang X, Wu Y, Zhang Y, Shi Z. 2011. Genetic diversity of novel circular ssDNA viruses in bats in China. *Journal of General Virology.* 92:2646–2653.

Jánoska M, Vidovszky M, Molnár V, Liptovszky M, Harrach B, Benkö M. 2011. Novel adenoviruses and herpesviruses detected in bats. *The Veterinary Journal.* 189:118–121.

Kemenesi G, Dallos B, Görföl T, Estók P, Boldogh S, Kurucz K, Oldal M, Marton S, Bányai K, Jakab F. 2015. Genetic diversity and recombination within bufaviruses: Detection of a novel strain in Hungarian bats. *Infection and Genetic Evolution.* 33:288–292.

Kobayashi S, Sasaki M, Nakao R, Setiyono A, Handharyani E, Orba Y, Rahmadani I, Taha S, Adiani S, Subangkit M, Nakamura I, Kimura T, Sawa H. 2015. Detection of novel polyomaviruses in fruit bats in Indonesia. *Archives of Virology.* 160:1075–1082.

Li L, Shan T, Soji OB, Alam MM, Kunz TH, Zaidi SZ, Delwart E. 2011. Possible cross-species transmission of circoviruses and cycloviruses among farm animals. *Journal of General Virology.* 92:768–772.

Li L, Victoria JG, Wang C, Jones M, Fellers GM, Kunz TH, Delwart E. 2010. Bat guano virome: predominance of dietary viruses from insects and plants plus novel mammalian viruses. *Journal of Virology.* 84:6955–6965.

Li Y, Ge X, Hon CC, Zhang H, Zhou P, Zhang Y, Wu Y, Wang LF, Shi Z. 2010a. Prevalence and genetic diversity of adeno-associated viruses in bats from China. *Journal of General Virology.* 91(Pt 10):2601–2609.

Li Y, Ge X, Zhang H, Zhou P, Zhu Y, Zhang Y, Yuan J, Wang L-F, Shi Z. 2010b. Host range, prevalence, and genetic diversity of adenoviruses in bats. *Journal of Virology.* 84(8):3889–3897.

Lima FE, Cibulski SP, Elesbao F, Carnieli Junior P, Batista HB, Roehe PM, Franco AC. 2013. First detection of adenovirus in the vampire bat (*Desmodus rotundus*) in Brazil. *Virus Genes.* 47(2):378–381.

Lima FEdS, Cibulski SP, Dall Bello AG, Mayer FQ, Witt AA, Roehe PM, d'Azevedo PA. 2015a. A novel chiropteran circovirus genome recovered from a Brazilian insectivorous bat species. *Genome Announcements.* 3(6):01393–15.

Lima FEdS, Cibulski SP, dos Santos HF, Teixeira TF, Varela APM, Roehe PM, Delwart E, Franco AC. 2015b. Genomic characterization of novel circular ssDNA viruses from insectivorous bats in Southern Brazil. *PLoS ONE*. 10(2):e0118070.

Maeda K, Hondo E, Terakawa J, Kiso Y, Nakaichi N, Endoh D, Sakai K, Morikawa S, Mizutani T. 2008. Isolation of novel adenovirus from fruit bat (*Pteropus dasymallus yayeyamae*). *Emerging Infectious Diseases*. 14(2):347–349.

Male MF, Kraberger S, Stainton D, Kami V, Varsani A. 2016. Cycloviruses, gemycircularviruses and other novel replication-associated protein encoding circular viruses in Pacific flying fox (*Pteropus tonganus*) faeces. *Infection, Genetics and Evolution*. 39:279–292.

Merck Veterinary Manual. 2014. Overview of porcine circovirus diseases. http://www.merckvetmanual.com/mvm/generalized_conditions/porcine_circovirus_diseases/overview_of_porcine_circovirus_diseases.html. Accessed May 16, 2016.

Misra V, Dumonceaux T, Dubois J, Willis C, Nadin-Davis S, Severini A, Wandeler A, Lindsay R, Artsob H. 2009. Detection of polyoma and corona viruses in bats of Canada. *Journal of General Virology*. 90:2015–2022.

Molnár V, Jánoska M, Harrach B, Glávits R, Pálmai N, Rigó D, Sós E, Liptovszky M. 2008. Detection of a novel bat gammaherpesvirus in Hungary. *Acta Veterinaria Hungarica*. 56(4):529–538.

Raut CG, Yadav PD, Towner JS, Amman BR, Erickson BR, Cannon DL, Sivaram A, Basu A, Nichol ST, Mishra AC, Mourya DT. 2012. Isolation of novel adenovirus from *Rousettus leschenaultii* bats from India. *Intervirology*. 55(6):488–490.

Razafindratsimandresy R, Jeanmaire EM, Counor D, Vasconcelos PF, Sall AA, Reynes J-M. 2009. Partial molecular characterization of alpha herpesviruses isolated from tropical bats. *Journal of General Virology*. 90:44–47.

Rector A, Mostmans S, Van Doorslaer K, McKnight CA, Maes RK, Wise AG, Kiupel M, Van Ranst M. 2006. Genetic characterization of the first chiropteran papillomavirus, isolated from a basosquamous carcinoma in an Egyptian fruit bat: the Rousettus aegyptiacus papillomavirus type 1. *Veterinary Microbiology*. 117:267–275.

Sano K, Okazaki S, Taniguchi S, Masangkay JS, Puentespina R Jr, Eres E, Cosico E, Quibod N, Kondo T, Shimoda H, Hatta Y, Mitomo S, Oba M, Katayama Y, Sassa Y, Furuya T, Nagai M, Une Y, Maeda K, Kyuwa S, Yoshikawa Y, Akashi H, Omatsu T, Mizutani T. 2015. Detection of a novel herpesvirus from bats in the Philippines. *Virus Genes*. 51(1):136–139.

Song J-r, Jin Y, Xie Z-p, Gao H-c, Xiao N-g, Chen W-x, Xu Z-q, Yan K-l, Zhao Y, Hou Y-d, Duan Z-j. 2010. Novel human bocavirus in children with acute respiratory tract infection. *Emerging Infectious Diseases*. 16(2):324–327.

Sonntag M, Mühldorfer K, Speck S, Wibbelt G, Kurth A. 2009. New adenovirus in bats, Germany. *Emerging Infectious Diseases*. 15(12):2052–2055.

Tao Y, Shi M, Conrardy C, Kuzmin IV, Recuenco S, Agwanda B, Alvarez DA, Ellison JA, Gilbert AT, Moran D, Niezgoda M, Lindblade KA, Holmes EC, Breiman RF, Rupprecht CE, Tong S. 2013. Discovery of diverse polyomaviruses in bats and the evolutionary history of the Polyomaviridae. *Journal of General Virology*. 94(Pt 4):738–748.

Tse H, Tsang AK, Tsoi HW, Leung AS, Ho CC, Lau SK, Woo PC, Yuen KY. 2012. Identification of a novel bat papillomavirus by metagenomics. *PLoS ONE*. 7(8):e43986.

Vidovszky MZ, Kohl C, Boldogh S, Görföl T, Wibbelt G, Kurth A, Harrach. B. 2015. Random sampling of the Central European bat fauna reveals the existence of numerous hitherto unknown adenoviruses. *Acta Veterinaria Hungarica*. 63(4):508–525.

Watanabe S, Maeda K, Suzuki K, Ueda N, Iha K, Taniguchi S, Shimoda H, Kato H, Yoshikawa Y, Morikawa S, Kurane I, Akashi H, Mizutani T. 2010. Novel betaherpesvirus in bats. *Emerging Infectious Diseases*. 16(6):986–988.

Watanabe S, Ueda N, Iha K, Masangkay JS, Fujii H, Alviola P, Mizutani T, Maeda K, Yamane D, Walid A, Kato K, Kyuwa S, Tohya Y, Yoshikawa Y, Akashi H. 2009. Detection of a new bat gammaherpesvirus in the Philippines. *Virus Genes*. 39(1):90–93.

Wibbelt G, Kurth A, Yasmum N, Bannert M, Nagel S, Nitsche A, Ehlers B. 2007. Discovery of herpesviruses in bats. *Journal of General Virology*. 88(Pt 10):2651–2655.

Wu Z, Ren X, Yang L, Hu Y, Yang J, He G, Zhang J, Dong J, Sun L, Du J, Liu L, Xue Y, Wang J, Yang F, Zhang S, Jin Q. 2012. Virome analysis for identification of novel mammalian viruses in bat species from Chinese provinces. *Journal of Virology*. 86(20):10999–11012.

Zhang H, Todd S, Tachedjian M, Barr JA, Luo M, Yu M, Marsh GA, Crameri G, Wang LF. 2012. A novel bat herpesvirus encodes homologues of major histocompatibility complex classes I and II, C-type lectin, and a unique family of immune-related genes. *Journal of Virology*. 86(15):8014–8030.

Zheng XY, Qiu M, Chen HF, Chen SW, Xiao JP, Jiang LN, Huo ST, Shi TL, Ma LZ, Liu S, Zhou JH, Zhang QH, Li X, Chen Z, Wu Y, Li JM, Guan WJ, Xiong YQ, Ma SJ, Zhong XS, Ge J, Cen SW, Chen Q. 2016. Molecular detection and phylogenetic characterization of bat and human adenoviruses in Southern China. *Vector Borne Zoonotic Diseases*. 16(6):423–427.

Zheng XY, Qiu M, Chen SW, Xiao JP, Ma LZ, Liu S, Zhou JH, Zhang Q-H, Li X, Chen Z, Wu Y, Chen HF, Jiang LN, Xiong YQ, Ma SJ, Zhong XS, Huo ST, Ge J, Cen SW, Chen Q. 2015. High prevalence and diversity of viruses of the subfamily Gammaherpesvirinae, family Herpesviridae, in fecal specimens from bats of different species in southern China. *Archives of Virology*. 161:135–140.

第 **8** 章

反转录蝙蝠病毒与大规模的蝙蝠病毒组研究

8.1 巴尔的摩第Ⅵ组反转录病毒

8.1.1 外源性和内源性反转录病毒及其生命周期

8.1.1.1 外源性反转录病毒(Exogenous retroviruses,ERV)

与蝙蝠相关的反转录病毒(RV)列表,请参见表8.1。反转录病毒(反转录病毒科)是一种阳性、包膜的单链RNA病毒,其基因组两侧有两个特征性的长末端重复序列,其中的残余序列可用于检测古老的、有缺陷的内源性反转录病毒(如下所述)。反转录病毒的一个显著特征是存在反转录酶,一种依赖于RNA的DNA聚合酶,可在病毒生命周期的某个时刻将病毒RNA反转录为双链DNA。然后通过病毒整合酶将病毒双链DNA病毒插入宿主染色体。反转录病毒的整合可能会通过基因组重排或改变宿主基因表达的调控而影响宿主进化(Cui 等,2012a)。整合到宿主DNA中的病毒称为原病毒,在宿主中的染色体中保持潜伏状态,直至重新激活进行转录和转换。然后,新合成的病毒RNA和蛋白质在细胞质膜上组装,形成功能性、感染性的病毒粒子。病毒体是裂解性的,并在病毒生命周期的持续过程中进入新的宿主细胞之前,从被感染细胞的表面大量萌芽。原病毒在被重新激活前,可能会保留在宿主染色体中很多年。以这种方式产生感染性病毒的那些反转录病毒被称为外源性反转录病毒,并且包括几种反转录病毒类别。

表 8.1　巴尔的摩第Ⅵ组和第Ⅶ组蝙蝠病毒以及蝙蝠病毒研究结果

蝙蝠科	蝙蝠俗称	蝙蝠种	病毒
叶口蝠科	壮观短尾叶口蝠	昭短尾叶鼻蝠	内源性 β-反转录病毒
叶口蝠科	吸血蝠	吸血蝠	吸血蝠内源性 β-反转录病毒
蝙蝠科	棕蝠	棕蝠	疱疹病毒
蝙蝠科	棕蝠	棕蝠	棕蝠 γ-反转录病毒
菊头蝠科	阿巴蹄蝠	宽袍蹄蝠	疱疹病毒
菊头蝠科	赤色蹄蝠	南非蹄蝠	嗜肝 DNA 病毒
蝙蝠科	山油蝠	萨氏伏翼	小双节 RNA 病毒
假吸血蝠科	大巨耳蝠	印度假吸血蝠	印度假吸血蝠反转录酶病毒 MlRV
长翼蝠亚科	日本长指蝠	亚洲长翼蝠	蝙蝠肝炎病毒
长翼蝠亚科	日本长指蝠	亚洲长翼蝠	博卡病毒
蝙蝠科	彼氏鼠耳蝠	长耳鼠耳蝠	肝炎病毒
蝙蝠科	道氏鼠耳蝠	水鼠耳蝠	肝炎病毒
蝙蝠科	大卫鼠耳蝠	大卫鼠耳蝠	内源性 γ-反转录病毒
蝙蝠科	棕色鼠耳蝠	莹鼠耳蝠	内源性 β-反转录病毒
蝙蝠科	棕色鼠耳蝠	莹鼠耳蝠	内源性 γ-反转录病毒
蝙蝠科	大鼠耳蝠	大鼠耳蝠	博卡病毒
蝙蝠科	多须鼠耳蝠	须鼠耳蝠	Ahun 内罗病毒
蝙蝠科	多须鼠耳蝠	须鼠耳蝠	小双节 RNA 病毒
蝙蝠科	多须鼠耳蝠	须鼠耳蝠	轮状病毒
蝙蝠科	红灰鼠耳蝠	鼠耳蝠 natteri	博尔纳病毒
蝙蝠科	大足鼠耳蝠	大足鼠耳蝠	γ 疱疹病毒 MrGHV-1
蝙蝠科	大足鼠耳蝠	大足鼠耳蝠	γ 疱疹病毒 MrGHV-2
蝙蝠科	大足鼠耳蝠	大足鼠耳蝠	γ-反转录病毒
蝙蝠科	大足鼠耳蝠	大足鼠耳蝠	乳头瘤病毒
短尾蝠科	短尾蝠	短尾蝠	杯状病毒
短尾蝠科	短尾蝠	短尾蝠	疱疹病毒
蝙蝠科	油蝠	伏翼	博尔纳病毒
蝙蝠科	油蝠	伏翼	Ahun 内罗病毒
蝙蝠科	油蝠	伏翼	小双节 RNA 病毒
蝙蝠科	油蝠	伏翼	小双节 RNA 病毒
狐蝠科	黑妖狐蝠	中央狐蝠	内源性 β-反转录病毒
狐蝠科	黑妖狐蝠	中央狐蝠	γ-反转录病毒
狐蝠科	马来亚狐蝠	马来大狐蝠	内源性 β-反转录病毒

（待续）

表 8.1(续)

蝙蝠科	蝙蝠俗称	蝙蝠种	病毒
狐蝠科	马来亚狐蝠	马来大狐蝠	内源性 γ-反转录病毒
菊头蝠科	中型菊头蝠	中型菊头蝠	γ-反转录病毒
菊头蝠科	中型菊头蝠	中型菊头蝠	中型菊头蝠泡沫病毒 1
菊头蝠科	中型菊头蝠	中型菊头蝠	中型菊头蝠泡沫病毒 1
菊头蝠科	鱼狗菊头蝠	鱼狗菊头蝠	肝炎病毒
菊头蝠科	大菊头蝠	马铁菊头蝠	腺相关病毒
菊头蝠科	大菊头蝠	马铁菊头蝠	β-疱疹病毒 RfBHV-1
菊头蝠科	大菊头蝠	马铁菊头蝠	圆环病毒 RfCV-1
菊头蝠科	大菊头蝠	马铁菊头蝠	内源性 β-反转录病毒
菊头蝠科	大菊头蝠	马铁菊头蝠	内源性 γ-反转录病毒
菊头蝠科	大菊头蝠	马铁菊头蝠	马铁菊头蝠反转录病毒
菊头蝠科	小菊头蝠	小菊头蝠	轮状病毒
菊头蝠科	东方菊头蝠	南方菊头蝠	内源性 β-反转录病毒
菊头蝠科	东方菊头蝠	南方菊头蝠	γ-反转录病毒
菊头蝠科	皮氏菊头蝠	皮氏菊头蝠	γ-反转录病毒
菊头蝠科	小巧菊头蝠	菲菊头蝠	γ-反转录病毒
狐蝠科	棕果蝠	棕果蝠	棕果蝠反转录病毒 RlRV
蝙蝠科	粗壮棒头蝠	褐扁颅蝠	β-疱疹病毒 TrBHV-1
叶口蝠科	尾皮蝠	筑帐蝠	圆叶蝙蝠肝炎病毒 B
叶口蝠科	纹面蝠	大纹面蝠	疱疹病毒

　　人类免疫缺陷病毒 1 和 2(HIV-1 和 HIV-2)是艾滋病的病原体,是人类高致病性外源 RNA 反转录病毒,已经使数百万人丧生。猿猴免疫缺陷病毒与非人类灵长类反转录病毒非常相似。致病性人类 T 细胞白血病病毒及人类和非人类灵长类动物的非致病性泡沫病毒是其他外源性反转录病毒。虽然泡沫病毒在组织培养中通常具有高度的细胞致病性,会导致合胞体的快速形成和泡沫状的细胞空泡的形成,但尚未证明它们对宿主物种具有致病性(Linial,1999)。

8.1.1.2　内源性反转录病毒

　　大多数反转录病毒作为内源反转录病毒(Endogenous retroviruses,ERV),成为宿主基因组不可分割的一部分。它们可以表达,也可以沉默,并具有完整或部分的基因组。后者是有缺陷的病毒,无法再重新激活为功能性外病毒。大量内源性反转录病毒成分被发现位于大多数生物体的染色体上,包括蝙蝠和人类。ERV 能够转座,导致该特定 ERV 的多个拷贝以顺式或反式的方式整合到宿主染色体中。当生殖细胞被感染时,内源性反转录病毒可能会发生垂直传播。由此产生的前病毒基因以孟德尔方式起作用。由于可以确定大概的整合日期,因此 ERV 可以作为"基因组化石",从而一窥进化的进程。有趣的是,已发现一些 ERV 已整合到宿主的染色体中,目前还没有外源性反转录病毒的报道(Hayward 等,2013)。

在数百万年的过程中,累积的突变和终止密码子的产生会降解这些病毒的基因,几乎使所有 ERV 都具有缺陷,无法重新激活或充当外源性反转录病毒。内源性反转录病毒基因很少会进行阳性选择,大概是由于基因产物以某种方式使宿主物种受益。此外,ERV 在极少数情况下可能会被重新激活。此类事件与人类和动物的癌症或其他疾病有关。导致这些极为罕见事件发生的环境尚不明确,因此对反转录病毒及其激活因子和物种间转移因素的研究非常重要。

8.1.2 病毒多蛋白

反转录病毒基因组包含几个特征性的多顺反子基因,这些基因编码的多蛋白必须被病毒蛋白酶切割才能产生功能性单个蛋白质。这些多蛋白包括 Gag 蛋白,Gag 的产物合成病毒体内部蛋白。Pol 蛋白,其产物是病毒蛋白酶、反转录酶和整合酶;Env 蛋白,其产物起病毒包膜蛋白的作用。Env 蛋白靶向并结合适当的宿主细胞受体,与细胞质膜融合,并允许病毒进入宿主细胞。Pol 和 Env 多蛋白的蛋白质产物是候选疫苗的目标。不幸的是,包括 HIV 在内的一些外源性反转录病毒,由于反转录酶的粗糙易错和基因校对机制的缺乏,使突变率极高。这些反转录病毒的高突变率及其形成失活的前病毒的能力,可以规避高度特异性的适应性免疫反应,并增强病毒对抗病毒药物和潜在疫苗的抵抗力。

8.1.3 反转录病毒属

反转录病毒分为 7 个属:α-反转录病毒、β-反转录病毒、γ-反转录病毒、δ-反转录病毒、ε-反转录病毒属、慢病毒和泡沫病毒。简单的反转录病毒编码结构多蛋白 Gag 和 Env,以及功能性多蛋白 Pol。复杂反转录病毒的基因组包含编码重要辅助和调节蛋白的其他基因,这些辅助蛋白和调节蛋白有助于转录或充当毒力因子(Hayward 等,2013)。有趣的是,其中一些反转录病毒基因的编码序列重叠并使用不同的阅读框进行转录。

β-反转录病毒包括 Ⅱ 类反转录病毒,而 γ-反转录病毒被置于 Ⅰ 类。高致病性、免疫抑制性的 HIV-1 和 HIV-2 是慢病毒属的成员。而泡沫病毒包含Ⅲ类ERV("泡沫病毒属"),这些病毒已将其 DNA 整合到宿主染色体中。它们是反转录病毒中最丰富的一类,包含大量的宿主 DNA。通常,它们的基因被降解为无活性形式的程度比在其他类别的反转录病毒中所见的程度要大得多(Zhou 等,2013)。

8.1.4　蝙蝠和其他哺乳动物的内源性 γ-反转录病毒

在一项针对北美莹鼠耳蝠的研究中,几乎有 5%的基因组是由内源性反转录病毒衍生的序列组成,这一比例与包括人类在内的其他以欧亚大陆哺乳动物相一致,其中这些序列约占基因组的 8%。该研究发现了 362 种可能完整的原病毒,几乎所有这些原病毒都可以置于 86 个亚科中(Zhou 等,2013)。到目前为止,大多数完整的原病毒在最近的 2500 万年中已整合到莹鼠耳蝠基因组中,其中 64%的病毒已在最近的 1000 万年中整合。最近整合的原病毒代表所有 3 个主要内源性反转录病毒类的成员(Zhou 等,2013)。一个Ⅰ类内源性反转录病毒亚家族的拷贝和一个功能明显的Ⅱ类家族成员的拷贝表明,这些病毒可能具有复制能力,并会产生传染性病毒颗粒。内源性的 γ-反转录病毒序列也在蝙蝠科的大卫鼠耳蝠、布氏鼠耳蝠和大棕蝠中被检测到(Zhou 等,2013;Zhou 和 Feschotte,2015)。

在食果性的棕果蝠(棕果蝠反转录病毒,RlRV)和食虫性的印度大巨耳蝠(假吸血蝙蝠反转录病毒,MlRV)中检测到内源性 γ-反转录病毒的 RNA(Cui 等,2012a)。由于两种反转录病毒在 *pol* 基因中均含有大量的缺失,因此它们必定是有缺陷的反转录病毒。系统发育分析表明,棕果蝠反转录病毒与猪内源性反转录病毒的关系最为密切(核苷酸相似性为 70%),而印度假吸血蝠反转录病毒与啮齿类动物内源性反转录病毒(核苷酸相似性为 72%)、考拉反转录病毒和长臂猿白血病病毒最相似。莹鼠耳蝠和马来大狐蝠的基因组包含与上述两种蝙蝠反转录病毒有关的有缺陷的内源性反转录病毒形式的多份副本(分别为 *n*=57 和 *n*=50)。莹鼠耳蝠携带 A、B 和 C 组内源性 γ-反转录病毒,而 C 组反转录病毒存在于马来大狐蝠的基因组中。

对来自 69 个哺乳动物基因组中约 8000 个Ⅰ组和Ⅱ组 ERV 的高质量 Pol 序列的分析发现,蝙蝠和啮齿类动物体内的反转录病毒结合在一起,产生了这两类病毒主要系统的发育多样性(Cui 等,2015)。与啮齿类动物相比,Ⅰ组和Ⅱ组内源性反转录病毒的拷贝数分别低 2 倍和 14 倍,但系统发育多样性相近或更高。这项研究支持以下观点:啮齿类动物更可能是哺乳动物反转录病毒的始发者,而蝙蝠则更有能力接收来自其他哺乳动物宿主的反转录病毒。源自蝙蝠大脑的新型蝙蝠

γ-反转录病毒马铁菊头蝠反转录病毒可能起源于树鼩,因为 Pol 和 Gag 系统发育树将该病毒置于所有其他现存的哺乳动物 γ-反转录病毒基础上(Cui 等,2012b,2015)。在以下蝙蝠物种中也检测到 γ-反转录病毒序列:菲菊头蝠、皮氏菊头蝠、南方菊头蝠、中型菊头蝠、大足鼠耳蝠和中央狐蝠(Cui 等,2012b)。

在寻找内源性反转录病毒的跨物种传播中,将莹鼠耳蝠的完整基因组与其他哺乳动物已知的 γ-反转录病毒的基因组进行比较。虽然传播最常发生在密切相关的物种之间,但这项研究发现,最重要的 γ-反转录病毒感染跨越哺乳动物的种群,分别是家猫(>80%核苷酸)、东北虎和中国穿山甲("食蚁兽")(Zhou 和 Feschotte,2015)。这些动物分别代表翼手目,食肉目和鳞甲目。有趣的是,在其他 4 个蝙蝠科或其他 5 个食肉动物科的任何成员中均未见到莹鼠耳蝠反转录病毒的近亲,这表明该病毒是由各种寄主物种水平地、独立地获得的,可能是猫和穿山甲捕食蝙蝠所致。特定内源性反转录病毒拷贝数的扩增可通过逆转座或再感染进行扩增。后者的典型表现是缺乏功能性 Env 蛋白的扩增速度比内源性反转录病毒的扩增速度快。莹鼠耳蝠相关反转录病毒的拷贝数如下:对于全长内源性反转录病毒(包含两个长末端重复序列),老虎 88 个,猫 3 个,大卫鼠耳蝠 48 个,布氏鼠耳蝠 51 个,莹鼠耳蝠 204 个,穿山甲 2 个。仅包含单个长末端重复序列的拷贝数更高:744(虎),67(猫),1042(大卫鼠耳蝠),948(布氏鼠耳蝠),1638(莹鼠耳蝠)和27(穿山甲)(Zhou 和 Feschotte,2015)。有趣的是,在这种 γ-反转录病毒进入猫和蝙蝠后,拷贝数的增加似乎主要涉及猫的逆转座子,而逆转座和再感染似乎都在蝙蝠中发生,其中反转录病毒可分为 3 个亚科(Zhou 和 Feschotte,2015)。

8.1.5　蝙蝠和其他哺乳动物的 β-反转录病毒

β-反转录病毒属由导致动物癌症或免疫缺陷的外源性和内源性反转录病毒的 B 型和 D 型组以及内源性反转录病毒的人内源性反转录病毒 K(HERV-K)型组成。除自身免疫性疾病外,后一组与人类的乳腺癌、卵巢癌和前列腺癌均相关(Hayward 等,2013)。一项对澳大利亚巨型和微型手足类动物的基因组和转录组进行内源性 β-反转录病毒的研究发现了 8 个不同的亚群,其中一个是从 C 型 γ-反转录病毒属成员中获得的 env 基因。β-反转录病毒的 mRNA 在中央狐蝠、南方菊头蝠和马铁菊头蝠的转录组中被发现,包括前者的全长基因组转录本。由于此转录本中的所有基因均含有会使所得蛋白质失去功能的突变,因此它可能是缺陷性反转录病毒(Hayward 等,2013)。马来大狐蝠和莹鼠耳蝠包含各种各样的全长转录本。还发现一组功能未知的新型开放阅读框(ORF)。这些蝙蝠病毒似乎已经存在于蝙蝠基因组中超过 3000 万年。由于系统发育分析将蝙蝠病毒与不同哺乳动物谱系的现存 β-反转录病毒聚集在一起,因此与 γ-反转录病毒不同,它们的分布似乎不受宿主物种屏障的高度限制(Hayward 等,2013)。

来自墨西哥的普通吸血蝙蝠携带有一种 D 型内源性 β-反转录病毒,吸血蝙蝠内源性 β-反转录病毒(Escalera-Zamudio 等,2015)。这种蝙蝠反转录病毒是低拷贝数的原病毒。尽管其 *pol* 和 *env* 反转录病毒核心元件包含几个终止密码子,但 *gag* 和蛋白酶基因开放阅读框却没有,因此可能编码功能性蛋白质。反转录病毒包含与昭短尾叶鼻蝠(一种食果的叶口蝠)基因组中发现的相关的序列,与CpERV_5_AC138156 β-反转录病毒相对应,与后者具有 75% 的总基因组相似性。它也与普通棕色大鼠(褐鼠)基因组中的 β-反转录病毒以及来自一只美洲的松鼠猴的 β-反转录病毒具有同源性,尽管它们含有 C 型反转录病毒 *env*(Escalera-Zamudio 等,2015)。有趣的是,在另一只吸血蝙蝠中的吸血蝠未发现其内源性 β-反转录病毒的序列,这表明病毒的感染是在这些相似的蝙蝠物种分化之后发生的。系统进化分析表明,对于 Gag 和 Pol 树而言,吸血蝠内源性 β-反转录病毒与松鼠猴的病毒簇集在一起,形成与啮齿类动物反转录病毒 β5 组的姐妹进化支。使用 *env* 基因观察到了不同的系统发育模式。这些病毒形成离散的簇,澳大利亚普通刷尾负鼠 β-反转录病毒在基端与 γ-反转录病毒不同。其余的 β5 啮齿类动物和大蝙蝠亚目内源性反转录病毒与长臂猿白血病 γ-反转录病毒不同,表明 *env* 基因发生了重组事件(Escalera-Zamudio 等,2015)。对于松鼠猴/吸血蝠/昭短尾叶鼻蝠反转录病毒谱系的最新共同祖先预测表明,最古老的原病毒是来自吸血蝠,而松鼠猴基因组的完整性表明其原病毒较活跃且可传播。该反转录病毒组的外源性成员可能仍存在于拉丁美洲,并且可能已经传播给其他宿主物种(Escalera-Zamudio 等,2015)。

8.2　蝙蝠染色体中古老的内源性病毒基因组元素的证据

Belyi 等(2010)寻找证据,证明存在嵌入 48 种脊椎动物(包括莹鼠耳蝠)基因组中的非反转录病毒单链 RNA 病毒的古老元素。发现将近 80 种这样的整合,几乎一半的受试脊椎动物的物种在其基因组中都具有整合元件。有趣的是,几乎所有整合元件的序列都与 ssRNA(−)病毒的两个病毒家族相关,即博尔纳病毒和丝状病毒(Belyi 等,2010)。更有趣的是,博尔纳病毒在细胞核中复制,而丝状病毒在宿主细胞的细胞质中复制。相比之下,在这些脊椎动物的基因组中没有发现流感病毒的内源性序列,尽管它也经历了核复制。

应当指出的是,这项研究中所有已报道的内源性元素与目前提议的对应物中的病毒蛋白只有 30%~50% 的同源性。这可能反映长期以来在 RNA 病毒中发现的高突变率的影响,或者可能表明内源性序列源自其他紧密相关的已灭绝病毒。

8.2.1　蝙蝠染色体中的内源性博尔纳病毒基因组元件

博尔纳病毒是嗜神经性病毒,可产生 6 种蛋白质:核蛋白(N)、磷蛋白(P)、基质蛋白(M)、糖蛋白(G)、RNA 依赖性 RNA 聚合酶(L)和辅助蛋白(X)。它们是博尔纳病的病原体,博尔纳病是马、羊和鸟致命的神经系统疾病。博尔纳病毒的起源片段已经被发现整合到几个哺乳动物物种的基因组中,包括灵长类动物,表明外源性博尔纳病毒的古老起源(Cui 和 Wang,2015)。

在某些蝙蝠、人类和鸟类的基因组中已报道了博尔纳病毒成分的内源化。整合的博尔纳病毒片段包括 EBLL(内源性博尔纳样–L 片段)。EBLL 和内源性博尔纳样–N 元素(EBLN)的片段被嵌入到棕色鼠耳蝠(莹鼠耳蝠)、红灰鼠耳蝠(纳氏鼠耳蝠)、大卫鼠耳蝠、北美大棕蝠(大棕蝠)和油蝠(伏翼)(Calisher 等,2006;Belyi 等,2010;Horie 等,2010;Taylor 等,2011;Dacheux 等,2014)。最近对 10 个蝙蝠基因组的搜索发现进一步的证据,证明内源性博尔纳病毒成分与蝙蝠,特别是蝙蝠科之间存在进化关系(Cui 和 Wang,2015)。在以下蝙蝠基因组中发现了几种病毒元件类型(EBLL、EBLN、EBLG 和 EBLM):马铁菊头蝠、印度假吸血蝠、黄毛果蝠、布氏鼠耳蝠和帕氏髯蝠中的 EBLN 元件;帕氏髯蝠和布氏鼠耳蝠中的 EBLL;帕氏髯蝠中的 EBLM 和大棕蝠中的 EBLG。出人意料的是,大棕蝠的基因组具有几乎完整的 L 蛋白序列,缺少终止密码子(Cui 和 Wang,2015)。翼手目大翼手亚目携带低($n \leqslant 2$)或无 EBLL 拷贝和 1~2 份 EBLN,而翼手目小翼手亚目携带较高的 EBLL 拷贝数(6~17 份)。后者的蝙蝠亚目也似乎遭受 EBLL 博尔纳病毒的频繁入侵,或者 EBLN 或小规模的节段复制病毒整合位点的频繁入侵(Cui 和 Wang,2015)。LINE–1(长散布的核片段–1)在 EBLL 整合中起作用。大翼手亚目动物比小翼手亚目动物具有较低的 LINE–1 活性,这一事实至少可以部分解释这种蝙蝠亚目中 EBLL 和 EBLN 的数量相对较低的原因。蝙蝠中的 EBLL 的整合也比其他脊椎动物更强。

8.2.2　蝙蝠染色体中的内源性埃博拉病毒和马尔堡病毒基因组元件

与维多利亚湖马尔堡病毒 *NP* 基因和雷斯顿埃博拉病毒 *VP35* 基因均相关的

内源性片段存在于鼠耳蝠属物种和大棕蝠的 *NP* 样片段的基因组中,这表明某些丝状病毒与某些蝙蝠之间存在非常长期的关系(Belyi 等,2010;Taylor 等,2011)。参数模拟表明,在这些蝙蝠中存在维持 *VP35* 样基因的 ORF 的正选择压力,并且已经活跃了大约 1340 万年。然而,似乎未表达 *VP35* 样基因。相反,*NP* 样基因的 ORF 已被破坏(Taylor 等,2011)。

上面的研究特别有意义,因为有几种大翼手亚目的物种,包括锤头果蝠,富氏饰肩果蝠和圈果蝠,以及大翼手亚目安哥拉犬吻蝠,都已被认为是可能导致人类和其他灵长类动物生命威胁疾病的外源性埃博拉病毒的潜在自然宿主。然而,雷斯顿埃博拉病毒对非人类灵长类动物具有极强的致病性,对人类却没有。有人提出,内源性病毒成分的存在可能会促进宿主对当前正在传播的相关外源性病毒感染的抵抗力(Belyi 等,2010)。内源性片段与相关外源性病毒之间的同源性低,再加上适应性免疫系统的高特异性,要求对所提出的保护的潜在机制进行进一步的研究。

8.3　肝炎病毒-巴尔的摩第Ⅶ组反转录 DNA 病毒

嗜肝 DNA 病毒科由包裹的球形病毒组成,带有小的、环形的部分双链 DNA 和 4 个重叠的 ORF。它的基因组是在 DNA 病毒中发现的最小的基因组。负链比正链更长,并且在其 5' 端具有一个共价连接的蛋白质。较短的正链在其 5' 末端包含一个 RNA 寡核苷酸。该家族有两个属:正嗜肝 DNA 病毒属,其成员感染肝细胞并引起哺乳动物肝炎;以及禽嗜肝 DNA 病毒属,其成员可引起禽类肝炎。正嗜肝 DNA 病毒属分为两类:一种由灵长类肝炎病毒组成,另一种啮齿类动物肝炎病毒(He 等,2013a)。见表 8.1 列出与蝙蝠相关的嗜肝 DNA 病毒。

8.3.1　人类乙型肝炎病毒

人类乙型肝炎病毒(HBV)是一种以血液传播的正嗜肝 DNA 病毒,其靶向肝脏,可引起肝炎、肝硬化和肝细胞癌的典型组织病理学的改变。病毒感染在人类中很普遍,过去和现在,世界上有 40% 的人口受到病毒感染,但动物的储库仍然未知。即使使用有效的疫苗,也有将近 20 亿人感染 HBV,导致每年约 60 万人死亡。这种病毒被认为至少在 15 000 年前就已进入人类。

由于正嗜肝 DNA 病毒经常引起慢性感染,因此它们为继发感染提供持久的病毒来源,并能够在其宿主群体中维持一定的病毒水平。新生儿感染后慢性感染的发病率很高,人类 HBV 感染率为 80%~90%。这些病毒在宿主之间和垂直之间也具有高度传染性(多达 90% 的乙型肝炎阳性母亲后代受到感染)(Rasche 等,2016)。人类 HBV 的强嗜肝性与其在肝细胞中严格表达的受体牛黄胆酸钠共转运多肽有关。这大大减少病毒在垂直传播之前整合到生殖细胞中的情况(Rasche 等,2016)。

HBV 毒株分为 9 种严格的人类相关基因型(A–I)。在非人类灵长类动物中也发现其他毒株:黑猩猩、大猩猩、长臂猿、猩猩和南美的绒毛猴。后者似乎与猿或人类病毒密切相关。灵长类 HBV 株通常不会感染人类。很少有非灵长类正嗜肝 DNA 病毒的报道。这些与 HBV 有远亲关系,包括北美部分地区的土拨鼠,加利福尼亚松鼠和北极松鼠的 HBV。它们的宿主具有特异性,不能感染人类肝细胞。

8.3.2　正嗜肝 DNA 病毒和蝙蝠

一项对来自尼泊尔长翼蝠(Japanese long-fingered bats)(尼泊尔长翼蝠:Miniopterus fuliginosus)肝脏的肝炎病毒的宏基因组学研究发现,新型蝙蝠肝炎病毒在正嗜肝 DNA 病毒属内部形成一个独立的簇(He 等,2013a)。蝙蝠肝炎病毒的流行率为 2.2%~4.7%(n=640)。蝙蝠病毒的完整基因组分别与正嗜肝 DNA 病毒和禽嗜肝 DNA 病毒的成员具有 63.1%~65.3% 和 33.9%~34.8% 的同源性,这表明它们构成一个新物种。虽然在其他经过测试的食虫蝙蝠中未发现肝炎病毒的证据,例如,大蹄蝠(n=8)、马铁菊头蝠(n=176)、中华鼠耳蝠(n=11)、印度假吸血蝠(n=6)和大耳蹄蝠(n=12)(He 等,2013a),这些物种中受试动物的数量通常很低,因此可能错过感染率低的病毒。

2002—2011 年,使用高度敏感的巢式 PCR 搜索蝙蝠肝炎病毒,以测试来自巴拿马、巴西、加蓬、加纳、德国、巴布亚新几内亚和澳大利亚的 11 个蝙蝠科的 54 种蝙蝠的 3080 个血清标本(Drexler 等,2013)。在 10 个标本中检测到病毒 DNA,其中包括 3 种与人类 HBV 存在同源关系的新型嗜肝 DNA 病毒(Drexler 等,2013)。肝样品(n=5)都含有高水平的病毒,一只蝙蝠的肺也进行了测试。携带嗜肝 DNA 病毒的那些蝙蝠的感染率如下:巴拿马筑帐蝠(n=54)的 9.3%,食虫性的赤色蹄蝠(Noack's roundleaf bat)(赤道蹄蝠:Hipposideros cf.ruber)的 7.9%(n=51)和加蓬的鱼狗菊头蝠 (Halcyon horseshoe bat)(鱼狗菊头蝠:Rhinolophus alcyone)(n=6)的 6.3%。嗜肝 DNA 病毒分别命名为 TBHBV、RBHBV 和 HBHBV(Drexler 等,2013)。蝙蝠感染这些肝炎病毒类似于人类感染 HBV,包括肝脏炎症性白细胞浸润。一种蝙蝠嗜肝 DNA 病毒表面蛋白的假型病毒能够使用乙型肝炎病毒特异性人类受体在体外感染人类肝细胞。高达 18.4% 的受测蝙蝠血清中含有抗蝙蝠嗜肝 DNA 病毒的抗体。所有蝙蝠病毒的核苷酸序列与以前报道的嗜肝 DNA 病毒的核苷酸序列至少相差 35%（Drexel，2013）。只有 TBHBV 能够在体外感染人肝细胞。虽然不太可能发生人畜共患疾病的传播，但 TNHBV 是最有可能发生这种情况的蝙蝠肝炎病毒。

　　鉴于现存的蝙蝠嗜肝 DNA 病毒与其他宿主相比具有广泛的遗传多样性，因此这些病毒在蝙蝠中的进化时间可能很长。美洲啮齿类动物也携带非常多样化的嗜肝 DNA 病毒。Rasche 等（2016）提出，美洲蝙蝠中携带人类 HBV 和其他灵长类嗜肝 DNA 病毒最早的正嗜肝 DNA 病毒。灵长类嗜肝 DNA 病毒被认为是由蝙蝠和灵长类病毒的多个宿主间转换引起的。但是，应该指出的是，通常认为高度宿主特异性是这些病毒的特征（Rasche 等，2016）。这使人们怀疑蝙蝠的肝炎病毒是否能够感染灵长类动物。

8.4　大规模蝙蝠病毒组研究

8.4.1　北美蝙蝠病毒组研究

　　一项针对美国西南部蝙蝠粪便的 39 万个序列的宏基因组学研究发现，目前存在的真核病毒中，感染昆虫的病毒比例最大，而感染植物和真菌的病毒比例第二大，这可能反映了食虫蝙蝠的饮食或其摄食的昆虫的饮食。第三大类（少于 10%）由与感染哺乳动物或鸟类的其他病毒相关的病毒组成。还检测到许多新型的哺乳动物病毒序列，包括腺病毒、腺病毒相关病毒、星状病毒、冠状病毒、高度分化的嵴病毒和细小病毒。虽然在鸟粪中也检测到许多未分类的病毒，但这些都与已知的人类病原体没有密切关系（Li 等，2010）。

　　美国东北部蝙蝠病毒组的报告测试了粪便、口腔、尿液和组织样本，这些样本来自由 7~10 种蝙蝠共同居住在隧道洞穴中的蝙蝠。确定了 3 种常见的北美蝙蝠物种：大棕蝠（E. fuscus/big brown bats）、三色蝙蝠（Perimyotis subflavus/tricolored bats）和小棕蝠（M. lucifugus/little brown myotis）的 41 个个体的病毒组。除了昆虫和植物病毒的许多序列外，还发现了与新型蝙蝠冠状病毒和多种 β-疱疹病毒相似的真核病毒序列（Donaldson 等，2010）。与上述研究一样，尽管一些序列与人类病毒（如轮状病毒、肠病毒和冠状病毒）之间存在着远距离的关联，但尚不存在已知的新型人类病毒。

8.4.2　欧洲蝙蝠病毒组研究

法国一项对 5 种食虫蝙蝠的肝、肺和大脑病毒组进行的研究发现,脊椎动物病毒的序列占主导地位,尤其是哺乳动物的病毒序列。这些蝙蝠大多数在死亡前表现出异常的行为。主要的病毒家族为布尼亚病毒科、黄病毒科、疱疹病毒科、痘病毒科、呼肠孤病毒科和反转录病毒科(Dacheux 等,2014)。在指定的病毒重叠群中,有 10%的病毒来自无脊椎动物(主要是昆虫),有 8%的病毒来自植物或真菌,有 3%来自原生动物,有 8%是噬菌体。其中一些病毒是新发现的,包括 Ahun 内罗病毒,是布尼亚病毒科内罗病毒属的一员,主要由蜱传播并来自须鼠耳蝠(Myotis mystacinus)和伏翼(P.pipistrellus)的肺组织。在须鼠耳蝠的肺部样本中检测到一种新型轮状病毒,与轮状病毒 A 有(一种肠道病毒)远缘关系。在棕蝠(Eptesicus serotinus)的肺组织中发现了一种名为 Sers γ-反转录病毒的 γ-反转录病毒。在伏翼和纳氏鼠耳蝠大脑中检测到一种新型博尔纳病毒序列,一种来自纳氏鼠耳蝠的新型腺病毒,一种来自须鼠耳蝠和萨氏伏翼(Hypsugo savii)的新型小核糖核酸病毒(Dacheux 等,2014)。

8.4.3　亚洲和东南亚的蝙蝠病毒组研究

在一项针对中国 216 种蝙蝠的咽和肛门拭子样本的病毒组研究中,含有 11 种食虫蝙蝠物种,真核病毒包括感染昆虫、植物、真菌和哺乳动物的病毒(Wu 等,2012)。新的哺乳动物病毒的部分或完整基因组序列占序列读数的 9%,包括以下各项:疱疹病毒、乳头瘤病毒、一种博卡病毒、一种圆环病毒、一种小核糖核酸病毒、一种瘟病毒、一种泡沫病毒、星状病毒、腺病毒和腺相关病毒。病毒序列与先前报道的病毒仅具有较低的遗传相似性。发现的新型疱疹病毒是两种来自马铁菊头蝠(RfBHV-1)和褐扁颅蝠(Tylonycteris robustula)(TrBHV-1)的 β-疱疹病毒,以及两种来自大足鼠耳蝠(Myotis ricketti)的 γ-疱疹病毒(MrGHV-1 和 MrGHV-2)(Wu 等,2012)。乳头瘤病毒感染脊椎动物的皮肤和黏膜,在人类和至少一些果蝠中引起良性和恶性的上皮肿瘤。大足鼠耳蝠 (MrPV-1) 和折翼蝠(Miniopterus schreibersii)(MschPV-1)中存在乳头瘤病毒基因组。本研究还检测了马铁菊头蝠中的圆环病毒-1(RfCV-1)。大鼠耳蝠中的新型博卡病毒,小脱氧核糖核酸病毒;以及在折翼蝠和中型菊头蝠蝙蝠体内的小核糖核酸病毒-1。长翼蝠中的小核糖核酸病毒与心病毒属密切相关。该属的成员与人类的严重疾病有关,包括呼吸和胃肠道症状以及非小儿麻痹症急性弛缓性麻痹。瘟病毒(Pestivirus)是黄病毒科的一个属。之前所有的 PestVs 都在偶蹄目动物中发现,导致该目有蹄哺乳动物严重感染,在这项研究中,还发现了一种瘟病毒存在于中型菊头蝠中(RaFV-1)。上面讨论的非致病性泡沫病毒,即Ⅶ类 DNA 反转录病毒,已知会感染牛、猫、马和灵长类动物,包括人类。在中型菊头蝠(RaFV-1)中也发现了泡沫病毒。星状病毒感染许多哺乳动物,包括人类,并引起胃炎。在大足鼠耳蝠中发现了 1 种新的星状病毒,在中华菊头蝠中发现了 1 种,在折翼蝠中发现了 13 种,在褐扁颅蝠中发现了 1 种(Wu 等,2012),在中型菊头蝠和折翼蝠中也发现两种蝙蝠冠状病毒。这些病毒先前已在香港的几内亚长翼蝠和折翼蝠中有过报道。

另一项对来自 20 种常见中国蝙蝠物种的 281 只食虫和食果蝙蝠的粪便微生物组的研究发现,最常见的蝙蝠病毒是内源性反转录病毒,尤其是在食虫性蹄蝠科蝙蝠科成员中(Yuan 等,2014)。但是,在 100 个反转录病毒重叠群中,有一半以上含有终止密码子,表明它们是有缺陷的病毒。还检测到许多噬菌体,主要是那些寄生于肠道细菌的噬菌体。

一项对缅甸蝙蝠的胸腹器官(喉、气管、肺、心、肝、脾、胃、肠、肾和膀胱)进行的病毒组研究发现, 有 45%的病毒重叠群与脊椎动物病毒有关, 昆虫病毒占28%,噬菌体占 27%,植物病毒不足 0.5%(He 等,2013b)。这些结果与蝙蝠病毒的其他宏基因组学研究不同,在蝙蝠病毒组中,噬菌体、植物和昆虫病毒占主导地位。值得注意的是,其他研究没有从上述器官获得蝙蝠样本。这在与肝炎病毒类似的病毒中尤其重要,肝炎病毒严格存在于血液中,通常不会通过粪-口途径传播。在缅甸蝙蝠中发现了 14 个新的脊椎动物蝙蝠病毒家族:腺病毒科(哺乳动物腺病毒)、异疱疹病毒科(鱼疱疹病毒属)、疱疹病毒科(巨细胞病毒、骨髓病毒和玫瑰疹病毒属)、乳头瘤病毒科(α-乳头瘤病毒)、多瘤病毒科(多瘤病毒)、痘病毒科(正痘病毒)、小核糖核酸病毒科(微小疱疹病毒)、嗜肝病毒科(正嗜肝 DNA 病毒)、反转录病毒科(δ-反转录病毒)、圆环病毒科(环病毒属)、细小病毒科(依赖病毒属和博卡病毒)、星状病毒科(乳腺病毒)、黄病毒科(肝炎病毒)和小核糖核酸病毒科(嵴病毒和肠病毒)。有趣的是,有超过 10 000 个序列与嗜肝病毒科有关,与人类HBV 共有 70%的核苷酸同源性。发现亚洲长翼蝠携带星状病毒和博卡病毒,而马铁菊头蝠携带星状病毒、腺病毒和腺相关病毒(He 等,2013b)。将蝙蝠病毒的多样性与在其他哺乳动物群体中发现的蝙蝠病毒的多样性进行比较,尤其是啮齿类动物和灵长类动物,以确定蝙蝠是否具有更广泛的病毒多样性,或者这种病毒多样性在哺乳动物中是否普遍。几项研究已经检查啮齿类动物或健康人类的病毒(Phan 等,2011;Rascovan 等,2016)。

8.4.4　大洋洲蝙蝠病毒组研究

2015 年的一项研究对来自新西兰的两个食虫性短尾蝠(Lesser short-tailed bat)(髭蝠:Mystacina tuberculata)的 4 个栖息地的粪便中的病毒宏基因组进行的研究发现,髭蝠是岛上现存的两种本土蝙蝠之一。他们发现大多数 DNA 和 RNA 病毒序列均来自噬菌体,许多真核生物病毒均来自黄病毒科,这是一种已知会感染昆虫的病毒(Wang 等,2015)。在这项研究中发现的脊椎动物病毒包括两个新的 δ-乳头瘤病毒序列组。一种新的蝙蝠多瘤病毒,与南美蝙蝠的多瘤病毒最为密切相关;一种杯状病毒,近亲是诺如病毒;以及与割喉鳟病毒密切相关的新型肝炎病毒(Wang 等,2015)。尽管蝙蝠有可能藏有类似于人类病原体的传染性软疣病毒,但没有检测腺病毒或痘病毒的保守基因元件。食虫性短尾蝠(髭蝠)、结节叶唇蝠(the long-tailed bat)(隆蝶蝠:Chalinolobus tuberculatus)和一种灭绝的蝙蝠物种是新西兰唯一的本土陆生哺乳动物。它们和它们所携带的病毒组被隔离几百万年,因此与其他地方的病毒序列会有很大差异。新西兰蝙蝠病毒是否有可能扩散到人类或家畜中或在这些潜在的新宿主中引起疾病,尚不清楚。

8.5　结论

内源性反转录病毒是巴尔的摩第Ⅵ组 RNA 反转录病毒的成员。内源性反转录病毒已在数百万年的过程中整合到宿主染色体中,并以无活性的前病毒形式存在。长期以来,绝大多数内源性反转录病毒都经历诱变,使其变得有缺陷,并无法形成复制和感染其他细胞的外源性反转录病毒。然而,内源性反转录病毒在极少数情况下会在宿主细胞的原始或其他染色体中转座并形成多个拷贝。内源性反转录病毒存在于大多数动物物种中,包括人类和蝙蝠。

莹鼠耳蝠中的内源性反转录病毒研究发现 362 种潜在的完整前病毒,包括所有 3 个内源性反转录病毒类的成员。这些基因约占基因组的 5%,与人类发现的 8%相似。其他种类的蝙蝠也带有整合的 γ-反转录病毒,其中大多数是有缺陷的,但其他蝙蝠病毒似乎具有复制能力,在适当的情况下可能形成传染性外源性反转录病毒。一项对来自 69 个哺乳动物基因组的 *pol* 基因的大型研究表明,蝙蝠和啮齿类动物的内源性反转录病毒结合在一起,在受试的哺乳动物物种中具有主要的系统发育多样性。虽然蝙蝠的Ⅰ组和Ⅱ组 ERV 的拷贝数低于啮齿类动物,但它们具有相似或更大的系统发育多样性。

博尔纳病毒属病毒在马、羊和鸟中引起致命的神经系统疾病。在蝙蝠、人类和鸟类的基因组中发现明显的博纳病毒起源的几种遗传成分。在主要蝙蝠组之间，这些元素的拷贝数不同。几种蝙蝠基因组还携带内源性丝状病毒的成分，这些成分与来自维多利亚湖马尔堡病毒和雷斯顿埃博拉病毒的基因有关。前者是高致病性的，而后者对人类没有致病性。与至少一个马尔堡病毒基因对应的 ORF 已被破坏，因此它被重新激活的可能性很小。

巴尔的摩第Ⅶ组肝炎病毒包括血源性人类 HBV，它可引起肝炎、肝硬化和肝细胞癌。共有 9 种与人类密切相关的乙型肝炎基因型，以及灵长类动物中通常不感染人类的其他病毒株。一项对来自世界各地的 54 种蝙蝠物种进行测试的大型研究发现几种蝙蝠肝炎病毒。它们的核苷酸序列与其他肝炎病毒（包括人类HBV）的核苷酸序列相差 35% 或更多。测试的蝙蝠肝炎病毒中只有一种能够在体外感染人类肝细胞。此外，来自 5 只蝙蝠的肝脏样品均含有高水平的病毒，经实验感染的蝙蝠与人体内的肝脏类似，会出现肝脏的炎性白细胞浸润。有人提出灵长炎肝类病毒的出现是由于蝙蝠和灵长类病毒之间的多重宿主转换。然而，病毒宿主的高度特异性以及灵长类肝炎病毒的巨大遗传差异，使这一命题受到质疑。

几项已经使用来自胸部和腹部器官、咽和肛门拭子样本或粪便样本的材料对蝙蝠病毒组进行研究。这些研究结果有很大不同：一些发现大多数病毒感染昆虫、植物或真菌，而其他发现则表明大多数病毒是内源性反转录病毒、噬菌体或感染脊椎动物的病毒。所有的研究都指出很大程度的病毒多样性，并发现许多新型病毒。为了解释这些发现，有必要对其他种类的动物，特别是与人类密切接触的动物进行大量病毒组研究，以确定蝙蝠病毒的大量多样性在其他动物群中是独特的还是普遍的。

参考文献

Belyi VA, Levine AJ, Skalka AM. 2010. Unexpected inheritance: Multiple integrations of ancient bornavirus and ebolavirus/marburgvirus sequences in vertebrate genomes. *PLoS Pathology.* 6:e1001030.

Calisher CH, Childs JE, Field HE, Holmes KV, Schountz T. 2006. Bats: Important reservoir hosts of emerging viruses. *Clinical Microbiology Reviews.* 19:531–545.

Cui J, Tachedjian G, Tachedjian M, Holmes EC, Zhang S, Wang L-F. 2012a. Identification of diverse groups of endogenous gammaretroviruses in mega- and microbats. *Journal of General Virology.* 93:2037–2045.

Cui J, Tachedjian G, Wang L-F. 2015. Bats and rodents shape mammalian retroviral phylogeny. *Scientific Reports.* 5:16561.

Cui J, Tachedjian M, Wang L, Tachedjian G, Wang L-F, Zhang S. 2012b. Discovery of retroviral homologs in bats: implications for the origin of mammalian gammaretroviruses. *Journal of Virology*. 86(8):4288–4293.

Cui J, Wang L-F. 2015. Genomic mining reveals deep evolutionary relationships between bornaviruses and bats. *Viruses*. 7:5792–5800.

Dacheux L, Cervantes-Gonzalez M, Guigon G, Thiberge J-M, Vandenbogaert M, Maufrais C, Caro V, Bourhy H. 2014. A preliminary study of viral metagenomics of French bat species in contact with humans: identification of new mammalian viruses. *PLoS ONE*. 9(1):e87194.

Donaldson EF, Haskew AN, Gates JE, Huynh J, Moore CJ, Frieman MB. 2010. Metagenomic analysis of the viromes of three North American bat species: viral diversity among different bat species that share a common habitat. *Journal of Virology*. 84(24):13004–13018.

Drexler JF, Geipel A, König A, Corman VM, van Riel D, Leijten LM, Bremer CM, Rasche A, Cottontail VM, Maganga GD, Schlegel M, Müller MA, Adam A, Klose SM, Carneiro AJ, Stöcker A, Franke CR, Gloza-Rausch F, Geyer J, Annan A, Adu-Sarkodie Y, Oppong S, Binger T, Vallo P, Tschapka M, Ulrich RG, Gerlich WH, Leroy E, Kuiken T, Glebe D, Drosten C. 2013. Bats carry pathogenic hepadnaviruses antigenically related to hepatitis B virus and capable of infecting human hepatocytes. *Proceedings of the National Academy of Science USA*. 110(40):16151–16156.

Escalera-Zamudio M, Mendoza MKZ, Heeger F, Loza-Rubio E, Rojas-Anaya E, Méndez-Ojeda ML, Taboada B, Mazzoni CJ, Arias CF, Greenwood AD. 2015. A novel endogenous betaretrovirus in the common vampire bat (*Desmodus rotundus*) suggests multiple independent infection and cross-species transmission events. *Journal of Virology*. 89:5180–5184.

Hayward JA, Tachedjian M, Cui J, Field H, Holmes E, Wang L-F, Tachedjian G. 2013. Identification of diverse full-length endogenous betaretroviruses in megabats and microbats. *Retrovirology*.10:35.

He B, Fan Q, Yang F, Hu T, Qiu W, Feng Y, Li Z, Li Y, Zhang F, Guo H, Zou X, Tu C. 2013a. Hepatitis virus in long-fingered bats, Myanmar. *Emerging Infectious Diseases*. 19(4):638–640.

He B, Li Z, Yang, Zheng J, Feng Y, Guo H, Li Y, Wang Y, Su N, Zhang F, Fan Q, Tu C. 2013b. Virome profiling of bats from Myanmar by metagenomic analysis of tissue samples reveals more novel mammalian viruses. *PLoS ONE*. 8(4):e61950.

Horie M, Honda T, Suzuki Y, Kobayashi Y, Daito T, Oshida T, Ikuta K, Jern P, Gojobor T, Coffin JM, Coffin JM, Tomonaga K. 2010. Endogenous non-retroviral RNA virus elements in mammalian genomes. *Nature*. 463:84–87.

Li L, Victoria JG, Wang C, Jones M, Fellers GM, Kunz TH, Delwart E. 2010. Bat guano virome: predominance of dietary viruses from insects and plants plus novel mammalian viruses. *Journal of Virology*. 84(14):6955–6965.

Linial ML. 1999. Foamy viruses are unconventional retroviruses. *Journal of Virology*. 73(3): 1747–1755.

Phan TG, Kapusinszky B, Wang C, Rose RK, Lipton HL, Delwart EL. 2011. The fecal viral flora of wild rodents. *PLoS Pathology*. 7(9):e1002218.

Rasche A, de Carvalho Dominguez Souza, Drexler JF. 2016. Bat hepadnaviruses and the origins of primate hepatitis B viruses. *Current Opinion in Virology*. 16:86–94.

Rascovan N, Duraisamy R, Desnues C. 2016. Metagenomics and the human virome in asymptomatic individuals. *Annual Review of Microbiology*.70:125–141.

Taylor DJ, Dittmar K, Ballinger MJ, Bruenn JA. 2011. Evolutionary maintenance of filovirus-like genes in bat genomes. *BMC Evolutionary Biology*. 11:e336.

Wang J, Moore NE, Murray ZL, McInnes K, White DJ, Tompkins DM, Hall RJ. 2015. Discovery of novel virus sequences in an isolated and threatened bat species, the New Zealand lesser short-tailed bat (*Mystacina tuberculata*). *Journal of General Virology*. 96:2442–2452.

Wu Z, Ren X, Yang L, Hu Y, Yang J, He G, Zhang J, Dong J, Sun L, Du J, Liu L, Xue Y, Wang J, Yang F, Zhang S, Jin Q. 2012.Virome analysis for identification of novel mammalian viruses in bat species from Chinese provinces. *Journal of Virology*. 86(20):10999–11012.

Yuan L, Li M, Li L Monagin C, Chmura AA, Schneider BS, Epstein JH, Mei X. 2014. Evidence for retrovirus and paramyxovirus infection of multiple bat species in China. *Viruses*. 6:2138–2154.

Zhuo X, Feschotte C. 2015. Cross-species transmission and differential fate of an endogenous retrovirus in three mammal lineages. *PLoS Pathogens*. 11(11):e1005279.

Zhuo X, Rho M, Feschotte C. 2013. Genome-wide characterization of endogenous retroviruses in the bat *Myotis lucifugus* reveals recent and diverse infections. *Journal of Virology*. 87(15):8493–8501.

第 **3** 部分

蝙蝠与细菌感染

第 **9** 章

节肢动物传播的蝙蝠细菌感染

9.1　简介

　　蜱、跳蚤和其他节肢动物,以及它们所携带的细菌会造成许多人的痛苦和死亡。本章包括感染人类、家畜和蝙蝠的几种细菌属(巴尔通体、疏螺旋体和立克次体),有时会带来严重的后果,而在其他时候,在具有免疫能力的人类和动物中仅伴有轻微症状。与蝙蝠相关的节肢动物传播细菌的列表,请参见表 9.1。许多由此产生的疾病被认为是新兴感染或以前未被诊断的感染,由于它们对免疫功能低下的人群破坏性的影响不断增长,才引起我们的注意。由于蝙蝠感染了这些属的几种已知人类病原体或密切相关的细菌,因此存在人畜共患病传播的可能性。蝙蝠,即使是具有免疫能力的动物,也不能始终免受严重疾病或死亡的影响,这表明它们并不是这些细菌的理想宿主。但是,除了对蝙蝠本身的有害影响外,蝙蝠还可能在人类感染和疾病中发挥一定作用。

9.2　巴尔通体

　　大多数巴尔通体物种是哺乳动物红细胞和内皮细胞的嗜血性兼性细胞内寄生虫。这些革兰氏阴性菌高度适应其特定的哺乳动物宿主(Lei 和 Olival,2014)。已经鉴定出超过 20 种巴尔通体物种,其中一半以上对人类有致病性。人类被感染的疾病表现包括猫抓病发烧(汉赛巴尔通体)、战壕热(五日热巴尔通体)、腐肉疾

表 9.1 与蝙蝠相关的节肢动物传播的细菌

蝙蝠科	蝙蝠俗名	蝙蝠种	细菌
叶口蝠科	无尾长舌蝠	无尾长鼻蝠	巴尔通体
叶口蝠科	牙买加食果蝠	牙买加果蝠	巴尔通体
叶口蝠科	大食果蝠	大食果蝠	巴尔通体
叶口蝠科	扁吻食果蝠	扁吻美洲果蝠	巴尔通体
叶口蝠科	托族食果蝠	中美果蝠	巴尔通体
叶口蝠科	圣文森短叶果蝠	狭叶蝠	巴尔通体
叶口蝠科	短尾叶口蝠	短尾叶口蝠	巴尔通体
叶口蝠科	栗色短尾叶口蝠	艾氏短尾叶鼻蝠	巴尔通体
叶口蝠科	壮观短尾叶口蝠	昭短尾叶鼻蝠	巴尔通体
叶口蝠科	索维尔短尾叶口蝠	索维尔短尾叶鼻蝠	巴尔通体
犬吻蝠科	尼日利亚犬吻蝠	尼日利亚犬吻蝠	巴尔通体
鼠尾蝠科	东非鞘尾蝠	南鞘尾蝠	巴尔通体
叶口蝠科	普通吸血蝠	吸血蝠	巴尔通体
狐蝠科	马岛黄毛果蝠	马岛黄毛果蝠	巴尔通体
狐蝠科	草色果蝠	黄毛果蝠	克拉氏巴尔通体
狐蝠科	草色果蝠	黄毛果蝠	伊丽莎白巴尔通体
狐蝠科	草色果蝠	黄毛果蝠	汉赛巴尔通体
狐蝠科	草色果蝠	黄毛果蝠	五日热巴尔通体
狐蝠科	草色果蝠	黄毛果蝠	巴尔通体菌株 E1–105
狐蝠科	草色果蝠	黄毛果蝠	文氏巴尔通体
狐蝠科	肩章果蝠	囊果蝠	巴尔通体
狐蝠科	华伯肩毛果蝠	韦氏颈囊果蝠	巴尔通体
狐蝠科	华伯肩毛果蝠	韦氏颈囊果蝠	斑疹热病立克次体
蝙蝠科	北美大棕蝠	大棕蝠	斑疹热病立克次体
蝙蝠科	北美大棕蝠	大棕蝠	伯氏疏螺旋体复发热群
蝙蝠科	北美大棕蝠	大棕蝠	立氏新立克次氏体
蝙蝠科	彩蝶蝠	彩蝶蝠	斑疹热病立克次体
狐蝠科	齣形长舌叶口蝠	齣形长舌蝠	巴尔通体
蹄蝠科	大蹄蝠	大蹄蝠	巴尔通体
蹄蝠科	康氏蹄蝠	康氏蹄蝠	巴尔通体
蹄蝠科	花面蹄蝠	中蹄蝠	巴尔通体
假吸血蝠科	小巨耳蝠	马来假吸血蝠	巴尔通体
假吸血蝠科	大巨耳蝠	印度假吸血蝠	巴尔通体

（待续）

表 9.1(续)

蝙蝠科	蝙蝠俗名	蝙蝠种	细菌
狐蝠科	泰国无尾果蝠	泰国无尾果蝠	巴尔通体
叶口蝠科	小巨耳蝠	巴西大耳蝠	巴尔通体
小盘翼蝠科	纳塔尔长翼蝠	纳塔尔长翼蝠	巴尔通体
小盘翼蝠科	纳塔尔长翼蝠	纳塔尔长翼蝠	立克次体
小盘翼蝠科	长翼蝠	普通长翼蝠	巴尔通体
叶口蝠科	牙买加长舌蝠	牙买加长舌蝠	巴尔通体
蝙蝠科	道氏鼠耳蝠	水鼠耳蝠	Bartonella mayotimonensis
蝙蝠科	基丝鼠耳蝠	中美鼠耳蝠	巴尔通体
蝙蝠科	棕色鼠耳蝠	莹鼠耳蝠	立氏新立克次氏体
蝙蝠科	多须鼠耳蝠	须鼠耳蝠	Bartonella mayotimonensis
蝙蝠科	北方鼠耳蝠	加拉帕戈斯鼠耳蝠	Bartonella mayotimonensis
鼠尾蝠科	埃及裂颜蝠	非洲凹脸蝠	巴尔通体
鼠尾蝠科	埃及裂颜蝠	非洲凹脸蝠	斑疹热组立克次体
蝙蝠科	夜蝠	山蝠	巴尔通体
叶口蝠科	淡色叶口蝠	苍白矛吻蝠	巴尔通体
叶口蝠科	叶口蝠	矛吻蝠	巴尔通体
蝙蝠科	伏翼蝙蝠	伏翼属	伯氏疏螺旋体复发热群
蝙蝠科	伏翼蝙蝠	伏翼属	巴尔通体
叶口蝠科	大白线蝠	大白线蝠	巴尔通体
臀蝠科	戴氏裸背蝠	裸背蝠	巴尔通体
狐蝠科	赤褐狐蝠	马达加斯加狐蝠	巴尔通体
菊头蝠科	无	Rhinolophus chaseli	巴尔通体
菊头蝠科	中国鲁氏菊头蝠	中华菊头蝠	巴尔通体
菊头蝠科	埃及果蝠	北非果蝠	巴尔通体
蝙蝠科	非洲黄蝠	非洲黄蝠	斑疹热病立克次体
叶口蝠科	黄肩蝠	黄肩蝠	巴尔通体
叶口蝠科	毛足黄肩蝠	毛足黄肩蝠	巴尔通体
菊头蝠科	波斯三叉鼻蝠	波斯叶鼻蝠	巴尔通体
叶口蝠科	北方小黄耳蝠	Vampyressa thyone	巴尔通体
叶口蝠科	双尖黄耳蝠	双尖黄耳蝠	巴尔通体

病(杆菌状巴尔通体)、潜在致命性心内膜炎(汉赛巴尔通体、五日热巴尔通体、伊丽莎白巴尔通体和鼠疫菌巴尔通体),以及细菌性血管瘤病和细菌性脂溢性肝炎(汉赛巴尔通体和五日热巴尔通体)(Beltz,2011)。疾病的严重程度从自限性短期发热到影响心血管和神经系统并累及肝、脾致命的全身性疾病。免疫抑制的患者尤其有患严重疾病的风险。已知的巴尔通体宿主包括啮齿类动物、猫和狗。这些细菌中有许多是通过节肢动物媒介传播给哺乳动物的,包括沙蝇、虱子、跳蚤、蜱和螨虫。蝙蝠具有多种寄生虫,例如苍蝇、跳蚤、硬蜱、软蜱及螨虫。这些节肢动物中的一种或多种可能会将巴尔通体传播给蝙蝠宿主(Kosoy 等,2010)。蝙蝠是巴尔通体及多种物种的宿主,多种物种可能在同一蝙蝠群落中,甚至单个蝙蝠中传播(Bai 等,2015)。

9.2.1 亚洲蝙蝠中的巴尔通体

Anh 等(2015)使用常规 PCR 研究越南南部巴尔通体物种的发病率。食虫蝙蝠感染率为:大蹄蝠($n=6$)的 33%,中蹄蝠($n=50$)的 60%,马来假吸血蝠($n=2$)的50%,Rhinolophus chaseli($n=5$)40% 和中华菊头蝠($n=7$)的 29%。在食果蝙蝠中的泰国无尾果蝠($n=2$)感染率为 50%,而在 14 只犬蝠中未发现巴尔通体物种。研究的一只肉食性印度假吸血蝠对巴尔通体 DNA 呈阳性。在越南南部的蝙蝠中检测的巴尔通体感染的总体发病率为 35.5%,与肯尼亚(30.2%)和危地马拉(33.0%)的水平相当。越南南部大鼠中的巴尔通体物种也很常见。值得注意的是,虽然在大鼠和蝙蝠中都存在巴尔通体物种,但该地区的人类尚未报道过巴尔通体物种。尽管人类和蝙蝠通过粪便、养殖和食用蝙蝠肉紧密接触,但它的研究仍然存在。

对来自台湾的 4 种蝙蝠物种的序列进行测序和系统进化分析,发现在 42.9%($n=14$)的亚洲长翼蝠中有潜在的新型巴尔通体。这些细菌与其他已知的巴尔通体物种不同(相似性为 82.2%~91.2%)(Lin 等,2012)。相反,在所研究的 35 只东亚伏翼中未发现巴尔通体。

9.2.2 非洲蝙蝠中的巴尔通体

实时荧光定量 PCR 用于筛选 5 种尼日利亚蝙蝠物种($n=148$)及 24 种与其相关的蝠蝇(Cyclopodia greeffi)成员中是否存在巴尔通体 DNA(Kamani 等,2014)。巴尔通体 DNA 存在于 51.4% 的蝙蝠血样和 41.7% 的 C.greeffi 中。蝙蝠物种中巴尔通体 DNA 的检测情况有所不同:黄毛果蝠($n=79$)占 55.7%,颈囊果蝠(Epomorphorus)($n=30$)占 53.3%,小果蝠属(Micropterus)($n=11$)占 54.5%,菊头蝠(Rhinolophus)(*n*=12)占66.7%,以及12.5%的尼日利亚犬吻蝠(*n*=16)。当仅研究巴尔通体阳性蝙蝠的C.greeffi时,发现71.4%的C.greeffi来自黄毛果蝠,100%的C.greeffi来自小果蝠属和菊头蝠属。这种细菌也从15.5%的蝙蝠血液样本中分离出来。在蝙蝠种类中血液样本阳性的发病率差异很大:小果蝠属物种为45.5%,菊头蝠物种为25%,黄毛果蝠的15.2%,颈囊果蝠的10%和没有被检测到的尼日利亚犬吻蝠。应当指出的是,除了尼日利亚犬吻蝠以外,所有测试的蝙蝠种类都是食果性的(Kamani等,2014)。

来自这些尼日利亚蝙蝠的巴尔通体形成3种截然不同的集群,与来自肯尼亚和加纳的蝙蝠和蝠蝇的巴尔通体一致。秘鲁、危地马拉、肯尼亚和英国的蝙蝠中也存在巴尔通体(Concannon等,2005;Kosoy等,2010;Bai等,2011,2012),蝙蝠体外寄生物也来自埃及、美国和加纳。(Loftis等,2005;Reeves等,2006,2007;Billeter等,2012)。目前尚不清楚感染蝙蝠的巴尔通体菌株是否会导致人类疾病。

当对肯尼亚蝙蝠的血液进行研究时,从9个属的13种331只蝙蝠中,分离出30.2%的巴尔通体(Kosoy等,2010)。在这些蝙蝠种类中,感染的流行程度如下:26.1%的黄毛果蝠(草色果蝠;*n*=88),21.0%的埃及果蝠(北非果蝠;*n*=105),44.4%的东非鞘尾蝠(南鞘尾蝠;*n*=9),87.5%的波斯三叉鼻蝠(波斯叶鼻蝠;*n*=8),25.0%的康氏蹄蝠(Giant leaf-nosed bats)(康氏蹄蝠:Hipposideros commersoni;*n*=4)和56.3%的长翼蝠(长翼蝠;*n*=87)。在检测的23种颈囊果蝠属蝙蝠中未检测到巴尔通体。尚不知道蝙蝠中的巴尔通体是否能够感染人类或引起人类疾病。

一项对来自南非和斯威士兰的8个蝙蝠科29种384只食虫或食果蝙蝠的血液样本的研究发现,3.3%的蝙蝠具有巴尔通体DNA。巴尔通体阳性的蝙蝠物种是纳塔尔长翼蝠(Miniopterus natalensis)、非洲凹脸蝠(与立克次体共同感染的单个蝙蝠)、韦氏颈囊果蝠和北非果蝠(Dietrich等,2016)。北非果蝠中的Nycteribiidea-flies也携带巴尔通体。来自韦氏颈囊果蝠的细菌与人类伊丽莎白巴尔通体(分析了308个碱基对)具有100%的序列相似性。在南部非洲这一地区,健康和艾滋病病毒呈阳性的人中巴尔通体的发病率很高(分别为9.5%和22.5%)。昆虫载体的高宿主特异性可能表明蝙蝠传播巴尔通体的全球性外溢风险对人类可能较低。然而,在非洲洞穴中人类活动的增多可能会导致蝙蝠到人类外溢风险的增加,而且由于艾滋病病毒感染的高流行率,这种人畜共患性外溢的后果也可能很严峻,尤其是在那些营养不良或被其他寄生虫感染的人中。

在阿尔及利亚东北部的60%(*n*=10)被测试蝙蝠脾和72.7%与之相关的蛛蝇科昆虫Nycteribiidea flies(*n*=11)中检测出巴尔通体。在63.2%的蝙蝠特有的长蝠硬蜱(n=19)中也发现了 B.tamiae。人类感染这种巴尔通体会导致头痛、肌痛、贫血，以及轻度肝功能异常。此外，有 15.8%的长蝠硬蜱含有来自伯纳特氏立克次斯体的 DNA，这会导致人类 Q 热(Leulmi 等，2016)。

对来自 7 只非洲国家的黄毛果蝠的 79 种巴尔通体分离株的研究表明，这些蝙蝠感染了 6 种独特的巴尔通体系统发育谱系(E1~E5 和 Ew)，分别对应于独特的细菌物种。Ew 系占分离株的 25%以上，遗传变异很小，表明其起源较近(Bai 等，2015)。黄毛果蝠的栖息地可能包含数百万只蝙蝠，通常靠近人类。这些蝙蝠经常被猎杀为灌木肉，增加了人类与蝙蝠血液的接触。有趣的是，在加纳进行的一项研究发现，从 335 名与黄毛果蝠蝙蝠密切接触的人中获得的所有血清样本对汉赛巴尔通体、五日热巴尔通体、克氏巴尔通体、文氏巴尔通体、伊丽莎白巴尔通体和巴尔通体 E1–105 菌株呈培养阴性的，所有这些都感染黄毛果蝠(Mannerings 等，2016)。这项研究也不能从生活在蝙蝠群下的家养动物的血清中培养这些巴尔通体(5 只猫、23 只鸡、7 头牛、6 只狗、21 只山羊和 8 只羊)。但是，一份人血清样本对克氏巴尔通体是 PCR 阳性的，而一只猫对汉赛巴尔通体是 PCR 阳性的。蝙蝠相关的巴尔通体感染人类的证据相对缺乏，这表明人类很少受到黄毛果蝠的巴尔通体的感染(Mannerings 等，2016)。

在马达加斯加，在 44.8%的穴居马达加斯加果蝠(马岛黄毛果蝠；n=47)的血液中发现一种新型的巴尔通体。几乎所有相关的蝠蝇(Cyclopodia dubia)(99%)都携带这些细菌(n=19)(Brook 等，2015)。即使跳蚤是汉赛巴尔通体的媒介，在同一蝙蝠(n=6)上存在的怪蝠蚤属(Thaumapsylla)跳蚤中也未检测到巴尔通体。由于样本量较小，因此，不能排除蝠蝇是蝙蝠中巴尔通体的媒介。在对称采样的栖息于树上的赤褐狐蝠(马达加斯加狐蝠)中都没有发现巴尔通体和外寄生体。因此，蝠蝇在巴尔通体向至少某些种类的蝙蝠传播中起主要作用，但可能不会促进种间细菌的传播。

9.2.3　欧洲蝙蝠中的巴尔通体

在芬兰，已经在道宾顿的道氏鼠耳蝠(水鼠耳蝠)、北部的鼠耳蝠属(北方长耳蝠)和多须鼠耳蝠(须鼠耳蝠)的血液中检测出鼠传巴尔通体。这种巴尔通体能够引起人类的心内膜炎。还存在一种新型的巴尔通体，即纳氏巴尔通体。巴尔通体也存在于水鼠耳蝠、北方长耳蝠和伯氏鼠耳蝠 (Brandt's bats)(布氏鼠耳蝠：Myotis brandtii)的体外寄生物中(Veikkolainen 等，2014)。通过分子手段从 8.3%的 4 种不同的英国蝙蝠(n=60)中检测到巴尔通体，分别是须鼠耳蝠、水鼠耳蝠、普通夜蝠(山蝠)和两个伏翼属的成员(Concannon 等，2005)。

9.2.4　美洲蝙蝠中的巴尔通体

Olival 等(2015 年)在波多黎各共享栖息地中,从 18% 的牙买加果蝠,狭叶蝠和牙买加长舌蝠($n=51$)的血液中培养巴尔通体。来自危地马拉 5 个地点的巴尔通体的平均发病率为 33%($n=118$),其中包括来自 13 个系统群的细菌的 21 种遗传变异(Bai 等,2011)。苍白矛吻蝠($n=9$)中的巴尔通体患病率是 88.8%,裸背蝠($n=10$)中的 70%,吸血蝠($n=31$)中的 48.4%,鼩形长舌蝠($n=15$)中的 13.3%,昭短尾叶鼻蝠($n=14$)中的 28.6% 和黄肩蝠中的 8.3%($n=12$)。此外,3 只 Micropterus microtis 中的 1 只和唯一被检测的中美果蝠被感染。某些蝙蝠物种 (昭短尾叶鼻蝠、吸血蝠、苍白矛吻蝠和裸背蝠)感染了 2~4 种不同的巴尔通体菌株。

对哥斯达黎加蝙蝠的一项研究在 33.3% 的蝙蝠中检测到巴尔通体 DNA。下列蝙蝠已被感染:巴西大耳蝠、中美鼠耳蝠、索维尔短尾叶口蝠、昭短尾叶鼻蝠、艾氏短尾叶鼻蝠、大食果蝠、牙买加果蝠、宽鼻蝙蝠、双尖黄耳蝠、无尾长鼻蝠、苍白矛吻蝠、黄肩蝠和毛足黄肩蝠(Judson 等,2015)。此外,在 23 种蝙蝠中的 15 种中检测到巴尔通体 DNA。总体而言, 在 52.7% 的被检测蝙蝠中发现巴尔通体 DNA(Judson 等,2015)。当对蝙蝠进行检测时,27.2% 的蝙蝠及其寄生蝇都含有巴尔通体 DNA($n=44$),尽管在蝙蝠中发现的巴尔通体变种通常与其相关蝠蝇中发现的变种不同(Judson 等,2015)。

在 57.9% 的秘鲁蝙蝠中发现巴尔通体($n=19$)(Bai 等,2012)。阳性蝙蝠种中细菌的流行程度如下:10% 的烟青美洲果蝠($n=10$),12.5% 的扁吻美洲果蝠($n=16$),100% 的狭叶蝠($n=2$),13.8% 的昭短尾叶鼻蝠($n=29$),55.6% 的吸血蝠($n=18$),50% 的鼩形长舌蝠($n=2$),16.7% 的未定义的鼠耳蝠属($n=6$),100% 的苍白矛吻蝠($n=2$),50% 的毛吻蝠($n=2$),100% 的黄肩蝠($n=1$)和 66.7% 的双尖黄耳蝠($n=3$)。10 个葵蝠没有一个是阳性的。

在美国蝙蝠中,仅有少量关于存在巴尔通体的报道。美国南部的一项调查显示, 对 56 只大棕蝠的研究确定一种斑疹热型病原体和 3 种复发热型疏螺旋体菌的抗体(Reeves 等,2006)。两个细菌组都不能从血清阳性动物的血液中培养,这表明蝙蝠虽然暴露在细菌中,但不一定被感染。

9.3　*疏螺旋体*

除了莱姆病病原体伯氏疏螺旋体外,伯氏菌属螺旋体还可引起北美西部人类蜱传播的复发性发热,并通过软蜱传播。在人类中,蜱传播的复发性发热也与感染赫母斯氏疏螺旋体(Borrelia hermsii)、墨西哥疏螺旋体(Borrelia turicatae)和帕克氏疏螺旋体(Borrelia parkeri)有关(Gill 等,2008)。蝙蝠软蜱 Carios kelleyi 不仅以蝙蝠为食,而且寄生于人体,并且在美国广泛分布(Gill 等,2004)。在美国中部的蝙蝠软蜱中发现一种新的疏螺旋体(Gill 等,2008)。螺旋体与墨西哥疏螺旋体和帕克氏疏螺旋体最密切相关,但又有区别。对于美国蝙蝠中存在疏螺旋体的报道很少(如前文所述)。在美国南部的 56 只大棕蝠中发现了 3 种复发热型的疏螺旋体(Reeves 等,2006)。两个细菌组都不能从血清阳性动物的血液中培养,这表明蝙蝠暴露在细菌中,但不一定被感染。

一只来自英国的幼体雌性伏翼属蝙蝠死于致命的莱姆疏螺旋体病(Evans 等,2009)。肝出现多灶性坏死,肝细胞空泡化和肺充血发炎。在肝、肺、脾和血液中发现了螺旋体。对蝙蝠螺旋体的序列分析表明,它与含有回归热螺旋体,达顿疏螺旋体和木番红(色)疏螺旋体的疏螺旋体有关,它们均与非洲和亚洲的复发性发热有关。发现一只幼虫短腿蝙蝠蜱附着在被感染的蝙蝠上。蜱几乎充满了被螺旋体严重感染的血液中。这些蜱寄生在欧洲、南亚和北非的蝙蝠上,还会叮咬人类。

9.4 立克次体

立克次体的成员和紧密相关的立克次体属是小的革兰氏阴性杆菌。这些寄生于真核细胞内的寄生物寄生于节肢动物(蜱、虱、跳蚤和螨)和哺乳动物,包括人类和蝙蝠。细菌可通过节肢动物的叮咬或粪便进入破损的皮肤而传播给哺乳动物。这两种细菌的不同之处在于立克次体中存在脂多糖、肽聚糖和黏液层,而这在立克次体属动物中是没有的(Walker,1996)。

9.4.1 立克次体和人类疾病

立克次体和类似细菌会引起许多人类疾病,其中许多正在出现,并且在免疫功能低下的人中尤其严重。人的立克次体病是由立克次体细菌属、立克次体属(Orientia)、埃利希氏体属(Ehrlichia)、新立克次氏体属、Neoehrlichia 和微粒孢子虫属(Anaplasma)的几个成员感染引起的(McQuiston,2016)。立克次体分为斑疹热和斑疹伤寒两种。对人类致病的立克次体包括斑疹热组中的以下细菌:埃氏立克次体(Rickettsia aeschlimannii)(立克次病的病原体)、非洲蜱咬热(Rickettsia africae)(非洲蜱叮咬热)、小蛛立克次氏体(Rickettsia akar)(立克次体痘:rick-

ettsialpox)、"无斑点"的落基山斑疹热(Rickettsia amblyommii)、斑疹热立克次体
(Rickettsia conorii)(地中海斑疹热:Mediterranean spotted fever)、猫蚤立克次体病
(Rickettsia felis)、远东斑疹热(Rickettsia heilongjiangensis)、瑞士立克次体(Rick-
ettsia helvetica)(神经性发热)、弗林德斯岛斑疹热(Rickettsia honei)(泰国蜱虫斑
疹伤寒)、日本斑疹热(Rickettsia japonica)、地中海斑疹热(Rickettsia mas-siliae)、
Rickettsia monacensis(地中海斑疹热类疾病)、帕克立克体(Rickettsia parkeri)(黄
斑感染)、Rickettsia raoultii(蜱传淋巴结病)、立氏立克次体(Rickettsia rickettsii)
(落基山/巴西斑疹热)、西伯利亚立克次体(Rickettsia sibirica)(北亚或西伯利亚的
蜱斑疹伤寒)、淋巴炎相关的立克次氏病(R. sibirica mongolotimo-nae)和蜱传淋巴
结病(Rickettsia slovaca)。斑疹伤寒组的人类病原体是普氏立克次体(Rickettsia
prowazekii)(流行性或斯氏斑疹伤寒)和斑疹伤寒立克次体(Rickettsia typhi)(鼠型
斑疹伤寒)。幼虫螨传播的立克次体属,包括人类病原体恙虫病立克次体
(Orientia tsutsugamushi),属于灌木斑疹伤寒组。蜱传的查菲埃立克体(Ehrlichia
chaffeensis),Ehrlichia muris 和伊氏埃立克体(Ehrlichia ewingii)可引起人类埃里
希体病。森纳特新立克次体(Neorickettsia sennetsu)会引起森纳特热,并且不是普
遍的,因为它的载体是鱼吸虫而不是节肢动物。蜱传嗜吞噬细胞无浆体(Anaplas-
ma phagocytophilum)导致人类新埃里希体病。蜱传的嗜吞噬细胞无浆体会引起人
类无浆体病。各种各样的节肢动物充当载体(蜱虫、螨虫、跳蚤和虱子),各种各样
的脊椎动物充当储藏宿主(啮齿类动物、鹿、反刍动物、家犬、家猫、负鼠、鼯鼠、鱼
和爬行动物)(McQuiston,2016)。

上述人类立克次体病的严重程度从轻度到可危及生命,通常还包括发烧、头
痛、全身乏力、恶心和呕吐,还有疱疹节肢动物咬伤部位的斑丘疹、水泡状或瘀点
皮疹或痂。其他可能的症状包括:腹痛(洛矶山/巴西斑疹热);肌痛,淋巴结肿大和
脑炎(斑疹伤寒);严重但非特异性的高热病(鼠类和流行性斑疹伤寒);以及白细
胞减少症和免疫抑制(埃里希体病和无浆体病)(McQuiston,2016)。

9.4.2　立克次体和蝙蝠

据报道,世界各地的蝙蝠中都存在立克次体细菌。其中有些细菌是已知的人
类病原体,而其他许多细菌则不是。从美洲开始,巴西的一项研究在 451 只蝙蝠中
寻找立克次体抗原的存在。立氏立克次体、派氏立克次体、Rickettsia amblyommii
和扇头蜱立克次体的抗原发病率分别为 8.6%、9.5%、7.8% 和 1.1%(D'Auria 等,
2010)。另外,新立克次体也通过感染的吸虫传播到美国北部的蝙蝠。88.9%的小

棕蝠（$n=9$）和 80% 的大棕蝠（$n=15$）的肠内存在妊娠（产卵）的 Acanthatrium oregonense 吸虫。因此，在这些吸虫中，限制性新立克次体（N. risticii）似乎是从成虫垂直传播到卵的。43.4% 大棕蝠和小棕蝠的血液、肝或脾中存在限制性新立克次体 DNA（$n=53$）（Gibson 等，2005）。在来自南非和斯威士兰的蝙蝠的血样中，也有 1.6% 的蝙蝠血样中检测出立克次体的 DNA（$n=384$）。立克次体阳性的蝙蝠种类为埃及裂颜蝠（M. natalensis）、非洲凹脸蝠（N. thebaica）、韦式颈囊果蝠（E. wahlbergi）、非洲黄蝠（Scotophilus dinganii）和 Glauconycteris variegate（Dietrich 等，2016）。

9.5 作为细菌载体的蝙蝠体外寄生虫

蝙蝠被几类节肢动物寄生，这些节肢动物属于螨（蜱虫和螨虫），革翅目（蠼螋）、双翅目（真蝇）、半翅目（真虫）和蚤目（蚤类）。除蝠蝇外，寄生虫还来自隐喙蜱科（软蜱的 Ornithodoros 和 Carios）和硬蜱科（硬蜱的硬蜱属和 Amblyomma）（Bertola 等，2005；Franck 等，2013）。

9.5.1 蝠蝇的细菌

蝠蝇是居住在蝙蝠皮毛和翅膀上的吸血性寄生虫。蝠蝇分为两个科：东半球无翅、蜘蛛状的蛛蝇科（Nycteribiidae），是专性吸血蝇；以及在西半球较为传统的带有完整或缩小翅膀的蝠蝇科（Streblidae）。蛛蝇和螨虫通常是宿主特异性的、永久性的蝙蝠外寄生虫（Hornok 等，2012）。一项对澳大利亚南部的蛛蝇科夜蝠蝇（Nycteribia parilis vicaria Maa，Penicillidia oceanica Bigot 和 Penicillidia tectisentis Maa）的研究表明，每只蝙蝠平均有 1.6±0.3 只蝇，并且一年中几乎没有变化（Archer 和 Cardinal，2001）。这些蝇似乎没有对蝙蝠产生负面影响，包括没有过敏反应。

在加纳，从黄毛果蝠中分离出的高达 66.4% 的 Cyclopodia greefi greefi 蛛蝇中发现 39 种巴尔通体 DNA 基因型。这些序列中有许多（65.9%；$n=82$）与在黄毛果蝠宿主中发现的巴尔通体相似或相同（Billeter 等，2012）。一项独立的大型多年研究，涵盖 141 个国家和 20 种蝙蝠，从 19 种蝙蝠中发现 26 种新型的巴尔通体基因型（Morse 等，2012）。未来的研究很有可能将继续寻找更多的能够容纳和传播巴尔通体的蝠蝇。蛛蝇还可以作为原生动物血孢子虫属 Polychromophilus 成员的载体和确定宿主（Schaer 等，2015）。

在马达加斯加地区,发现来自 5 个蝇属[Eucampsipoda、笔虱蝇(Penicillidia)、蛛虱蝇(Nycteribia)、环足虱蝇(Cyclopodia)和 Basilia]的 7 只蝠蝇寄生于蝙蝠。然后对这些蝠蝇的细菌体进行了检查(Wilkinson 等,2016)。通常,以下细菌群与所有蝠蝇都有关系:α-变形杆菌(Alphaproteobacteria),占 DNA 序列总数的 17%;β-变形杆菌(Betaproteobacteria),占 3%的序列;和 γ-变形杆菌(Gammaproteobacteria),占序列的 78%。在检测出的 α-变形杆菌序列中,沃尔巴克(氏)体属(Wolbachia)占 55%,巴尔通体属占 26%,立克次体属占 17%。β-变形菌与奈瑟菌科(Neisseriaceae)成员最相似,其中包括淋病奈瑟菌(Neisseria gonorrhoeae)和脑膜炎奈瑟菌(Neisseria meningitides),它们分别是淋病和流行性脑脊髓膜炎的致病因子。在 γ-变形杆菌中,有 99%的序列来自肠杆菌,主要是内共生的类杀雄菌属菌(Arsenophonus-like organisms)(Wilkinson 等,2016)。

在上述马达加斯加地区的研究中,巴尔通体与上述所有 5 个蝠蝇属密切相关。来自科摩罗的科摩罗果蝠的蛛蝇科 Eucampsipoda theodori 的巴尔通体序列比例明显高于其来自马达加斯加的马达加斯加果蝠姐妹蝇(Wilkinson 等,2016)。在以下蝠蝇和蝙蝠上发现巴尔通体:来自马岛黄毛果蝠的 Cyclopodia dubia 蝇;来自 Scotophilus marovaza 和膘黄蝠(Scotophilus robustus)的 Basilla 蝇;来自科摩罗果蝠的 Eucampsida theodori 蝇;Penicillidia cf. fulbida 蝇和长翼蝠 griveaudi;Penicillidia leptothrinax 蝇和长翼蝠 manavi,长翼蝠 griveaudi 和长翼蝠 aelleni;来自格伦长趾蝙蝠和长翼蝠 griveaudi 的 Nycteribia stylidiopsis 蝇(Wilkinson 等,2016)。

9.5.2   蝙蝠蜱的细菌

与蝠蝇不同,蝙蝠蜱和跳蚤往往不太具有宿主特异性,因此,在宿主物种之间传播,更有可能导致微生物的种间传播。值得注意的是,一些适应蝙蝠的软蜱也会叮咬人(Hornok 等,2012),但是有几种硬蜱仅以蝙蝠为宿主:单式硬蜱(Ixodes simplex)主要见于折翼蝠,Ixodes kopsteini 见于犬吻蝠属的獒蝠。长蝠硬蜱以几种蝙蝠为宿主。幼虫短腿蝙蝠蜱虫通常寄生于欧洲、亚洲、非洲的蝙蝠,众所周知其会攻击人类和家畜。它还携带人类和动物重要的病原体,如伯氏疏螺旋体(莱姆病)和伯纳特氏立克次体(Q 热)(Burazerović 等,2015)。

在波兰和斯洛伐克的蝙蝠上记录 5 种硬蜱[长蝠硬蜱(I. vespertilionis)、单式硬蜱(I. simplex)、Ixodes ariadnae、蓖子硬蜱(I. ricinus)和 Ixodes triguliceps]和一种软蜱(幼虫短腿蝙蝠蜱虫:A. vespertilionis)。前 3 种蜱是蝙蝠特有的,而蓖子硬蜱和 I. trianguliceps 则寄生于多种脊椎动物中,包括罕见的蝙蝠(Piksa 等,2016)。在波兰进行的一项调查研究中, 发现长蝠硬蜱寄生于以下蝙蝠物种: 小菊头蝠(Rhinolophus hipposideros)、 大鼠耳蝠、 纳氏鼠耳蝠、 佐氏鼠耳蝠(Myotis emarginatus)、伯氏鼠耳蝠和须鼠耳蝠,而蓖子硬蜱被发现附着于小菊头蝠、大鼠耳蝠、长耳鼠耳蝠(Myotis bechsteinii)和水鼠耳蝠(Piksa 等,2016)。之前的一项研究发现,在两个幼儿园的阁楼中,有 26.8% 的小菊头蝠(n=810)携带长蝠硬蜱。蜱的幼虫阶段是最常见的,其后在幼虫和成年雌性阶段也能发现(Piksa 等,2014)。患病率和侵染强度在春季最高,而在 7 月和 8 月最低。另外还在欧洲的尖耳鼠耳蝠(Myotis blythii)、Myotis alcathoe、大耳蝠、山蝠和 Pipistrellus pygmeus 上发现长蝠硬蜱(Burazerović等,2015)。

一项对来自波兰南部蝙蝠或洞穴壁的 491 只长蝠硬蜱进行的调查未能检测到伯氏包柔螺旋体复合体(B. burgdorferi sensu lato complex)、立克次体或嗜吞噬细胞无浆体的 DNA。发现立克次体斑疹热群瑞士立克次体的 DNA,还发现了在小菊头蝠或大鼠耳蝠上的 8 只蓖子硬蜱和来自水鼠耳蝠的一只蜱中的伯氏包柔螺旋体复合体内伽氏疏螺旋体中的 3 种。在此小样本的蓖子硬蜱中未发现嗜吞噬细胞无浆体(Piksa 等,2016)。

在法国,从蝙蝠出没的阁楼地板上收集到的 5 只短腿蝙蝠蜱虫中有 4 只感染疏螺旋体物种 CPB1,它是复发性发热的媒介。5 只蜱中的 3 只携带的是立克次体 AvBat(Rickettsia species AvBat),这是斑疹热病的新成员,以及新的埃立克体属 AvBat(Ehrlichia species AvBat)(Socolovschi 等,2012)。已知短腿蝙蝠蜱虫偶尔会叮咬人,因此可能会将上述细菌从蝙蝠带到人类中。

在匈牙利, 在菊头蝠/大鼠耳蝠所在的洞穴壁上的雌性长蝠硬蜱中检测到巴尔通体(Hornok 等,2012)。匈牙利的研究还检测八梳状蝙蝠跳蚤(八栉蝠蚤: Ischnopsyllus octactenus)、两种螨虫(Steatonyssus occidentalis 和 Spinturnix myoti)和蛛蝇中的巴尔通体 DNA(Hornok 等,2012)。该研究中的蝙蝠外寄生虫均未感染伯氏疏螺旋体(B. burgdorferi)、土拉热杆菌(Francisella tularensis)、贝纳特氏立克次体(C. burnetii)、haemoplasmas 或嗜吞噬细胞无浆体。Reeves 等(2007)在蝙蝠跳蚤 Sternopsylla texanus 中检测到巴尔通体,这些与莹鼠耳蝠和巴西犬吻蝠有关。

在中部巴尔干半岛,在蝙蝠上发现了 3 种蜱(Burazerović等,2015)。发现的蜱多数为:单式硬蜱(158 只),主要发现于普通长翼蝠(156 只),但有两只蜱是在地中海菊头蝠上发现的;长蝠硬蜱(6 只)出现在地中海菊头蝠、马铁菊头蝠、折翼蝠和须鼠耳蝠上;和一个在伏翼上的幼虫短腿蝙蝠蜱。

一项针对马来西亚 52 种蝙蝠的研究发现,在钝眼蜱属(Amblyomma)、矩头蜱属(Dermacentor)、硬蜱属(Ixodes)和纯绿蜱属(Ornithodoros)中有 0.4%的寄生蜱(Ahamad 等,2013)。这些蝙蝠中超过 10%的蝙蝠还患有 15 种螨:Ancystropus eonycteris、Ancystropus zeleborii、Echinonysus nasutus、Laelaps aingworthae、纳托尔厉螨(Laelaps nuttalli)、Laelaps sanguisugus、Laelaps sculpturatus、Longolaelaps longulus、Longolaelaps whartonii、Meristaspis lateralis、Meristaspis macroglossi、Paraperiglischrus rhinolophinus、Spinturnix acuminatus、Spinturnix americanus 和 Spinturnix bakeri。在 14.7%的被研究的蝙蝠中存在 6 种恙螨:Gahrliepia fletcheri、Riedlinia lipoxena、Trombigastia cadei、Walchiella impar、Walchiella oudemansi 和 Whartonia caobangensis。

在美国中部的蝙蝠软蜱研究中,立克次体 DNA 在 90.3%的软蜱(n=31)中被发现(Loftis 等,2005)。基于几种基因的序列,该细菌可能是斑疹热病群的一种新型立克次体。值得注意的是,除了典型的蝙蝠宿主外,这些蜱偶尔还寄生于人体,这开辟将立克次体传播给人类的可能性。但是,该报道在测试的蝙蝠中未发现任何考克斯体属或嗜吞噬细胞无浆体 DNA。在同一地区的另一项研究中发现,蝙蝠软蜱的髋部液体和唾液腺中有一种复发性发热螺旋体。螺旋体与墨西哥疏螺旋体密切相关, 但又有区别。Borrelia johnsonii 被提议为这种新型螺旋体的名称(Schwan 等,2009)。在美国西南部, 发现了 7 种蝙蝠被巨轮类蜱 Ornithodoros kelleyi 和 Ornithodoros rossi 的幼虫所寄生。苍白洞蝠(Antrozous pallidus)和大棕蝠都有两种蜱科物种(Steinlein 等,2001)。

在法属圭亚那的一项研究中, 检测一种健康的来自食虫性/食肉性小斗牛犬蝠(南兔唇蝠:Noctilio albiventris)(n=32)的 Ornithodoros hasei 软蜱幼虫 DNA,以确定是否存在立克次体、巴尔通体和疏螺旋体物种,以及伯纳特立克次体(Tahir 等,2016)。在 37.5%的蝙蝠上发现软蜱幼虫,每只蝙蝠的幼虫数量为 4~67 个(平均感染为 29.5±21)。除未确定的立克次体外,在任何测试样品中均未检测到上述细菌的 DNA, 这种未确定的立克次体在 12 只被蜱感染的蝙蝠中占 28.9%(n=107)。该立克次体不同于斑疹热群的其他成员, 暂定名为 Candidatus Rickettsia wissemanii。它在系统发育上与非致病性 Rickettsia peacockii 和人类病原体斑疹热立克次体密切相关。Rickettsia bellii 是美国最常见的蜱立克次体,在锐缘蜱属(Argas)和纯绿蜱属中均发现。斑疹热病成员 Rickettsia hoogstraalii 也经常出现在纯绿蜱属和血蜱属(Haemaphysalis)中(Tahir 等,2016)。

9.6　结论

蝙蝠、人类和其他哺乳动物会受到非蚊子、节肢动物传播的细菌感染的影响，包括由巴尔通体、疏螺旋体和立克次体属引起的疾病。虽然由此产生的许多疾病是轻度或短暂的，但免疫力低下的人类和蝙蝠更容易发展成重症或危及生命的疾病。然而，某些疾病甚至对于具有免疫能力的个体或蝙蝠也具有很高的致病性，使蝙蝠不太可能成为致病细菌的宿主。然而，蝙蝠可能在人类感染中扮演一个小角色，而其他哺乳动物更有可能充当宿主。

蝙蝠上存在几类体外寄生虫。这些包括蝠蝇、螨虫、软硬蜱、跳蚤、真蝇、真虫和蠼螋。一群无翅的蝠蝇和螨虫是寄主特有的、永久性的寄居者，而其他成群的蝠蝇则更具流动性。对来自 7 种属的蝠蝇的研究表明，它们身上细菌种类非常多样，包括 60 种以上的疏螺旋体。某些蝙蝠的蜱和跳蚤对宿主的特异性较低，因此更可能引起跨物种的细菌转移。虽然某些硬蜱只以蝙蝠为宿主，但某些种类的蝙蝠软蜱也可能以人类或家畜为宿主，包括携带伯氏疏螺旋体(莱姆病的病原体)和伯纳特氏立克次体(Q 热)。一些蝙蝠身上的蜱螨含有一些致病菌，但鉴于其中一些节肢动物的宿主特异性，蝙蝠体外寄生虫中的这些细菌并不一定表明这些细菌可能会间接传播给人类，或者如果确实发生传播，它可能只在罕见的情况下才会发生。

巴尔通体的成员是专性细胞内细菌，它们倾向于高度宿主特异性。然而，众所周知，啮齿类动物、猫和狗可以作为巴尔通体的宿主。这些细菌通常通过外寄生虫传播给人类，就像蝙蝠一样。在食虫和食肉蝙蝠中，以及在测试的少量食肉蝙蝠中都发现了巴尔通体。在世界各地的蝙蝠中，巴尔通体的总体流行率为 30%~36%，但即使在尚未报道人类疾病的地区，也可能达到 50%~60%。蝠蝇媒介的感染水平比蝙蝠高，为 70%~100%，这取决于被检测蝇的种类及其位置。对感染韦氏颈囊果蝠的巴尔通体 DNA 的短序列进行分析后，发现与人类致病菌伊丽莎白巴尔通体(致死性心内膜炎的病因之一)的相似性为 100%。但是，昆虫媒介是高度宿主特异性的，因此其是蝙蝠引起的间接人畜共患感染不太可能成为值得关注的重要原因。在 60%的非洲蝙蝠的脾中也发现了引起人类轻度疾病的 B.tamiae，但样本量很少(n=10)。黄毛果蝠也含有多种人类病原体巴尔通体，但该地区的人和家畜对这些细菌血清检测为阴性。

几种疏螺旋体在人类中引起蜱传播的复发性发热。其中一些蜱也会感染蝙蝠。尽管关于蝙蝠中的疏螺旋体的数据很少，但是这些细菌仍能够在蝙蝠宿主中引起严重的疾病,一只患有严重肝和肺疾病的伏翼属蝙蝠就证明了这一点。发现感染的蝙蝠蜱附着在蝙蝠上。

立克次体、恙虫病立克次体和类似属的胞内杆菌通过节肢动物在宿主物种之间传播,限制性新立克次体通过吸虫在宿主物种之间传播。它们是多种人类疾病的病原体,其表现范围从大多数人的轻度到免疫力低下人群的重度。这些疾病分为斑疹热和斑疹伤寒。在某些种类的蝙蝠中,人类病原体斑疹热立克次体、帕克立克体和落基山斑疹热的抗体流行率为 8%~10%,表明已暴露于细菌抗原,但不一定感染。一些蝙蝠还对扇头蜱立克次体和限制性新立克次体呈血清阳性反应,其对人类的致病性还尚未明确。还从超过 40%被检测的大棕蝠和小棕蝠的血液、肝或脾中发现来自后者细菌的 DNA。众所周知,许多脊椎动物被认为是这些属致病性和非致病性成员的宿主,包括啮齿类动物、鹿、反刍动物、家犬、家猫、负鼠、鼯鼠、鱼和爬行动物。但是,蝙蝠并未涉及人畜共患疾病的间接传播。

参考文献

Ahamad M, Ibrahim H, Bujang MK, Sah SA, Mohamad N, Nor SM, Ahmad AH, Ho TM. 2013. A survey of acarine ectoparasites of bats (Chiroptera) in Malaysia. *Journal of Medical Entomology.* 50(1):140–146.

Anh PH, Van Cuong N, Son NT, Tue NT, Kosoy M, Woolhouse MEJ, Baker S, Bryant JE, Thwaites G, Carrique-Mas JJ, Rabaa MA. 2015. Diversity of *Bartonella* spp. in bats, Southern Vietnam. *Emerging Infectious Diseases.* 21(7):1266–1267.

Archer MS, Cardinal BR. 2001. Seasonal reproduction and host infestation rates for nycteribiids of the large bentwing bat. *Medical and Veterinary Entomology.* 5:452–454.

Bai Y, Hayman DTS, McKee CD, Kosoy MY. 2015. Classification of *Bartonella* strains associated with straw-colored fruit bats (*Eidolon helvum*) across Africa using a multi-locus sequence typing platform. *PLoS Neglected Tropical Diseases.* 9(1):e0003478.

Bai Y, Kosoy M, Recuenco S, Alvarez D, Moran D, Turmelle A, Ellison J, Garcia DL, Estevez A, Lindblade K, Rupprecht C. 2011. *Bartonella* spp. in bats, Guatemala. *Emerging Infectious Diseases.* 17(7):1269–1272.

Bai Y, Recuenco S, Gilbert AT, Osikowicz LM, Gómez J, Rupprecht C, Kosoy MY. 2012. Prevalence and diversity of *Bartonella* spp. in bats in Peru. *American Journal of Tropical Medicine and Hygiene.* 87(3):518–523.

Beltz LA. 2011. *Bartonella* infections. In: *Emerging Infectious Diseases: A Guide to Diseases, Causative Agents, and Surveillance.* Jossey-Bass: San Fransico, CA, pp. 97–116.

Bertola PB, Aires CC, Favorito SE, Gracioll G, Amaku M, Pinto-da-Rocha R. 2005. Bat flies (Diptera: Streblidae, Nycteribiidae) parasitic on bats (Mammalia: Chiroptera) at Parque Estadual da Cantareira, São Paulo, Brazil: Parasitism rates and host-parasite associations. *Memórias do Instituto Oswaldo Cruz.* 100:25–32.

Billeter SA, Hayman DTS, Peel AJ, Baker K, Wood JLN, Cunningham A, Suu-Ire R, Dittmar K, Kosoy MY. 2012. *Bartonella* species in bat flies (Diptera: Nycteribiidae) from western Africa.

Parasitology. 139:324–329.

Brook CE, Bai Y, Dobson AP, Osikowicz LM, Ranaivoson HC, Zhu Q, Kosoy MY, Dittmar L. 2015. *Bartonella* spp. in fruit bats and blood-feeding ectoparasites in Madagascar. *PLoS Neglected Tropical Diseaseas.* 10(2):e0003532.

Burazerović J, Ćakić S, Mihaljica D, Sukara R, Ćirović D, Tomanovic S. 2015. Ticks (Acari: Argasidae, Ixodidae) parasitizing bats in the central Balkans. *Experimental and Applied Acarology.* 66:281–291.

Concannon R, Wynn-Owen K, Simpson V, Birtles RJ. 2005. Molecular characterization of haemoparasites infecting bats (Microchiroptera) in Cornwall, UK. *Parasitology.* 131:489–496.

D'Auria SR, Camargo MC, Pacheco RC, Savani ES, Dias MA, da Rosa AR, de Almeida MF, Labruna MB. 2010. Serologic survey for rickettsiosis in bats from São Paulo city, Brazil. *Vector Borne Zoonotic Diseases.* 10(5):459–463.

Dietrich M, Tjale MA, Weyer J, Kearney T, Seamark ECJ, Nel LH, Monadjem A, Markotter W. 2016. Diversity of *Bartonella* and *Rickettsia* spp. in bats and their blood-feeding ectoparasites from South Africa and Swaziland. *PLoS ONE.* 11(3):e0152077.

Evans NJ, Bown K, Timofte D, Simpson VR, Birtles RJ. 2009. Fatal borreliosis in bat caused by relapsing fever spirochete, United Kingdom. *Emerging Infectious Diseases.* 15(8):1331–1333.

Franck F, Münster J, Schulze J, Liston A, Klimpel S. 2013. Macroparasites of Microchiroptera: bat ectoparasites of Central and South America. In: *Bats (Chiroptera) as Vectors of Diseases and Parasites. Facts and Myths.* S Klimpel and H Melhorn (eds). Springer-Verlag: Berlin, pp. 87–130.

Gibson KE, Rikihisa Y, Zhang C, Martin C. 2005. *Neorickettsia risticii* is vertically transmitted in the trematode *Acanthatrium oregonense* and horizontally transmitted to bats. *Environmental Microbiology.* 7(2):203–212.

Gill JS, Rowley WA, Bush PJ, Viner JP, Gilchrist MJ. 2004. Detection of human blood in the bat tick *Carios (Ornithodoros) kelleyi* (Acari: Argasidae) in Iowa. *Journal of Medical Entomology.* 41:1179–1181.

Gill JS, Ullmann AJ, Loftis AD, Schwan TG, Raffel SJ, Schrumpf ME, Piesman J. 2008. Novel relapsing fever spirochete in bat tick. *Emerging Infectious Diseases.* 14(3):522–523.

Hornok S, Kovács R, Meli ML, Gönczi E, Kontschán J, Gyuranecz M, Dán Á, Molnár V. 2012. First detection of bartonellae in a broad range of bat ectoparasites. *Veterinary Microbiology.* 159:541–543.

Judson SD, Frank HK, Hadly EA. 2015. Bartonellae are prevalent and diverse in Costa Rican bats and bat flies. *Zoonoses and Public Health.* 62:609–617.

Kamani J, Baneth G, Mitchell M, Mumcuoglu KY, Gutiérrez R, Harrus S. 2014. *Bartonella* species in bats (Chiroptera) and bat flies (Nycteribiidae) from Nigeria, West Africa. *Vector-Borne and Zoonotic Diseases.* 14(9):625–632.

Kosoy M, Bai Y, Lynch T, Kuzmin IV, Niezgoda M, Franka R, Agwanda B, Breiman RF, Rupprecht CE. 2010. *Bartonella* spp. in bats, Kenya. *Emerging Infectious Diseases.* 16(12):1875–1881.

Lei BR, Olival KJ. 2014. Contrasting patterns in mammal–bacteria coevolution: *Bartonella* and *Leptospira* in bats and rodents. *PLoS Neglected Tropical Diseases.* 8(3):e2738.

Leulmi H, Aouadi A, Bitam I, Bessas A, Benakhla A, Raoult D, Parola P. 2016. Detection of *Bartonella tamiae*, *Coxiella burnetii* and rickettsiae in arthropods and tissues from wild and domestic animals in northeastern Algeria. *Parasites & Vectors.* 9:2.

Lin J-W, Hsu Y-M, Chomel BB, Lin L-K, Pei J-C, Wu S-H, Chang C-C. 2012. Identification of novel *Bartonella* spp. in bats and evidence of Asian gray shrew as a new potential reservoir of *Bartonella*. *Veterinary Microbiology.* 156:119–126.

Loftis AD, Gill JS, Schriefer ME, Levin ML, Eremeeva ME, Gilchrist MJ, Dasch GA. 2005. Detection of *Rickettsia, Borrelia,* and *Bartonella* in *Carios kelleyi* (Acari: Argasidae). *Journal of Medical Entomology.* 42(3):473–480.

Mannerings AO, Osikowicz LM, Restif O, Nyarko E, Suu-Ire R, Cunningham AA, Wood JL, Kosoy MY. 2016. Exposure to bat-associated bartonella spp. among humans and other animals, Ghana. *Emerging Infectious Diseases.* 22(5):922–924.

McQuiston J. 2016. Infectious diseases related to travel. In: *CDC Health Information for International Travel 2016.* GW Brunette (ed.). Centers for Disease Control and Prevention: Atlanta, GA.

Morse SF, Olival KJ, Kosoy M, Billeter S, Patterson BD, Dick CW, Dittmar K. 2012. Global distribution and genetic diversity of *Bartonella* in bat flies (Hippoboscoidea, Streblidae, Nycteribiidae). *Infection, Genetics and Evolution.* 12:1717–1723.

Olival KJ, Dittmar K, Bai Y, Rostal MK, Lei BR, Daszak P, Kosoy M. 2015. *Bartonella* spp. in a Puerto Rican bat community. *Journal of Wildlife Diseases.* 51(1):274–278.

Piksa K, Górz A, Nowak-Chmura M, Siuda K. 2014. The patterns of seasonal activity of *Ixodes vespertilionis* (Acari: Ixodidae) on *Rhinolophus hipposideros* in nursery colonies. *Ticks and Tick-borne Diseases.* 5:69–74.

Piksa K, Stańczak J, Biernat B, Górz A, Nowak-Chmura M, Siuda K. 2016. Detection of *Borrelia burgdorferi sensu lato* and spotted fever group rickettsiae in hard ticks (Acari, Ixodidae) parasitizing bats in Poland. *Parasitology Research.* DOI 10.1007/s00436-016-4936-2.

Reeves WK, Rogers TE, Durden LA, Dasch GA. 2007. Association of *Bartonella* with the fleas (Siphonaptera) of rodents and bats using molecular techniques. *Journal of Vector Ecology.* 32(1):118–122.

Reeves WK, Streicker DG, Loftis AD, Dasch GA. 2006. Serologic survey of *Eptesicus fuscus* from Georgia, U.S.A. for *Rickettsia* and *Borrelia* and laboratory transmission of a *Rickettsia* by bat ticks. *Journal of Vector Ecology.* 31(2):386–389.

Schaer J, Reeder DM, Vodzak ME, Olival KJ, Weber N, Mayer F, Matuschewski K, Perkins SL. 2015. *Nycteria* parasites of Afrotropical insectivorous bats. *International Journal for Parasitology.* 45:375–384.

Schwan TG, Raffel SJ, Schrumpf ME, Gill JS, Piesman J. 2009. Characterization of a novel relapsing fever spirochete in the midgut, coxal fluid, and salivary glands of the bat tick *Carios kelleyi. Vector-Borne and Zoonotic Diseases.* 9(6):643–647.

Socolovschi C, Kernif T, Raoult D, Parola P. 2012. *Borrelia, Rickettsia,* and *Ehrlichia* species in bat ticks, France, 2010. *Emerging Infectious Diseases.* 18(12):1966–1975.

Steinlein DB, Durden LA, Cannon WL. 2001. Tick (Acari) infestations of bats in New Mexico. *Journal of Medical Entomology.* 38(4):609–611.

Tahir D, Socolovschi C, Marié J-L, Ganay G, Berenger J-M, Bompar J-M, Blanchet D, Cheuret M, Mediannikov O, Raoult D, Davoust B, Parola P. 2016. New Rickettsia species in soft ticks *Ornithodoros hasei* collected from bats in French Guiana. *Ticks and Tick-Borne Diseases.* 7(6):1089–1096.

Veikkolainen V, Vesterinen EJ, Lilley TM, Pulliainen AT. 2014. Bats as reservoir hosts of human bacterial pathogen, *Bartonella mayotimonensis. Emerging Infectious Diseases.* 20(6):960–967.

Walker DH. 1996. Rickettsiae. In: *Medical Microbiology,* 4th edition. S Baron (ed.). University of Texas Medical Branch at Galveston: Galveston, TX, Chapter 38.

Wilkinson DA, Duron O, Cordonin C, Gomard Y, Ramasindrazana B, Mavingui P, Goodman SM, Tortosa P. 2016. The bacteriome of bat flies (Nycteribiidae) from the Malagasy region: a community shaped by host ecology, bacterial transmission mode, and host-vector specificity. *Applied Environmental Microbiology.* 82(6):1778–1788.

第 **10** 章

其他细菌与蝙蝠

10.1 简介

包括人类和蝙蝠在内的营养丰富的动物肠道微生物群种类繁多，既有有益细菌，也有致病菌，还有机会性细菌。表 10.1 列出与蝙蝠相关的各种细菌。数以万亿计的肠道细菌对宿主有益，有助于营养代谢、产生宿主所需的维生素和其他分子(Cummings 和 Macfarlane,1997)。这些细菌的进一步作用包括协助食物消化、调节宿主新陈代谢和免疫功能(Banskar 等,2016)。它们还积极参与宿主进化。正常菌群的重要性可以从这些细菌丢失相关的后果中看出，例如消化功能的破坏和口腔中酵母的过度生长(鹅口疮)，这些问题可以通过摄入益生菌(细菌)来解决。

然而，许多细菌是致病性的，可能导致严重的疾病或死亡。有些病原体能够跨越物种的屏障，感染多种的脊椎动物和无脊椎动物。对致病菌的抗生素耐药性用于人类、家畜，以及蝙蝠的发展是一个日益关注的问题。抗生素耐药性在大肠埃希菌(E. Coli)中非常普遍，这些细菌来自生活在墨西哥城市和荒野地区的蝙蝠。46%受试蝙蝠的大肠埃希菌对氨苄西林耐药，其中 100%对链霉素耐药。据报道，在距离特立尼达和澳大利亚较远的地区，蝙蝠体内的大肠埃希菌具有抗生素耐药性(Mühldorfer 等,2011b)。收集蝙蝠粪便的做法直接使人们接触到蝙蝠肠道细菌，包括大肠埃希菌，并可能导致人畜共患传播。

表 10.1 与蝙蝠有关的各种细菌

蝙蝠科	蝙蝠俗称	蝙蝠种	细菌
叶口蝠科	侏儒食果蝠	穴蝠	钩端螺旋体
叶口蝠科	大食果蝠	大食果蝠	科科约克石燋菌
叶口蝠科	大食果蝠	大食果蝠	桑迪亚戈沙门菌血清型
叶口蝠科	烟青美洲果蝠	钩端螺旋体	
叶口蝠科	烟青美洲果蝠	扁吻美洲果蝠	钩端螺旋体
叶口蝠科	扁吻食果蝠	短尾叶口蝠	钩端螺旋体
叶口蝠科	短尾叶口蝠	昭短尾叶鼻蝠	钩端螺旋体
叶口蝠科	壮观短尾叶口蝠	小犬吻蝠	肠炎沙门菌亚种
蝙蝠科	小犬吻蝠	小犬吻蝠	肠炎沙门菌
蝙蝠科	小犬吻蝠	小犬吻蝠	特氏科泽菌
蝙蝠科	小犬吻蝠	小犬吻蝠	克氏沃尔雷属
蝙蝠科	小犬吻蝠	小犬吻蝠	黏质沙雷菌
蝙蝠科	小犬吻蝠	小犬吻蝠	非典型肺泡型哈夫尼菌
蝙蝠科	Aldabra free-tailed bat	驶唇大吻蝠	钩端螺旋体
狐蝠科	短鼻果蝠	短耳大蝠	沙门菌属
狐蝠科	小耳短鼻果蝠	短耳大蝠	蜡样芽孢杆菌
狐蝠科	小耳短鼻果蝠	短耳大蝠	苏云金杆菌
狐蝠科	小耳短鼻果蝠	短耳大蝠	产气肠杆菌
狐蝠科	小耳短鼻果蝠	短耳大蝠	河生肠杆菌
狐蝠科	小耳短鼻果蝠	短耳大蝠	致病性肠杆菌

（待续）

表 10.1(续)

蝙蝠科	蝙蝠俗称	蝙蝠种	细菌
狐蝠科	小耳短鼻果蝠	短耳大蝠	阴沟肠杆菌
狐蝠科	小耳短鼻果蝠	短耳大蝠	霍氏肠杆菌
狐蝠科	小耳短鼻果蝠	短耳大蝠	粪肠球菌
狐蝠科	小耳短鼻果蝠	短耳大蝠	大肠埃希菌
狐蝠科	小耳短鼻果蝠	短耳大蝠	埃希杆菌
狐蝠科	小耳短鼻果蝠	短耳大蝠	催娩克雷菌
狐蝠科	小耳短鼻果蝠	短耳大蝠	克雷白杆菌
狐蝠科	小耳短鼻果蝠	短耳大蝠	成团泛菌
狐蝠科	小耳短鼻果蝠	短耳大蝠	绿脓杆菌
狐蝠科	小耳短鼻果蝠	短耳大蝠	黏质沙雷菌
狐蝠科	小耳短鼻果蝠	Cynopterus brachyotis javanicus	柠檬酸杆菌
狐蝠科	小耳短鼻果蝠	Cynopterus brachyotis javanicus	大肠埃希菌
狐蝠科	大短鼻果蝠	大蝠 angulatus	柠檬酸杆菌
狐蝠科	大短鼻果蝠	大蝠 angulatus	肠杆菌属
狐蝠科	大短鼻果蝠	大蝠 angulatus	大肠埃希菌
狐蝠科	大短鼻果蝠	大蝠 angulatus	克雷伯菌属
狐蝠科	大短鼻果蝠	大蝠 angulatus	假单胞菌属
狐蝠科	大短鼻果蝠	大蝠 angulatus	沙雷菌
狐蝠科	爪哇大蝠	爪哇大蝠	柠檬酸杆菌
狐蝠科	爪哇大蝠	爪哇大蝠	肠杆菌属
狐蝠科	爪哇大蝠	爪哇大蝠	大肠埃希菌

（待续）

表 10.1（续）

蝙蝠科	蝙蝠俗称	蝙蝠种	细菌
狐蝠科	爪哇大蝠	爪哇大蝠	克雷伯菌属
叶口蝠科	吸血蝙蝠	吸血蝙蝠	嗜水气单胞菌
叶口蝠科	吸血蝙蝠	吸血蝙蝠	肠杆菌属
叶口蝠科	吸血蝙蝠	吸血蝙蝠	大肠埃希菌
叶口蝠科	吸血蝙蝠	吸血蝙蝠	钩端螺旋体
叶口蝠科	吸血蝙蝠	吸血蝙蝠	变形杆菌属
叶口蝠科	吸血蝙蝠	吸血蝙蝠	葡萄球菌属
叶口蝠科	吸血蝙蝠	吸血蝙蝠	亚利桑那州肠沙门菌
叶口蝠科	吸血蝙蝠	吸血蝙蝠	鼠伤寒沙门菌
叶口蝠科	吸血蝙蝠	吸血蝙蝠	钩端螺旋体
狐蝠科	大裸背果蝠	大裸背果蝠	伯氏钩端螺旋体
狐蝠科	草色果蝠	黄毛果蝠	克氏钩端螺旋体
狐蝠科	草色果蝠	黄毛果蝠	Waddlia malaysiensis
狐蝠科	Cave nectar bat	大长舌果蝠	沙门菌属
狐蝠科	Cave nectar bat	大长舌果蝠	假单胞菌属
蝙蝠科	北美大棕蝠	大棕蝠	巴氏杆菌属
蝙蝠科	棕蝠	棕蝠	肺气管炎杆菌
蝙蝠科	棕蝠	棕蝠	钩端螺旋体
叶口蝠科	鼩形长舌叶口蝠	鼩形长舌蝠	鼠伤寒沙门菌
叶口蝠科	鼩形长舌叶口蝠	鼩形长舌蝠	圣保罗沙门菌
叶口蝠科	鼩形长舌叶口蝠	鼩形长舌蝠	沙门菌属
蹄蝠科	帽盔蹄蝠	冕蹄蝠	沙门菌属

（待续）

表 10.1(续)

蝙蝠科	蝙蝠俗称	蝙蝠种	细菌
叶口蝠科	托氏长舌蝠	托氏长舌蝠	钩端螺旋体
叶口蝠科	锯齿尖耳蝠	锯缘子吻蝠	钩端螺旋体
长翼蝠亚科	亚澳长翼蝠	南长翼蝠	沙门菌属
长翼蝠亚科	格伦长趾蝙蝠	格伦长趾蝙蝠	钩端螺旋体
长翼蝠亚科	无	Miniopterus griffithsi	钩端螺旋体
长翼蝠亚科	无	Miniopterus griveaudi	钩端螺旋体
长翼蝠亚科	无	Miniopterus mahafaliensis	钩端螺旋体
长翼蝠亚科	长翼蝠	普通长翼蝠	支原体属
长翼蝠亚科	长翼蝠	普通长翼蝠	念珠菌血型支原体
长翼蝠亚科	长翼蝠	普通长翼蝠	沙门菌属
大吻蝠科	赤大吻蝠	赤葊蝠	沙门菌 I 组
大吻蝠科	无	Molossus major	加拉加斯沙门菌
大吻蝠科	邦达大吻蝠	邦达葊蝠	鲍氏志贺菌 2 型
大吻蝠科	帕氏大吻蝠	葊蝠	肛门沙门菌血清型
大吻蝠科	帕氏大吻蝠	葊蝠	布洛克利沙门菌
大吻蝠科	无	Mormopterus francoismoutoui	钩端螺旋体
大吻蝠科	彼氏大吻蝠	彼氏大吻蝠	钩端螺旋体
蝙蝠科	长指鼠耳蝠	长指鼠耳蝠	支原体属
蝙蝠科	道氏鼠耳蝠	水鼠耳蝠	戴氏西地西菌
蝙蝠科	马达加斯加鼠耳蝠	马达加斯加鼠耳蝠	钩端螺旋体
蝙蝠科	棕色鼠耳蝠	莹鼠耳蝠	念珠菌血型支原体

（待续）

表 10.1(续)

蝙蝠科	蝙蝠俗称	蝙蝠种	细菌
蝙蝠科	棕色鼠耳蝠	莹鼠耳蝠	血尿支原体
蝙蝠科	棕色鼠耳蝠	莹鼠耳蝠	假单胞菌属
蝙蝠科	大附鼠耳蝠	大掌鼠耳蝠	沙门菌属
蝙蝠科	鼠耳蝠	大鼠耳蝠	假结核耶尔森菌
蝙蝠科	多须鼠耳蝠	须鼠耳蝠	多杀性巴氏杆菌
蝙蝠科	多须鼠耳蝠	须鼠耳蝠	肠杆菌
蝙蝠科	多须鼠耳蝠	须鼠耳蝠	粪肠球菌
蝙蝠科	多须鼠耳蝠	须鼠耳蝠	索氏梭状芽孢杆菌
蝙蝠科	墙栖鼠耳蝠	南洋鼠耳蝠	莫嘉菌属
蝙蝠科	墙栖鼠耳蝠	南洋鼠耳蝠	变形杆菌/普罗威登斯菌属
蝙蝠科	红支鼠耳蝠	纳氏鼠耳蝠	粪肠球菌
蝙蝠科	岸边鼠耳蝠	溪岸鼠耳蝠	钩端螺旋体
夜猫科	兔唇蝠	墨西哥兔唇蝠	沙门菌血清型 Rubislaw 和 Molade
蝙蝠科	夜蝠	山蝠	产气荚膜梭菌
蝙蝠科	夜蝠	山蝠	索氏梭状芽孢杆菌
蝙蝠科	夜蝠	山蝠	大肠埃希菌
蝙蝠科	夜蝠	山蝠	沙门菌属
蝙蝠科	夜蝠	山蝠	金黄色葡萄球菌
蝙蝠科	夜蝠	山蝠	肺气管炎杆菌
蝙蝠科	Malagasy giant mastiff bat	Otomops madagascariensis	钩端螺旋体
叶口蝠科	叶口蝠	矛吻蝠	钩端螺旋体

（待续）

表 10.1（续）

蝙蝠科	蝙蝠俗称	蝙蝠种	细菌
蝙蝠科	巴布伏翼	巴布伏翼	沙门菌属
蝙蝠科	厚皮油蝠	纳氏伏翼	多杀性巴氏杆菌
蝙蝠科	厚皮油蝠	纳氏伏翼	金黄色葡萄球菌
蝙蝠科	厚皮油蝠	纳氏伏翼	肠杆菌科
蝙蝠科	油蝠	伏翼	小肠结肠炎耶尔森菌
蝙蝠科	油蝠	伏翼	多杀性啪斯特菌
蝙蝠科	油蝠	伏翼	肺微杆菌
蝙蝠科	油蝠	伏翼	粪肠球菌
蝙蝠科	油蝠	伏翼	蜡样芽孢杆菌
蝙蝠科	Soprano pipistrelle	高音翼蝠	支原体属
蝙蝠科	伏翼	伏翼属	里氏柰立克次体
叶口蝠科	Heller's broad-nosed bat	Platyrhinus helleri	钩端螺旋体
叶口蝠科	白线蝠	白线蝠	钩端螺旋体
蝙蝠科	兔蝠	大耳蝠	多杀性巴氏杆菌
蝙蝠科	兔蝠	大耳蝠	肠杆菌科
大吻蝠科	中美圆腭蝠	中部弯腭蝠	钩端螺旋体
大吻蝠科	大鼻圆腭蝠	大鼻弯腭蝠	钩端螺旋体
狐蝠科	沟齿果蝠	沟齿果蝠	沙门菌属
狐蝠科	黑妖狐蝠	中央果蝠	钩端螺旋体
狐蝠科	眼圈狐蝠	眼镜狐蝠	钩端螺旋体
狐蝠科	印第安狐蝠	印度狐蝠	弗氏柠檬酸杆菌

（待续）

表 10.1（续）

蝙蝠科	蝙蝠俗称	蝙蝠种	细菌
狐蝠科	印第安狐蝠	印度狐蝠	败血梭菌
狐蝠科	印第安狐蝠	印度狐蝠	催魂克氏杆菌
狐蝠科	印第安狐蝠	印度狐蝠	微球菌属
狐蝠科	印第安狐蝠	印度狐蝠	奇异变形杆菌
狐蝠科	印第安狐蝠	印度狐蝠	普通变形杆菌
狐蝠科	印第安狐蝠	印度狐蝠	维尔周沙门菌
狐蝠科	印第安狐蝠	印度狐蝠	液化沙雷菌
狐蝠科	黑喉狐蝠	小狐蝠	葡萄球菌属
狐蝠科	黑喉狐蝠	小狐蝠	败血梭菌
狐蝠科	黑喉狐蝠	小狐蝠	摩根菌
狐蝠科	灰头狐蝠	灰首狐蝠	金黄色葡萄球菌
狐蝠科	菲律宾矮狐蝠	菲狐蝠	巴氏杆菌样细菌
狐蝠科	菲律宾矮狐蝠	菲狐蝠	钩端螺旋体
狐蝠科	菲律宾矮狐蝠	菲狐蝠	棒状杆菌属
狐蝠科	菲律宾矮狐蝠	菲狐蝠	巴氏杆菌样细菌
狐蝠科	罗岛狐蝠	罗得里格斯狐蝠	变形杆菌
狐蝠科	赤褐狐蝠	马达加斯加狐蝠	葡萄球菌属
狐蝠科	小红狐蝠	岬狐蝠	巴氏杆菌样细菌
狐蝠科	马来亚狐蝠	马来大狐蝠	肠型沙门菌
狐蝠科	马来亚狐蝠	马来大狐蝠	钩端螺旋体
狐蝠科	马来亚狐蝠	马来大狐蝠	弗氏柠檬酸杆菌

（待续）

表 10.1（续）

蝙蝠科	蝙蝠俗称	蝙蝠种	细菌
狐蝠科	马来亚狐蝠	马来大狐蝠	催兔克氏杆菌
狐蝠科	马来亚狐蝠	马来大狐蝠	巴氏杆菌样细菌
狐蝠科	马来亚狐蝠	马来大狐蝠	奇异变形杆菌
狐蝠科	马来亚狐蝠	马来大狐蝠	普通变形杆菌
狐蝠科	马来亚狐蝠	马来大狐蝠	液化沙雷氏菌
叶口蝠科	侏叶鼻蝠	小叶吻蝠	钩端螺旋体
狐蝠科	北非果蝠	Rousettus aegyptiacus	假结核耶尔森菌
狐蝠科	抱尾果蝠	抱尾果蝠	沙门菌属
狐蝠科	科摩罗果蝠	科摩罗果蝠	伯氏钩端螺旋体
狐蝠科	科摩罗果蝠	科摩罗果蝠	肾脏钩端钩端螺旋体
叶口蝠科	黄肩蝠	黄肩蝠	钩端螺旋体
叶口蝠科	黄肩蝠	黄肩蝠	伊兰多夫沙门菌
叶口蝠科	特岛黄肩蝠	特立尼达黄肩蝠	钩端螺旋体
蝙蝠科	库氏黄蝠	Scotophilus kuhlii	沙门菌属
狐蝠科	长舌果蝠	Sycnycteris crassa	钩端螺旋体
菊头蝠科	马岛三叉鼻蝠	马达加斯加叶鼻蝠	钩端螺旋体
菊头蝠科	Rufous trident bat	Triaenops menamena	钩端螺旋体
菊头蝠科	波斯三叉鼻蝠	波斯叶鼻蝠	钩端螺旋体
叶口蝠科	筑帐蝠	筑帐蝠	钩端螺旋体
蝙蝠科	霜蝠	普通蝙蝠	多杀性巴氏杆菌

如果大肠埃希菌是 O157:H7 或其他痢疾杆菌外毒素产生的菌株，可能会对人类健康造成危害,因为可能出现一些严重的致命表现,如溶血性尿毒症综合征和出血性结肠炎。尽管蝙蝠粪便可能含有高致病性大肠埃希菌,但羊和牛的粪便或未煮熟的牛肉更有可能成为人类感染源,因为英国的一项研究发现,超过 10% 的看似健康的牛感染这种细菌株(Beltz,2011)。更令人担忧的是,在一只德国蝙蝠身上也发现了耐甲氧西林金黄色葡萄球菌(MRSA)(Mühldorfer 等,2011b)。耐甲氧西林金黄色葡萄球菌(MRSA)对许多最常用的抗生素具有耐药性,在过去的几十年里,它在世界各地的人群中迅速传播。

10.2   钩端螺旋体

钩端螺旋体(Leptospira)病是世界各地重新出现的一种主要细菌威胁,影响人类、家畜和野生动物。它是目前世界上最常见的人畜共患病,尤其是在热带地区。钩端螺旋体是感染人类最多的细菌,以大鼠为载体。据估计,我国每年发生 50 多万例严重钩端螺旋体病,死亡率超过 10%。其他无症状和亚临床感染也很常见。有趣的是,在一项从美国中原地区 98 只北美大棕蝠(大棕蝠)肾中提取 DNA 的研究中发现,没有检测到任何致病性钩端螺旋体,从而降低这些蝙蝠作为该地区人类或狗的病毒载体的可能作用(Harkin,2014)。

钩端螺旋体病是由钩端螺旋体属的病原体引起的。该属至少包含 22 种和多种血清型。共分为 10 个致病种(包括至少 200 种致病血清型)、5 个中间病种和 7 个腐生(非寄生)种。钩端螺旋体病始于急性,伴有严重不适、肌肉疼痛和结膜充血。在某些情况下,它可能演变成韦尔病,这是一种严重的出血性疾病,可能与病毒性出血热混淆。如果肝、肾、肺或中枢神经系统受累,也可能致死(Cox 等,2005;Vashi 等,2009)。致病菌为革兰氏阴性、专性厌氧螺旋体。这些细胞外细菌栖息在肾的肾小管上,并通过尿液排泄。它们可以在土壤或水中存活长达 6 周。当黏膜或擦伤的皮肤暴露在被感染的尿液或因尿液污染的水或土壤中时, 就会发生感染(Vashi 等,2009)。

10.2.1   南美洲的钩端螺旋体

Bunnell 等(2000 年)在秘鲁亚马逊盆地发现 35% 携带致病性钩端螺旋体的受试蝙蝠肾感染的遗传证据(n=20)。对秘鲁亚马逊地区蝙蝠(n=589)的钩端螺旋体进行研究,报道称通过 PCR 或培养,蝙蝠的肾中有 3.4% 的钩端螺旋体呈阳性

(Matthias 等,2005)。在这项研究中检测到钩端螺旋体的种类是多种多样的,其中包括肾钩端螺旋体、克氏钩端螺旋体(感冒伤寒型血清型)、伯氏钩端螺旋体、Leptospira fainei,以及两个新种。在这项研究中,除一种温带蝙蝠和一种鼻蝠外,其余均为叶口蝠科。成年蝙蝠的钩端螺旋体感染率是非性成熟动物的 4 倍。另外,蝙蝠在成熟林中感染率高于农用地和次生林的总和。蝙蝠通过尿液可能有助于将钩端螺旋体传播给人类,然而,在狗和鼠中那些已知可感染人类的细菌型也存在很高的感染率,因此也可能在人类感染中发挥重要作用。有趣的是,一些蝙蝠感染肾钩端螺旋体血清型变种,通常寄生在人类聚集地周围的大鼠身上。这暗示了啮齿类动物–蝙蝠感染循环的可能性。

巴西市中心的钩端螺旋体的生物多样性低于亚马逊盆地的农村地区。为了确定蝙蝠作为致病性钩端螺旋体载体的潜在重要性,采用聚合酶链式反应(PCR)对巴西人感染率最高的圣保罗大城市中心的致病性螺旋体 DNA 进行检测。在 343 只蝙蝠样本中,只有 6 只蝙蝠被发现肾携带钩端螺旋体 DNA,没有一只蝙蝠呈血清阳性(Bessa 等,2010)。超过 150 只食虫性和食果性或食蜜性蝙蝠接受测试。在 PCR 阳性的蝙蝠中,有 4 只为食蜜性鼩形长舌蝠,2 只为食果性白线蝠。这两种物种都更倾向于栖息在很少有人类活动的人群结构中。这项研究表明,在圣保罗以及其他主要城市地区,蝙蝠在钩端螺旋体向人类的传播方面并不重要,那些不卫生地方中的鼠和狗反而在传播方面起着更大的作用(Bessa 等,2010)。

10.2.2　非洲的钩端螺旋体

坦桑尼亚最近的一项研究发现,钩端螺旋体病在单个蝙蝠中的患病率很高(19.4%),在蝙蝠群体中的患病率甚至更高(27.3%)。其中细螺旋体属最为流行(19.4%),其次是肯尼亚(2.8%)和罗拉(2.8%)的血清型(Mgode 等,2014)。在一组从刚果民主共和国迁徙到赞比亚的蝙蝠中,对黄毛果蝠肾的细菌 DNA 的分子研究发现,近 15% 的动物(n=529)含有致病性钩端螺旋体的鞭毛蛋白 B 基因。对 70 只蝙蝠样本的系统发育分析表明,有 12 个样本片段归类于伯氏钩端螺旋体(L. borgpetersenii)和克氏钩端螺旋体(L. kirschneri),其余片段为新片段(Ogawa 等,2015)。当将 16S 核糖体 RNA 基因的一部分与先前报道的基因进行比较时,所有 27 个片段都聚集在一个致病群中。蝙蝠核糖体 RNA 具有遗传相关性,在对各种寄主序列的系统发育分析中没有发现区域变异。这表明钩端螺旋体至少在这些蝙蝠中进化是单一的(Ogawa 等,2015)。Lei 和 Olival 对欧洲、亚洲、非洲和蝙蝠的研究表明,钩端螺旋体与其蝙蝠寄主没有进化一致性,并且经历了大量的寄主转换

(Lei 和 Olival，2014)。

10.2.3 印度洋岛屿的钩端螺旋体

在印度洋西南部的某些岛屿，特别是留尼汪岛、马约特岛和塞舌尔群岛，人类钩端螺旋体病构成一个主要的公共卫生问题。然而，在马达加斯加和科摩罗联邦附近的岛屿上，还没有从人类身上检测到它。最近在马达加斯加的小型哺乳动物身上发现的致病性钩端螺旋体可能是人类感染的先兆。检测来自这几个岛屿的蝙蝠样本的肾、脾和肺中是否存在钩端螺旋体 DNA。在接受检测的 12 种马达加斯加蝙蝠中，有 11 种钩端螺旋体 DNA 呈阳性：彼氏犬吻蝠、Otomops madagascariensis、马达加斯加叶鼻蝠、波斯叶鼻蝠、格伦长趾蝙蝠、长翼蝠和马达加斯加鼠耳蝠，以及都是来自科摩罗联邦的 3 种蝙蝠——科摩罗果蝠(Rousettus obliviosus)、皱唇犬吻蝠(Chaerephon pusillus)和长翼蝠 griveaudi(Lagadec 等，2012)。鉴定出的菌种与伯氏钩端螺旋体和肾钩端螺旋体有较近的亲缘关系。这两种钩端螺旋体都是从共同居住在科摩罗联邦一个洞穴中的科摩罗果蝠身上鉴定出来的。伯氏钩端螺旋体序列与来自马达加斯加的游尾蝠的序列密切相关。

留尼汪岛的另一项研究考察长翼蝠 Frcoismoutoui 母体群体中蝙蝠种群动态与钩端螺旋体脱落的关系(Dietrich 等，2015)。钩端螺旋体感染和尿液中钩端螺旋体的脱落在妊娠晚期达到高峰，妊娠的感染率为 45%。这一现象可能是由免疫抑制有关的荷尔蒙水平改变所导致，这在许多动物怀孕期间很常见。有趣的是在分娩期间，细菌排泄的感染率和强度降低到 6%(±6%)，这可能是胎盘或母亲乳汁中被动获得的抗体所致。62% 的第二个感染高峰出现在高度同步产期的后两个月，可能是大量非免疫幼蝙蝠的感染所致。在这项研究中，在蝙蝠副黏病毒中也发现了类似的感染动态。

在 2014 年，一项关于马达加斯加小型哺乳动物体内钩端螺旋体进化的研究调查了这些细菌在地方性蝙蝠种群中的多样性和遗传关系(Dietrich 等，2014)。导致细菌多样性的其他因素包括地理隔离、殖民化和协同进化。马达加斯加是生物多样性最重要的"热点"之一，也是大量特有物种的聚集地。目前已知只有 5 种非地方性小型哺乳动物被引入该岛，其中包括钩端螺旋体的主要宿主——大鼠耳蝠。由于假设蝙蝠–老鼠传播循环可能是老鼠感染的驱动因素，我们在分子水平上研究来自长翼蝠亚科和蝙蝠科的马达加斯加地方性蝙蝠的感染情况(Dietrich 等，2014)。最近使用 PCR 的研究已经检测到人体中的致病性钩端螺旋体。值得注意的是，当地和引进的小型哺乳动物似乎携带不同种的钩端螺旋体。

10.2.4　澳大利亚的钩端螺旋体

一项针对澳大利亚狐蝠的实时荧光定量 PCR 研究,在眼镜狐蝠、中央狐蝠、灰首狐蝠和岬狐蝠四种蝙蝠的肾($n=173$)和尿样($n=46$)中检测出致病性钩端螺旋体 DNA。所有被测试的蝙蝠在它们的肾和尿液中都有钩端螺旋体 DNA,其间没有显著差异(Cox 等,2005)。这些发现表明,澳大利亚狐蝠将钩端螺旋体释放到环境中。

另一项针对澳大利亚狐蝠的独立研究报道,28%的蝙蝠血清中含有 7 种钩端螺旋体的抗体($n=271$)。其中一个血清型,肾钩端螺旋体是以前在澳大利亚没有发现的,可能是一种新出现的血清型。本研究中最常见的是克氏钩端螺旋体(感染率为 60.2%)(Smythe 等,2002)。在这些蝙蝠中发现的其他血清型是 hardjo、bulgarica、tarassovi、pomona 和 canicola。

由于啮齿类动物被认为在钩端螺旋体向人类传播的过程中发挥主要作用,因此进行一项为期一年的研究,以确定接近澳大利亚果蝠群体,特别是眼镜狐蝠和黄足裸尾鼠(Melomys cervinipes)是否与钩端螺旋体感染有关($n=213$)。有趣的是,这种栖息在蝙蝠聚居地附近的啮齿类动物的数量比距离蝙蝠聚居地至少 2000 米的地区少了 4 倍多,这可能是因为蝙蝠聚居地对啮齿类动物栖息地的森林下层造成破坏,以及蝙蝠的存在引诱捕食者进入该地区。然而,啮齿类动物肾中的钩端螺旋体携带率是 100%接近蝙蝠群体,而在远离蝙蝠的地区,钩端螺旋体携带率钩端为 3.6%(Tulsiani 等,2011)。

10.3　耶尔森菌

耶尔森菌(Yersinia)是一种小而不动的革兰氏阴性球菌,具有很强的双极染色。Mühldorfer 等(2010)在德国各地培养 16 种食虫蝙蝠的 25 个细菌属。其中包括与严重腹泻和局部脓肿有关的人类病原体假结核耶尔森菌,以及与人类严重小肠结肠炎有关的小肠结肠炎耶尔森菌。从大鼠耳蝠的肺、心脏和肾培养中分离出假结核耶尔森菌。蝙蝠的肝严重肿大,并有明显的腹腔积血。镜检显示多灶性重症坏死性肝炎、脾炎和间质性肺炎。小肠结肠炎耶尔森菌是从亚临床感染的伏翼中的脾和肠道中培养出来的。

假结核耶尔森菌杀死纽约一家动物园封闭的果蝠 aegyptiacus 群体中的 7 只蝙蝠。2 只蝙蝠患有急性败血症、多器官衰竭和快速死亡。其他 5 只蝙蝠患有慢性衰弱疾病。初步观察,41.7%的蝙蝠($n=12$)有肝、脾、肾的内脏脓肿和假结核的肺部特征。此外,70%的群体成员($n=115$)有假结核耶尔森菌感染的症状:系膜淋巴结病变、肝脓肿或脾大(Childs-Sanford 等,2009)。在一些坏死性皮损中发现革兰氏阴性球菌。假结核耶尔森菌是从 4 只被检测的动物身上培养出来的。这些细菌主要通过粪-口途径传播。因此,种群密度与死亡率之间存在相关性,在种群密度最高的暴发期间,亚成年蝙蝠的死亡率大大增加。除了由于过度拥挤而导致的免疫抑制外,压力还可能使群落中的蝙蝠易于发病和死亡(Childs-Sanfor 等,2009)。由于鸟类和啮齿类动物被认为是假结核耶尔森菌的主要宿主,与野生啮齿类动物的接触可能导致假结核耶尔森菌在蝙蝠中的暴发,特别是由于同时发生啮齿类动物侵扰。

10.4 巴氏杆菌

巴氏杆菌是需氧的革兰氏阴性杆菌。对于猫和狗来说,它们是非致病性的,是正常鼻咽菌群的一部分。然而,巴氏杆菌可能会在牛、羊和鸟等其他家畜中引起危及生命的肺炎。被感染的猫或狗咬伤后,被感染的人可能会出现四肢或面部脓肿。巴氏杆菌属,包括多杀性巴氏杆菌、嗜肺巴氏杆菌和巴氏杆菌 B 型(Collins,1996)。在欧洲蝙蝠中引起几种局部或系统感染,并在圈养的狐蝠中引起严重的肺炎和皮下脓肿。食肉动物在其口咽腔中携带致病性巴氏杆菌作为共生物种,并可通过叮咬转移它们。大多数死于巴氏杆菌感染的蝙蝠身上有着与猫咬伤相似的伤口(Mühldorfer 等,2011b)。

从美国沃尔伯格果蝠和马来大狐蝠的肺组织或气管冲洗液中分离出需氧的革兰氏阴性杆菌。这些动物在死亡前有严重的单侧肺炎(Helmick 等,2004)。在小狐蝠、罗得里格斯狐蝠和菲狐蝠的皮下脓肿中也发现了这种细菌。生化测试和脂肪酸图谱表明,该菌是巴氏杆菌或类巴氏杆菌的一个新物种。

由于巴氏杆菌是野生蝙蝠致命感染的重要原因,Mühldorfer 等研究德国 3 个不同地区 6 年间患病的野生蝙蝠($n=394$)巴氏杆菌的菌株的多样性。利用分子生物学技术,在蝙蝠体内发现 81 种巴氏杆菌。被感染的蝙蝠种类如下:伏翼属——伏翼、微型伏翼、库氏伏翼、纳氏伏翼、普通蝙蝠、须鼠耳蝠和棕蝠。感染与肺炎、严重器官坏死和全身感染有关。多杀性巴氏杆菌、索氏梭状芽孢杆菌和多杀性巴氏杆菌亚种组成在蝙蝠中被发现的大多数巴氏杆菌(85%),但也有少数感染 B 型巴氏杆菌(Mühldorfer 等,2011a)。两项对已死亡的野生欧洲蝙蝠的独立研究报道一些类似的发现,许多巴氏杆菌病致死的蝙蝠也有创伤性损伤(骨折或翅膀撕裂),其中 50%~65%直接可归因于猫科动物的捕食(Simpson,2000)。在这项研究中,多杀性巴氏杆菌引起的败血症致 22%的蝙蝠死亡,所有这些蝙蝠都被猫咬过。由于猫的口腔黏膜通常含有致病性巴氏杆菌菌株,猫的攻击可能随后导致蝙蝠患巴氏杆菌病,并死于败血症。

从蝙蝠科的 3 种蝙蝠中分离到 5 种巴氏杆菌新属,并对其进行分子特征分析:山蝠 3 种,伏翼 1 种,棕蝠 1 种(Mühldorfer 等,2014)。这一新属与其他巴氏杆菌科不同,它的生长需要补充 NAD 和 G+C DNA 含量。肺气管炎杆菌(Vespertili-ibacter pulmonis)是对这些革兰氏阴性球菌的称呼。

10.5　支原体(Mycoplasma)

嗜血性支原体(Hemoplasma)是新出现或重新出现的病原体,它们对全世界的人类,某些野生哺乳动物和牲畜造成严重的健康问题。这些缺乏细胞壁的细菌栖息在红细胞的外表面,并且是传染性贫血的病原体,特别是在人类感染更强的病原体的情况下。然而,据报道,一名英国患者在没有其他病原体的情况下患上由"小型支原体血友病"引起的严重溶血性贫血(Steer 等,2011)。病理学范围从无症状到危及生命的溶血性贫血、轻微的慢性贫血和不孕。支原体也可能是反转录病毒或免疫介导性疾病以及某些癌症进展中的辅助因子(Mascarelli,2014;Millán,2015)。

在一项对来自美国阿巴拉契亚的死亡棕色鼠耳蝠的研究中,47%的嗜血蝙蝠感染支原体,无论是有白鼻综合征(49.0%;n=53)或无白鼻综合征(40%;n=15)。这些细菌似乎属于一个新的嗜血性支原体物种,与血支原体有 91.8%的序列同源性(Mascarelli 等,2014)。在西班牙东北部两个洞穴和一个矿山的 31 只蝙蝠中,在97%的血液样本中检测到两个来自血浆的 16S rRNA 序列。鬃蝠(n=22)和长指鼠耳蝠的 DNA 序列来自一组 7 个密切相关的序列,其中 97%与"钙血红杆菌"同源性。在包含蝙蝠和人类序列的一个系统发育分支中发现血红质支原体。第二组支原体 DNA 序列在 6 个折翼蝠中被发现,推测属于一个潜在的新物种,暂定命名为"嗜血性支原体候选菌"。该序列与上述感染莹鼠耳蝠的支原体的序列有 91%的同源性(Millán 等,2015)。折翼蝠是群居蝙蝠,栖息在洞穴和矿山中的群居蝙蝠通过直接与其他物种接触或接近大型聚集体而积极受益。这种栖息行为可能有助于细菌的种内和种间传播。

10.6　石德菌(Waddlia)

从马来西亚半岛 3.5%(n=206)的大长舌果蝠尿液中分离到一种新的类衣原体专性胞内细菌。在人类、猿猴或啮齿类动物细胞系中生长时,细菌会产生含有网状和基本体的大型膜结合内含物。包裹体被线粒体包围,高碘酸-席夫染色呈阳性,但沙眼衣原体主要外膜蛋白抗体呈阴性。这种细菌不能在血液或巧克力琼脂上进行长达 7 天需氧或厌氧的培养。有人建议将衣原体分为 4 个家族,包括衣原体科和石德菌科。对 16S rRNA 的分析表明,报道的细菌与一种与牛流产和人类流产有关的物种 Waddlia chondrophila 关系最为密切。由于 16S 和 23S rRNA 基因特征有 91%的同源性,推测这是一个新的种类,暂定命名为 Waddlia malaysiensis(Chua 等,2005)。

最近,从热带美洲常见的成年食果蝙蝠(美洲果蝠属 literalis)身上分离出第二种石德菌。受影响的动物(狂犬病病毒阴性)表现为消瘦、躁动、抑郁和丧失飞行能力。在死亡前,它们的翅膀上出现了一些非真菌感染导致苍白的区域。这些区域含有多核浸润物。试验感染其他蝙蝠可导致轻至重度多灶性间质性肺炎和脾内严重弥漫性淋巴组织增生。Vero 细胞在培养过程中出现胞浆内空泡。序列分析表明,这种细菌与石德菌关系密切,由于其分离地点在墨西哥的科科约克,暂将其命名为科科约克石德菌(Pierlé 等,2015)。

10.7　立克次体和类似细菌

广泛存在于蝙蝠血清中的抗体包括人类擦伤斑疹伤寒的病原体、疏螺旋体(海氏疏螺旋体;复发性发热组)和立克次体[斑疹热型立克次体(Rickettsia conorii、立氏立克次体(Rickettsia rickettsii)、派氏立克次体(Rickettsia parkeri)、Rickettsia amblyommii 和 Rickettsia rhipicephali;斑疹热组]。大多数蝙蝠都是叶口蝠科或犬吻蝠科家族(Mühldorfer,2013)。

10.8　蝙蝠胃肠道细菌

蝙蝠中的肠道细菌受宿主的影响,因此可以增进对宿主蝙蝠摄食和饮食的了解。较高的细菌多样性通常与健康有关,而较低的多样性通常与患病的动物有关(Scott 等,2015)。在对 3 种新热带蝙蝠细菌的组成进行定量研究时,其平均细菌数量如下：大褛蝠，每个肠道内容物中含有 $10^{4.8}$ 个细菌；Chilonycteris rubiginosa，每个肠道内容物中含有 $10^{3.9}$ 个细菌；昭短尾叶鼻蝠中含有 $10^{3.3}$ 个细菌，每个肠道内容物中检出细菌最多的是克雷伯菌–气杆菌–沙雷菌菌群（Klebsiella–Aerobacter–Serratia group），其次是肠球菌和变形杆菌类群。在这些蝙蝠中发现的其他细菌种类较少，包括埃希菌（Escherichia）、产碱杆菌（Alcaligenes）和类杆菌（Bacteroides）。然而，小鼠平均肠道内细菌含量为 $10^{9.7}$ 个（Klite，1965）。与小鼠相比，蝙蝠肠道中的细菌数量要少得多。这些蝙蝠的肠道长度是体重相当的小鼠的 1/5~1/3。蝙蝠没有大肠、盲肠和阑尾。蝙蝠短肠的运输时间为 15 分钟，蝙蝠平均每天排便 60 次。尽管小鼠和蝙蝠的肠 pH 值为 6.0~7.0，但小鼠的肠 pH 值比蝙蝠的肠 pH 值高 0.2~0.5 个单位。饮食也会影响肠道菌群。大褛蝠和 C. rubiginosa 是食虫性的，而昭短尾叶鼻蝠是食果性的。致病真菌组织胞浆菌的存在对细菌含量没有显著影响（Klite，1965）。

10.8.1　东南亚和大洋洲蝙蝠的胃肠道细菌

Banskar 等利用 16S rRNA 物种基因库研究印度食虫蝙蝠（印度假吸血蝠和菊头蝠）和食果蝙蝠（犬蝠、棕果蝠和印度狐蝠）的肠道微生物多样性（Banskar 等，2016）。在食果蝙蝠中发现的 47 种细菌和在食虫蝙蝠中发现的 61 种细菌中，分别有 63%和 59%是共有的。在吸血蝙蝠和食虫蝙蝠中发现的细菌多样性比在果食性和草食性蝙蝠中发现的细菌多样性程度更高（Banskar 等，2016）。核心微生物群揭示 5 种细菌属（变形球菌属：Deinococcus。甲基杆菌属：Methylobacterium。鞘氨醇单胞菌属：Sphingomonas。短棒菌苗：Phenylobacterium。膜细菌属：Hymenobacter）以及柄杆菌科（Caulobacteraceae）、链球菌科（Streptococcaceae）和几丁质噬菌科（Chitinophagaceae）的成员，至少有 70%的样本来自这两种类型的蝙蝠。这可能部分是由于饮食重叠，因为众所周知，食果蝙蝠在水果短缺时以昆虫为食，以满足它们对氮的需求（Herrera 等，2001，2002）。这与在食果蝙蝠和食虫蝙蝠中发现的甲壳菌科家族成员是一致的。这些细菌含有降解甲壳素的化合物，这些化合物有助于消化昆虫的外骨骼，而昆虫外骨骼可能会被食果蝙蝠作为氮源消耗。

对来自马来西亚半岛的短耳犬蝠（Cynopterus brachyotis brachyotis）的消化道细菌进行计数和鉴定（Daniel 等，2013）。这些分布广泛的普通蝙蝠在城市环境中与人类生活在一起。口腔液的菌落形成单位（CFU）为 3×10^{10}~1.4×10^{15} 个，肠液为 2×10^{10}~6.1×10^{15}CFU/mL。从蝙蝠中鉴定出 8 个属的 16 种细菌：蜡样芽孢杆菌（Bacillus cereus）、河生肠杆菌（Enterobacter amnigenus）、致癌性肠杆菌（Enterobacter cancerogenus)、埃希杆菌(Escherichia hermannii)、霍氏肠杆菌(Enterobacter hor-maechei)、阴沟肠杆菌(Enterobacter cloacae)、粪肠球菌(Enterococcus faecalis)、成团泛菌(Pantoea agglomerans)、绿脓杆菌(Pseudomonas aeruginosa)、催娩克杆菌(Klebsiella oxytoca)、苏云金杆菌(Bacillus thuringiensis)、产气肠杆菌(Enterobacter aerogenes)、大肠埃希菌(E. coli)、埃希杆菌(Escherichia hermannii)、黏质沙雷菌(Serratia marcescens)和克雷白杆菌(Klebsiella pneumonia)。大多数异构体来自肠杆菌科(12 种),可对人类或野生动物致病。

在印度尼西亚的犬蝠、短耳犬蝠和爪哇犬蝠的直肠中发现了大肠埃希菌、柠檬酸杆菌、肠杆菌、克雷伯菌(Corynebacterium)、假单孢菌和沙雷菌(Graves 等,1988)。在 4 种狐蝠的直肠中检测到以下细菌:α-溶血性和非溶血性链球菌,肠球菌,棒状杆菌,葡萄球菌,大肠埃希菌和金黄色葡萄球菌(Heard 等,1997)。

老鼠、蝙蝠和野猪是喀拉喀托群岛上仅存的哺乳动物,它们在 1883 年火山喷发后重新迁徙到这些岛屿。Graves 等(Graves 等,1988)人研究纳氏鼠耳蝠和犬蝠属蝙蝠的粪便细菌。蝙蝠以及老鼠和猪体内的主要细菌种类是肠杆菌、克雷伯菌、柠檬酸杆菌和大肠埃希菌。克拉喀托群岛的一些南洋鼠耳蝠携带摩根菌(Morganella)或变形杆菌/普罗维登斯菌属(Proteus/Providencia.species)。犬蝠属蝙蝠中也存在假单孢菌和沙雷菌。有趣的是,尽管在西爪哇附近的蝙蝠中发现了这些细菌,但喀拉喀托蝙蝠的粪便中都没有粪便葡萄球菌。

10.8.2 马达加斯加蝙蝠的胃肠道细菌

几项研究报道在蝙蝠身上发现了沙门菌,包括一些与人类或牲畜疾病有关的沙门菌(Moreno 等,1975;Arata 等,1968)。从马达加斯加一个群体的蝙蝠(马达加斯加狐蝠)的心血、内脏和胆汁中反复分离到伤寒沙门菌(Brygoo,1973)。该血清型是人类伤寒的致病原因,伤寒是一种以高烧和胃肠道症状为特征的潜在的致命性疾病。一项对 302 只来自孟加拉国的印度狐蝠进行研究,然而,曾经在人类伤寒很常见的地区从一名未成年女性身上检测出维尔肖沙门菌而不是伤寒沙门菌(Islam 等,2013)。维尔肖沙门菌还可能导致人类高烧和胃肠炎,偶尔还会引起严重侵袭性感染或脓肿(Bonalli 等,2011)。

从马达加斯加食虫蝙蝠(小犬吻蝠;$n=88$)的粪便中分离到 20 种细菌。这些物种大多来自肠杆菌科 (肠杆菌属)。细菌种类包括非典型肠炎沙门菌亚种(Salmonella enterica subspecies Enterica)、肠炎沙门菌 (Salmonella enteritidis)、特氏科泽菌(Koserella trabulsii)、克吕沃尔菌属(Kluyvera species)、ODC-阴性葡萄球菌(ODCnegative S.marces-cens)和非典型的哈夫尼菌(Hafnia alvei)(Cassel-Béraud 和 Richard,1988)。

10.8.3 美洲蝙蝠的胃肠道细菌

在一项针对包括特立尼达和多巴哥的 377 只蝙蝠内的 12 种胃肠道细菌多样性的研究中,未检测到弯曲杆菌属菌种,但在被测试蝙蝠中,13.0%的大肠埃希菌呈阳性。但是,没有样品包含大肠埃希菌杆菌 O157 菌株,它是人类的严重病原体。在大肠埃希菌的菌群中,抗生素耐药性的比例很高(82%)。在 1.1%的蝙蝠身上也发现了沙门菌。沙门菌的血清型包括 Rubislaw 和 Molade,这两种血清型都来自墨西哥兔唇蝠。加拉加斯的血清型存在于食虫蝙蝠大鬃蝠和来自赤鬃蝠的沙门菌 I 组(Adesiyun 等,2009)。

1964—1966 年对哥伦比亚蝙蝠的一项研究从 0.24%的被测试蝙蝠粪便拭子中分离出沙门菌血清型(Arata 等,1968)。在市区食虫性鬃蝠属中发现布洛克利沙门菌和鸭沙门菌两种不同的沙门菌血清型。圣地亚哥 S 血清型是从哥伦比亚太平洋沿岸热带雨林的大食果蝠中分离出来的,罕见的沙门菌 Llandoff 血清型是从食果性黄肩蝠中分离得到的。1965 年的一项单独研究在巴拿马的駧形长舌蝠中发现鼠伤寒沙门菌血清型和沙门菌血清型(Klite 和 Kourany,1965)。鼠伤寒沙门菌是一种引起胃肠炎和腹泻的人类病原体。哥伦比亚的这项研究还从高海拔地区的食虫性邦达鬃蝠身上分离出了鲍氏志贺菌 2 型(Shigella boydii-2)。这一点值得注意,因为志贺菌很少在非人类哺乳动物中分离出来(Arata 等,1968)。

在巴西对嗜血的吸血蝠(n=100)粪便进行的一项研究发现,29.5%的粪便含有溶血性和非溶血性大肠埃希菌,27%的粪便含有变形杆菌,20%的粪便含有葡萄球菌,9%的粪便含有鼠伤寒沙门菌(Moreno 等,1975)。对德国蝙蝠的革兰氏阴性厌氧细菌的调查得出不同的结果(Pinus 和 Müller,1980)。发现嗜血物种的肠道内容物与食果性或食虫性蝙蝠有很大不同,但这并不令人惊讶。所有吸血蝠(D. rotundus)粪便菌群中都含有嗜水气单胞菌(Aeromonas hydrophila),无论是作为纯培养,还是与大肠埃希菌、肠杆菌、普罗威登斯菌或亚利桑那州沙门菌血清型混合培养。吸血蝠粪便中嗜水气单胞菌(A. hydrophila)的高存在率表明,这些细菌可能有助于消化醉酒的人的血液内容物。研究还发现,15%~24%的食虫和食果蝙蝠的粪便中含有大肠埃希菌,8%~10%含有柠檬酸杆菌,40%~43%含有肠杆菌-克雷伯菌组,另有 28%~30%的种类含有变形杆菌,在食虫动物和食果动物之间没有发现特殊的差异(Pinus 和 Müller,1980)。

在来自墨西哥的 502 只果食蝙蝠、29 只食血蝙蝠和 11 只杂食蝙蝠的口腔和肛门样本中发现了 26 种细菌。占主导地位的是变形菌门和肠杆菌科家族。口腔样本和肛门样本之间存在显著差异(Galicia 等,2014)。观察到一些细菌特异性:杂食和果食蝙蝠中的蜡样芽孢杆菌(Bacillus cereus)和绿脓杆菌(Pseudomonas aeruginosa)。食血蝙蝠中的绿脓杆菌(P. aeruginosa)、黏质沙雷菌(S. marcescens)、金黄色葡萄球菌(S. aureus)、表皮葡萄球菌(Staphylococcus epidermis)和嗜水气单胞菌(A. hydrophyla)。至少部分微生物可能是互惠互利的,为蝙蝠补充营养,有助于免疫系统的发展,稳定微生物种群,避免病原体的定植。

10.9　其他蝙蝠细菌的大规模研究

一项对来自 19 个欧洲物种的约 500 只死去的蝙蝠进行的研究发现,超过一半的动物有炎性病变,其中 40% 的病变存在于肺,无关蝙蝠种类、性别和年龄(Mühldorfer 等,2009)。与病理损害相关的细菌有 22 种。肺炎性病变从轻至重度,近 38% 的蝙蝠有间质性肺炎,包括肺泡间隔混合的中性粒细胞和单核细胞浸润。大约 23% 的间质性肺炎与巴氏杆菌科、肠杆菌科和链球菌科细菌家族成员的感染有关。少数蝙蝠因继发性感染蜡样芽孢杆菌而出现肺部病变。致命的胸腔积液与多杀性巴氏杆菌感染一些杂色蝙蝠的心脏和胸腔的静脉通道有关。在多杀性巴氏杆菌、B 型巴氏杆菌和假结核耶尔森菌存在的情况下,11% 的动物出现肝损伤,包括坏死。在多杀性巴氏杆菌或假结核耶尔森菌的存在下,2% 的蝙蝠出现脾损伤。中度至重度化脓性坏死性肾炎的泌尿系统病变与系统性多杀性巴氏杆菌或大肠埃希菌有关。其他蝙蝠科的蝙蝠(伏翼、纳氏伏翼、山蝠、须鼠耳蝠、布氏鼠耳蝠和棕蝠)也有肾球虫病,并伴有轻度到重度的囊状小管扩张。一只动物在普遍存在S 血清型鼠伤寒沙门菌感染的情况下,患有轻度化脓性脑膜炎和脑炎。

从死亡的 430 只德国蝙蝠的 19 种样本中,鉴定出 42 个细菌属。来自蝙蝠的最常见的细菌种类为粪肠球菌(14.7%)、肺泡杆菌(11.2%)、液化沙雷菌(10%)和多杀性巴氏杆菌(7.7%)(Mühldorfer 等,2011a)。在 17% 的蝙蝠中,22 种已鉴定细菌感染与病理损害或全身感染有关。巴氏杆菌科、肠杆菌科和链球菌科与蝙蝠的疾病关系最为密切。这些细菌中有许多是机会性的致病菌,更有可能在已经受到创伤的动物身上致病。然而,大约 12% 的蝙蝠体内存在肠炎沙门菌鼠伤寒血清变型、肠炎链球菌和假结核耶尔森菌等主要致病菌。蝙蝠科的成员还被发现含有下列细菌:空肠弯曲杆菌(Campylobacter jejuni)、产气荚膜梭菌(Clostridium perfringens)、索氏梭状芽孢杆菌(Clostridium sordellii)、李斯特菌属(Listeria species)、鼠伤寒沙门菌(S. typhimurium)、志贺菌(Shigella flexneri)、弧菌属(Vibrio species)和小肠结肠炎耶菌(Y. enterocolitica)(Mühldorfer 等,2011b)。其中一些细菌对蝙蝠有致病性,可能会导致严重的痢疾。索氏梭状芽孢杆菌和荚膜梭菌是欧洲蝙蝠科的蝙蝠出血性腹泻的主要原因(Mühldorfer 等,2011a)。值得注意的是,索氏梭状芽孢杆菌存在于濒临灭绝的须鼠耳蝠中,并与人类圈养的患病山蝠非常相近。

蝙蝠的尿液或器官也感染下列细菌:梭状芽孢杆菌(Clostridium species)、单核细胞增生性李斯特菌(Listeria monocytogenes)、加拉加斯沙门菌(Salmonella Caracas)、五味子沙门菌(Salmonella Anatum)、布洛克利沙门菌(Salmonella Blockley)、肠炎沙门菌(Salmonella Enteritidis)、沙门菌 O48 型(Salmonella O48)和鲍氏志贺菌 2 型(S.boydii-2)(Mühldorfer 等,2011b)。发现叶甲科蝙蝠感染的病原菌有:鼠伤寒沙门菌(S. Typhimurium)、宋内志贺菌(Salmonella sonnei)、梭状芽孢杆菌(Clostridium species)、圣保罗沙门菌(Salmonella Saintpaul)、鼠伤寒沙门菌变种(Salmonella Typhimurium var. Copenhagen)、兰多夫沙门菌(Salmonella Llandoff)和桑迪亚戈沙门菌(Salmoella Sandiego)。狐蝠科蝙蝠感染的病原菌有:单核细胞增生性李斯特菌(L. monocytogenes)、伤寒沙门菌(Salmonella Typhi)、鼠伤寒沙门菌(S. Typhimurium)、肠炎沙门菌(S. Enteritidis)、福氏沙门菌(Salmonella flexneri)和宋内志贺菌(S. sonnei),而蝙蝠科蝙蝠中含有沙门菌 Molade 型和沙门菌 Rubislaw 型(Mühldorfer 等,2011b)。肠炎沙门菌和鼠伤寒沙门菌已在蝙蝠科死亡或严重受伤蝙蝠身上发现。这些蝙蝠有多个器官的炎性病变,以及间质性肺炎和化脓性脑膜炎。在不同觅食栖息地的巨型蝙蝠和微型蝙蝠身上都发现松内苏云金杆菌。弗氏链球菌和索内链球菌是世界上大多数人类志贺菌病病例的罪魁祸首(Mühldorfer,2013)。除了对人类造成潜在的严重或致命疾病外,这些细菌中的许多类型还会引起肠道或肠外细菌性疾病,包括对肾脏的损害。

10.10　有益于蝙蝠的细菌种类

从蝙蝠皮肤中分离出的一些细菌可能被证明对抗白鼻综合征非常有益。当将 6 株从大棕蝠和莹鼠耳蝠皮肤分离的假单胞菌与假裸囊菌属锈腐病菌共同培养时,观察到了抑制区域,并且真菌生长被显著抑制至少 35 天(Hoyt 等,2015)。这些细菌与易变的荧光假单胞菌的亲缘关系相近。

果实和叶子是印度果蝠的主要食物来源,在很大程度上是由含葡萄糖的多糖纤维素和木聚糖组成的。为了从树叶中提取碳水化合物,这些蝙蝠的消化道中需要含有分解纤维素和木聚糖酶的细菌。从印度狐蝠中分离几种这样的细菌。这些细菌是革兰氏阴性杆菌(Gram-negative bacilli Proteus vulgaris)、普通变形杆菌(Proteus mirabilis)、奇异变形杆菌(Citrobacter freundii)、费氏柠檬酸杆菌(S. liquefaciens)、催娩克杆菌(K. oxy-toca)和螺旋体属 Spironema(Treponema)species。嗜糖密螺旋体(Treponema saccharophilum)在反刍动物的肠道中具有分解糖的活性,密螺旋体(Treponema)的其他成员可以在蝙蝠身上执行这一功能(Kasperowicz 和 Michalowski,2002;Anand 和 Sripathi,2004)。在食虫蝙蝠大耳蹄蝠中没有发现这些细菌种类。肠杆菌在某些类型的食果蝙蝠的肠道中很常见,它能分解大多数糖,包括木糖(Daniel 等,2013)。鞘氨醇细菌科也存在于蝙蝠的肠道中,并降解各种有机聚合物(Thomas 等,2011)。肠杆菌科是其他常见的动物肠道菌群。来自食果蝙蝠的一些未分类的肠杆菌科成员发酵糖。

　　在食虫蝙蝠中,梭菌科细菌的成员能够有助于碳水化合物的发酵(Wiegel 等,2006)。具体地说,贝氏梭菌能够至少部分消化 N-乙酰氨基葡萄糖(甲壳素的成分)(Makishah 和 Mitchell,2013),如上所述,除甲壳菌科细菌外,细菌相互作用分析也表明,丙酸杆菌(Phenylobacterium)、膜细菌(Hymenobacter)、甲基杆菌属(Methylobacterium)、变形球菌(Deinococcus)、鞘氨醇单孢菌(Sphingomonas)和甲壳菌噬菌属(Chitinophaga)是正相关的,可能有助于彼此的生长或生存(Banskar 等,2016)。甲壳素降解菌可以将甲壳素的副产物提供给其他相关细菌(Raes 和 Bork,2008)。

10.11　结论

　　人类和动物的微生物群是一个相对较新和令人兴奋的研究领域。许多肠道细菌,包括许多大肠埃希菌的菌株,在机体产生维生素的过程中起着重要作用,在消化、调节代谢和免疫功能方面也发挥着重要作用。一些细菌可以杀死革兰氏菌,从而帮助保护蝙蝠免受白鼻综合征的侵袭。一些细菌可以分解纤维素或木聚糖酶,分解复杂的植物碳水化合物,包括纤维素,其他细菌则含有能降解甲壳素的酶,这是在昆虫骨骼中发现的。

　　但是,细菌的许多病原体或亚种会引起轻度甚至危及生命的感染。特别令人关注的是对抗生素耐药性增加趋势的发展。在大肠埃希菌中可以看到一个这种情况的例子,其中 46% 的墨西哥蝙蝠对氨苄西林具有耐药性,而 100% 对链霉素具有耐药性。如果高致病性细菌菌株对抗生素产生耐药性,则造成的感染可能会非常严重。一些细菌经过种间传播的事实加剧了这个问题。但是,极少发生蝙蝠到人的大肠埃希菌人畜共患感染,如果有的话,人的主要传播途径是摄入被牛或人粪便污染的水或食物,其中含有致病性 O157:H7 菌株。令人担忧的是,在欧洲蝙蝠中发现耐甲氧西林金黄色葡萄球菌。

钩端螺旋体是目前世界上最常见的动物感染病原体。人类感染肾钩端螺旋体以鼠为媒介。然而,秘鲁亚马逊地区蝙蝠科的成员也携带致病性钩端螺旋体,特别是居住在稳定森林环境中而不是城市中心的成年蝙蝠。除了蝙蝠,在城市的狗和老鼠身上也发现很高的感染率,这表明这些动物更有可能是人畜共患病的罪魁祸首。有趣的是,尽管马达加斯加和科摩罗联盟没有人类钩端螺旋体病,但在 12 种马达加斯加蝙蝠中有 11 种发现钩端螺旋体 DNA,这表明在这个世界上相当独特的地区,蝙蝠感染和人类之间缺乏相关性。家鼠是马达加斯加钩端螺旋体的主要宿主。在澳大利亚所有的 4 种狐蝠的肾或尿液中都发现钩端螺旋体 DNA。综上所述,上述信息表明,尽管世界某些地区蝙蝠的钩端螺旋体感染率很高,但城市的老鼠可能是人畜共患病的主要来源。

几种耶尔森菌对人类和蝙蝠都有很高的致病性,特别是假结核耶尔森菌和小肠结肠炎耶尔森菌。假结核耶尔森菌感染米氏鼠耳蝠或北非果蝠可引起严重疾病,包括肝、脾、肾、肺脓肿和死亡。压力似乎会增加蝙蝠的疾病严重程度。鸟类和啮齿类动物被认为是假结核耶尔森菌的主要宿主。

大量巴氏杆菌会感染蝙蝠并导致皮下脓肿,在某些情况下还会导致肺炎和死亡。巴氏杆菌是猫和狗携带的正常鼻咽菌群,没有病理后果。许多被感染的蝙蝠都有被猫捕食的迹象,这表明被猫叮咬是巴氏杆菌传播给蝙蝠的主要途径。人类也可能在被感染的猫咬伤后出现皮肤脓肿。

支原体是一种非典型细菌,没有细胞壁,而且非常小。它们是传染性溶血性贫血的病原体,可能危及生命,特别是如果宿主同时感染另一种病原微生物,如破坏革兰氏菌。已知有几种蝙蝠被两种支原体中的一种感染,包括北美的莹鼠耳蝠、长指鼠耳蝠和鬓蝠。其中一些不同寻常的细菌属于一个系统发育分支,包含人类和蝙蝠的支原体,因此这些细菌可能会跨物种传播给人类。

石德菌的两个种是从马来西亚的一种杂食蝙蝠和美洲的热带地区的一种食果性蝙蝠中分离出来的。石德菌与衣原体相似,是专性胞内细菌。美洲、澳洲蝙蝠在死亡前可有体弱多病、焦躁不安、情绪低落和翅膀苍白。一些试验感染的蝙蝠出现严重的多灶性间质性肺炎和脾内弥漫性淋巴组织增生。在人类身上发现的石德菌物种可导致流产。

　　一项对蝙蝠肠道细菌的大规模研究发现,细菌多样性的程度与蝙蝠的整体健康密切相关。不出所料,饮食会影响肠道菌群。与果食性和草食性蝙蝠相比,食血和食虫蝙蝠的细菌多样性程度更高。这几组蝙蝠的菌种重叠可能部分是因为在食果蝙蝠进食过程中食用昆虫。蝙蝠肠道中的一些细菌对人类是致病的,包括伤寒沙门菌、鼠伤寒沙门菌和维尔肖沙门菌,以及各种肠杆菌科细菌。在各种内脏中发现的许多细菌会导致蝙蝠宿主的轻微到严重的症状,包括上面提到的许多人类病原体。蝙蝠的细菌感染与严重的间质性肺炎有关(由于巴氏杆菌、肠杆菌和链球菌感染),肝和脾损害(巴氏杆菌和耶尔森菌),严重的化脓性坏死性肾炎和严重的囊性小管扩张(由多杀性杆菌或大肠埃希菌引起的全身感染;肾球菌),化脓性脑膜炎或脑炎(鼠伤寒沙门菌);出血性腹泻(梭状芽孢杆菌)。

　　蝙蝠是多种细菌的宿主,其他脊椎动物也是如此。其中一些对宿主有益,而另一些则与蝙蝠的严重症状或死亡有关。在蝙蝠的尿液或粪便中发现的一些细菌对人类也有很高的致病性。虽然蝙蝠可能是某些人类病原体的宿主或媒介,但啮齿类动物在上述许多细菌的动物传播中发挥着更大的作用。

参考文献

Adesiyun AA, Stewart-Johnson A, Thompson NN. 2009. Isolation of enteric pathogens from bats in Trinidad. *Journal of Wildlife Diseases*. 45(4):952–961.

Anand AA, Sripathi K. 2004. Digestion of cellulose and xylan by symbiotic bacteria in the intestine of the Indian flying fox (*Pteropus giganteus*). *Comparative Biochemistry and Physiology*. 139:65–69.

Arata AA, Vaughn JB, Newell KW, Barth RAJ, Gracian M. 1968. *Salmonella* and *Shigella* infections in bats in selected areas of Columbia. *American Journal of Tropical Medicine and Hygiene*. 17:92–95.

Banskar S, Mourya DT, Shouche YS. 2016. Bacterial diversity indicates dietary overlap among bats of different feeding habits. *Microbiological Research*. 182:99–108.

Beltz LA. 2011. *Foundations of Emerging Infectious Diseases: A Guide to Diseases, Causative Agents, and Surveillance*. Jossey-Bass and APHA Press: San Francisco, CA.

Bessa TAF, Spichler A, Chapola EGB, Husch AF, de Almeida MF, Sodré MM, Savani ESMM, Sacramento DRV, Vinetz JM. 2010. The contribution of bats to leptospirosis transmission in São Paulo City, Brazil. *American Journal of Tropical Medicine and Hygiene*. 82(2):315–317.

Bonalli M, Stephan R, Käppeli U, Cernela N, Adank L, Hächler H. 2011. *Salmonella enterica* serotype Virchow associated with human infections in Switzerland: 2004–2009. *BMC Infectious Diseases*. 11:49.

Brygoo ER. 1973. Les chiropteres réservoirs de virus d'entérobactéries pathogenes pour l'homme. *Archives de l'Institut Pasteur de Madagascar*. 42:239–252.

Bunnell JE, Hice CL, Watts DM, Montrueil V, Tesh RB, Vinetz JM. 2000. Detection of pathogenic

Leptospira spp. infections among mammals captured in the Peruvian Amazon Basin Region. *American Journal of Tropical Medicine and Hygiene.* 63(5,6):255–258.

Cassel-Béraud AM, Richard C. 1988. The aerobic intestinal flora of the microchiropteran bat *Chaerephon pumila* in Madagascar. *Bulletin of the Society for Pathology for Exotic Filiates.* 81(5):806–810.

Childs-Sanford SE, Kollias GV, Abou-Madi N, McDonough PL, Garner MM, Mohammed HO. 2009. *Yersinia pseudotuberculosis* in a closed colony of Egyptian fruit bats (*Rousettus aegyptiacus*). *Journal of Zoo and Wildlife Medicine.* 40(1):8–14.

Chua PKB, Corkill JE, Hooi PS, Cheng SC, Winstanley C, Hart C. 2005. Isolation of *Waddlia malaysiensis*, a novel intracellular bacterium, from fruit bat (*Eonycteris spelaea*). *Emerging Infectious Diseases.* 11(2):271–277.

Collins FM. 1996. *Pasteurella, Yersinia,* and *Francisella.* In: *Medical Microbiology,* 4th edition. S Baron (ed.). University of Texas Medical Branch at Galveston: Galveston, TX, Chapter 29.

Cox TE, Smythe LD, Leung LK-P. 2005. Flying foxes as carriers of pathogenic *Leptospira* species. *Journal of Wildlife Diseases.* 41(4):753–757.

Cummings JH, Macfarlane GT. 1997. Role of intestinal bacteria in nutrient metabolism. *Journal of Parenteral and Enteral Nutrition.* 21(6):357–365.

Daniel DS, Ng YK, Chua EL, Arumugam Y, Wong YL, Kumaran JV. 2013. Isolation and identification of gastrointestinal microbiota from the short-nosed fruit bat *Cynopterus brachyotis brachyotis. Microbiological Research.* 168:485–496.

Dietrich M, Wilkinson DA, Benlali A, Lagadec E, Ramasindrazana B, Dellagi K, Tortosa P. 2015. *Leptospira* and paramyxovirus infection dynamics in a bat maternity enlightens pathogen maintenance in wildlife. *Environmental Microbiology.* 17(11):4280–4289.

Dietrich M, Wilkinson DA, Soarimalala V, Goodman SM, Dellagi K, Tortosa P. 2014. Diversification of an emerging pathogen in a biodiversity hotspot: *Leptospira* in endemic small mammals of Madagascar. *Molecular Ecology.* 23:2783–2796.

Galicia MM, Buenrostro A, García J. 2014. Specific bacterial diversity in bats of different food guilds in Southern Sierra Oaxaca, Mexico. *Reviews of Biological Tropics.* 62(4):1673–1681.

Graves SR, Kennely-Merrit SA, Tidemann CR, Rawlinson PA, Harvey KJ, Thornton IWB. 1988. Antibiotic-resistance patterns of enteric bacteria of wild mammals on the Krakatau Islands and West Java, Indonesia. *Philosophical Transactions of the Royal Society of London B.* 322:339–353.

Harkin KR, Hays M, Davis R, Moore M. 2014. Use of PCR to identify *Leptospira* in kidneys of big brown bats (*Eptesicus fuscus*) in Kansas and Nebraska, USA. *Journal of Wildlife Diseases.* 50(3):651–654.

Heard DJ, De Young JL, Goodyear B, Ellis GA. 1997. Comparative rectal bacterial flora of four species of flying fox (*Pteropus* sp.). *Journal of Zoo and Wildlife Medicine.* 28:471–475.

Helmick KE, Heard DJ, Richey L, Finnegan M, Ellis GA, Nguyen A, Tucker L, Weyant RS. 2004. A *Pasteurella*-like bacterium associated with pneumonia in captive megachiropterans. *Journal of Zoo and Wildlife Medicine.* 35(1):88–93.

Herrera LG, Gutierrez E, Hobson KA, Altube B, Díaz WG, Sánchez-Cordero V. 2002. Sources of assimilated protein in five species of New World frugivorous bats. *Oecologia.* 133:280–287.

Herrera LG, Hobson KA, Mirón ML, Ramírez NP, Méndez GC, Sánchez-Cordero V. 2001. Sources of protein in two species of phytophagous bats in a seasonal dry forest: evidence from stable-isotope analysis. *Journal of Mammalogy.* 82:352–361.

Hoyt JR, Cheng TL, Langwig KE, Hee MM, Frick WF, Kilpatrick AM. 2015. Bacteria isolated from bats inhibit the growth of *Pseudogymnoascus destructans*, the causative agent of white-nose syndrome. *PLoS ONE.* 10(4):e0121329.

Islam A, Mikolon A, Mikoleit M, Ahmed D, Khan SU, Sharker MAY, Hossain MJ, Islam A, Epstein JH, Zeidner N, Luby SP. 2013. Isolation of *Salmonella* Virchow from a fruit bat (*Pteropus giganteus*). *EcoHealth.* 10:348–351.

Kasperowicz A, Michalowski T. 2002. Assessment of the fructanolytic activities in the rumen bacterium *Treponema saccharophilum* strain S. *Journal of Applied Microbiology.* 92:140–146.

Klite PD. 1965. Intestinal bacterial flora and transit time of three neotropical bat species. *Journal of Bacteriology.* 90(2):375–379.

Klite PD, Kourany M. 1965. Isolation of salmonellae from a neotropical bat. *Journal of Bacteriology.* 90:831.

Lagadec E, Gomard Y, Guernier V, Dietrich M, Pascalis H, Temmam S, Ramasindrazana B, Goodman SM, Tortosa P, Dellagi K. 2012. Pathogenic leptospira spp. in bats, Madagascar and Union of the Comoros. *Emerging Infectious Diseases.* 18(10):1696–1698.

Lei BR, Olival KJ. 2014. Contrasting patterns in mammal–bacteria coevolution: *Bartonella* and *Leptospira* in bats and rodents. *PLoS Neglected Tropical Diseases.* 8(3):e2738.

Makishah NH, Mitchell WJ. 2013. Dual substrate specificity of an N-acetylglucosamine phosphotransferase system in *Clostridium beijerinckii. Applied Environmental Microbiology.* 79:6712–6718.

Mascarelli PE, Keel MK, Yabsley M, Last LA, Breitschwerdt EB, Maggi RG. 2014. Hemotropic mycoplasmas in little brown bats (*Myotis lucifugus*). *Parasites & Vectors.* 7:117.

Matthias MA, Díaz MM, Campos KJ, Calderon M, Willig MR, Pacheco V, Gotuzzo E, Gilman RH, Vinetz JM. 2005. Diversity of bat *Leptospira* in the Peruvian Amazon inferred by Bayesian phylogenetic analysis of 16 s ribosomal DNA sequences. *American Journal of Tropical Medicine and Hygiene.* 73(5):964–974.

Mgode GF, Mbugi HA, Mhamphi GG, Ndanga D, Nkwama EL. 2014. Seroprevalence of Leptospira infection in bats roosting in human settlements in Morogoro municipality in Tanzania. *Tanzanian Journal of Health Research.* 16(1):23–28.

Moreno G, Lopes CA, Seabra E, Pavan C, Corrêa A. 1975. Bacteriological study of the intestinal flora of bats (*Desmodus rotundus*). *Arquivos do Instituto Biologico (São Paulo).* 42:229–232.

Millán J, López-Roig M, Delicado V, Serra-Cobo J, Esperón F. 2015. Widespread infection with hemotropic mycoplasmas in bats in Spain, including a hemoplasma closely related to "*Candidatus* Mycoplasma hemohominis." *Comparative Immunology, Microbiology and Infectious Diseases.* 39:9–12.

Mühldorfer K. 2013. Bats and bacterial pathogens: a review. *Zoonoses and Public Health.* 60:93–103.

Mühldorfer K, Schwarz S, Fickel J, Wibbelt G, Speck S. 2011a. Genetic diversity of *Pasteurella* species isolated from European vespertilionid bats. *Veterinary Microbiology.*149:163–171.

Mühldorfer K, Speck S, Kurth A, Lesnik R, Freuling C, Müller T, Kramer-Schadt S, Wibbelt G. 2011b. Diseases and causes of death in European bats: dynamics in disease susceptibility and infection rates. *PLoS ONE.* 6(12):e29773.

Mühldorfer K, Speck S, Wibbelt G. 2009. Diseases in free-ranging bats from Germany. *BMC Veterinary Research.* 7:61.

Mühldorfer K, Speck S, Wibbelt G. 2014. Proposal of *Vespertiliibacter pulmonis* gen. nov., sp. nov. and two genomospecies as new members of the family *Pasteurellaceae* isolated from European bats. *International Journal of Systematic and Evolutionary Microbiology.* 64:2424–2430.

Mühldorfer K, Wibbelt G, Haensel J, Riehm S, Speck S. 2010. *Yersinia* species isolated from bats, Germany. *Emerging Infectious Diseases.* 16:578–580.

Ogawa H, Koizumi N, Ohnuma A, Mutemwa A, Hang'ombe BM, Mweene AS, Takada A, Sugimoto C, Suzuki Y, Kida H, Sawa H. 2015. Molecular epidemiology of pathogenic

Leptospira spp. in the straw-colored fruit bat (*Eidolon helvum*) migrating to Zambia from the Democratic Republic of Congo. *Infection, Genetics and Evolution.* 32:143–147.

Pierlé SA, Morales CO, Martínez LP, Ceballos NA, Rivero JJP, Díaz OL, Brayton KA, Setién AA. 2015. Novel *Waddlia* intracellular bacterium in *Artibeus intermedius* fruit bats, Mexico. *Emerging Infectious Diseases.* 21(12):2161–2163.

Pinus M, Müller HE. 1980. Enterobacteria of bats (*Chiroptera*). *Zentralblatt für Bakteriologie A.* 247(3):315–322.

Raes J, Bork P. 2008. Molecular eco-systems biology: towards an understanding of community function. *Nature Reviews of Microbiology.* 6:693–699.

Scott KP, Antoine JM, Midtvedt T, and van Hemert S. 2015. Manipulating the gut microbiota to maintain health and treat disease. *Microbiology and Ecology in Health and Disease.* 26:25877.

Simpson VR. 2000. Veterinary advances in the investigation of wildlife diseases in Britain. *Research in Veterinary Science.* 69:11–16.

Smythe LD, Field HE, Barnett LJ, Smith CS, Dohnt MF, Symonds ML, Moore MR, Rolfe PF. 2002. Leptospiral antibodies in flying foxes in Australia. *Journal of Wildlife Diseases.* 38(1):182–186.

Steer JA, Tasker S, Barker EN, Jensen J, Mitchell J, Stocki T, Chalker VJ, Hamon M. 2011. A novel hemotropic Mycoplasma [hemoplasma] in a patient with hemolytic anemia and pyrexia. *Clinical Infectious Diseases.* 53:e147–151.

Thomas F, Hehemann JH, Rebuffet E, Czjzek M, Michel G. 2011. Environmental and gut Bacteroidetes: the food connection. *Frontiers in Microbiology.* 2(93):1–16.

Tulsiani SM, Cobbold RN, Graham GC, Dohnt MF, Burns MA, Leung LK, Field HE, Smythe LD, Craig SB. 2011. The role of fruit bats in the transmission of pathogenic leptospires in Australia. *Annals of Tropical Medicine and Parasitology.* 105(1):71–84.

Vashi NA, Reddy P, Wayne DB, Sabin B. 2009. Bat-associated leptospirosis. *Journal of General Internal Medicine.* 25(2):162–164.

Wiegel J, Tanner R, Rainey F. 2006. An introduction to the family Clostridiaceae. In: *The Prokaryotes SE-20.* M Dworkin, S Falkow, E Rosenberg, K-H Schleifer and E Stackebrandt (eds). Springer: New York, NY, pp. 654–678.

第 **4** 部分

蝙蝠的原生生物感染

第 11 章

蝙蝠与顶复虫门

11.1　顶复虫门（Apicomplexa）与球虫纲（Coccida）简介

顶复虫门是原生动物的一个门，以单细胞的生命形式生存。该门的所有成员都是寄生生活。这些生物体最显著的特征是在其生命周期的某个阶段都有顶复器（Apical Complex）的特征结构存在，并且以无性繁殖和有性繁殖交替的方式进行生殖。有性繁殖方式是利用配子，即大配子和小配子发生融合。无性繁殖涉及多次分裂并形成一个多核细胞，称为裂殖体（Schizogony）或分裂体。在裂殖生殖（Merogony）的过程中，裂殖体的子细胞排列在裂殖体周围，并在细胞核周围形成一层膜，随后细胞质分裂。新形成的分离体，即裂殖子，由细胞核及其细胞质组成，并且细胞质被膜包裹。随后裂殖子从破裂的细胞中分离出来，感染新的宿主细胞。在进入宿主细胞后，裂殖子可能又经历一轮分裂，或者通过配子生殖转变为大配子体或小配子体。

顶复门原虫分为两个纲：簇虫纲（Gregarinea）和球虫纲（Coccidea）。簇虫不会感染脊椎动物，但是许多球虫在其生命周期中会利用感染脊椎动物的消化道上皮、肝、肾或血细胞以将其作为中间宿主，感染它们的消化道上皮、肝、肾或血细胞。据报道，可以感染蝙蝠的球虫主要有以下目：血孢子虫目（Haemosporida）、梨浆虫目（Piroplasmida）、艾美耳球虫目（Eimeriida），以及阿黛尔虫目（Adeleida）（Roberts 和 Janovy Jr，1955）。与蝙蝠有关的各种顶复虫门成员的列表见表 11.1。

表 11.1 与蝙蝠有关的顶复虫门

蝙蝠科	蝙蝠俗称	蝙蝠种	顶复虫门(文献)
蝙蝠科	穴蝠	苍白洞蝠	艾美耳球虫 antrozoi(Zhao 等,2001)
叶口蝠科	缨唇蝠	缨唇果蝠	弓形虫 gondii(Cabral 等,2014)
叶口蝠科	大食果蝠	大食果蝠	弓形虫 gondii(Fournier 等,2014)
叶口蝠科	扁吻食果蝠	扁吻食果蝠	弓形虫 gondii(Cabral 等,2001)
菊头蝠科	大陆三尖鼻蝠	三叶蹄蝠	隐孢子虫 I 型(Wang 等,2013)
菊头蝠科	大陆三尖鼻蝠	三叶蹄蝠	弓形虫 gondii(Jiang 等,2014)
叶口蝠科	壮观短尾叶口蝠	昭孔吻蝠	弓形虫 gondii(Fournier 等,2014)
蝙蝠科	腺尾大吻蝠	腺尾吻蝠	艾美耳球虫 levinei(Bray,1958)
狐蝠科	短耳大蝠	小耳短鼻果蝠	肝囊原虫 garnhami(Masbar 等,1981)
狐蝠科	短耳大蝠	小耳短鼻果蝠	隐孢子虫 VI 型(Murakoshi 等,2016)
狐蝠科	短耳大蝠	小耳短鼻果蝠	艾美耳球虫(Murakoshi 等,2016)
狐蝠科	Horsfield 短鼻蝠	Cynopterus horsfieldi	肝囊原虫 garnhami(Masbar 等,1981)
狐蝠科	大蝠	大蝠	肝囊原虫 garnhami(Landau 1981)
狐蝠科	大蝠	大蝠	弓形虫 gondii(Dodd 等,2014)
叶口蝠科	吸血蝠	吸血蝠	弓形虫 gondii(Cabral 等,2013)
狐蝠科	Muluccan 裸背果蝠	大裸背果蝠	曼氏肝囊原虫 garnhami(Garnham 等,1966)
狐蝠科	洞长舌蝠	大长舌果蝠	艾美耳球虫(Murakoshi 等,2016)
狐蝠科	洞长舌蝠	大长舌果蝠	弓形虫 gondii(Jiang 等,2014)
狐蝠科	洞长舌蝠	大长舌果蝠	隐孢子虫基因 VII 型(Murakoshi 等,2016)
大吻蝠科	布氏前肩头果蝠	布氏前肩头果蝠	肝囊原虫(Schaer 等,2013)

(待续)

表11.1（续）

蝙蝠科	蝙蝠俗称	蝙蝠种	顶复虫门（文献）
大吻蝠科	富氏前肩头果蝠	富氏前肩头果蝠	肝囊原虫(Miltgen 等,1997)
大吻蝠科	富氏前肩头果蝠	富氏前肩头果蝠	肝囊原虫 epomophori(Rodhain 1926)
狐蝠科	西非肩毛果蝠	冈比亚无须果蝠	肝囊原虫(Schaer 等,2013)
蝙蝠科	大棕蝠	大棕蝠	Deanei 比奥卡拉寄生虫(Garnham 等,1971)
蝙蝠科	大棕蝠	大棕蝠	Nephroisospora eptesicino(Wünschmann 等,2010)
蝙蝠科	大棕蝠	大棕蝠	微小隐孢子虫基因Ⅲ(Kváč 等,2015)
大吻蝠科	垂耳簇面蝠	垂耳簇面蝠	弓形虫 gondii(Cabral 等,2014)
大吻蝠科	银白真蝠	银白真蝠	弓形虫 gondii(Cabral 等,2014)
大吻蝠科	大真蝠	大真蝠	弓形虫 gondii(Cabral 等,2014)
叶口蝠科		鮈形长舌蝠	弓形虫 gondii(Fournier 等,2014)
蹄蝠科	Sundevall's 圆叶蹄蝠	大蹄蝠	肝簇虫(Manwell 和 Kuntz,1996)
蹄蝠科	东南亚蹄蝠	大蹄蝠	弓形虫 gondii(Sun 等,2013)
蹄蝠科	圆面蹄蝠	双色蹄蝠	比奥卡拉寄生虫(Eyles 等,1962)
蹄蝠科	圆面蹄蝠	南非蹄蝠	Klossiella killicki(Bouland 1975)
蹄蝠科		澳洲蹄蝠	肝簇虫(Pinto 等,2013)
蹄蝠科	大眼蹄蝠	大眼蹄蝠	Dionisia bunoi(Landau 1980a)
蹄蝠科	大眼蹄蝠	大眼蹄蝠	疟原虫 cyclopsi(Landau 和 Chabaud,1978)
蹄蝠科	大耳蹄蝠	大耳蹄蝠	隐孢子虫Ⅱ型(Wang 等,2013)
蹄蝠科	大耳蹄蝠	大耳蹄蝠	弓形虫 gondii(Jiang 等,2014)
蹄蝠科	短耳蹄蝠	黄褐蹄蝠	贝恩斯肝囊原虫(Mialhe 和 Landau,1977)

（待续）

表 11.1（续）

（待续）

蝙蝠科	蝙蝠俗称	蝙蝠种	顶复虫门（文献）
蹄蝠科	短耳蹄蝠	黄褐蹄蝠	肝囊原虫 rodhaini（Landau 等，1976）
蹄蝠科	花面蹄蝠	中蹄蝠	Biguetiella minuta（Landau 等，1984）
蹄蝠科	花面蹄蝠	中蹄蝠	肝簇虫（Duval 等，2007）
蹄蝠科	花面蹄蝠	中蹄蝠	Nycteria brucechwatti（Landau 等，1984）
蹄蝠科	花面蹄蝠	中蹄蝠	弓形虫 gondii（Qin 等，2014）
蹄蝠科	赤色蹄蝠	赤道蹄蝠	Nycteria（Schaer 等，2015）
蝙蝠科	褐薄帆耳蝠	巴西帆耳蝠	弓形虫 gondii（Cabral 等，2014）
狐蝠科	锤头果蝠	锤头果蝠	肝囊原虫 carpenter（Miltgen 等，1980）
蝙蝠科	哈氏棕蝠	哈氏棕蝠	血孢子虫（Duval 等，2007）
蝙蝠科	银毛蝠	银毛蝠	艾美耳球虫 catronensis（Seville 和 Gruver，2004）
蝙蝠科	东方红蝠	赤蓬毛蝠	艾美耳球虫 dowleri（McAllister 和 Upton，2009）
蝙蝠科	东方红蝠	赤蓬毛蝠	艾美耳球虫 sealanderi（McAllister 和 Upton，2009）
狐蝠科	无	Lyssonycteris smithi	伏特疟原虫（Vander Kaay 等，1964）
吸血蝠科	大耳蝠	假吸血蝙蝠	弓形虫 gondii（Yuan 等，2013）
吸血蝠科	小巨耳蝠	马来假吸血蝠	血孢子虫（Duval 等，2007）
吸血蝠科	小巨耳蝠	马来假吸血蝠	Nycteria sp（Duval 等，2007）
狐蝠科	小果蝠	小果蝠	肝囊原虫（Schaer 等，2013）
小盘翼蝠科	亚洲长翼蝠	尼泊尔长翼蝠	弓形虫 gondii（Sun 等，2013）
小盘翼蝠科	Glen's长翼蝠	Glen's长翼蝠（Miniopterus gleni）	血孢子虫（Duval 等，2007）

表 11.1（续）

蝙蝠科	蝙蝠俗称	蝙蝠种	顶复虫门（文献）
小盘翼蝠科	大长翼蝠	大长翼蝠	嗜多色性疟原虫 melanipheruss（Duval 等，2012）
小盘翼蝠科	大长翼蝠	大长翼蝠	嗜多色性疟原虫 corradettii（Landau 等，1980b）
小盘翼蝠科	Manavi 长翼蝠	Manavi 长翼蝠（Miniopterus manavi）	嗜多色性疟原虫（Megali 等，2011）
小盘翼蝠科	Manavi 长翼蝠	Manavi 长翼蝠（Miniopterus manavi）	血孢子虫（Duval 等，2007）
小盘翼蝠科	小长翼蝠	小长翼蝠	嗜多色性疟原虫 adami（Landau 等，1980b）
小盘翼蝠科	小长翼蝠	小长翼蝠	Bioccala murinus（Dionisi 1899）
小盘翼蝠科	施雷伯长翼蝠	普通长翼蝠	Bioccala murinus（Dionisi 1899）
小盘翼蝠科	施雷伯长翼蝠	普通长翼蝠	嗜多色性疟原虫 corradettii（Dionisi 1899）
小盘翼蝠科	长翼蝠	普通长翼蝠	嗜多色性疟原虫 melanipherus（Dionisi 1899）
小盘翼蝠科	长翼蝠 villiersi	长翼蝠 villiersi	嗜多色性疟原虫 elanipherus（Schaer 等，2015）
大吻蝠科	小食果蝠	裳蝠	弓形虫 gondii（Cabra 等，2013）
大吻蝠科	苏里南大面蝠	苏里南大吻蝠	弓形虫 gondii（Cabra 等，2014）
鞘蝠科	叶纹蝠	大叶怪脸蝠	蝙蝠密螺旋体巴贝虫（Marinkelle 1996）
蝙蝠科	大管鼻蝠	白腹管鼻蝠	弓形虫 gondii（Qin 等，2014）
狐蝠科	安哥拉果蝠	安哥拉果蝠	伏特疟原虫（Schaer 等，2013）
狐蝠科	短翼大吻蝠	Myonycteris leptodon	肝囊原虫（Schaer 等，2013）
狐蝠科	孑遗鼠果蝠	孤领果蝠	人肝囊原虫（Landau 和 Adam 1971）
蝙蝠科	大脚鼠耳蝠	爪哇大足鼠耳蝠	隐孢子虫 tyzzeri（Morgan 等，1999）

（待续）

表 11.1（续）

蝙蝠科	蝙蝠俗称	蝙蝠种	顶复虫门（文献）
蝙蝠科	鼠耳蝠 Alcathoe	鼠耳蝠 Alcathoe	大隐孢子虫（Hornok 等，2015）
蝙蝠科	加州鼠耳蝠	加州鼠耳蝠	加利福尼亚艾美耳球虫（Duszynski 等，1999a）
蝙蝠科	中华鼠耳蝠	中华鼠耳蝠	弓形虫 gondii（Qin 等，2014）
蝙蝠科	西部小足蝙蝠	纳氏鼠耳蝠	艾美耳球虫（Scott 和 Duszynski 1997）
蝙蝠科	西部小足蝙蝠	纳氏鼠耳蝠	小隐孢子虫（Kváč 等，2015）
蝙蝠科	西部小足蝙蝠	纳氏鼠耳蝠	艾美球虫 rioarribaensis（Duszynski 和 Barkley 1985）
蝙蝠科	道氏鼠耳蝠	水鼠耳蝠	Bioccala murinus（Gardner 和 Molyneux 1988）
蝙蝠科	道氏鼠耳蝠	水鼠耳蝠	大隐孢子虫（Hornok 等，2015）
蝙蝠科	池塘鼠耳蝠	沼泽鼠耳蝠	贝氏贝诺孢子虫（Duszynski 等，1999a）
蝙蝠科	鼠耳蝠 Gleaning	北美长耳鼠耳蝠	艾美耳球虫 evoti（Duszynski 等，1999a）
蝙蝠科	马岛鼠耳蝠	马岛鼠耳蝠	Bioccala murinus（Megali 等，2011）
蝙蝠科	马岛鼠耳蝠	马岛鼠耳蝠	血孢子虫（Duval 等，2007）
蝙蝠科	棕色鼠耳蝠	莹鼠耳蝠	艾美耳球虫（Scott 和 Duszynski 1997）
蝙蝠科	棕色鼠耳蝠	莹鼠耳蝠	艾美耳球虫（Seville 和 Gruver 2004）
蝙蝠科	鼠耳蝠	大鼠耳蝠	Bioccala murinus（Dionisi 1899）
蝙蝠科	墙栖鼠耳蝠	须鼠耳蝠	巴贝斯虫 vesperuginis（Gardner 和 Molyneux 1987）
蝙蝠科	墙栖鼠耳蝠	须鼠耳蝠	未知（Gruber 等，1996）
蝙蝠科	红灰鼠耳蝠	纳氏鼠耳蝠	Bioccala murinus（Dionisi 1899）
蝙蝠科	黑毛鼠耳蝠	黑毛鼠耳蝠	Bioccala deanei（Garnham 等，1971）
蝙蝠科	黑毛鼠耳蝠	黑毛鼠耳蝠	艾美耳球虫 nigricani（Duszynski 等，1999b）

（待续）

304	第 4 部分　蝙蝠的原生生物感染

表 11.1(续)

蝙蝠科	蝙蝠俗称	蝙蝠种	顶复虫门(文献)
蝙蝠科	黑毛鼠耳蝠	黑毛鼠耳蝠	弓形虫 gondii(Cabral 等,2014)
蝙蝠科	大足鼠耳蝠	大足鼠耳蝠	昆明艾美耳球虫(Seville 和 Gruver 综述)
蝙蝠科	大足鼠耳蝠	大足鼠耳蝠	弓形虫 gondii(Qin 等,2014)
蝙蝠科	北方鼠耳蝠	北方长鼠耳蝠	艾美耳球虫(McAllister 等,2014)
蝙蝠科	北方鼠耳蝠	北方长鼠耳蝠	艾美耳球虫 tumlisoni(McAllister 等,2012)
蝙蝠科	社鼠耳蝠	社鼠耳蝠	未知(Gruberr 等,1996)
蝙蝠科	社鼠耳蝠	社鼠耳蝠	Klossiella(Kusewitt 等,1977)
蝙蝠科	飞翔鼠耳蝠	棕色鼠耳蝠	加利福尼亚艾美耳球虫(Seville 和 Gruver 2004)
蝙蝠科	育马鼠耳蝠	尤马鼠耳蝠	艾美耳球虫(Scott 和 Duszynski 1997)
狐蝠科	Veldkamp犬肩蝠	Veldkamp犬肩蝠	肝囊原虫(Schaer 等,2013)
夜凹脸蝠科	山蝠	山蝠	弓形虫 gondii(Cabral 等,2013)
夜凹脸蝠科	山蝠	山蝠	Bioccala murinus(Megali 等,2011)
夜凹脸蝠科	山蝠	山蝠	未知(Gruber 等,1996)
夜凹脸蝠科	山蝠	山蝠	大巴贝斯虫(Hornok 等,2015)
夜凹脸蝠科	倍氏裂颜蝠	淡色凹脸蝠	Nycteria erardi(Rosin 等,1978)
夜凹脸蝠科	巨裂颜蝠	魁凹脸蝠	Nycteria species(Schaer 等,2015)
夜凹脸蝠科	大耳裂颜蝠	大耳凹脸蝠	Nycteria species(Schaer 等,2011)
夜凹脸蝠科	小裂颜蝠	侏凹脸蝠	Nycteria houini(Rosin 1978)
夜凹脸蝠科	埃及裂颜蝠	非洲凹脸蝠	Nycteria medusiformis(Garnham 和 Heisch 1953)
大吻蝠科	宽尾大吻蝠	宽尾犬吻蝠	弓形虫 gondii(Cabral 等,2014)

(待续)

表 11.1（续）

蝙蝠科	蝙蝠俗称	蝙蝠种	顶复虫门（文献）
大吻蝠科	大犬吻蝠		弓形虫 gondii（Cabral 等，2014）
蝙蝠蝠科	三色嵴蝠		艾美耳球虫 mcdanieli（McAllister 等，2014）
蝙蝠蝠科	三色嵴蝠		艾美耳球虫 heidti（McAllister 等，2011）
蝙蝠蝠科	三色嵴蝠		艾美耳球虫 macyi（Wheat 1975）
叶口蝠科	叶口蝠	Phyllostomus hastatus hastatus	弓形虫 gondii（Cabral 等，2013）
蝙蝠蝠科	Himalayan pipestrelle		艾美耳球虫（Duszynski 1997）
蝙蝠蝠科	Himalayan pipestrelle		弓形虫 gondii（Yuan 等，2013）
蝙蝠蝠科	白边伏翼		蝙蝠艾美耳球虫（Alyousif 等，1999）
蝙蝠蝠科	伏翼		巴贝斯虫 vesperuginis（Gardner 和 Molyneux 1987）
蝙蝠蝠科	伏翼		隐孢子菌 IV 型（Kváč 等，2015）
蝙蝠蝠科	伏翼		未知
蝙蝠蝠科	高音伏翼蝠		弓形虫 gondii（Dodd 等，2014）
蝙蝠蝠科	高音伏翼蝠		犬巴贝斯虫（Hornok 等，2015）
叶口蝠科	Geoffroy 射线蝠		弓形虫 gondii（Dodd 等，2014）
大鼻圆膀蝠	大鼻圆膀蝠		弓形虫 gondii（Cabral 等，2014）
狐蝠科	沟齿果蝠		弓形虫 gondii（Cabral 等，2011）
狐蝠科	黑妖狐蝠		隐孢子虫 II 型（Murakoshi 等，2016）
狐蝠科	黑妖狐蝠		Johnsprentia copema（Landau 等，2012b）
狐蝠科	黑妖狐蝠		Sprattiella alecto（Landau 等，2012b）
狐蝠科	黑妖狐蝠		肝囊原虫 levinei（Landau 等，1985）

（待续）

表 11.1(续)

蝙蝠科	蝙蝠俗称	蝙蝠种	顶复虫门（文献）
狐蝠科	黑妖狐蝠	Pteropus alecto gouldi	肝囊原虫 garnhami (Blinl 1911)
狐蝠科	眼圈狐蝠	眼镜狐	未知弓形虫 gondii
狐蝠科	黑喉狐蝠	小狐蝠	肝囊原虫 (Megal 等, 2011)
狐蝠科	灰头狐蝠	灰头狐蝠	肝囊原虫 levinei (Landau 等, 1985)
狐蝠科	小红狐蝠	岬狐蝠	未知弓形虫 gondii
菊头蝠科	中型菊头蝠	中型菊头蝠	弓形虫 gondii (Jiang 等, 2014)
菊头蝠科	鱼狗菊头蝠	鱼狗菊头蝠	Nycteria sp (Schaer, 2013)
菊头蝠科	大菊头蝠	马铁菊头蝠	弓形虫 gondii (Qin 2014)
菊头蝠科	弯面菊头蝠	纤菊头蝠	隐孢子虫 V 基因型 (Murakoshi 等, 2016)
菊头蝠科	喜氏菊头蝠	中非菊头蝠	Nycteria congolensis (Krampitz 等, 1960)
菊头蝠科	小菊头蝠	小菊头蝠	艾美耳球虫 hessei (Alfonso 等, 2014)
菊头蝠科	兰氏菊头蝠	东非菊头蝠	Nycteria congolensis (Schaer 等, 2015)
菊头蝠科	小巧菊头蝠	小巧菊头蝠	弓形虫 gondii ((Jiang 等, 2014)
菊头蝠科	中国鲁氏菊头蝠	中华菊头蝠	隐孢子虫 I 型 (Wang 等, 2013)
菊头蝠科	中国鲁氏菊头蝠	中华菊头蝠	隐孢子虫 II 型 (Wang 等, 2013)
菊头蝠科	无	Rhinolophus sylvestri	Nycteria sp (Rosin, 1978)
菊头蝠科	菊头蝠	菊头蝠	Nycteria krampitzi (Rosin 等, 1978)
狐蝠科	抱尾果蝠	抱尾果蝠	艾美耳球虫 (Murakoshi 等, 2016)
狐蝠科	草色果蝠	Rousettus aegyptiacus leachi	疟原虫 rousseti (Van Riel 等, 1951)
狐蝠科	网络棕果蝠	Leschenault's rousette	弓形虫 gondii (Yuan 等, 2013)

（待续）

表 11.1(续)

蝙蝠科	蝙蝠俗称	蝙蝠种	顶复虫门（文献）
狐蝠科	Leschenault's rousette	网络棕果蝠	隐孢子虫 II 型（Wang 等，2013）
叶口蝠科	黄肩蝠		弓形虫 *gondii*（Cabral 等，2013）
蝙蝠科	美洲皱唇蝠	巴西大吻蝠	弓形虫 *gondii*（Cabral 等，2013）
蝙蝠科	Pocketed 皱唇蝠	*Tadarida femorosacca*	艾美耳球虫 *tadarida*（Duszynski 等，1998）
鞘尾蝠科	黑须塞蝠	黑鬃塞蝠	艾美耳球虫 *andamanensis*（Mandal 和 Nair 1973）
鞘尾蝠科	黑须塞蝠	黑鬃塞蝠	弓形虫 *gondii*（Jiang 等，2014）
鞘尾蝠科	埃及塞蝠	埃及塞蝠	*Nycteria* sp.（Morsy，1987）
大吻蝠科	裂豆蝠	锥蝠	锥蝠艾美耳球虫（Duszynski 和 Barkley 1985）
菊头蝠科	马岛三叉鼻蝠	马达加斯加叶鼻蝠	血孢子虫（Duval 等，2007）
叶口蝠科	大吻尾皮蝠	大鼻筑帐蝠	艾美耳球虫（Duszynski 等，1999b）
蝙蝠科	霜蝠	普通蝙蝠	*Bioccala murinus*（Dionisi 1899）
蝙蝠科	血清蝠	*Vespertilio serotinus*	弓形虫 *gondii*（Megal 等，2011）
蝙蝠科	霜蝠	大蝙蝠	弓形虫 *gondii*（Megal 等，2011）

11.2 血孢子虫目(Haemosporida)

细胞内寄生虫血孢子虫目(Order haemosporida)的生命周期包括独立发育的大配子母体时期和小配子母体时期。一个小配子母体可以产生 8 个有鞭毛的小配子。在无脊椎动物最终宿主中的大配子通过与小配子受精而产生受精卵,即卵母细胞,这个过程将通过卵母细胞的多重分裂进行无性繁殖,并称为孢子的形成。由此产生的子孢子可以作为中间宿主脊椎动物的感染形式,并且由于子孢子是裸露的,因此它们可以通过噬血昆虫的叮咬进行传播(Roberts 和 Janovy Jr 2006)。血孢子虫目由 550 余种成员组成,分为 4 科:Garniidae、血变形虫科(Haemoproteidae)、白孢子虫科(Leucocytozoidae)和疟原虫科(Plasmodiidae)。疟原虫科包括感染人类的疟原虫属中的 5 个成员[恶性疟原虫(Plasmodium falciparum)、间日疟原虫(Plasmodium vivax)、卵形疟原虫(Plasmodium ovale)、三日疟原虫(Plasmodium malariae)和诺氏疟原虫(Plasmodium knowlesi)],疟原虫感染可引起疟疾,有时甚至致命。其他类型疟原虫只感染包括鸟类在内的部分动物。恶性疟原虫,在按蚊(Anopheles)(恶性疟原虫的最终宿主)仍然存在的地区,一直是导致死亡的主要原因之一,特别是在年轻人中传染得更加广泛。

血孢子虫的疟原虫属以其独特的能力在中间宿主的红细胞中进行无性复制,从裂殖体中产生裂殖子。红细胞破裂后,裂殖子释出,再侵入其他正常的红细胞。反复的红细胞入侵和破裂,以及血红蛋白有毒副产物的形成是发病的主要原因。其他血孢子虫属也可利用其他组织进行无性繁殖。少数被感染的红细胞中的疟原虫裂殖体将形成雄性和雌性配子体,宿主节肢动物在吸血时可以将其摄入体内,然后雌配子体产生一个大配子(类似于卵子),而雄配子体产生许多小配子(类似于精子),小配子使大配子受精形成卵母细胞,这个过程也是转化为能动的动合子的过程,动合子能够穿透节肢动物的肠道壁,并在肠道壁的外部生长。接下来,另一轮无性繁殖产生许多子孢子,而疟原虫的这种入侵方式可以使其进入节肢动物的唾液腺,并在节肢动物吸血期间转移到脊椎动物(中间宿主)的体内。人们认为血液中缺乏裂殖体的血孢子虫通常比那些在红细胞中经历这一过程的寄生虫致病性低(Schaer 等,2015)。

血孢子虫的一个标志性生命活动是在节肢动物和各种脊椎动物(包括哺乳动物、鸟类和爬行动物)之间进行必要的宿主转换。蝙蝠是 7 个已知的血孢子虫属可寄生宿主中唯一的哺乳动物宿主,但除疟原虫和肝囊虫(Hepatocystis)外,它们均会感染广泛的中间宿主,如蝙蝠和 Rayella[仅在飞松鼠(Flying squirrels)中有报道] (Schaer 等,2015)。

11.2.1 血孢子虫的无脊椎动物宿主

血孢子虫利用至少 7 种嗜血双翅目(Hematophagous dipteran)昆虫作为载体, 特定昆虫载体与血孢子虫病之间的联系比寄生虫与其脊椎动物中间宿主之间的 联系更强(Megali 等综述,2011)。蛛蝠蝇(Nycteribiidae bat flies)是血孢子虫的主 要载体,这些蛛蝠蝇较独特,因为它们是唯一一种已知的可传播疟疾的无翅载体。 许多蝙蝠物种的群居性会导致其成员之间的密切接触,可能有助于促进寄生虫在 蝙蝠宿主之间的水平转移。与蚊子和其他宿主的短暂接触不同,雄性和雌性的蛛 蝠蝇均只以宿主的血液为食,是永久性的体外寄生虫(Megali 等,2011)。大鼠耳蝠 (Myotis myotis)和山蝠(Nyctalus noctula)是笔虱蝇(Penicillidia)的宿主,然而笔虱 蝇是以色列和非洲嗜多色性疟原虫(Polychromophilus)的载体(Landau 等,1980b)

11.2.2 血孢子虫的蝙蝠宿主

来自上几内亚森林生态系统的 13 种蝙蝠至少寄生有 4 种血孢子虫属:其分 别为疟原虫属、嗜多色性疟原虫属、蛛蝇属和肝囊虫属(Schaer 等,2013)。这些蝙 蝠中血孢子虫的总体感染率为 40%。

在对马达加斯加和柬埔寨的 7 种蝙蝠科蝙蝠进行的一项研究,仅在 3 种蝙蝠 科家族的血液中发现了血孢子虫,其分别为:蹄蝠科(Hipposideridae)、蝙蝠科 (Vespertilionidae)和假吸血蝠科(Megadermatidae)(Duval 等,2007)。在澳大利亚的 一项工作研究中已经发现在中央狐蝠(Pteropus alecto)中有 4 种类型的血孢子虫: 肝囊原虫 levinei(Hepatocystis levinei)及其裂值体存在于中央狐蝠中,也存在于灰 首狐蝠(Pteropus poliocephalus)中;Johnsprentia copemani 的肝裂殖体;肝囊原虫的 血液期配子体和 Sprattiella alecto 的血液期配子体(Landau 等,2012b)。嗜多色性 疟原虫、Bioccala、Johnsprentia copemani 和 Sprattiella alecto 血孢子虫属都可以在 网状内皮系统中形成裂殖体。而蛛蝠蝇、肝囊原虫和 Biguetiella 可以产生肝裂殖 体。参见 Landau 等(Landau 等,2012a)对这些血寄生虫属成员的形态学和其他特 征的出色综述,以及表 11.1 中发现的感染蝙蝠的血孢子虫的列表,但本文中没有 特别提及。

11.2.2.1 疟原虫和蝙蝠

两种疟原虫在非洲的食果性安哥拉领果蝠(Myonycteris angolensis)和蝙蝠

Roussettus smithi 中出现高流行率,它们被疟原虫 voltaicum(Plasmodiidae voltaicum)感染。食虫性大眼蹄蝠(Hipposideros cyclops)被疟原虫 cyclopsi(Plasmodiidae voltaicum)感染(Van Der Kaay 1964,Schaer 等,2013)。可以发现,寄生于蝙蝠的疟原虫种类与寄生于啮齿类动物的疟原虫种类很相似。

11.2.2.2　嗜多色性疟原虫(Polychromophilus)和蝙蝠

在食虫小翼蝠 villiersi(Miniopterus villiersi)中发现的嗜多色性疟原虫 melanipherus(Polychromophilus melanipherus)与来自普通长翼蝠(Miniopterus schreibersii)的嗜多色性疟原虫 melanipherus 属于同一分支。嗜多色性疟原虫成员与鸟类疟疾寄生虫的关系似乎比与哺乳动物的关系更密切(Duval 等,2012 年)。有趣的是,在加蓬的一个洞穴中,虽然蹄蝠 gigas(Hipposidero gigas)、南非蹄蝠(Hipposideros caffer)和南鞘尾蝠(Coleura afra)生活区接近,但嗜多色性疟原虫 melanipherus 只感染了大长翼蝠(Miniopterus inflatus)。而且在南非蹄蝠和南鞘尾蝠身上也发现笔虱蝇 fulvida(Penicillidia fulvida)。此外,在加蓬发现的嗜多色性疟原虫也感染笔虱蝇 fulvida(Landau 等,1980b)。

在一项对瑞士水鼠耳蝠受嗜多色性疟原虫感染的研究试验中表明,幼年蝙蝠比其他年龄组的蝙蝠具有更高的寄生虫载量,但无直观的任何感染的直接生理效应(Witsenburg 等,2014)。这种感染幼年蝙蝠的趋势可能是由于体外寄生虫在蝙蝠幼崽出生后不久就大量转移到它们身上,因此在新生蝙蝠早期发育出适应性免疫系统之前,病原就已进入体内,从而导致严重的寄生虫疾病。蝙蝠和体外寄生虫的生殖周期是同步的,因此新出现的体外寄生虫后代在幼年时也会产生大量的血孢子虫。在亚成年动物中,身体情况和感染强度则是呈负相关的(Witsenburg 等,2014)。令人惊讶的是,体温(发烧的一种衡量标准)和血细胞比容(贫血的一种衡量标准)都与感染强度无关。未发现贫血,可能是由于这种寄生虫不在蝙蝠的红细胞中进行无性繁殖,因此蝙蝠红细胞没有被破坏,这与疟原虫感染期间发生的情况不同。

在这项研究中还发现,两种食虫蝙蝠,普通翼蝠(Pipistrellus grandidieri)和 Neoromicia capensis 都感染与源自欧洲蝙蝠的疟原虫非常相似的血孢子虫(Schaer 等,2013)。

11.2.2.3　Nyceteria 和蝙蝠

在两种菊头蝙蝠(Horseshoe bats)[鱼狗菊头蝠(Rhinolophus alcyone)和东非

菊头蝠(Rhinolophus landeri)]的血液中发现了 Nycteria。Nycteria 被认为是哺乳动物疟原虫/肝囊原虫的相似分支。这项研究的系统发育分析表明,蝙蝠可能是疟原虫的第一个哺乳动物宿主,随后是啮齿类动物和灵长类动物。似乎只有菊头蝠蝠和夜凹脸蝠属(Nycteris)感染了 Nycteria,而所有被检测的蝙蝠[蹄蝠(n=56)、鞘尾蝠(n=4)和假吸血蝠(n=33)]的 Nycteria 感染测试均呈阴性(Schaer 等,2015)。至少有 6 种凹脸蝠(slit-faced bat)被 Nyceteria 感染:淡色凹脸蝠(Nycteris arge)被 Nycteria erardi 感染;好望角凹脸蝠(Nycteris capensis)被 Nycteria medusiformis 感染;魁凹脸蝠(Nycteris grandis)被 Nycteris macrotis 感染,同时也被其他未经确认的 Nycteria 感染;侏凹脸蝠(Nycteris nana)被 Nycteria houini 感染;以及非洲凹脸蝠(Nycteris thebaica)被长吻动物住肉孢子虫(M. medusiformis)感染(Sangster 等,2012)。

11.2.2.4　肝囊原虫(Hepatocystis)和蝙蝠

几内亚的肝囊原虫在几种果蝠中具有高度的多样性和流行性,这些果蝠包括冈比亚颈囊果蝠(Epomophorus gambianus)、加纳饰肩果蝠(Epomops buettikoferi)、锤头果蝠(Hypsignathus monstrosus)、非洲小狐蝠(Micropteropus pusillus)、细齿领果蝠(Myonycteris leptodon)及侏果蝠(Nanonycteris veldkampii)。肝囊原虫似乎进化于哺乳动物疟原虫,但很少引起疾病。

11.2.2.5　Bioccala 和蝙蝠

虽然大多数血孢子虫种类只出现在亚洲和非洲的热带地区,但它们也被发现在欧洲和美洲的温带蝙蝠身上寄生。在 4 种蝙蝠及其昆虫媒介蝙蝠蝇 Nycteribia kolenatii 中发现了 Bioccala。寄生虫感染的流行率差异很大:在鼠耳蝠(n=47)中为 4%,山蝠(n=15)为 7%,棕蝠(Eptesicus serotinus)(n=18)为 11%,水鼠耳蝠(n=127)为 51%(Megali 等,2011)。

11.2.2.6　肝簇虫(Hepatozoon)和蝙蝠

从马来西亚婆罗洲的澳洲蹄蝠(Hipposideros cervinus)的肝中扩增出肝簇虫 DNA 序列(Pinto 等,2013)。肝簇虫属除了可以感染食虫性节肢动物外,还感染多种四足动物。四足动物主要通过摄入节肢动物而感染。肝簇虫感染导致狗出现骨骼肌退化和萎缩,以及反复发热、嗜睡、抑郁、体重减轻、僵硬和跛行的症状(Paludo 等,2005)。

11.3 梨浆虫目(Order piroplasmida)

这一目的寄生虫大部分呈梨形、圆形、阿米巴状或杆状,它们缺少卵囊和孢子。像血孢子虫目的成员一样,它们寄生在红细胞中。梨浆虫中包括巴贝斯虫属(Babesia),它会在免疫功能低下的人类身上引起一种严重的疟疾样疾病。在我们的血液供应链中存在未被检测到的巴贝斯虫,并且随着社会中越来越多的免疫抑制人群被发现, 这使得巴贝斯虫属的寄生虫可能会在将来带来重大的健康问题(Paludo 等,2005)。梨浆虫目中还包括 Theilaria 属,其中一些种类虽然会在牛身上引起严重疾病,但在蝙蝠身上还没有报道。

11.3.1 巴贝斯虫和蝙蝠

巴贝斯虫 vesperuginis(Babesia vesperuginis)存在于英国伏翼蝠(Pipistrellus)和鼠耳蝠 mystainus(Myotis mystainus)的血液中(Gardner 和 Molyneux,1987)。自然感染或人工感染的伏翼蝠的血液中的血红蛋白水平降低,网织红细胞(未成熟红细胞)和白细胞的数量增多,此外还出现脾大,表明这种寄生虫可能对蝙蝠具有致病性。168 只哥伦比亚大叶怪脸蝠(Mormoops megalophylla)中的两只蝙蝠血液样本感染巴贝斯虫(Marinkelle,1996)。这些蝙蝠中大约 18%的红细胞被感染,它们的脾可扩大到未感染蝙蝠的 8~9 倍。

在欧洲,从 5 种匈牙利蝙蝠的蝙蝠粪便样本(100%)中发现了犬巴贝斯虫,它通常会感染犬类。这项研究还在荷兰蝙蝠的粪便样本中发现了这些寄生虫,这些寄生虫与贝氏贝诺孢子虫(Besnoitia besnoiti)具有 99%的同源性,贝氏贝诺孢子虫是欧洲一种新出现的牛的顶复门虫,其会导致一种慢性和衰退性疾病(Gazzonis 等,2014)。值得注意的是,犬类中顶复门虫感染率高的地区也比其他地区蝙蝠粪便的感染率要高。以下种类的蝙蝠对犬巴贝斯虫检测呈阳性,其分别是:山蝠、水鼠耳蝠、伏翼蝠、高音翼蝠(Pipistrellus pygmaeus)和鼠耳蝠 alcathoe(Myotis alcathoe)。相比之下, 沼鼠耳蝠 (Myotis Dasycneme) 的粪便中含有犬巴贝斯虫(Hornok 等,2015)。在粪便样本中检测到这些血液顶复门虫的事实表明,它们可从肠道血管系统进入肠道的(Hornok 等,2015)。总而言之,这些研究表明,巴贝斯虫分布在欧洲几个不同的地区, 其在蝙蝠中的分布范围可能比之前认为的要大得多。

11.3.2　其他的梨浆虫目

据报道,在美国的社鼠耳蝠(Myotis Sodist)的肾中发现了 Klossiella(Kusewitt 等,1977)。非洲的 Klossiella killick 也可感染南非蹄蝠的肾系统(Boulard 1975)。这种不同寻常的球虫的整个生命周期是在蝙蝠宿主的肾中完成的,而不是需要两个寄主物种才能完成其生命周期(Wünschmann 等,2010)。球虫的孢子体通常需要氧气,因此其通常暴露在外部的空气中。

在伏翼蝠、日本鼠耳蝠、纳氏鼠耳蝠(Myotis nattereri)和山蝠宿主群中发现了一些身份不明的球虫(Gruber 等,1996)。受感染的蝙蝠被发现时已经死亡,并患有严重的肾球虫病。已死的蝙蝠包括雄蝠和雌蝠,成年蝙蝠和幼年蝙蝠,这些蝙蝠的肾表面有许多不规则分布和略有凹陷的白色病灶。除了肾上皮细胞的感染外,肾的囊性小管发生扩张,几乎充满了无性和有性的各个发育阶段的球虫,包括裂殖体、大配子体和小配子体。球虫是蝙蝠的病原体还是共生生物,还有待于进一步确定,因为已死的蝙蝠有足够的脂肪沉积,而且看起来健康状况良好,并没有检测到炎症, 这表明宿主免疫系统可能没有被这种感染激活。在另一项对社鼠耳蝠(Myotis sodalis)的单独研究中,只发现巴贝斯虫的无性阶段繁殖体,而感染的肾小管没有明显扩张(Gruber 等,1996)。对不同种类的蝙蝠进行研究,或许可以解释病理生理学上的差异,这可能表明肾感染和损害可能是有物种特异性的,而病理生理学差异也可能与球虫的类型有关。

11.4　艾美耳球虫目

顶复门艾美耳球虫目约有 1700 名成员,是所有球虫中物种最丰富的属。它的成员几乎可以感染所有的脊椎动物群体。其一些特征包括大配子和小配子的独立发育,并且后者可以产生多个小配子;卵母细胞是不活动的接合子且子孢子存在于卵母细胞内的孢子囊中。鉴定艾美耳球虫(Eimeriida)通常严格依赖于卵母细胞的形态,但最近已经开始涉及分子分析。

艾美耳球虫属包括可以感染人和家畜的多种寄生虫,这些寄生虫会造成严重的健康问题和经济损失。其主要包括弓浆虫(Toxoplasma)、艾美耳球虫、等孢子虫(Isospora)和肉孢子虫(Sarcocystis)。弓浆虫对发育中的胎儿和免疫功能低下的人可造成严重的健康威胁,后文将会详细解释。柔嫩艾美耳球虫(Eimeria tenella)寄生在鸡的肠道上皮细胞中,可导致大量的雏鸡死亡。其他艾美耳球虫感染农业动物,包括火鸡、鸭子、牛、羊和猪。贝氏等孢子虫(Isospora belli)很少感染人类,但可能会导致艾滋病患者持续腹泻或死亡。肉孢子虫可感染高达 50%的成年牛、猪和羊。其中一些寄生虫会导致怀孕动物的体重显著减轻、贫血和流产。

11.4.1 弓浆虫(Toxoplasma gondii)和蝙蝠

世界上大约 1/3 的人有弓浆虫抗体,这表明至少他们接触过这种寄生虫。弓浆虫在其生命周期中寄生在两种宿主体内, 一种是发生有性繁殖的最终宿主,另一种是发生无性繁殖的中间宿主。弓浆虫的传播是通过中间宿主摄取组织囊、感染的生肉或从最终宿主的粪便中排出卵囊释放到环境中。虽然猫是唯一已知的最终宿主,但中间宿主包括多种脊椎动物,包括人类、其他哺乳动物和鸟类。妊娠期间感染的女性会发生经胎盘的感染,通常伴随着发育中胎儿的严重神经损伤或流产。免疫受损的成年人,特别是 HIV 阳性的人,也易患上严重的神经系统疾病。

两只捕获幼年的澳大利亚的眼镜狐蝠(Pteropus conspicillatus)和狐蝠Sigulatus(Pteropus sigulatus),被发现患上系统性弓浆虫病并死亡(sangster 等,2012)。这种寄生虫是在大脑和心脏中被发现的,被感染的动物出现呼吸窘迫和胸肌萎缩,其中一只蝙蝠似乎也患有神经系统疾病。其他一些种类的狐蝠也可能充当中间宿主。

1969 年,从捕获的巴西叶口蝠(Phyllostomus hastatus)中分离出来弓浆虫,并首次报道弓浆虫抗体的存在(Cabral 等综述,2014)。之后,在巴西最北部的一个大型森林公园进行的一项研究中发现,21.5%的受测蝙蝠产生抗弓浆虫的 IgG 抗体。其中阳性蝙蝠有:大食果蝠(the great fruit-eating bat,Artibeus lituratus)、短尾果蝠(Short-tailed fruit bat,Carollia perspicillata) 和鼩形长舌叶口蝠 (Pallas's long-tongued bat,Glossophaga soricina)(Fournier 等,2014)。这些蝙蝠要么是食果性的,要么是杂食性的。对人类健康非常重要的提醒是,居住在这片森林中的许多猫也可产生这些抗体。相比之下,在巴西圣保罗市的大城市地区,只有少量的食虫蝙蝠獒蝠(Molossus molossus)和吸血蝙蝠中检测到弓浆虫(Cabral 等,2013)。同样的,研究人员在圣保罗市对蝙蝠进行的另一项研究发现,32.62%的受试动物(n=616)产生抗弓浆虫抗体,但这些抗体主要是低滴度的。最近,巴西城市化地区的蝙蝠数量一直在增加,这可能是因为它们的生存环境发生了变化,同时新的栖息地食物丰富,捕食蝙蝠者的数量也减少了。

在南亚和西亚的哈萨克斯坦,弓浆虫可以从食虫性 Noctalus noctule 和棕蝠中分离出来(Cabral 等综述,2013)。对 4 个不同地区的动物进行弓浆虫 gondii 血清阳性率检测,在 26.5%的食肉大巨耳蝠(Greater false vampire bat)(假吸血蝙蝠 Megaderma lyra)中检测出抗弓浆虫抗体（n=68）；13.6%的棕果蝠(frugivorous Leschenault's rousette)（网络棕果蝠 Rousettus Leschenaultia）(n=88)；13.6%的大短鼻果蝠(greater short-nosed fruit bat)（犬蝠 Cynopterus sphinx）(n=22)；20%的食虫性霜蝠(insectivorous Asian parti-coloured bat)（霜蝠 Vespertilio superaus）(n=20)；15.8%的食虫性喜马拉雅伏翼蝠(Pipistrellus javanicus)(n=19)中检测出抗弓浆虫抗体。5 种蝙蝠中有 4 种的抗体效价相对较高，至少为 200(Yuan 等,2013)，并且感染率没有地域差异。印度假吸血蝠感染率较高可能与饮食有关，因为它们主要以老鼠和麻雀为食，两者都可能是弓浆虫的中间宿主，而其他 4 个蝙蝠群是食虫性或食果性的蝙蝠(Yuan 等,2013)。

　　在最近一项对中国 4 个省的 10 种中国蝙蝠的研究中,8 种蝙蝠的肝样本发现弓浆虫 B1 基因呈 PCR 阳性：3.6%的食虫性大管鼻蝠（白腹管鼻蝠）(n=222)，7.2%的中华鼠耳蝠(Myotis chinensis)(n=139)，3.6%的大足鼠耳蝠(Myotis ricketti)(n=56)，14.0%的食虫性大菊头蝠（马铁菊头蝠）(n=43)，以及 10.0%的食果性蝙蝠 R. leschenaultia(n=30)和 11.9%的 Hipposderos larvatus(n=67)。中国南部蝙蝠的感染率似乎比中国北部的蝙蝠感染率要高(Qin 等,2014)。38 株完全分型的弓浆虫分离株分别属于 ToxoDB 基因型 #10 和 ToxoDB 基因型 #9,这两种基因型在中国吉林省的东方田鼠、家畜和人类中均有报道(Zhang 等,2014),ToxoDB 基因型 #9 也出现在越南和斯里兰卡。2013 年对缅甸 6 种 550 只蝙蝠的一项研究发现,其中 5 种受测蝙蝠中弓浆虫 PCR 检测呈阳性者占 29.3%(Sun 等,2013)。感染的蝙蝠种类如下：38.8%的食虫性亚洲长翼蝠(Japanese long-fingered bat)(Miniopterus fuliginosus)(n=353),4.9%的食虫性铁马铁菊头蝠(n=162),90%的食虫性中华鼠耳蝠蝠(n=10),12.5%的食虫性 Hipposderos Armier(n=8),100%的食肉性 Mipposderos Lyra(n=6)(Sun 等,2013)。中国南部的另一项研究使用 PCR 检测来自两个地理位置、12 种的 608 只蝙蝠弓浆虫 DNA(Jiang 等,2014)；从广西采集的蝙蝠中,有 20.3%的蝙蝠 PCR 为阳性(n=103),其中 45.8%的蝙蝠为 Taphozous Blackopogon；云南采集的蝙蝠弓浆虫 DNA 阳性的占 6.7%(n=475)。因此,不同地区的感染发病率可能不同。来自这两个地理位置、12 种被感染的蝙蝠分别是：8.3%的大陆三尖鼻蝠(Stoliczka's trident bat)（三叶蹄蝠 Aselliscus stoliczkanus)(n=120),18.6%的食虫性中华鼠耳蝠(n=59),3.1%的马蹄蝠(n=32),1.2%的食虫性小巧菊头蝠(Blyth's horseshoe bat)（短翼菊头蝠 Rhinolophus lepidus）(n=81),3.6%的中型菊头蝠(Rhinolophus affinis)(n=28),7.5%的菲菊头蝠(n=53)、Hipposderos larvatus 和食虫性黑髯墓蝠(Taphozous melanopogon),7.1%的犬蝠(n=14)以及

6.7%的大长舌果蝠（Eonycteris spelaea）（*n*=45）（Jiang 等, 2014）。因此, 正如 Qin 等报道的那样, 食果性蝙蝠和食虫性蝙蝠都可感染两种基因型（ToxoDB 基因型 #9和 ToxoDB 基因型 #10）的弓浆虫（Qin 等, 2014）。

英国的一项研究利用 PCR 技术检测普通伏翼（Common pipistrelle）和高音伏翼（Soprano pipistrelle）两种蝙蝠体内弓浆虫感染率（Dodd 等, 2014）。弓浆虫在的普通伏翼感染率为 9.9%（*n*=71）, 而高音伏翼的感染率为 16.7%（*n*=6）。感染和未感染的蝙蝠在身体状况指数（体重/前臂长度比）上没有显著差异。由于所有种类的英国蝙蝠都是食虫性的, 因此感染很可能是通过饮用含有卵母细胞的水而发生的, 然后通过胎盘传给后代（Dodd 等, 2014）。在法国, 长耳鼠耳蝠（Myotis bechsteinii）和水鼠耳蝠的大脑中发现了弓浆虫, 这两种动物也都是食虫性的（Cabral 等, 2014）。

大棕蝠（E. fuscus）的肾中含有一种小型球虫（Nephroisospora eptesicinov）的多种生命周期的形式。这些蝙蝠的感染通常会导致轻度、局灶性或多灶性、边界清楚的肾皮质损害（Wünschmann 等, 2010）。这种球虫比较特别, 因为它生命周期的所有阶段都发生在一个宿主的肾中。这种寄生虫与其他哺乳动物中发现的致病弓浆虫、贝氏贝诺孢子虫、哈蒙德虫（Hammondia）和新孢子虫密切相关（Wünschmann 等, 2010）。贝氏贝诺孢子虫会导致被感染的牛出现慢性器官衰竭, 可造成重大经济损失, 犬新孢子虫也会在幼犬身上引起类似的弓浆虫疾病, 导致瘫痪和死亡, 此外, 该寄生虫还可引起牛、羊流产, 以及小猫的神经系统紊乱（Roberts 和 Janovy Jr, 2006）。

11.4.2　艾美耳球虫和蝙蝠

在美国西南部和墨西哥索诺拉的一项研究中发现, 在耳刺皱唇蝠（Tadarida femorosacca）（*n*=18）的粪便中发现了一种新的孢子卵囊, 但受试的巴西犬吻蝠（T. brasiliensis）（*n*=12）中没有发现。该寄生虫被暂时命名为艾美耳球虫 Tadarida（Eimeriida tadarida）（Duszynski 等, 1988）。20 世纪 80 年代中期在玻利维亚进行的一项研究描述黑毛鼠耳蝠（Myotis nigricans）粪便中的艾美耳球虫的孢子化卵囊和卵球形孢子囊, 以及之前在大鼻筑帐蝠（Uroderma magnirostrum）分离的未知种类的艾美耳球虫（Duszynski 等, 1999b）。同一研究小组的另一项研究描述来自秘鲁的锥蝠（Tomopeas ravus）粪便中的孢子化卵囊内的卵形孢子囊, 这一新种被命名为锥蝠艾美耳球虫（Eimeria tomopea）（Duszynski 和 Barkley 1985）。该小组在玻利维亚、墨西哥和南加州进行的另一项研究描述几种蝙蝠粪便中的艾美耳球虫种类

（Scott 和 Duszynski 1997）。在 27 份莹鼠耳蝠（Myotis lucifugus）和 70 份尤马鼠耳蝠的粪便样本中,有11%的样本中含有椭圆形孢子化卵囊,且其中含有球状孢子囊。本研究还描述另一个艾美耳球虫的新种,该新种来自 6%~8%的尤马鼠耳蝠（Myotis yumanensis）（n=70）和 Myotis ciliolabrum（n=12）的粪便,以及一种来自苍白洞蝠（Antrozous pallidus）（n=85）的艾美耳球虫（Scott 和 Duszynski,1997）,形态与艾美耳球虫 arizonensis（Eimeria arizonensis）相似。但后来通过对 23S rDNA 和 18s rDNA 的分析发现,其实际为艾美耳球虫 antrozoi（Eimeria arizonensis）（Zhao等,2001）。

在美国俄克拉何马州和阿肯色州的北方长鼠耳蝠（Myotis Septentrionalis）粪便样本中,75%的蝙蝠可检测出艾美耳球虫 tumlisoni（Eimeria tumlisoni）卵囊（n=4）（McAllister 等,2012）。在俄克拉何马州的北方长鼠耳蝠中也发现了艾美耳球虫 catronensis（Eimeria catronensis）（McAllister 等,2014）。来自阿肯色州的三色蝙蝠（tri-colored bats）（Perimyotis subflavus）的粪便样本（n=11）中的 18%含有艾美耳球虫 mcdanieli（Eimeria mcdanieli）和艾美耳球虫 heidti（Eimeria heidti）（McAllister 等,2014）。艾美耳球虫 macyi（Eimeria macyi）卵母细胞也存在于东方伏翼的粪便样本中,并有研究对其进行描述（Wheat,1975）。艾美耳球虫 catronensis（Eimeria catronensis）存在于鼠耳蝠和加利福尼亚艾美耳蝙蝠（Eimeria californicensis bats）中,同时在美国西部怀俄明州的棕色鼠耳蝠（Myotis volans）也有发现（Seville 和 Gruver,2004）。怀俄明州的同一项研究还从银毛蝠（Silver-haired bat）的粪便中回收了艾美耳球虫 catronensis 的卵细胞,之前也已在美国南部太平洋沿岸的加州鼠耳蝠（Myotis californicus）中发现艾美耳球虫 catronensis（Duszynski 等,1999a）。这项研究还发现并描述新墨西哥州西部采集到的艾美球虫 evoti（Eimeria evoti）和鼠耳蝠中的艾美球虫 rioarribaensis（Eimeria rioarribaensis）。在阿肯色州的北部,北方长鼠耳蝠以及东部赤蓬毛蝠（Lasiurus borealis）中同样发现艾美耳球虫 dowleri（Eimeria dowleri）和艾美耳球虫 sealanderi（Eimeria sealanderi）（Scott 和 Duszynski 1997;McAllister 和 Upton,2009;McAllister 等,2014）。

在东半球的沙特阿拉伯的库氏伏翼（Pipistrellus kuhlii）的粪便中发现了艾美耳球虫 chiropteri（Eimeria chiropteri）的孢子卵囊（Alyousif 等,1999）。艾美耳球虫 levinei（Eimeria levinei）是从利比里亚的腺尾犬吻蝠（Chaerephon bemmeleni）（Bray 1958）中发现的,而艾美耳球虫 andamanensis（Eimeria andamanensis）是从印度黑髯狐蝠中发现的（Mandal 和 Nair,1973;McAllister 等,2012）。对菲律宾蝙蝠的研究（Sangster 等,2012）发现,15.6%的蝙蝠呈艾美耳球虫检测阳性,Scotophurus kuhlii

蝙蝠的艾美耳球虫 Be3 DNA 序列被归入已知的蝙蝠和啮齿类动物的支系；然而，来自短鼻果蝠、洞蝠、Scotophilus kuhlii 和纤菊头蝠（R. inops）的艾美耳球虫基因组序列没有与其他已知的艾美耳球虫区分。在亚洲，在来自中国的大足鼠耳蝠（M. ricketti）中发现了昆明艾美耳球虫（Eimeria kunmingensis）（Seville 和 Gruver 综述，2004）。

法国的一项研究从小菊头蝠（lesser horseshoe bat）（Rhinolophus hipposideros）的母体粪便中获得了艾美耳球虫 hessei（Eimeria hessei）8S rRNA 基因的部分序列，这种寄生虫出现在所有 11 个被测试的栖息地中，并且可以通过形态确定其确实为艾美耳球虫（Afonso 等，2014）。有趣的是，艾美耳球虫 hessei 与美国啮齿类动物，特别是更格卢鼠的艾美耳球虫 chobotari（Eimeria chobotari）和艾美耳球虫 dipodomysis（Eimeria dipodomysis）在系统发育上相关（步长值达 87%）。多种蝙蝠中的艾美耳球虫也属于包括啮齿类动物艾美耳球虫在内的支系，这就导致这种寄生虫在某个时间点经历了蝙蝠和啮齿类动物之间的横向宿主转移（Zhao 等，2001）。

11.5 阿黛尔球虫目、隐孢子虫与蝙蝠

除其他相同特征外，顶复虫门中的阿黛尔球虫目的孢子体也是被包被的，其成员包括隐孢子虫属，它们可能引起隐孢子虫病，这是一种有时很严重的疾病，特别是在免疫功能受损的人群（如 HIV 阳性的人）中。然而，这些寄生虫也可能在免疫能力强的人群中导致出现严重的胃肠道疾病。人类隐孢子虫有 6 种与隐孢子虫病有关，其分别为：人隐孢子虫（Cryptosporidium hominis）、小隐孢子虫（Cryptosporidium parvum）、米氏隐孢子虫（Cryptosporidium meleagridis）、肉毒隐孢子虫（Cryptosporidium viatorum）、猫隐孢子虫（Cryptosporidium felis）以及犬隐孢子虫（Cryptosporidium canis）。最近在人类身上还发现了多种其他类型，如小鼠隐孢子虫（Cryptosporidium muris）、猪隐孢子虫（Cryptosporidium suis）、安氏隐孢子虫（Cryptosporidium andersoni）、泛隐孢子虫（Cryptosporidium ubiquitum）和楔形隐孢子虫（Cryptosporidium cuniculus）（Murakoshi 等，2016）。易感人群感染会导致严重的、持续性的、有时甚至是致命的腹泻。1993 年，由于粪便污染密尔沃基的水源而造成一次大规模的暴发，这次暴发影响了 40 万人的生活（Beltz，2011）。

微小隐孢子虫不是一个统一的物种，而是由多种基因型组成的，包括一个只在人类中发现的"人"型；包含牛分离株的"牛型"、5 个澳大利亚小鼠分离株和一个角马分离株；"鼠型"包括所有澳大利亚和英国的小鼠分离株、一些西班牙小鼠

分离株和来自新南威尔士州的蝙蝠分离株(Morgan 等,1999)。此外还报道了 4 种"蝙蝠型"隐孢子虫。隐孢子虫的新种是基于卵囊形态、遗传特征和宿主特异性而定义的,相比之下,新的基因型是基于 SSU rRNA 位点的测序差异或其他分子标准而定义的。

在澳大利亚和菲律宾发现了许多隐孢子虫种类。隐孢子虫 Tyzzeri(Cryptosporidium tyzzeri)是从澳大利亚鼠耳蝠 Adverts(Myotis adverts)的粪便中分离到的一种与微小隐孢子虫相似的物种(Morgan 等,1999),用 PCR 检测不同菲律宾蝙蝠的肠道样本中隐孢子虫和艾美耳球虫 DNA。短耳犬蝠 (Cynopterus brachyotis)(n=15)和大长舌洞蝠(n=3)对这两种顶复虫门 PCR 结果均呈阳性反应,沟齿果蝠(Ptenochirus jagori)(n=12)只对隐孢子虫 DNA 呈阳性反应,而抱尾果蝠(R. amplexicaudatus)(n=5)只对艾美耳球虫 DNA 呈阳性反应。在食虫蝙蝠中,库氏黄蝠(Scotophilus kuhlii)(n=1)对艾美耳球虫 DNA 呈阳性,隐孢子虫和艾美耳球虫均在纤菊头蝠肠道组织中被发现(n=1)(Murakoshi 等,2016),8.8%被检测的菲律宾蝙蝠对几种隐孢子虫呈阳性(n=45)。沟齿果蝠携带隐孢子虫 BAT 基因 II 型,而另外 3 种以前未分类的隐孢子虫在纤菊头蝠、短耳犬蝠和大长舌洞蝠中被检测到。作者建议将这 3 种蝙蝠隐孢子虫分别归类为新的蝙蝠隐孢子虫基因 V 型、基因 VI 型和基因 VII 型。值得注意的是,BAT 基因 V 型与人类隐孢子虫病分支相关,并可能传染给人类(Sangster 等,2012)。

世界其他地区报道的隐孢子虫较少。在中国,一项分子研究显示,在 4 种蝙蝠身上发现了两种新的隐孢子虫基因型。其中两种从三叶蹄蝠和中华菊头蝠(Rhinolophus sinicus)发现的隐孢子虫被归入基因 I 型,另两种分别来自棕果蝠、中华菊头蝠和大耳蹄蝠的隐孢子虫则被归入基因 II 型(Wang 等,2013)。

在欧洲,从捷克的荒漠伏翼中检测到属于蝙蝠基因 IV 型的微小隐孢子虫(Kváč等,2015)。在美国西部的俄勒冈州,Dubey 等(Dubey 等,1998)的一项研究中,首次发现大棕蝠的肠道感染一种隐孢子虫,最近发现这些蝙蝠携带蝙蝠基因 III 型组的一个新成员(Kváč等,2015)。此外,后一项研究在西方小足蝙蝠(Myotis ciliolabrum)中也检测到了微小隐孢子虫。

11.6　结论

顶复虫门球虫纲的成员是专性寄生虫,其生命周期采用无性和有性繁殖的形式。嗜血无脊椎动物是最终宿主,许多脊椎动物是中间宿主。球虫纲中的血孢子虫目、梨浆虫目、艾美耳球虫目和阿黛尔虫目都可感染蝙蝠。

蝙蝠是几个血孢子虫属的中间宿主。无翅的蛛蝇是大多数血孢子虫类的主要无脊椎动物的媒介,此外笔虱蝇和按蚊也可作为媒介。在蝙蝠中报道的血孢子虫属有:疟原虫、嗜多色性疟原虫、肝囊原虫、Bioccala、蛛蝇、Johnsprentia 和 Biguetiella。在疟原虫属中,疟原虫 voltaicum 仅在两种非洲食果性蝙蝠中被发现,而疟原虫 cyclopsi 在食虫蝙蝠大眼蹄蝠中被发现。蝙蝠的疟原虫似乎与啮齿类动物的疟原虫最为接近。相比之下,按蚊是导致人类疟疾的疟原虫的媒介。在食虫类长翼蝠中发现嗜多色性疟原虫,据报道,其被认为与禽类而不是哺乳动物寄生虫关系更紧密。与人类不同,蝙蝠感染不会导致贫血。不同种类的肝囊原虫在主要以食果性和食花蜜的蝙蝠中高度流行,其主要生活在大洋洲、亚洲和东南亚,非洲较少。它们很少引起疾病。相比之下,在旧时代和现代各种蝙蝠中都发现了两种 Bioccala。它们专栖于温带地区的食虫性蝙蝠。蛛蝇只感染菊头蝠科或凹脸蝠科的蝙蝠。据报道,在大洋洲的中央狐蝠中,各发现一种 Johnsprentia 和 Sprattiella 寄生虫,在非洲的一种食虫性蝙蝠中,发现一种 Biguetiella 寄生虫。因此,来自蝙蝠的血孢子虫不会感染人类,并且与其他哺乳动物或鸟类的寄生虫更为接近。

梨浆虫目包括几个属,其成员对人或牛具有高致病性。巴贝斯虫 vesperuginis 在几种英国蝙蝠和一种南美蝙蝠中都引起了类似疟疾的疾病。犬巴贝斯虫通常在狗身上被发现,也存在于 4 种欧洲蝙蝠中,一种鼠耳蝠则在其粪便中发现含有牛病原体的贝氏巴贝斯虫。虽然蝙蝠存在于世界各地,但巴贝斯虫却几乎只存在于食虫性蝙蝠科。人类一种类似疟疾的疾病是由巴贝斯虫 microti 或巴贝斯虫 divergensi 引起的(Beltz,2011)。在几种食虫性北美和非洲蝙蝠的肾中已发现球虫 Klossiella。几项研究发现,在已死的食虫蝙蝠或患严重肾小球虫病的蝙蝠肾表面存在身份不明的球虫。因此,疟原虫纲的成员包含几种感染食虫蝙蝠、人类和家畜的严重病原体。

艾美耳球虫目的几个属(弓浆虫和艾美耳球虫)可在免疫功能低下的人和一些家畜中引起严重的疾病或死亡。孕妇感染弓浆虫会导致胎儿神经疾病或流产,并可能导致 HIV 阳性人群的致命性感染。猫是唯一已知的最终宿主,但许多脊椎动物可充当中间宿主。感染弓浆虫会导致两种澳大利亚狐蝠呼吸困难、患上神经系统疾病和死亡。世界上许多种类的蝙蝠要么感染弓浆虫,要么产生抗弓浆虫的 IgG 抗体。类似的,艾美耳球虫可感染世界各地的多种蝙蝠。虽然柔嫩的艾美耳球虫在家禽中可引起严重疾病,但在蝙蝠中尚未发现这种艾美耳球虫。许多蝙蝠艾美耳球虫和啮齿类动物艾美耳球虫属于同一个进化支。

阿黛尔虫目包括隐孢子虫属的成员。微小隐孢子虫可能是由多种基因型组成的一组密切相关的寄生虫,其中一些可能导致隐孢子虫病,这是免疫缺陷个体的一种潜在致命性疾病。微小隐孢子虫偶尔也会导致具有正常免疫力的人产生胃肠道疾病。除人类外,啮齿类动物的基因型也存在。除了撒哈拉以南的非洲,几种蝙蝠隐孢子虫基因型(蝙蝠基因 I ~ VII型)均可在世界大部分地区发现。其中,蝙蝠基因 V 型与人类隐孢子虫病分支相似,因此可能会感染人类。食虫性、食果性和食蜜性蝙蝠都可能成为隐孢子虫的宿主。

综上所述,顶复虫门的多种成员在世界各地的哺乳动物中被发现,包括蝙蝠、啮齿类动物和人类。一些顶复虫门会引起致命疾病,尤其是对免疫功能低下的人,但大部分在人类中只会引起轻微的疾病。蝙蝠也容易因这些寄生虫患上严重的疾病,甚至死亡。目前的证据表明,蝙蝠不太可能成为人类或家畜中人畜共患疾病的宿主,但弓浆虫和蝙蝠隐孢子虫基因 V 型可能除外。定义顶复虫门相关的中间宿主,尤其针对弓浆虫和隐孢子虫,以及种内或种间传播的主要手段,应制订指导方针,以减少高危人群的感染,类似于目前对孕妇的建议,即避免接触猫的排泄物以防止感染。

参考文献

Afonso E, Baurand P-E, Tournant P, Capelli N. 2014. First amplification of *Eimeria hessei* DNA from the lesser horseshoe bat (*Rhinolophus hipposideros*) and its phylogenetic relationships with *Eimeria* species from other bats and rodents. *Experimental Parasitology*. 139:58–62.

Alyousif MS, Al-Dakhil M, Al-Shawa Y. 1999. *Eimeria pipistrellus* n. sp. from *Pipistrellus kuhlii* (Chiroptera: Vespertilionidae) in Saudi Arabia. *The Korean Journal of Parasitology*. 37(1):1–4.

Beltz LA. 2011. *Foundations of Emerging Infectious Diseases: A Guide to Diseases, Causative Agents, and Surveillance*. Jossey-Bass and APHA Press: San Francisco, CA.

Bouland, Y. 1975. Etude morphologique des coccidies (Adeleidae). *Klossiella killicki* n. sp. chez des microchiropterae Africans et *Klossiella tejerai Scorza* chez un marsupial sud-americain. *Bulletin of the Museum of Natural History*, 3rd series no. 284, Zoology. 194:83–89.

Bray RS. 1958. On the parasitic protozoa of Liberia. I. Coccidia of some small mammals. *Journal of Protozoology*. 5:81–83.

Breinl A. 1911. Report of the year 1911. Australian Institute of Tropical Medicine: Townsville.

Cabral AD, D'Auria SRN, Camargo MCGO, Rosa AR, Sodré MM, Galvão-Dias MA, Jordão LR, Dubey JP, Gennari SM, Pena HFJ. 2014. Seroepidemiology of *Toxoplasma gondii* infection in bats from São Paulo city, Brazil. *Veterinary Parasitology*. 206:293–296.

Cabral AD, Gama AR, Sodré MM, Savani ESMM, Galvão-Dias MA, Jordão LR, Maeda MM, Yai LEO, Gennari SM, Pena HFJ. 2013. First isolation and genotyping of *Toxoplasma gondii* from bats (Mammalia: Chiroptera). *Veterinary Parasitology*. 193:100–104.

Dionisi A. 1899. La malaria di alcune specie di pipistrelli. *Atti della Società per gli Studi della Malaria*. 1:133–175.

Dodd NS, Lord JS, Jehle R, Parker S, Parker F, Brooks DR, Hide G. 2014. *Toxoplasma gondii*: Prevalence in species and genotypes of British bats (*Pipistrellus pipistrellus* and *P. pygmaeus*). *Experimental Parasitology*. 139:6–11.

Dubey PA, Hamir N, Sonn AM, Topper MJ. 1998. Cryptosporidiosis in a bat (*Eptesicus fuscus*). *Journal of Parasitology*. 84:622–623.

Duszynski DW. 1997. Coccidia from bats (Chiroptera) of the world: a new *Eimeria* species in *Pipistrellus javanicus* from Japan. *Journal of Parasitology*. 83(2):280–282.

Duszynski DW, Barkley LJ. 1985. *Eimeria* from bats of the world: a new species in *Tomopeas ravus* from Peru. *Journal of Parasitology*. 71(2):204–208.

Duszynski DW, Reduker DW, Parker BB. 1988. *Eimeria* from bats of the world. II. A new species in *Tadarida femorosacca* from Sonora, Mexico. *Journal of Parasitology*. 74(2):317–321.

Duszynski DW, Scott DT, Aragon J, Leach A, Perry T. 1999a. Six new *Eimeria* species from vespertilionid bats of North America. *Journal of Parasitology*. 85(3):496–503.

Duszynski DW, Scott DT, Zhao X. 1999b. *Eimeria* from bats of Bolivia: two new species from vespertilionid bats. *Journal of Parasitology*. 85(3):504–507.

Duval L, Mejean C, Maganga GD, Makanga BK, Koumba LBM, Peirce MA, Ariey F, Bourgarel M. 2012. The chiropteran haemosporidian *Polychromophilus melanipherus*: A worldwide species complex restricted to the family Miniopteridae. *Infection, Genetics and Evolution*. 12:1558–1566.

Duval L, Robert V, Csorba G, Hassanin A, Randrianarivelojosia M, Walston J, Nhim T, Goodman SM, Ariey F. 2007. Multiple host-switching of Haemosporidia parasites in bats. *Malaria Journal*. 6:157.

Eyles DE, Dunn FL, Liat LB. 1962. Blood parasites of Malayan bats. *Medical Journal of Malaya*. 17:87–88.

Fournier GFdSR, Lopes MG, Marcili A, Ramire DG, Acosta ICL, Ferreira JIGdS, Cabral ADC, de Lima JTR, Pena HFdJ, Dias RA, Gennari SM. 2014. *Toxoplasma gondii* in domestic and wild animals from forest fragments of the municipality of Natal, northeastern Brazil. *Brazilian Journal of Veterinarian Parasitology*. 23(4):501–508.

Gardner RA, Molyneux DH. 1987. *Babesia vesperuginis*: natural and experimental infections in British bats (Microchiroptera). *Parasitology*. 95(3):461–469.

Gardner RA, Molyneux DH. 1988. *Polychromophilus murinus*: a malarial parasite of bats: life-history and ultrastructural studies. *Parasitology*. 96(3):591–605.

Garnham PCC. 1966. *Malaria parasites and other Haemosporidia*. Blackwell: Oxford, p. 1114.

Garnham PCC, Heisch RB. 1953. On a new blood parasite of insectivorous bats. *Transactions of the Royal Society of Tropical Medicine and Hygiene*. 47:357–363.

Garnham PCC, Lainson R, Shaw JJ. 1971. A contribution to the study of the haematozoon parasites of the bats. A new mammalian haemoproteid, *Polychromophilus deanei* n. sp. *Memórias do Instituto Oswaldo Cruz*. 69:119–125.

Gazzonis EL, Garcia GA, Zanzani SA, Garippa A, Rossi L, Maggiora M, Dini V, Invernizzi A, Luini M, Tranquillo VT, Mora LO, Manfredi MT. 2014. *Besnoitia besnoiti* among cattle in insular and northwestern Italy: endemic infection or isolated outbreaks? *Parasites & Vectors*. 7:585.

Gruber AD, Schulze CA, Brugmann M, Pohle J. 1996. Renal coccidiosis with cystic tubular dilatation in four bats. *Veterinarian Pathology*. 33:442–445.

Hornok S, Estók P, Kováts D, Flaisz B, Takács N, Szőke K, Krawczyk A, Kontschán J, Gyuranecz M, Fedák A, Farkas R, Haarsma A-J, Sprong H. 2015. Screening of bat faeces for arthropod-borne apicomplexan protozoa: *Babesia canis* and *Besnoitia besnoiti*-like sequences from Chiroptera. *Parasites & Vectors*. 8:441.

Jiang HH, Qin SY, Wang W, He B, Hu TS, Wu JM, Fan JS, Tu CC, Liu Q, Zhu XQ. 2014.

Prevalence and genetic characterization of *Toxoplasma gondii* infection in bats in southern China. *Veterinary Parasitology*. 203:318–321.

Krampitz HE, Anciaux De Faveaux FM. 1960. Über einiger Haemosporidien aus Fledermaüsen der Höhlen des Berglandes Katanga. *Zeitschrift für Tropenmedizin und Parasitologie*. 11:391–400.

Kusewitt DF, Wagner JE, Harris PD. 1977. *Klossiella* sp. in the kidneys of two bats (*Myotis sodalis*). *Veterinary Pathology*. 3(4):365–369.

Kváč M, Hořická A, Sak B, Prediger J, Salát J, Širmarová J, Bartonička T, Clark M, Chelladurai JR, Gillam E, McEvoy J. 2015. Novel *Cryptosporidium* bat genotypes III and IV in bats from the USA and Czech Republic. *Parasitology Research*. 114(10):3917–3921.

Landau I. 1981. Description d'*Hepatocystis garnhami* n. sp., parasite du chiroptère *Cynopterus sphinx* (Vahl) en Thaïlande. In: *Parasitological Topics*. A presentation volume to P.C.C. Garnham, F.R.S., on the occasion of his 80th Birthday, 1981. EU Canning (ed.). Society of Protozoologists, Allen Press: Lawrence, KS, pp. 166–169.

Landau I, Adam JP. 1971. Description de schizontes de rechute chez un nouvel haemoproteidae, *Hepatocystis perronae* n. sp., parasite de Megachiroptères africains. *Cahier ORSTOM, Série Entomologie Médicale et Parasitologie*. 9:373–378.

Landau I, Baccam D, Ratanaworabhan N, Yenbutra S, Boulard Y, Chabaud AG. 1984. New Haemoproteidae parasites of Chiroptera in Thailand. *Annales de Parasitologie Humaine et Comparée*. 59(5):437–447.

Landau I, Chabaud AG. 1978. Description de *Plasmodium cyclopsi* n. sp. parasite du microchiroptère *Hipposideros cyclops* à Makokou (Gabon). *Annales de Parasitologie Humaine et Comparée*. 53:247–253.

Landau I, Chabaud AG, Miltgen F, Baccam D. 1980a. *Dionisia bunoi* n. gen., n. sp. Haemoproteidae parasite du microchiroptère *Hipposideros cyclops* au Gabon. *Annales de Parasitologie Humaine et Comparée*. 55:271–280.

Landau I, Chavatte JM, Beveridge I. 2012a. *Johnsprentia copemani* gen. nov., sp. nov. (Haemoproteidae), a parasite of the flying-fox, *Pteropus alecto* (Pteropodidae). *Memoirs of the Queensland Museum*. 5661–5666.

Landau I, Chavatte JM, Karadjian G, Chabaud A, Beveridge I. 2012b. The haemosporidian parasites of bats with description of *Sprattiella alecto* gen. nov., sp. nov. *Parasite*. 19:137–146.

Landau I, Humpherey-Smith I, Chabaud AG, Miltgen F, Copeman B, Boulard Y. 1985. Description et transmission expérimentale de l'haemoproteidé *Hepatocystis levinei* n.sp. *Annales de Parasitologie Humaine et Comparée*. 60:373–382.

Landau I, Miltgen F, Le Bail O, Yap LF. 1976. *Hepatocystis* de Malaisie IV. Description d'*Hepatocystis rodhaini* n. sp. parasite de Microchiroptères. *Annales de Parasitologie Humaine et Comparée*. 51:303–307.

Landau I, Rosin G, Miltgen F, Hugot JP, Leger N, Beveridge I, Baccam D. 1980b. Sur le genre *Polychromophilus* (Haemoproteidae, parasite de microchiroptères). *Annales de Parasitologie Humaine et Comparée*. 55:13–32.

Mandal AK, Nair KN. 1973. A new species of coccidium from *Taphozous melanopogon* Temminck (Mammalia: Chiroptera) from Andaman Islands. *Proceedings of the Indian Academy of Sciences*. 77B:243–246.

Manwell R, Kuntz RE. 1966. *Hepatocystis* of Formosan mammals with description of a new species. *Journal of Protozoology*. 13:670–672.

Marinkelle CJ. 1996. *Babesia* sp. in Columbian bats (Microchiroptera). *Journal of Wildlife Diseases*. 32(3):534–535.

Masbar S, Palmieri JR, Marwoto HA, Purnomo, Darwis F. 1981. Blood parasites of wild and domestic animals from South Kalimantan (Borneo), Indonesia. *Southeast Asian Journal of Tropical Medicine and Public Health.* 12(1):42–46.

McAllister CT, Burt S, Seville RS, Robison HW. 2011. A new species of *Eimeria* (Apicomplexa: Eimeriidae) from the eastern pipistrelle, *Perimyotis subflavus* (Chiroptera: Vespertilionidae), in Arkansas. *Journal of Parasitology.* 97(5):896–898.

McAllister CT, Seville RS, Arlen R, Connior MB. 2014. A new species of *Eimeria* (Apicomplexa: Eimeriidae) from tri-colored bats, *Perimyotis subflavus* (Chiroptera: Vespertilionidae), from the Ouachitas of Arkansas. *Acta Parasitology.* 59(4):690–693.

McAllister CT, Seville RS, Roehrs ZP. 2012. A new species of *Eimeria* (Apicomplexa: Eimeriidae) from the northern myotis, *Myotis septentrionalis* (Chiroptera: Vespertilionidae), in Oklahoma. *Journal of Parasitology.* 98(5):1003–1005.

McAllister CT, Upton SJ. 2009. Two new species of *Eimeria* (Apicomplexa: Eimeriidae) from eastern red bats, *Lasiurus borealis* (Chiroptera:Vespertilionidae), in Arkansas and North Carolina. *Journal of Parasitology.* 95(4): 991–993.

Megali A, Yannic G, Christe P. 2011. Disease in the dark: molecular characterization of *Polychromophilus murinus* in temperate zone bats revealed a worldwide distribution of this malaria-like disease. *Molecular Ecology.* 20:1039–1048.

Mialhe E, Landau I. 1977. Description d'*Hepatocystis bainae* n. sp. (Haemoproteidae) parasite d'*Hipposideros galeritus*, Microchiroptère de Malaisie. *Annales de Parasitologie Humaine et Comparée.* 52:385–390.

Miltgen F, Landau I, Bradbury J. 1980. *Hepatocystis* d'*Hypsignathus monstrosus* (Pteropinae) au Gabon. Description d'*Hepatocystis carpenteri* n. sp. *Annales de Parasitologie Humaine et Comparée.* 55:485–490.

Miltgen F, Landau I, Rosin G, Erard C. 1977. *Hepatocystis brosseti* n. sp., Haemoproteidae parasite d'*Epomops franqueti*, Pteropinae, au Gabon. *Annales de Parasitologie Humaine et Comparée.* 52:589–596.

Morgan UM, Sturdee AP, Singleton G, Gomez MS, Gracenea M, Torres J, Hamilton SG, Woodside SP, Thompson RCA. 1999. The *Cryptosporidium* "mouse" genotype is conserved across geographic areas. *Journal of Clinical Microbiology.* 37(5):1302–1305.

Morsy TA, Khaled ML, Bebars MA, Ramadan NF, Abdel Hamid MY. 1987. *Nycteria medusiformis* Garnham and Heisch, 1953: a malaria parasite of the Egyptian insectivorous bat, *Taphozous perforatus. Journal of Egyptian Society of Parasitology.* 17(1):1–7.

Murakoshi F, Recuenco FC, Omatsu T, Sano K, Taniguchi S, Masangkay JS, Alviola P, Eres E, Cosico E, Alvarez J, Une Y, Kyuwa S, Sugiura Y, Kato K. 2016. Detection and molecular characterization of *Cryptosporidium* and *Eimeria* species in Philippine bats. *Parasitology Research.* 115(5):1863–1869.

Paludo GR, Friedmann H, Dell'Porto A, Macintire DK, Whitley EM, Boudreaux MK, Baneth G, Blagburn BL, Dykstra CC. 2005. *Hepatozoon* spp.: pathological and partial 18S rRNA sequence analysis from three Brazilian dogs. *Parasitology Research.* 97(2):167–170.

Pinto CM, Helgenjj KM, Fleischer RC, Perkins SL. 2013. *Hepatozoon* parasites (Apicomplexa: Adeleorina) in bats. *Journal of Parasitology.* 99(4):722–724.

Qin SY, Cong W, Liu Y, Li N, Wang Z-D, Zhang F-K, Huang S-Y, Zhu X-Q, Liu Q. 2014. Molecular detection and genotypic characterization of *Toxoplasma gondii* infection in bats in four provinces of China. *Parasites & Vectors.* 7:558.

Roberts LS, Janovy J Jr. 2006. *Gerald D. Schmidt & Larry S. Roberts' Foundations of Parasitology.* McGraw-Hill: New York, NY.

Rodhain J. 1926. *Plasmodium epomophori* n. sp., parasite commundes roussettes épaulières au Congo Belge. *Bulletin de la Société de Pathologie Exotique.* 8:726–729.

Rosin G, Landau I, Hugot JP. 1978. Considérations sur le genre *Nycteria* (Haemoproteidae) parasite de Microchiroptères africains avec description de 4 espèces nouvelles. *Annales de Parasitologie Humaine et Comparée*. 53:447–459.

Sangster CR, Gordon AN, Hayes D. 2012. Systemic toxoplasmosis in captive flying-foxes. *Australian Veterinary Journal*. 90(4):140–142.

Schaer J, Perkins SL, Decher J, Leendertz FH, Fahr J, Weber N, Matuschewski K. 2013. High diversity of West African bat malaria parasites and a tight link with rodent *Plasmodium* taxa. *Proceedings of the National Academy of Sciences*. 110(43):17415–17419.

Schaer J, Reeder DM, Vodzak ME, Olival KJ, Weber N, Mayer F, Matuschewski K, Perkins SL. 2015. *Nycteria* parasites of Afrotropical insectivorous bats. *International Journal for Parasitology*. 45:375–384.

Scott DT, Duszynski DW. 1997. *Eimeria* from bats of the world: two new species from *Myotis* spp. (Chiroptera: Vespertilionidae). *Journal of Parasitology*. 83(3):495–501.

Seville RS, Gruver J. 2004. Species of *Eimeria* (Apicomplexa: Eimeriidae) from bats Chiroptera:Vespertilionidae) in central Wyoming. *Journal of Parasitology*. 90(2):348–351.

Sun H, Wang Y, Zhang Y, Ge W, Zhang F, He B, Li Z, Fan Q, Wang W, Tu C, Li J, Liu Q. 2013. Prevalence and genetic characterization of *Toxoplasma gondii* in bats in Myanmar. *Applied and Environmental Microbiology*. 79(11):3526–3528.

Van der Kaay HJ. 1964. Description of a new *Plasmodium*: *Plasmodium voltaicum* sp. nov. found in a fruit bat, *Roussetus smithi* in Ghana. *Annals of Tropical Medicine and Parasitology*. 58:261–264.

Van Riel J, Herniaux-L'hoest D, Herniaux-L'hoest J. 1951. Description of a *Plasmodium* found in bat, *Roussetus leachi*. *Parasitology*. 41:270–273.

Wang W, Cao L, He B, Li J, Hu T, Zhang F, Fan Q, Tu C, Liu Q. 2013. Molecular characterization of *Cryptosporidium* in bats from Yunnan Province, Southwestern China. *Journal of Parasitology*. 99(6):1148–1150.

Wheat BE. 1975. *Eimeria Macyi* (*sic*) sp. n. (Protozoa: Eimeriidae) from the eastern pipistrelle, *Pipistrellus subflavus*, from Alabama. *Journal of Parasitology*. 61(5):920–922.

Witsenburg F, Schneider F, Christe P. 2014. Epidemiological traits of the malaria-like parasite *Polychromophilus murinus* in the Daubenton's bat *Myotis daubentonii*. *Parasites & Vectors*. 7:566.

Wünschmann A, Wellehan JFX Jr, Armien A, Bemrick WJ, Barnes D, Averbeck GA, Roback R, Schwabenlander M, D'Almeida E, Joki R, Childress AL, Cortinas R, Gardiner CH, Greiner EC. 2010. Renal infection by a new coccidian genus in big brown bats (*Eptesicus fuscus*). *Journal of Parasitology*. 96(1):178–183.

Yuan Z-G, Luo SJ, Dubey JP, Zhou D-H, Zhu Y, He Y, He X-H, Zhang XX, Zhu X-Q. 2013. Serological evidence of *Toxoplasma gondii* infection in five species of bats in China. *Vector-Borne and Zoonotic Diseases*. 13(6):422–424.

Zhang XX, Huang SY, Zhang YG, Zhang Y, Zhu XQ, Liu Q. 2014. First report of genotyping of *Toxoplasma gondii* in free-living *Microtus fortis* in Northeastern China. *Journal of Parasitology*. 100:692–694.

Zhao X, Duszynski DW, Loker ES. 2001. Phylogenetic position of *Eimeria antrozoi*, a bat coccidium (Apicomplexa: Eimeriidae) and its relationship to morphologically similar *Eimeria* spp. from bats and rodents based on nuclear 18 s and plastid 23 s rDNA sequences. *Journal of Parasitology*. 87(5):1120–1123.

第 **12** 章

动质体史与蝙蝠

12.1　动质体虫(Kinetoplastids)

　　动质体虫目是在世界各地均被发现的动物血液寄生虫,它们几乎寄生于所有脊椎动物和无脊椎动物。锥虫科(Trypanosomatids)包括锥虫属(Trypanosoma)和利什曼虫属(Leishmania),在真核生物中具有第二大宿主的范围和地理分布(Hoare,1972)。它们的生命周期交替发生在无脊椎动物宿主(典型的食血节肢动物和脊椎动物宿主之间 Acosta 等,2014),并且通过水和吸血节肢动物的粪便或唾液传播。从形态上讲,锥虫(Trypanosomes)的血锥虫体可用于将锥虫体分为大型锥虫和细小锥虫。全世界约有 70 种蝙蝠被锥虫的感染(Baker 等,1978)。从形态上讲,锥虫的锥鞭毛体可将锥虫分为具有大而宽锥鞭毛体的巨型锥虫亚属(Megatrypanum)和具有小而细锥鞭毛体的裂体锥虫亚属(Schizotrypanum)。有关与蝙蝠相关的各种动质体虫列表,请参见表 12.1。

　　动质体虫具有独特的结构,即动基体,其位于鞭毛基部的基体附近。这个结构是动质体虫的一部分,包含由小型环状和大型环状组成的 DNA,动质体虫生命周期的某个阶段出现鞭毛,它可以附着在一部分的细胞膜上,形成用于移动的波动膜。

　　在不同的宿主中,动质体虫的生活史包括几种不同形态。在锥鞭体时期,动基体是位于寄生虫的后端。它含有一层长长的、起伏的膜。在上鞭毛体时期,动基体位于中央、细胞核的前端。在前鞭毛体时期,动基体位于最前端,没有波状的膜。无鞭毛体且更像球形,缺少游离鞭毛(杜兰大学,2016)。

表 12.1 与蝙蝠有关的动质体虫

蝙蝠科	蝙蝠俗称	蝙蝠种	寄生虫名
叶口蝠科	无尾长舌蝠	无尾长鼻蝠	克氏锥虫
蝙蝠科	穴蝠	苍白洞蝠	锥虫 dionisii
叶口蝠科	牙买加食果蝠	牙买加果蝠	利什曼原虫 mexicana
叶口蝠科	牙买加食果蝠	牙买加果蝠	克氏锥虫
叶口蝠科	大食果蝠	大食果蝠	利什曼原虫 mexicana
叶口蝠科	大食果蝠	大食果蝠	克氏锥虫
叶口蝠科	扁吻食果蝠	扁吻美洲果蝠	锥虫 marinkellei
叶口蝠科	扁吻食果蝠	扁吻美洲果蝠	锥虫 rangeli
菊头蝠科	心鼻蝠	非洲假吸血蝠	热带利什曼原虫
叶口蝠科	壮观短尾叶口蝠	昭矛吻蝠	婴儿利什曼原虫
叶口蝠科	壮观短尾叶口蝠	昭矛吻蝠	锥虫 marinkellei
叶口蝠科	壮观短尾叶口蝠	昭矛吻蝠	锥虫 dionisii
叶口蝠科	壮观短尾叶口蝠	昭矛吻蝠	克氏锥虫 –TcI
叶口蝠科	壮观短尾叶口蝠	昭矛吻蝠	克氏锥虫 –TcBat
叶口蝠科	Sowell 短尾蝠	短尾叶口蝠 sowelli	利什曼原虫 mexicana
蝙蝠科	谷氏叶唇蝠	垂缨蝶蝠	锥虫 vegrandis
叶口蝠科	戈氏长吻蝠	戈氏长尾长舌蝠	利什曼原虫 mexicana
叶口蝠科	染色翼蝠	绒假吸血蝠	锥虫 marinkellei
叶口蝠科	幽暗美洲果蝠	幽暗美洲果蝠	利什曼原虫 mexicana
叶口蝠科	吸血蝠	吸血蝠	利什曼原虫 amazonensis
叶口蝠科	吸血蝠	吸血蝠	婴儿利什曼原虫
叶口蝠科	吸血蝠	吸血蝠	利什曼原虫 mexicana
叶口蝠科	吸血蝠	吸血蝠	锥虫 marinkellei
蝙蝠科	巴西棕蝠	巴西棕蝠	锥虫 dionisi
蝙蝠科	棕蝠	棕蝠	锥虫 dionisi
叶口蝠科	康氏长舌叶口蝠	加勒比长舌叶鼻蝠	利什曼原虫 mexicana
叶口蝠科	鼩形长舌叶口蝠	鼩形长舌蝠	利什曼原虫 mexicana
叶口蝠科	鼩形长舌叶口蝠	鼩形长舌蝠	克氏锥虫
菊头蝠科	黑蹄蝠	黑蹄蝠	hipposideri 锥虫
菊头蝠科	南非蹄蝠	南非蹄蝠	锥虫 livingstonei
叶口蝠科	短鼻蝠	库腊索长舌蝠	利什曼原虫 mexicana
叶口蝠科	白喉圆耳蝠	白喉圆耳蝠	锥虫 marinkellei
叶口蝠科	果蝠	美洲大耳蝠	锥虫 marinkellei

（待续）

表 12.1(续)

蝙蝠科	蝙蝠俗称	蝙蝠种	寄生虫名
犬吻蝠科	帕氏犬吻蝠	獒蝠	利什曼原虫
犬吻蝠科	帕氏犬吻蝠	獒蝠	锥虫 dionisii
犬吻蝠科	安哥拉犬吻蝠	安哥拉犬吻蝠	锥虫 erneyi
蝙蝠科	白毛鼠耳蝠	巴拉圭鼠耳蝠	克氏锥虫
蝙蝠科	布氏鼠耳蝠	布氏鼠耳蝠	锥虫 dionisii
蝙蝠科	轻快鼠耳蝠	轻捷鼠耳蝠	克氏锥虫 –Tcbat
蝙蝠科	黑毛鼠耳蝠	黑毛鼠耳蝠	锥虫 marinkellei
蝙蝠科	红毛鼠耳蝠	丹鼠耳蝠	克氏锥虫
唇蝠	南兔唇蝠	南兔唇蝠	克氏锥虫
唇蝠	小斗牛狗蝠	小斗牛狗蝠	克氏锥虫 –TcBat
蝙蝠科	小夜蝠	小山蝠	锥虫 dionisii
蝙蝠科	夜蝠	山蝠	锥虫 dionisii
蝙蝠科	夜蝠	山蝠	锥虫 vespertilionis
鼠尾蝠科	粗毛裂颜蝠	粗毛凹脸蝠	大利什曼虫
蝙蝠科	北美黄昏蝠	美洲暮蝠	Blastocrithidia
蝙蝠科	北美黄昏蝠	美洲暮蝠	克氏锥虫 –Tc I
蝙蝠科	小爱夜蝠	小长耳蝠	锥虫 vespertilionis
蝙蝠科	西美伏翼	西方伏翼	锥虫 dionisii
叶口蝠科	淡色叶口蝠	苍白矛吻蝠	利什曼原虫 mexicana
叶口蝠科	淡色叶口蝠	苍白矛吻蝠	锥虫 marinkellei Ⅱ
叶口蝠科	淡色叶口蝠	苍白矛吻蝠	锥虫 marinkellei I
叶口蝠科	细长叶口蝠	细长矛吻蝠	锥虫 marinkellei
叶口蝠科	叶口蝠	矛吻蝠	锥虫 marinkellei I
蝙蝠科	伏翼	伏翼	锥虫 vespertilionis
蝙蝠科	伏翼	伏翼	锥虫 dionisii
叶口蝠科	白线蝠	白线蝠	锥虫 rangeli
犬吻蝠科	犬吻蝠	大鼻穿膀蝠	锥虫 dionisii
髯蝠科	大裸背蝠	大裸背蝠	锥虫 wauwau
髯蝠科	红斑裸背蝠	帕氏髯蝠	克氏锥虫 –TcI
髯蝠科	红斑裸背蝠	帕氏髯蝠	克氏锥虫 –TcBat
髯蝠科	红斑裸背蝠	帕氏髯蝠	锥虫 marinkellei
髯蝠科	红斑裸背蝠	帕氏髯蝠	锥虫 wauwau
髯蝠科	面具裸背蝠	魏氏髯蝠	利什曼原虫 mexicana

（待续）

表 12.1(续)

蝙蝠科	蝙蝠俗称	蝙蝠种	寄生虫名
Pterpodidae	黑妖狐蝠	中央狐蝠	锥虫 pteropid
Pterpodidae	小红狐蝠	岬狐蝠	锥虫 teixeirae
Pterpodidae	小红狐蝠	岬狐蝠	锥虫 vegrandis
Pterpodidae	白线蝠	白线蝠	利什曼原虫
菊头蝠科	兰氏菊头蝠	东非菊头蝠	锥虫 livingstonei
叶口蝠科	黄肩蝠 lillium	Sturnira lillium	利什曼原虫 mexicana
叶口蝠科	黄肩蝠 lillium	Sturnira lillium	锥虫 dionisii
叶口蝠科	安氏黄肩蝠	路氏黄肩蝠	利什曼原虫 mexicana
犬吻蝠科	美洲皱唇蝠	巴西犬吻蝠	Blastocrithidia
犬吻蝠科	美洲皱唇蝠	巴西犬吻蝠	锥虫 dionisii
犬吻蝠科	犬吻蝠	犬吻蝠	锥虫 erneyi
鞘尾蝠科	裸腹墓蝠	裸腹墓蝠	锥虫 longiflagellum
盘翼蝠	拇翼蝠	三色盘翼蝠	克氏锥虫 –Tc I
叶口蝠科	大圆面蹄蝠	喀麦隆蹄蝠	锥虫 marinkellei
叶口蝠科	缨唇蝠	缨唇蝠	锥虫 marinkellei
叶口蝠科	大纹面蝠	大纹面蝠	克氏锥虫 –Tc I

12.2　锥虫

锥虫寄生于不同的宿主,具有不同的侵染途径,以及可产生不同的形态。这也是它们导致不同疾病的原因,这些疾病虽然有的是可以治愈的,但有的是不能治愈的(CDC,2016a)。

12.2.1　锥虫的生命周期

12.2.1.1　动质体虫目克氏锥虫(Trypanosoma cruzi)的生命周期

动质体虫目克氏锥虫向人或其他脊椎动物宿主的传播始于被感染的昆虫载体锥蝽(triatomine)吸血(称之为"亲吻小虫")。昆虫粪便中存在的循环后期锥鞭毛体(Metacyclic trypomastigotes)擦碰到宿主伤口处,然后进入宿主细胞,这也包括巨噬细胞,并分化为细胞内的无鞭毛体。无鞭毛体通过二次分裂繁殖,然后分化成血液锥虫并释放到循环系统中。这些锥鞭毛体可感染多种细胞,并转化为可复制的胞内无鞭毛体。这个过程可重复多次。这种昆虫媒介通过吸食含有锥鞭毛体的动物血液而受到感染。锥鞭毛体在宿主的中肠转化为上鞭毛虫,并繁殖,最终存在于中肠分化为后肠的循环后期锥鞭毛体(CDC,2016a)。然后,这些细胞被传递给下一个脊椎动物的宿主,以延续其生命周期。

12.2.1.2 动质体虫目布氏锥虫(Trypanosoma brucei)的生命周期

布氏锥虫冈比亚亚种(T. b. gambiense)或布氏锥虫罗得西亚亚种(T. b. rhodesiense)的传播给人始于载体舌蝇(Tsetse fly),它吸食血液并将其唾液中的布氏锥虫注入宿主的皮肤中。随后锥虫进入循环系统,在那里它们转化为血液锥虫,并在细胞外开始多轮复制。这些锥鞭毛体的后代散布全身,侵入血液,包括淋巴和脊髓液。载体舌蝇在进食血液的过程中被血液锥虫感染,在中肠,血锥虫转化为前循环锥鞭毛体,并通过二元裂变繁殖。然后,前循环锥鞭毛体离开中肠,转变成上鞭毛虫,并进入唾液腺。从那里,布氏锥虫在其下一次叮咬的过程中传播给哺乳动物。虽然人类是布氏锥虫罗得西亚亚种的主要宿主,但它也可能感染其他动物。野生动物是布氏锥虫冈比亚亚种的主要宿主。布氏锥虫会导致牛患致命的疾病,同时影响当地的经济(CDC,2016a)。

12.2.2 锥虫与疾病

12.2.2.1 克氏锥虫和 Chagas 病

克氏锥虫(Trypanosoma cruzi)会引起人类的 Chagas 病。这可能表现为一种轻微的症状,但通常是终身感染,也可能是致命的。这种疾病有急性期和慢性期,如果不治疗,感染将是终身的。虽然在极少数的情况下,它可能会导致心脏、大脑和脑膜的严重炎症,但在感染的早期、急性阶段通常是轻微或无症状的,大多数感染者会进入长期、无症状、慢性病的阶段。然而,20%~30%的感染者会发展成一种可使人衰弱和危及生命的感染形式,这种形式与潜在的致命性心律失常有关,主要表现为心脏严重的扩张,降低其泵血能力,或食道或结肠扩张,导致进食或排便困难(CDC,2016a)。

12.2.2.2 布氏锥虫(Trypanosoma brucei)和非洲昏睡病

布氏锥虫冈比亚亚种和布氏锥虫罗得西亚亚种是非洲昏睡病的病原体。在撒哈拉以南的非洲部分地区,这种疾病构成一个严重的公共卫生问题,每年大约有 10 000 例新病例报道。寄生虫穿过血脑屏障进入中枢神经系统,可导致人迅速死亡或在几年内死亡(分别是布氏锥虫冈比亚亚种或布氏锥虫罗得西亚亚种)。已有报道称,昏睡病可以通过药物治愈(CDC,2016b)。

12.2.3 锥虫感染世界各地的蝙蝠

据报道,在非洲、亚洲、南美洲、欧洲和大洋洲的 100 多种蝙蝠中,已经发现了 30 多种锥虫。大多数被感染的蝙蝠都是食虫性的,通过摄入被感染的昆虫而感染锥虫。由于蝙蝠的生命周期长,感染可能会持续数年,感染的锥虫可以存在于骨骼肌、心肌和胃部肌肉(Garcia 等,2012)。蝙蝠中的大多数锥虫属于裂体锥虫亚属(Schizotrypanum)(Lima 等,2013)。裂体锥虫通常只有蝙蝠作为它们的哺乳动物宿主,但除克氏锥虫外。感染蝙蝠的锥虫包括:非洲蝙蝠中的锥虫 vegrandi(Trypanosoma vegrandi)、锥虫 hastatu(Trypanosoma hastatus)和锥虫 erneyi(Trypanosoma erneyi);莫桑比克的锥虫 livingsoni(Trypanosoma livingsoni);欧洲蝙蝠的克氏锥虫、锥虫 vespertilionis(Trypanosoma vespertilionis)及锥虫 pipistrelle(Trypanosoma pipistrelle);澳大利亚的锥虫 pteropi(Trypanosoma pteropi)和锥虫 hipposideri(Trypanosoma hipposideri);在北美和中美洲的锥虫 hedricki(Trypanosoma hedricki)以及锥虫 myotis(Trypanosoma myotis);南美中部的锥虫 phyllostomae(Trypanosoma phyllostomae)、克氏锥虫、锥虫 marinkellei,以及锥虫 desterrensis(Trypanosoma desterrensis)(Steindel 等,1998;Grisard 等,2003;Lima 等,2012,2013;Austen 等,2015)。在欧洲和南美的蝙蝠身上都发现锥虫 dionisii(Trypanosoma dionisii)。它对南美蝙蝠的殖民似乎是一个相对较新的事件(Cottontail 等,2014),新的锥虫物种继续在分子水平上被发现和分类,而不是仅仅依靠形态分类。

蝙蝠中发现的几种锥虫物种来自匐锥虫亚属(Herpetosoma subgenus)。这些物种包括巴西蝙蝠中的锥虫 rangeli(Trypanosoma rangeli)、波多黎各的路氏锥虫(Trypanosoma lewisi)、委内瑞拉的锥虫 lineatum(Trypanosoma lineatum)、伊拉克裸露墓蝠中的锥虫 longiflagellum(Trypanosoma longiflagellum),以及新几内亚的锥虫 aunauwa(Trypanosoma aunauwa)。锥虫 rangeli 通常感染中部地区的人类和家养及驯养的哺乳动物,虽然蝙蝠及其昆虫媒介 Rhodnius stali 中存在锥虫 rangeli,但在亚马逊地区只有少数人被这种锥虫感染(Marinkelle,1977;da Silva 等,2009)

12.2.3.1 美洲锥虫和蝙蝠

可以被锥虫感染的蝙蝠宿主有以下几种:伏翼(Pipistrellus pipistrellus)和山蝠(Nyctalus noctula)(被锥虫 vespertilionis 感染);白线蝠(Platyrrhinus lineatus)和

扁吻美洲果蝠(Artibeus planirostris)(被锥虫 rangeli 感染);翼蝠、山蝠、巴西棕蝠(Eptesicus brasiliensis)、黄肩蝠 lillium(Sturnira lillium)、獒蝠(Molossus molossus)、穹腭蝠(Promops species)、昭矛吻蝠(Carollia perspicillata)(被锥虫 dionisii 感染);犬吻蝠(Tadarida species)、安哥拉犬吻蝠(Mopys condylurus)(被锥虫 erneyi 感染);苍白矛吻蝠(Phyllostomus discolor)、矛吻蝠(Phyllostomus hastatus)、扁吻美洲果蝠、昭矛吻蝠、绒假吸血蝠(Chrotopterus auritus)、吸血蝠(Desmodus rotundus)、白喉圆耳蝠(Lophostoma silvicolum)、缨唇蝠(Trachops cirrhosus)(被锥虫 marinkellei 感染);昭矛吻蝠、盘翼蝠(Thyroptera species)(被克氏锥虫–TCI 感染);以及轻捷鼠耳蝠(Myotis levis)(被克氏锥虫–Tcbat 感染);克氏锥虫同时也存在于黑毛鼠耳蝠(Myotis nigricans)、巴拉圭鼠耳蝠(Myotis albescens)、丹鼠耳蝠(Myotis ruber)、南兔唇蝠(Noctilio albiventris)和三色盘翼蝠(Thyroptera tricolor)中(Cavazzana Jr 等,2010;Lima 等,2013)。在玻利维亚,锥虫 marinkellei 在蝙蝠中的感染率为 9.0%,锥虫 dionisii 的感染率为 7.0%(Garcia 等,2012)。锥虫 marinkellei 可分为两大亚类:锥虫 marinkelleiI(T. c. marinkellei Ⅰ),存在于苍白矛吻蝠和矛吻蝠中;锥虫 marinkellei Ⅱ(T. c. marinkellei Ⅱ)存在于苍白矛吻蝠中(Barnabe 等,2003)。

　　一种来自克氏锥虫分支的新物种锥虫 wauwau(Trypanosoma wauwau)存在于巴西亚马逊地区的帕氏髯蝠(Pteronotus parnellii)、大裸背蝠(Pteronotus gymnonotus)及魏氏髯蝠(Pteronotus personatus)中(Lima 等,2015b)。锥虫 wauwau 位于一个锥虫的姐妹进化支中,这种锥虫存在于牙买加果蝠(Artibeus jamaicensis)、大食果蝠(Artibeus lituratus)和棕榈果蝠中,也是澳大利亚本土有袋动物和啮齿类动物中报道的锥虫分支。翼手目蝙蝠中锥虫 wauwau 的感染率为 26.5%;却在同区域栖息的其他种类蝙蝠中没有发现。锥虫 wauwau 对锥虫 rangeli 或克氏锥虫的载体锥蝽没有传染性。2016 年在巴西亚马逊雨林的一个水电项目区域进行的蝙蝠锥虫研究发现,其总体流行率为 5.6%(n=157)(da Costa 等,2016)。锥虫 marinkellei Ⅰ 是从大纹面蝠(Vampyrodes caraccioli)中分离出来的,而锥虫 Tcbat 存在于昭矛吻蝠中,锥虫 wauwau 也在帕氏髯蝠中被发现。水电大坝的建设影响当地的环境,包括移除植被和建造湖泊,这导致了森林栖息地的丧失,使得蝙蝠及其微生物与人类更密切地接触(da Costa 等,2016)。由此产生的生存压力可能会降低蝙蝠的免疫功能,并可能导致栖息地被破坏的蝙蝠变为易感个体,而更易感染疾病。

　　在巴拿马运河地区的亚洲锥虫是重要的疾病传播者,通过 PCR 检测到至少有 5 种锥虫感染,这些锥虫都来自克氏锥虫分支,这表明至少有 5 次独立的定殖时间将该虫带到美洲和澳洲(Cottontail 等,2014)。有报道称(Pinto 等,2012),在巴拿马的锥虫 Tcbat 是唯一可以感染美洲果蝠的锥虫,且感染率很高(患病率为11.6%)。同时,在该地区发现几种重要的昆虫媒介锥蝽:弯节锥蝽(Panstrongylus geniculatus)、锥蝽 rufotuberculatus(Panstrongylus rufotuberculatus)、红猎蝽 pallescens(Rhodnius pallescens)和 Microtriatoma trinidensis,这些载体都与蝙蝠有关。

在哥伦比亚,被感染的蝙蝠有矛吻蝠(50%)、駒形长舌蝠(15%)、大食果蝠(12%)、葵蝠(12%)、昭矛吻蝠(11%)和以血液为食的吸血蝠(8%)(Thomas 等,2007)。另一项研究发现,在被感染的哥伦比亚蝙蝠中,锥虫媒介的感染率如下:克氏锥虫(感染昆虫的51%)、锥虫 marinkellei(9%)、锥虫 dionisii(13%)、锥虫 rangeli(21%)、锥虫 evansi(4%)和锥虫 theileri(2%)。其中 Tc Ⅰ 占60%,Tc Ⅱ 占15%,Tc Ⅲ 占7%,Tc Ⅳ 占7%,Tc bat 占11%(Ramírez 等,2014)。许多被感染的蝙蝠种类通常生活在被长红锥蝽(R.prolixus)侵染的棕榈树上,这些长红锥蝽被证明是自然感染克氏锥虫和锥虫 rangeli 的(Ramírez 等,2014)。

在美国西南部的得克萨斯州,2016 年的一项研究测试蝙蝠血液和心脏组织中锥虫的寄生情况(n=593)。克氏锥虫 Tc Ⅰ 感染率为0.17%,锥虫 dionisii 感染率为1.5%。令人惊讶的是,在得克萨斯州的蝙蝠中,0.8%的蝙蝠对5种新的锥虫 Blastocrithidia(Trypanosomatids blastocrithidia)呈阳性反应,这是一组以前只在昆虫中被发现的锥虫。这些新发现的锥虫与一种昆虫 Triatoma protracta 中的锥虫 Blastocrithidia 最为接近。克氏锥虫 Tc Ⅰ 和锥虫 Blastocrithidia 都存在于暮蝠中(两者的患病率均为1.4%,n=70)。巴西犬吻蝠的锥虫 T. dionisii(感染率为1.1%)和锥虫 Blastocrithidia(感染率为0.8%)均为阳性(n=476)。西方伏翼(Parastrellus hesperus)的锥虫 dionisii 感染率为13.3%(n=15)。苍白洞蝠的锥虫 dionisii 也呈阳性(感染率为22.2%,n=9)。得克萨斯州生活着7种锥蝽,其中一种被报道为Gerstaeckeri(Gorchakov 等,2016),体内发现美洲暮蝠的血液。得克萨斯州发现的两种最常见的是锥虫 gerstaeckeri 和吸血锥蝽(Triatoma sanguisuga),其中50%~70%感染克氏锥虫(Kjos 等,2009;Curtis-Robles 等,2015)。得克萨斯州的其他一些野生动物也感染克氏锥虫,可能会成为永久的宿主。这些动物包括条纹臭鼬、浣熊、山猫、郊狼、灰狐狸、林鼠和其他啮齿类动物(Hod 等,2016)。值得注意的是,这些其他动物的感染率为14%~75%,远远高于得克萨斯州蝙蝠1.4%的感染率,这表明蝙蝠可能只是这个地区作为克氏锥虫宿主的一小部分。

12.2.3.2　澳大利亚的锥虫

在澳大利亚,几种锥虫会感染狐蝠。锥虫 pteropi 感染中央狐蝠(Pteropus

alecto）、锥虫 hipposideri 感染黑色马蹄蝙蝠（Hipposideros ater），并且在成年的岬狐蝠（Pteropus scapulatus）中发现一种新型的未命名锥虫。锥虫 vegrandis 常见于岬狐蝠（Pteropus scapulatus）、小长耳蝠（Nyctophilus geoffroyi）和垂缨蝶蝠（Chalinolobus gouldii），似乎仅在澳大利亚被发现，且感染率超过 80%。这种锥虫分布在澳大利亚各地，宿主特异性水平较低，感染袋鼠、沙袋鼠、袋狸和考拉（Thompson 等，2014；Austen 等，2015）。应该指出的是，之后报道的测试所有的狐蝠在临床上可感染澳大利亚的狂犬病病毒，并且是从野生动物护理机构获得的。因此，这项研究的结果可能与健康的野生蝙蝠的结果是有关系的。

在 2016 年的一份报告中说明岬狐蝠身上发现一种新的锥虫物种：克氏锥虫的新分支，血片中既可见锥鞭毛体，也可见圆形上鞭毛体。有趣的是，蝙蝠已经奄奄一息，表现出与锥虫病一致的症状，如贫血和黄疸。利用形态和分子检测手段，该种锥虫被确定为一个不同的种，建议命名为锥虫 teixeirae（Trypanosoma teixeirae）（Barbosa 等，2016）。

12.2.3.3 英国的锥虫

对英国蝙蝠进行的一项研究显示，从伏翼（Pipistrellus pipistrellus）、小山蝠（Nyctalus leisleri）、山蝠、棕蝠（Eptesicus serotinus），以及布氏鼠耳蝠（Myotis brandti）分离出锥虫，而且主要是锥虫 Tdionisii。从蝙蝠栖息地采集的臭虫 piistrelli（Cimex piistrelli）也被感染（60% 的感染率，$n=20$），这表明，这些臭虫是英国蝙蝠中锥虫的感染媒介（Gardner 和 Molyneux，1988）。

12.2.4 克氏锥虫

克氏锥虫一直存在于美国南部和墨西哥到南美洲南部的部分地区。它的宿主范围很广，感染几乎所有哺乳动物目的物种，包括家养动物，如狗和鸡。在其野生动物循环中，不同类群克氏锥虫感染负鼠、蝌蚪、浣熊和野生非人类灵长类动物（Marcili 等，2009）。克氏锥虫会感染一些野生环境中的蝙蝠，也会感染那些栖息在人造结构（包括建筑物和住宅阁楼）中的蝙蝠。它们的存在不仅吸引来自附近生态区的锥蝽，而且被感染的血液又成为未感染锥蝽的感染来源。蝙蝠可能通过接触被感染的昆虫粪便、摄入受感染的昆虫或先天感染这 3 种途径而被感染（Marcili 等，2009）。蝙蝠的梳毛习惯也可能通过臭虫会在蝙蝠间传播锥虫（Lima 等，2013）。在蝙蝠中鉴定锥虫的物种很复杂，因为它们在形态上有很大的相似性，而且存在与几种不同锥虫群体包括仅感染蝙蝠的种类的混合感染。此外，从栖息在同一棵空心棕榈树上的矛吻蝽中分离出的克氏锥虫分离株表现出高度的异质性,平均遗传距离为 0.35 米,表明蝙蝠是从不同的感染源获得的寄生虫。矛吻蝽是一种贪婪的昆虫食性动物,经常通过食入被克氏锥虫感染的昆虫而被感染(Lisboa 等,2008)。

生态参数对蝙蝠的感染有极大的影响。来自巴拿马热带低地森林的 257 只果蝠(牙买加果蝠)的血液样本中,发现有 6.6% 感染了克氏锥虫变种复合体。来自零散森林地区的蝙蝠锥虫流行率高于来自连续森林地区的蝙蝠(Cottontail 等,2009)。

根据"蝙蝠播种假说",克氏锥虫起源于蝙蝠锥虫,通过修改传播方式传染给锥蝽,最终宿主范围扩大到美洲和澳洲陆生哺乳动物(Hamilton 等,2012;Lima 等,2015a)。克氏锥虫分支包含所有采样的蝙蝠锥虫,无论是起源于非洲、欧洲还是南美洲。据推测,这一分支起源于一群经过多次溢出感染陆生哺乳动物,但最终仅感染蝙蝠的先祖,而不是从陆生分支中有一些进入蝙蝠。(Hamilton 等,2012)。

克氏锥虫可以分为两个亚种,它们主要存在于蝙蝠身上:克氏锥虫和锥虫 marinkellei(只在美洲发现)(Baker 等,1978)。克氏锥虫又被进一步细分为 7 个不同的分型单位,分别被归类为 TcbⅠ~TcbⅥ 和 Tcbat,后者只在南美洲和中美洲蝙蝠中被发现。锥虫复杂的传播周期涉及人类和其他陆生哺乳动物,此外还有作为储存库和媒介的锥蝽。

12.2.4.1 锥虫 Tcbat

Tcbat 具有独特的核糖体和剪接前导 RNA,使用 SSUrRNA(核糖体 rRNA 的小亚基)、gGAPDH(甘油醛 3-磷酸脱氢酶)、cytb(细胞色素 b)或组蛋白 H2B 基因的系统发育研究表明,Tcbat 是一个在巴西、巴拿马和哥伦比亚占优势的单系谱系(Marcili 等,2009;Pinto 等,2012,2015;Lima 等,2015a)。Tcbat 能够感染老鼠,而锥虫 marinkellei 不能。在哥伦比亚的一名儿童和智利的哥伦布时期以前的木乃伊中也检测到 Tcbat。

一些叶甲科、蝙蝠科和兔唇蝠科(Noctilionidae)的成员可感染 Tcbat。TcbⅠ会感染盘翼蝠(Thyropteridae)、兔唇蝠、叶口蝠(Phyllostomidae)、鞘尾蝠(Emballonuridae)以及犬吻蝠(Molossidae),而 TcbⅡ 则感染叶口蝠科(Phyllostomidae)、蝙蝠科以及髯蝠科(Mormoopidae)等。宿主蝙蝠包括食虫性、食果性、食蜜性和食肉性的(Lima 等,2015 年 a)。TcbⅡ 似乎是最基本的谱系。Tcbat 和 TcbⅠ 是分支种群,TcbⅡ~TcbⅥ 形成了一个不同的分支(Pinto 等,2012;Lima 等,2015a)。

12.2.4.2 锥虫 marinkellei

锥虫 marinkellei 的核苷酸变异程度比任何与人类疾病相关的克氏锥虫基因型都要高。锥虫 marinkellei 的高度多样性表明,克氏锥虫和蝙蝠有很长的进化历史,蝙蝠可能是这种寄生虫的原始宿主(Pinto 等,2015)。

来自非洲蝙蝠的锥虫 erneyi 与来自美洲的锥虫 marinkellei 有密切的亲缘关系(Lima 等,2012)。锥虫 livingstonei(Trypanosoma livingstonei)是一个新种,是从非洲东南部莫桑比克的兰德菊头蝠和咖啡色蝙蝠的血液培养中分离出来的一种锥虫。这一新种具有独特的形态和超微结构特征以及生长行为(这种锥虫不会感染HeLa 细胞)。经系统发育推论表明,锥虫 marinkellei 位于克氏锥虫分支的进化边缘(Lima 等,2013)。

12.2.4.3 克氏锥虫的宿主

在厄瓜多尔,一些克氏锥虫的媒介锥蝽、Cavernicola pilosa 和 Triatoma dispar 与蝙蝠共用一个生长场所。相比之下,锥虫 marinkellei 只使用 Cavernicola 属的成员作为其媒介。这种昆虫属的成员通常与蝙蝠群体联系在一起。居住在树洞和洞穴,棕榈树和房屋屋顶中的锥蝽在蝙蝠间传播克氏锥虫。Tcbat 的媒介目前尚不清楚,但它不会在人类 Chagas 疾病的主要媒介骚扰锥蝽(Triatoma infestans)或长红锥蝽(Rhodnius prolixus)中发育。在欧洲,臭虫是锥虫 dionisii 的媒介,而与拟蛛蝇关系密切的虫通常与非洲蝙蝠有关,可能是锥虫 erneyi 的媒介。美洲长红锥蝽很容易侵染一些热带蝙蝠品种,其中有两种蝙蝠在被感染长红锥蝽的蚊虫叮咬后,也被感染。其他可能的媒介包括寄生蝙蝠的双翅目昆虫、蜱虫、螨虫和跳蚤(Lima等,2012)。

12.3 利什曼原虫

利什曼原虫(Leishmania)寄生虫在人类的生命周期始于被感染的雌性沙蝇(Phlebotomine sandflies)叮咬。感染性前鞭毛体阶段在被皮肤巨噬细胞吞噬前,通过伤口部位进入人体。在人类先天免疫系统的这些细胞中,前鞭毛体转变为无鞭毛体阶段,并进行分裂。由此产生的后代经历了多轮感染新的吞噬细胞,直至人类被感染的细胞被另一只雌性沙蝇吞噬。然后,在昆虫的肠道中,无鞭毛体转变成前鞭毛体,发育和分裂,再运往昆虫的口器,传递给下一个哺乳动物的宿主(CDC,

2016c)。

12.3.1　利什曼原虫和疾病

截至 2015 年,利什曼病已经在 98 个国家和地区开始流行,只有澳大利亚和南极洲尚未发现,每年报道的新病例超过 100 万,并且许多地区病例数还在增加。利什曼原虫可以引起几种人类疾病,包括皮肤、黏膜皮肤和内脏利什曼病,最严重的情况下死亡率为 10%,是热带寄生虫感染的第二大死亡原因(Handler 等,2015)。

皮肤利什曼病在整个西亚、地中海地区和拉丁美洲分布均匀,现在在得克萨斯州的部分地区和俄克拉荷马州地区流行。这是这种疾病最温和的感染形式,但由此导致的面部和四肢溃疡可能会使人毁容。最初在拉丁美洲发现黏膜皮肤利什曼病,可能是在从皮肤利什曼病感染并恢复多年后发生的转移。其特征是黏膜糜烂或炎症,可导致鼻中隔穿孔及口、鼻和咽的严重损伤。这种疾病的内脏感染形式主要见于印度、孟加拉国、南苏丹、苏丹、巴西和埃塞俄比亚。它与发热、体重减轻、肝脾大和内脏器官的破坏有关,特别容易感染的是脾、肝和骨髓(Handler 等,2015)。内脏利什曼病的发展可能是由利什曼原虫的病毒感染引起的,巴西利什曼原虫 RNA 病毒 1 在巴西利什曼原虫和美洲圭亚那利什曼原虫中被发现,利什曼原虫 RNA 病毒 2 在美国主要存在于利什曼原虫中。宿主的 Toll 样受体 3(TLR3)通过识别病毒摧毁利什曼原虫,传播病毒并引发涉及促炎细胞因子和趋化因子的过度炎症反应(Handler 等综述,2015)。

内脏利什曼病与感染利什曼原虫有关:杜氏利什曼原虫(Leishmania donovani)(印度、孟加拉国、尼泊尔和巴基斯坦)、婴儿利什曼原虫(Leishmania infantum)(欧洲和非洲)和美洲的恰氏利什曼原虫(Leishmania chagasi)。南美利什曼原虫已被归入利什曼原虫亚属或 Viannia 亚属,前者可导致内脏疾病,后者可导致皮肤和黏膜皮肤疾病。脊椎动物范围内的宿主包括人类、家犬和野生哺乳动物,虽然主要的宿主是狗和野生犬科动物,但森林啮齿类动物、树懒、负鼠、猫和蝙蝠也是其宿主(Acosta 等综述,2014)。这种寄生虫的媒介是美洲和澳洲的罗蛉属(Lutzomyia)或欧洲、亚洲、非洲的白蛉属(Phlebotomus)的雌性沙蝇。沙蝇叮咬许多动物物种,包括人类和蝙蝠(Handler 等,2015)。

12.3.2　利什曼病和蝙蝠

12.3.2.1　美洲的利什曼病和蝙蝠

一项对巴西西南部 28 种 650 多只蝙蝠的研究发现,在非城区的蝙蝠中,有

0.9%的蝙蝠存在针对利什曼原虫的抗体,此外还在 18 只蝙蝠中检测出亚马逊利什曼原虫的 DNA,3 只蝙蝠中检测出恰氏利什曼原虫 DNA(Savani 等,2010)。最近对巴西 25 种野生动物和 2 种家畜的调查没有发现在被测试的家畜(狗和马)中感染利什曼原虫的证据(Acosta 等,2014),只发现蝙蝠感染这种寄生虫(Acosta 等,2014)。在研究中发现感染利什曼原虫的蝙蝠种类包括:鞣蝠、大食果蝠、白线蝠和鼩形长舌蝠(Glososaga Soricina)。巴西西南部的另一项研究在两只蝙蝠身上发现了巴西利什曼原虫(Shapiro 等,2013)。利什曼原虫的动基体 DNA(KDNA)在巴西城市蝙蝠中的出现率为 23.9%,锥虫 DNA 的出现率为 3.9%。在利什曼原虫中,亚马逊利什曼原虫占样本的 78.3%,婴儿利什曼原虫占 17.4%,混合感染占 4.3%。这两种利什曼原虫的 DNA 也存在于吸血蝠中(de Olivera 等,2015)。

Berzunza 和 Cruz 等对来自墨西哥东南部的 400 多只蝙蝠进行的一项研究,那里是由墨西哥利什曼原虫引起的皮肤利什曼病的地方性人畜共患病的起源地。一些感染源位于种植可可和咖啡的种植园,或者靠近作为沙蝇滋生的森林。各种各样的蝙蝠也栖息在这些地区,以丰富的果实为生,且沙蝇和蝙蝠都栖息在研究区域的洞穴和裂缝中。13 种蝙蝠(占受试动物的 9.8%)体内检测墨西哥吸血锥蟭 DNA 呈 PCR 阳性,主要感染的组织包括皮肤、心脏和肝。所有被感染的蝙蝠都是在墨西哥湾沿岸平原捕捉到的,那里是利什曼病的流行区。此外,几乎所有被感染的蝙蝠都属于叶甲科,主要包括:牙买加果蝠(6%,$n=86$)、大食果蝠(7%,$n=41$)、幽暗美洲果蝠(Dermanura phaeotis)(8%,$n=37$)、短尾叶口蝠 sowelli(Carollia sowelli)(4%,$n=45$)、戈氏长吻蝠(Choeroniscus godmani)(23%,$n=13$)、吸血蝠(7%,$n=14$)、加勒比长舌叶鼻蝠(75%,$n=8$)、鼩形长舌蝠(27%,$n=26$)、库腊索长舌蝠(Leptonycteris curasoae)(70%,$n=2$)、苍白矛吻蝠(100%,$n=1$)、黄肩蝠 lilium(Sturnira lilium)(11%,$n=63$)及路氏黄肩蝠(Sturnira ludovici)(4%,$n=25$)。此外,25%的魏氏髯蝠(Pteronotus personatus)($n=4$)被感染,在被感染的蝙蝠组织中没有肉眼可见的损伤迹象,并且从两只试验感染的蝙蝠身上分离出的寄生虫能够有效地感染小鼠。这表明,暴露于蝙蝠免疫系统后,墨西哥利什曼原虫能够以感染的形式存活(Berzunza-Cruz 等,2015)。

在委内瑞拉,从昭矛吻蝠(C. perspicillata)中分离出来恰氏利什曼原虫,该地区没有人类内脏利什曼原虫的病例,也很少有皮肤利什曼原虫的病例。这些寄生虫能够感染接种小鼠的足垫,并导致典型的结节性病变(De Lima 等,2008)。有报道称,在法属圭亚那人类皮肤病例高发的地区,通过 PCR 反应从 29 种 216 只蝙蝠中未检测到蝙蝠组织(皮肤、肝、翅膜和鼻黏膜)而被感染。在后一项研究中,已证明存在以下几种利什曼原虫：利什曼原虫 guyanensis（Leishmania guyanensis）、利什曼原虫 amazonensis（Leishmania amazonensis）、利什曼原虫 braziliensis（Leishmania braziliensis）、利什曼原虫 naiffi（Leishmania naiffi）和利什曼原虫 lainsoni（Leishmania lainsoni）（Rotureau 等，2006）。

12.3.2.2　欧洲利什曼病和蝙蝠

利什曼病在西班牙东北部高度流行，众所周知，狗是重要的宿主。关于该地区野生动物作为疾病宿主的作用信息很少。然而，当对 35 只普通长翼蝠的血液进行杜氏利什曼原虫 kDNA 检测时，所有样本均为 PCR 阴性（Millán 等，2014 年）。这可能是由于样本数量有限或西班牙这一地区这种蝙蝠体内没有寄生虫所致。

12.3.2.3　非洲的利什曼病和蝙蝠

利什曼病也在非洲流行。在埃塞俄比亚的野生和家养哺乳动物中，如狗、啮齿类动物和岩狸，都是利什曼原虫的宿主。为了确定蝙蝠是否也感染这类寄生虫，用 PCR 方法对 18 个属 23 种 163 只蝙蝠的脾的 DNA 进行了 kDNA 分析。其中 8 只蝙蝠呈阳性：4 只来自流行地区，其余 4 只来自人类利什曼病非流行区。热带利什曼原虫（Leishmania tropica）是从非洲假吸血蝠（Cardioderma cor）中分离出来的，大利什曼原虫（Leishmania major）是从硬毛夜蝠（Nycteris hispida）中分离到的（Kassahun 等，2015）。虽然这些利什曼物种会导致人类皮肤病，但在被感染的蝙蝠身上没有发现皮肤损伤。

12.4　结论

锥虫属和利什曼原虫属是血液传播的原生动物寄生虫，可感染多种宿主，包括脊椎动物和无脊椎动物。每个属的一些物种会在人类身上引起轻微甚至危及生命的人类疾病，这里严重的疾病主要包括南美锥虫病、非洲昏睡病和内脏利什曼病（分别由克氏锥虫、布氏锥虫冈比亚亚种和布氏锥虫罗得西亚亚种以及几种其他的利什曼原虫引起）。正如许多寄生原生动物的情况一样，它们可以寄生多个宿主，除了蝙蝠外，还包括人类、狗、负鼠和鸡。它们通常通过吸血节肢动物的唾液或粪便传播给脊椎动物的宿主。

全世界大约有 100 种蝙蝠被锥虫感染，这些寄生虫中有许多要么是蝙蝠特有的，要么是对人类没有致病性的。大多数被锥虫感染的蝙蝠是食虫性的，在进食过程中会接触到被感染的昆虫。美洲蝙蝠中存在的大多数锥虫属于裂殖锥虫亚属，存在于骨骼肌、心肌或平滑肌中。除克氏锥虫外,这种亚属物种通常只将蝙蝠作为其哺乳动物的宿主。除其他脊椎动物外,拉丁美洲的各种蝙蝠物种都感染对人类具有高度致病性的克氏锥虫。在美国南部,家养的和野生的犬科动物、野生猫科动物、臭鼬、浣熊和啮齿类动物都感染克氏锥虫,但值得注意的是,与其他动物相比,蝙蝠的感染率非常低,这表明,蝙蝠可能不是该地区重要克氏锥虫的传播来源。此外,蝙蝠中的一些锥虫是匐锥虫亚属(Herpetosoma)的成员,包括仅感染少数人的锥虫 rangeli。至少有一种锥虫 teixeirae(Trypanosoma teixeirae)对蝙蝠有致病性,之前的一项研究曾在一只垂死肩胛狐蝠体内发现这种寄生虫的几个生命阶段。

利什曼原虫也有广泛的分布,是几种人类疾病的病原体,包括相当轻微的皮肤病到严重的或危及生命的皮肤黏膜与内脏利什曼病。内脏利什曼病是由杜氏利什曼原虫、婴儿利什曼原虫和恰氏利什曼原虫感染引起的。主要的宿主是狗和野生犬科动物;然而,其他动物也可以充当宿主,如沙蝇充当利什曼原虫的媒介。

有研究表明,在南美的蝙蝠身上发现了恰氏利什曼原虫,在巴西 2014 年的一份报告中指出(Acosta 等,2014),只有在蝙蝠身上发现了这种人类内脏利什曼病的病原体,而在 25 种野生动物、狗或马中没有检测到这种病原体。在西班牙一个内脏利什曼病高度流行的地区,狗是杜氏利什曼原虫的重要宿主。对来自该地区(n=35)的伏翼进行利什曼原虫 PCR 检测,结果呈阴性,考虑到样本规模较小,而且只对一种蝙蝠进行检测,这并不一定意味着西班牙蝙蝠群不会感染利什曼原虫,并成为利什曼原虫的另一宿主。

13 种几乎都属于叶甲科的墨西哥蝙蝠,存在皮肤利什曼病的病原微生物。在埃塞俄比亚,狗、啮齿类动物和岩狸被利什曼原虫感染。在 23 种被测试的蝙蝠中,有 8 种在动基体 KDNA 的 PCR 检测中呈阳性,其中 4 种蝙蝠来自非人类疾病特有的地区。

总之,许多种类的蝙蝠都感染有锥虫或利什曼原虫,其中一些是蝙蝠特有的。一些蝙蝠还含有动质体虫,它们可感染人类,导致轻微的暂时性疾病,而蝙蝠体内的其他寄生虫物种会导致人类严重的内脏疾病。虽然狗和野生犬类是人类疾病的主要传播者,但蝙蝠也可能是其宿主,特别是在巴西一些地区的恰氏利什曼原虫还需要做更多的工作,以确定哪些物种是这些地区传播的媒介和这些昆虫物种是否也可以侵染人类机体。

参考文献

Acosta IdCL, da Costa AP, Gennari SM, Marcili A. 2014. Survey of *Trypanosoma* and *Leishmania* in wild and domestic animals in an Atlantic rainforest fragment and surroundings in the state of Espírito Santo, Brazil. *Journal of Medical Entomology*. 51(3):686–693.

Austen JM, O'Dea M, Jackson B, Ryan U. 2015. High prevalence of *Trypanosoma vegrandis* in bats from Western Australia. *Veterinary Parasitology*. 214(3–4):342–347.

Baker JR, Miles MA, Godfrey DG, and Barrett TV. 1978. Biochemical characterization of some species of *Trypanosoma* (*Schizotrypanum*) from bats (Microchiroptera). *American Journal of Tropical Medicine and Hygiene*. 27(3):483–491.

Barbosa AD, Mackie JT, Stenner R, Gillett A, Irwin P, Ryan U. 2016. *Trypanosoma teixeirae*: A new species belonging to the *T. cruzi* clade causing trypanosomosis in an Australian little red flying fox (*Pteropus scapulatus*). *Veterinary Parasitology*. 223:214–221.

Barnabe C, Brisse S, Tibayrenc M. 2003. Phylogenetic diversity of bat trypanosomes of subgenus *Schizotrypanum* based on multilocus enzyme electrophoresis, random amplified polymorphic DNA, and cytochrome *b* nucleotide sequence analyses. *Infection, Genetics and Evolution*. 2:201–208.

Berzunza-Cruz M, Rodríguez-Moreno Á, Gutiérrez-Granados G, González-Salazar C, Stephens CR, Hidalgo-Mihart M, Marina CF, Rebollar-Téllez EA, Bailón-Martínez D, Balcells CD, Ibarra-Cerdeña CN, Sánchez-Cordero V, Becker I. 2015. *Leishmania (L.) mexicana* infected bats in Mexico: novel potential reservoirs. *PLoS Neglected Tropical Diseases*. 9(1):e0003438.

Cavazzana M Jr, Marcili A, Lima L, da Silva FM, Junqueira ACV, Veludo HH, Viola LB, Campaner M, Nunes VLB, Paiva F, Coura JR, Camargo EP, Teixeira MMG. 2010. Phylogeographical, ecological and biological patterns shown by nuclear (ssRNA and gGAPDH) and mitochondrial (Cyt b) genes of trypanosomes of the subgenus *Schizotrypanum* parasitic in Brazilian bats. *International Journal for Parasitology*. 40:345–355.

CDC. 2016a. Parasites – American Trypanosomiasis (also known as Chagas Disease). http://www.cdc.gov/parasites/chagas/index.html. Accessed November 7, 2016.

CDC. 2016b. Parasites – African Trypanosomiasis (also known as Sleeping Sickness). http://www.cdc.gov/parasites/sleepingsickness/index.html. Accessed November 8, 2016.

CDC. 2016c. Parasites – Leishmaniasis. https://www.cdc.gov/parasites/leishmaniasis/index.html. Accessed November 8, 2016.

Cottontail VM, Kalko EKV, Cottontail I, Wellinghausen N, Tschapka M, Perkins SL, Pinto CM. 2014. High local diversity of *Trypanosoma* in a common bat species, and implications for the biogeography and taxonomy of the *T. cruzi* clade. *PLoS ONE*. 9(9):e108603.

Cottontail VM, Wellinghausen N, Kalko EKV. 2009. Habitat fragmentation and haemoparasites in the common fruit bat, *Artibeus jamaicensis* (Phyllostomidae) in a tropical lowland forest in Panamá. *Parasitology*. 136:1133–1145.

Curtis-Robles R, Wozniak EJ, Auckland LD, Hamer GL, Hamer SA. 2015. Combining public health education and disease ecology research: using citizen science to assess Chagas disease entomological risk in Texas. *PLoS Neglected Tropical Diseases*. 9:e0004235.

da Costa AP, Nunes PH, Leite BHS, da S. Ferreira JIG, Tonhosolo R, da Rosa AR, da Rocha PA, Aires CC, Gennari SM, Marcili A. 2016. Diversity of bats trypanosomes in hydroeletric (sic) area of Belo Monte in Brazilian Amazonia. *Acta Tropica*. 164:185–193.

da Silva FM, Marcili A, Lima L, Cavazzana M Jr, Ortiz PA, Campaner M, Takeda GF, Paiva F, Nunes VLB, Camargo EP, Teixeira MMG. 2009. *Trypanosoma rangeli* isolates of bats from Central Brazil: Genotyping and phylogenetic analysis enable description of a new lineage using spliced-leader gene sequences. *Acta Tropica.* 109:199–207.

De Lima H, Rodríguez N, Barrios MA, Ávila Á, Cañizales I, Gutiérrez S. 2008. Isolation and molecular identification of *Leishmania chagasi* from a bat (*Carollia perspicillata*) in northeastern Venezuela. *Mem Inst Oswaldo Cruz, Rio de Janeiro.*103(4):412–414.

de Oliveira FM, Costa LHC, de Barros TL, Ito PKRK, Colombo FA, de Carvalho C, Pedro WA, Queiroz LH, Nunes CM. 2015. First detection of *Leishmania* spp. DNA in Brazilian bats captured strictly in urban areas. *Acta Tropica.* 150:176–181.

García L, Ortiz S, Osorio G, Torrico MC, Torrico F, Solari A. 2012. Phylogenetic analysis of Bolivian bat trypanosomes of the subgenus *Schizotrypanum* based on cytochrome b sequence and minicircle analyses. *PLoS ONE.* 7(5):e36578.

Gardner RA, Molyneux DH. 1988. Schizotrypanum in British bats. *Parasitology.* 97(Pt 1):43–50.

Gorchakov R, Trosclair LP, Wozniak EJ, Feria-Arroyo PT, Garcia MN, Gunter SM, Murray KO. 2016. *Trypanosoma cruzi* infection prevalence and bloodmeal analysis in triatomine vectors of Chagas disease from rural peridomestic locations in Texas, 2013-2014. *Journal of Medical Entomology.* DOI: http://dx.doi.org/10.1093/jme/tjw040.

Grisard EC, Sturm NR, Campbell DA. 2003. A new species of trypanosome, *Trypanosoma desterrensis* sp. n., isolated from South American bats. *Parasitology.* 127(Pt 3):265–271.

Hamilton PB, Teixeira MMG, Steven JR. 2012. The evolution of *Trypanosoma cruzi*: the 'bat seeding' hypothesis. *Trends in Parasitology.* 28(4):136–141.

Handler MZ, Patel PA, Kapila R, Al-Qubati Y, Schwartz RA. 2015. Cutaneous and mucocutaneous leishmaniasis. Clinical perspectives. *Journal of the American Academy of Dermatology.* 73(6):897–908.

Hoare CA. 1972. *The Trypanosomes of Mammals.* Blackwell Scientific Publications: Oxford.

Hodo CL, Goodwin CC, Mayes BC, Mariscal JA, Waldrup KA, Hamer SA. 2016. Trypanosome species, including *Trypanosoma cruzi*, in sylvatic and peridomestic bats of Texas, USA. *Acta Tropica.* 164:259–266.

Kassahun A, Sadlova J, Benda P, Kostalova T, Warburg A, Hailu A, Baneth G, Volf P, Votypka J. 2015. Natural infection of bats with *Leishmania* in Ethiopia. *Acta Tropica.* 150:166–170.

Kjos SA, Snowden KF, Olson JK. 2009. Biogeography and *Trypanosoma cruzi* infection: prevalence of Chagas disease vectors in Texas, USA. *Vector Borne Zoonotic Diseases.* 9:41–50.

Lima L, da Silva FM, Neves L, Attias M, Takata CSA, Campaner M, de Souza W, Hamilton PB, Teixeira MMG. 2012. Evolutionary insights from bat trypanosomes: morphological, developmental and phylogenetic evidence of a new species, *Trypanosoma (Schizotrypanum) erneyi* sp. nov., in African bats closely related to *Trypanosoma (Schizotrypanum) cruzi* and allied species. *Protist.* 163:856–872.

Lima L, Espinosa-Álvarez O, Hamilton PB, Neves N, Marta Campaner CSA, Attias M, de Souza W, Camargo EP, Teixeira MMG. 2013. *Trypanosoma livingstonei*: a new species from African bats supports the bat seeding hypothesis for the *Trypanosoma cruzi* clade. *Parasites & Vectors.* 6:221.

Lima L, Espinosa-Álvarez O, Ortiz PA, Trejo-Varón JA, Carranza JC, Pinto CM, Serrano MG, Buck GA, Camargo EP, Teixeira MMG. 2015a. Genetic diversity of *Trypanosoma cruzi* in bats, and multilocus phylogenetic and phylogeographical analyses supporting Tcbat as an independent DTU (discrete typing unit). *Acta Tropica.* 151:166–177.

Lima L, Espinosa-Álvarez O, Pinto CM, Cavazzana M Jr, Pavan AC, Carranza JC, Lim BK, Campaner M, Takata CSA, Camargo EP, Hamilton PB, Teixeira MMG. 2015b. New insights into the evolution of the *Trypanosoma cruzi* clade provided by a new trypanosome species tightly linked to Neotropical *Pteronotus* bats and related to an Australian lineage of trypanosomes. *Parasites & Vectors.* 8:657.

Lisboa CV, Pinho AP, Herrera HM, Gerhardt M, Cupolillo E, Jansen AM. 2008. *Trypanosoma cruzi* (kinetoplastida, Trypanosomatidae) genotypes in neotropical bats in Brazil. *Veterinary Parasitology.* 156:314–318.

Marcili A, Lima L, Cavazzana M Jr, Junqueira ACV, Veludo HH, Da Silva FM, Campaner M, Paiva F, Nunes VLB, Teixeira MMG. 2009. A new genotype of *Trypanosoma cruzi* associated with bats evidenced by phylogenetic analyses using SSU rDNA, cytochrome b and histone H2B genes and genotyping based on ITS1 rDNA. *Parasitology.* 136:641–655.

Marinkelle CJ. 1977. *Trypanosoma (Herpetosoma) longiflagellum* sp. n. from the tomb bat, *Taphozous nudiventris*, from Iraq. *Journal of Wildlife Diseases.* 13(3):262–264.

Millán J, López-Roig M, Cabezón O. 2014. Absence of *Leishmania infantum* in cave bats in an endemic area in Spain. *Parasitology Research.* 13:1993–1995.

Pinto ADS, Bento DNDC. 1986. *Trypanosoma cruzi*-like bloodstream trypomastigotes in bats from the state of Piauí, Northeastern Brazil. *Revista da Sociedade Brasileira de Medicina Tropical.* 19(1):31–34.

Pinto C, Kalko EKV, Cottontail I, Wellinghausen N. Cottontail VM. 2012. TcBat: a bat-exclusive lineage of *Trypanosoma cruzi* in the Panama Canal Zone, with comments on its classification and the use of the 18S rRNA gene for lineage identification. *Infection, Genetics and Evolution.* 12:1328–1332.

Pinto CM, Ocaña-Mayorga S, Tapia EE, Lobos SE, Zurita AP, Aguirre-Villacís F, MacDonald A, Villacís AG, Lima L, Teixeira MMG, Grijalva MJ, Perkins SL. 2015. Bats, trypanosomes, and triatomines in Ecuador: new insights into the diversity, transmission, and origins of *Trypanosoma cruzi* and Chagas disease. *PLoS ONE.* 10(10):e0139999.

Ramírez JD, Tapia-Calle G, Muñoz-Cruz G, Poveda C, Rendón LM, Hincapié E, Guhl F. 2014. Trypanosome species in neo-tropical bats: Biological, evolutionary and epidemiological implications. *Infection, Genetics and Evolution.* 22:250–256.

Rotureau B, Catzeflis F, Carme B. 2006. Absence of *Leishmania* in Guianan bats. *American Journal of Tropical Medicine and Hygiene.* 74(2):318–321.

Savani ESMM, de Almeida MF, de Oliveira Camargo MCG, D'Auria SRN, Silva MMS, de Oliveira ML, Sacramento D. 2010. Detection of *Leishmania (Leishmania) amazonensis* and *Leishmania (Leishmania) infantum chagasi* in Brazilian bats. *Veterinary Parasitology.* 168:5–10.

Shapiro JT, da Costa Lima Junior MS, Dorval MEC, de Oliveira Franc A, Cepa Matos MDF, Bordignon MO. 2013. First record of *Leishmania braziliensis* presence detected in bats, Mato Grosso do Sul, southwest Brazil. *Acta Tropica* 128:171–174.

Steindel M, Grisard EC, de Carvalho, Pinto CJ, Cordeiro FD, Ribeiro-Rodrigues R, Romanha AJ. 1998. Characterization of trypanosomes from the subgenus *Schizotrypanum* isolated from bats, *Eptesicus* sp. (Chiroptera: Vespertilionidae), captured in Florianópolis, Santa Catarina State, Brazil. *Journal of Parasitology.* 84(3):601–607.

Thomas ME, Rasweiler IV JJ, D'Alessandro A. 2007. Experimental transmission of the parasitic flagellates *Trypanosoma cruzi* and *Trypanosoma rangeli* between triatomine bugs or mice and captive neotropical bats. *Memórias do Instituto Oswaldo Cruz, Rio de Janeiro.* 102(5):559–565.

Thompson CK, Godfrey SS, Thompson RCA. 2014. Trypanosomes of Australian mammals: a review. *International Journal of Parasitology: Parasites and Wildlife.* 3:57–66.

Tulane University. 2016. Kinetoplastids. http://www.tulane.edu/~wiser/protozoology/notes/kinet. html#tr_vs_tg. Accessed November 7, 2016.

第 5 部分

蝙蝠与真菌感染

第 **13** 章

白鼻综合征与蝙蝠

13.1　破坏性假裸囊菌简介

破坏性假裸囊菌(Pseudogymnoascus destructans)属于真菌亚门子囊菌纲,包括几种重要的植物病原菌,但不包括主要动物病原菌。破坏性假裸囊菌通过分生孢子梗末端的分生孢子进行无性繁殖,而分生孢子长且具有分支,还具有独特的、不对称的曲线形状,其可以再次感染同一个个体,并传播给不同的宿主或释放到环境中(Gargas,2009)。这种真菌适应冬眠中的寒冷、潮湿条件,只有在 20℃以下的温度才能繁殖,最佳温度范围为 5~10℃(Blehert 等,2009;Chaturvedi 等,2010)。体外生长的临界上限温度为 19.0~19.8℃,当高于 12℃时,菌丝形态发生变化;高于 15℃时,菌丝变形、变厚,菌丝尖端呈鹿角状分支的形态。分生孢子在这些较高的温度下呈梨形到球形,菌落形态从白色、光滑的外观到棕褐色再到深棕色,菌落有严重的皱纹 (Verant 等,2012)。从冬眠蝙蝠翅膀上分离到 11 株地霉菌(Geomyces)。除破坏性地霉菌(Gemyces destructans)外,其余菌株均为耐冷性菌株(Johnson 等,2013)。

稳定的低温是典型的有利于嗜冷微生物生长的因素,例如破坏性假裸囊菌就是如此。因此,真菌通常生长在地下环境中的有机物中,它们的孢子由水、气流、动物(蝙蝠、节肢动物)和人类携带。波兰一项大型的人造地下蝙蝠保护区的研究发现, 外部环境和气流被认为是地下空气传播真菌数量和物种组成的主要决定因素,特别是那些位于边缘地带或靠近入口和通风的地方(Kokurewicz 等,2016)。

在一项对北美冬眠蝙蝠所在位置的沉积物样本进行的研究中,在夏末采样一半地点中发现活体的破坏性假裸囊菌,虽然此时已经有好几个月没有冬眠的蝙蝠,但是依旧可以发现活体菌株。目前已知的可以感染破坏性假裸囊菌的蝙蝠名称见表 13.1。其中一个菌株的阳性部位已经有两年没有居住过蝙蝠(Lorch 等,2013b)。洞穴和地下矿山长达 1 年的凉爽温度为这种长期生存的真菌提供理想的环境,即使在没有宿主的情况下,也可以保持良好的生长态势。因此在秋末,也就是冬眠蝙蝠到达前,对沉积物进行研究是非常有意义的,可能发现蝙蝠冬眠是最有可能支持破坏性假裸囊菌存在的部分证据,证据之一就是冬眠的蝙蝠非常容易接触洞顶,而那里也是病原真菌生长最旺盛的区域(Lorch 等,2013b)。

虽然蝙蝠之间的病菌传播似乎是蝙蝠感染破坏性假裸囊菌所造成的,但是节肢动物也可能间接参与蝙蝠之间的传播。Vanderwolf 等进行了一项研究(Vanderwolf 等,2016),从加拿大破坏性假裸囊菌阳性的地下矿井或洞穴入口的 64 只节肢动物中分离出 87 种真菌类群。从 15.3%的节肢动物中培养出存活的破坏性假裸囊菌,最常见的是盲蛛(Nelima elegans),它们可以形成大的聚集体。同时在洞穴的更深处也发现了其他的真菌。然而,节肢动物也通过产生抗真菌化合物和食用真菌的方式来控制洞穴真菌的数量,虽然一些蝙蝠在秋季群集期间住在洞穴入口附近,但还是需要进一步的工作来确定洞穴深处发现的寄生节肢动物内的破坏性假裸囊菌的数量。另一项单独的研究也发现破坏性假裸囊菌,在欧洲冬眠期结束时,所有被测试的 Spinturnix myoti(n=33)的表面都有破坏性假裸囊菌(Lučan 等,2016),这些样本来自破坏性假裸囊菌阳性的 Spinturnix myoti。其上的真菌数目与蝙蝠身上发现的真菌数目相关,他们通过在蝙蝠之间爬行来进行宿主的交换,因此可能机械地进行传播。

13.2 白鼻综合征

白鼻综合征(White-nose syndrome,WNS)是一种广泛流行的动物流行病,在北美 30%~99%的冬眠蝙蝠感染破坏性假裸囊菌后会引起这种致命的疾病。这种真菌菌丝密集地堆积在表皮的杯状糜烂中,也可能侵入真皮(Meteyer 等,2009)。菌丝穿透无毛皮肤的结缔组织,包括耳朵和翅膀的皮肤组织,以及在冬眠蝙蝠无炎症反应的情况下,穿透口腔的毛囊、皮脂腺和大汗腺。因此,在刚从冬眠中醒来的蝙蝠身上,已经观察到严重的翅膀损伤和强烈的化脓性炎症反应(Meteyer 等,2009;Cryan 等,2010)。

表 13.1　已报道被破坏性假裸菌感染的蝙蝠物种

蝙蝠科	蝙蝠俗称	蝙蝠种	寄生微生物
蝙蝠科	西方宽耳蝠	欧洲宽耳蝠	破坏性假裸囊菌
蝙蝠科	拉菲克大耳蝙蝠	Corynorhinus rafinesquii	破坏性假裸囊菌
蝙蝠科	弗吉尼亚大耳蝙蝠	Corynorhinus townsendii virginianus	破坏性假裸囊菌
蝙蝠科	大棕蝠	大棕蝠	破坏性假裸囊菌
蝙蝠科	北方蝙蝠	北棕蝠	破坏性假裸囊菌
蝙蝠科	银毛蝙蝠	银毛蝠	破坏性假裸囊菌
蝙蝠科	东方红蝠	赤蓬毛蝠	破坏性假裸囊菌
蝙蝠科	大管鼻蝠	白腹管鼻蝠	破坏性假裸囊菌
蝙蝠科	乌苏里管鼻	乌苏里管鼻	破坏性假裸囊菌
蝙蝠科	Alcathoe myotis	Myotis alcathoe	破坏性假裸囊菌
蝙蝠科	东南蝙蝠	东南鼠耳蝠	破坏性假裸囊菌
蝙蝠科	彼氏鼠耳蝠	长耳鼠耳蝠	破坏性假裸囊菌
蝙蝠科	髭鼠耳蝠	尖耳鼠耳蝠	破坏性假裸囊菌
蝙蝠科	伯氏鼠耳蝠	布氏鼠耳蝠	破坏性假裸囊菌
蝙蝠科	中华鼠耳蝠	中华鼠耳蝠	破坏性假裸囊菌
蝙蝠科	池塘鼠耳蝠	沼鼠耳蝠	破坏性假裸囊菌
蝙蝠科	道氏鼠耳蝠	水鼠耳蝠	破坏性假裸囊菌
蝙蝠科	佐氏鼠耳蝠	佐氏鼠耳蝠	破坏性假裸囊菌
蝙蝠科	灰蝠	灰色鼠耳蝠	破坏性假裸囊菌
蝙蝠科	东方小脚蝙蝠	小褐鼠耳蝠	破坏性假裸囊菌
蝙蝠科	棕色鼠耳蝠	莹鼠耳蝠	破坏性假裸囊菌
蝙蝠科	大趾鼠耳蝠	大趾鼠耳蝠	破坏性假裸囊菌
蝙蝠科	大鼠耳蝙蝠	大鼠耳蝠	破坏性假裸囊菌
蝙蝠科	多须鼠耳蝠	须鼠耳蝠	破坏性假裸囊菌
蝙蝠科	红灰鼠耳蝠	纳氏鼠耳蝠	破坏性假裸囊菌
蝙蝠科	东亚水鼠耳蝠	Myotis petax	破坏性假裸囊菌
蝙蝠科	北方长耳蝙蝠	Myotis septentrionalis	破坏性假裸囊菌
蝙蝠科	喜群鼠耳蝠	社鼠耳蝠	破坏性假裸囊菌
蝙蝠科	洞穴鼠耳蝠	洞鼠耳蝠	破坏性假裸囊菌
蝙蝠科	东美油蝠	三色蝙蝠	破坏性假裸囊菌
蝙蝠科	兔蝠	大耳蝠	破坏性假裸囊菌
蹄鼻蝠科	大菊头蝠	马铁菊头蝠	破坏性假裸囊菌
蹄鼻蝠科	小菊头蝠	小菊头蝠	破坏性假裸囊菌

感染是随季节而发生变化的,蝙蝠会在秋天的短暂时间内感染,随着冬眠开始,在蝙蝠间可迅速传播,并在冬末达到顶峰,此时几乎所有个体都被感染,然后在夏季又会消失(Langwig 等,2015a)。有多种因素影响白鼻综合征的流行,包括冬眠季节的长度、微气候条件(在最冷和最干燥的栖息地更容易生存)、冬眠场所类型,以及独居和群居的冬眠方式(Langwig 等,2012)。值得注意的是,群居个体数量减少可导致社群体规模减小,从而降低灭绝的可能性。由于破坏性假裸囊菌在蝙蝠间通过直接接触而不是吸入传播,在比较大的冬眠地点,密集的种群会增加接触及蝙蝠间的传播。在一项对捕获的棕色鼠耳蝠自然感染的研究中发现,性别和温度会对存活率产生影响,在较低温度(4℃相比于 7℃或 10℃)下(Grieneisen 等,2015),雄性蝙蝠的存活率增加,可能是因为真菌的最佳温度范围为 5~10℃ (Blehert 等,2009),在较低温度下生长较慢(Verant 等 2012)。这与温暖地区受白鼻综合征影响的蝙蝠数量减少比寒冷地区的更多相一致(Langwig 等,2012)。约翰逊等还发现,使用试验感染破坏性假裸囊菌,低温会增加蝙蝠存活的机会,但雌性的死亡率较高(Johnson 等,2015)。这些研究中的差异可能是由于自然感染动物与试验感染动物的差异所引起的,或者与感染不同蝙蝠群体内的真菌数量不同有关。

13.2.1　觉醒、脂肪储备减少和脱水

为了在冬季缺乏食物时生存,蝙蝠会在夏末增加体内脂肪储备。莹鼠耳蝠(M. lucifugus)脂肪储存量从占总体重的大约 7% 增加到 27%(Reeder 等,2012)。破坏性假裸囊菌感染会导致蝙蝠在冬季冬眠期间被反复唤醒,增加蝙蝠的新陈代谢活动,并耗尽它们储存的白色和棕色脂肪,白色脂肪是储存能量的组织,而棕色脂肪则参与产热的组织。每一次唤醒都会耗尽大约 5% 的冬季能量预算,并将蝙蝠冬眠的时间缩短约 9 天(Thomas 等,1990)。

被感染的蝙蝠经常在冬末离开冬眠场所,为了寻找食物而消瘦脱水,这通常会导致它们的死亡(蝙蝠保护国际,2017)。与白鼻综合征没有表现出显著死亡率的纳氏鼠耳蝠(M. nattereri)相比,在未感染的但高度易感破坏性假裸囊菌的莹鼠耳蝠中,特定量的常温蒸发失水损失更大。在美国东北部的冬眠蝙蝠中,附着在 83 只自由活动的莹鼠耳蝠背上的数据记录器显示,感染白鼻综合征蝙蝠比未感染的蝙蝠更容易被唤醒至正常体温,因此,推测觉醒次数的增加似乎是死亡率高的原因,这是由于蝙蝠过冬所需要的能量增加。因此,觉醒的次数可以预测死亡日期,并与破坏性假裸囊菌感染的严重程度相关(Blehert,2012;Reeder 等,2012)。

感染破坏性假裸囊菌的蝙蝠脱水后可能会为了喝水而从冬眠中醒来(Willis等,2011)。脱水也被认为是最佳预测蝙蝠觉醒频率的因素(Thomas 和 Cloutier,1992),因此脱水可能在破坏性假裸囊菌诱导蝙蝠觉醒的病理生理学中发挥重要作用。由于缺乏关于常温和休眠状态下蒸发失水的数据,因此需要更多的研究来证实这些现象的准确性(Willis 等,2011)。然而,由于蝙蝠翅膀的损伤,伤口会导致液体流失,类似于烧伤患者的情况,也会导致底层结缔组织受损而引起血管通透性的增加。

在试验感染的捕获莹鼠耳蝠中,白鼻综合征干扰冬眠期间的一些其他生理过程,导致低血容量、低血压和毛细血管充血减少,引起局部缺氧和无氧乳酸的产生、电解质耗尽(血浆钠和氯水平降低)、由二氧化碳分压较低和乳酸水平较高引起的代谢性酸中毒、血细胞比容增加以及低血糖等症状。许多这些变化的根源都是因脂肪储存的消耗而导致的液体和营养物质的损失所造成的(Cryan 等,2013;Warnecke 等,2013)。

13.2.2　休眠在白鼻综合征疾病动态中的作用

蝙蝠正常冬眠的特点是会产生一阵阵的持续休眠,并且会被短暂地唤醒使体温恢复到正常。觉醒通常每2~3周发生一次,每次持续数小时(Jonasson 和 Willis,2012)。冬眠期间的深度休眠抑制所有的生理过程,包括免疫活动,这是能量守恒的一个重要组成部分,在觉醒的成本和收益与休眠的成本和收益之间保持平衡。冬眠的蝙蝠在休眠的深度、持续时间、周期性觉醒的频率以及最低的体温等方面都有很大的差异。温度无线电遥测还显示,在加拿大马尼托巴省中部的一个洞穴中,未被感染莹鼠耳蝠的个体在4℃环境中的冬眠持续时间也有很大的差异,这种差异与年龄、性别或身体情况无关。然而,性别之间缺乏的相关性可能是由于样本量过低。总体而言,与许多啮齿类动物相比,莹鼠耳蝠的冬眠模式应更节能,因为大部分时间都处于深度休眠的状态,在觉醒时利用浅层休眠(Jonasson 和 Willis,2012)。在冬眠代价最高的阶段利用浅层休眠可能是一种可以节约能量的独特的适应方式。

虽然在 C.rafinesquii 的一些个体上发现破坏性假裸囊菌,但在其分布区北部栖息的蝙蝠并未表现出白鼻综合征的迹象。发现 Mammoth 洞穴中的无线电标记的感染蝙蝠 C.rafinesquii 有短暂的(平均2.4天)和浅休眠的状态,大约每4天更换一次栖息地,有些种群在冬天可以连续地在各个栖息地之间迁移近6公里。这种模式更像是在欧洲而不是北美蝙蝠身上看到的。在日落时,83%(n=86)的蝙蝠觉醒,尤其是温暖的夜晚,这种觉醒的概率与环境温度的升高有关。C.rafinesquii 是一种浅层冬眠动物,在冬季相对活跃,包括交配,这种冬眠模式可能起到防御白鼻综合征的作用,这可能是由于在觉醒过程中免疫系统活动的增加(Johnson 等,2012)。未被感染的莹鼠耳蝠的个体休眠时平均每 16.3 天醒来一次,即使是死于白鼻综合征的蝙蝠,其平均休眠持续时间也比感染 C.rafinesquii 蝙蝠的记录长两倍以上。然而,欧洲大耳蝠(P. auritu)在冬眠期间经常觉醒,并且还被发现具有较强的破坏性假裸囊菌诱导病变的现象。

为了检验两个相互矛盾的假说,对试验感染的莹鼠耳蝠进行为期 4 个月的生理(觉醒时机、复温率)和行为(觉醒同步化、集群化)研究,其结果为:①蝙蝠间可以发生同步觉醒,以补偿因体温调节而增加的能量消耗;②觉醒的生理和群集变化是感染后发生的不良反应。后一种假说预测正常体温蝙蝠的干扰会增加其他蝙蝠的觉醒频率。Turner 等(2015)发现,虽然在冬眠过程中,感染蝙蝠间觉醒比未感染的蝙蝠更同步,但这种模式与群体体温调节并不一致。蝙蝠从休眠中苏醒过来,往往会触发多达 7 只其他蝙蝠的级联觉醒,而不是同时觉醒,因为这是为了进行群体的体温调节,同时也为了节约能量。此外,被感染蝙蝠的体温恢复率与未被感染动物的体温恢复率相似,并没有随着时间的推移而改变。也有人认为,成群蝙蝠同步觉醒的被动复温速率要比个体蝙蝠的慢,因为被动复温速率要比主动复温速率慢。然而,这项研究发现聚集的蝙蝠和单独栖息的蝙蝠,或者级联觉醒和孤立动物的升温速率都没有显著差异。蝙蝠叫声的改变也可能干扰其他冬眠动物,尽管在这项研究中没有提到。综上所述,这些研究结果表明,不良干扰的适应而不是群体温度的调节可以解释觉醒的同步性增加(Turner 等,2015)。被感染的冬眠区域中蝙蝠的密度与觉醒频率和死亡率的增加有关(Turner 等,2015)。

觉醒的适应性的目的尚不清楚,但猜测频繁的觉醒可能会增加蝙蝠的梳理活动(舔舐皮毛)以清除真菌,或饮用更多的水以抵消它们的脱水状态。为了探索这些假设的有效性,我们用破坏性假裸囊菌感染捕获的莹鼠耳蝠,并利用红外录像中观察,发现被感染的动物在觉醒后,往往比未被感染的蝙蝠更不活跃,活动减少可能代表节省能量或感染的病理生理学结果。梳理毛发的频率没有增加,去水源地饮水的次数也没有增加。

Wilcox 等(2014)还发现在感染过程中,被感染动物的群集行为逐渐减少。在冬眠期间,感染莹鼠耳蝠和社鼠耳蝠之间通常聚集在一起(Clawson 等,1980;Brack 和 Twente,1985),感染白鼻综合征后,蝙蝠个体栖息的比例增加,这表明白鼻综合征要么诱导行为改变,要么可能会对个体栖息的蝙蝠进行选择(Langwig

等，2012）。减少聚集会影响传播，就像某些群体昆虫中感染的成员被隔离一样，可能是为了减少向亲属的传播（Wilcox 等，2014）。但是聚集会减少蒸发水分的流失，因此，单独栖息的蝙蝠可能脱水变得更快（Thomas 和 Cloutier，1992）。相反，如果单独栖息通过改变真菌所处的气候来减缓真菌的生长，则可能会对蝙蝠的生存带来好处（Langwig 等，2012）。

13.2.3　白鼻综合征和翅膀损伤

皮肤腺体感染可能会降低翅膀的防水性能，使水分从翅膀流出，这样会减少皮肤细胞呼吸作用和休眠时的被动呼吸（Cryan 等，2010）。扰乱被动呼吸会导致水分密集性肺呼吸的代偿性增加，从而产生更高的总蒸发失水和脱水量。然而，阻断被动气体交换通道并不会影响失水，这表明脱水是其他因素所导致的（Carey 和 Boyles，2015）。

由于破坏性假裸囊菌侵入蝙蝠翅膀表皮的皮脂腺，可改变表皮极性脂质的组成，从 3 只受伤的和 3 只健康的莹鼠耳蝠的翅膀样本中提取极性脂质，在受损的翅膀组织中检测到较低水平的脂类，其成分为：醚联磷脂、溶血磷脂、磷脂酰胆碱和磷脂酰乙醇胺（Pannkuk 等，2015a）。损伤组织中未发现 6 种不饱和甘油磷脂。脂质组成的改变会对一些生理功能产生负面的影响，包括先天免疫系统活性和保水能力。

真菌分泌蛋白酶和其他酶来消化复杂的环境底物以获取营养。胞外蛋白酶破坏蛋白质中的肽键，产生氨基酸以供吸收。分泌丝氨酸蛋白酶与真菌的发病机制有关。Pannkuk 等（2015b）分离出破坏性假裸囊菌的一种 27.9kDa 分泌蛋白，并确定其为 S8A 枯草杆菌素–样丝氨酸蛋白酶（PdSP1）。该蛋白酶可能在破坏蝙蝠翅膀组织中发挥重要作用，但还需要进一步的体内和体外试验，以明确其致病机制。

13.3　白鼻综合征的地理分布

13.3.1　北美的白鼻综合征

破坏性假裸囊菌可能是从欧洲传入北美的。有一项研究支持这一观点，即从美国东部不同地点分离出的这种真菌似乎在基因上是相同的，也可能来自单一的引入（Ren 等，2012），该序列与密切相关的耐冷霉菌 Geomyces pannorum 不同，后者在极少数情况下，可导致人类皮肤和指甲的感染（Chibucos 等，2013）。

2006—2007 年冬季，首次在北美纽约州的 Howes 洞穴中发现了白鼻综合征，并向南和西部扩散（Foley 等，2011）。为了确定感染传播的速度，研究人员对伊利诺伊州中部两个冬眠地的 5 种蝙蝠进行了一项长期的研究,2012—2013 年冬季,只有 1 例北部长耳蝙蝠(Myotis septentrionalis)的 PCR 呈阳性(n=129),在其他冬眠物种中未检测到真菌。然而,在随后的 3 月份,超过 85% 的被测北部长耳蝙蝠和莹鼠耳蝠,40%~75% 的被检测大棕蝠(Eptesicus fuscus)和社鼠耳蝠(M.sodalist),15%~60% 的被检测三色蝙蝠(Perimyotis subflavus)感染。到 11 月份,98% 的蝙蝠被感染,在冬眠的蝙蝠中发现广泛存在的真菌(Langwig 等,2015b)。同时,美国和加拿大分别有 29 个州和 5 个省发现破坏性假裸囊菌(P. destructans),目前已知还有另外 3 个州也有这种真菌。WNS 已经杀死了大约 600 万只生活在美国和加拿大的蝙蝠(蝙蝠保护国际,2017),每年有 25 种食虫蝙蝠在美国和加拿大冬眠,因此它们面临着严重的疾病风险(美国地质调查局,2012)。一只在美国西北太平洋地区垂死的蝙蝠体内也检测到破坏性假裸囊菌,与美国东部和加拿大的破坏性假裸囊菌没有区别(Lorch 等,2016)。

以下种类的北美蝙蝠感染了破坏性假裸囊菌,随后开始传播 WNS:大棕蝠(Eptesicus fuscus)、东部小足蝙蝠(小褐鼠耳蝠 Myotis leibii)、莹鼠耳蝠(M.lucifugus)、北部长耳蝙蝠(M.septentrionalis)、喜群鼠耳蝠(M.sodalis)、东方伏翼(Picistrellus subferus)和灰色蝙蝠(Myotis grisescens)。在以下几种尚未发展成 WNS 的蝙蝠身上发现了破坏性假裸囊菌:东南部蝙蝠(Myotis austroriparius)、银发蝙蝠(Lasionycteris noctivaans)、弗吉尼亚大耳蝙蝠(Corynorhinus town sendii virginianus)、赤蓬毛蝠(Lasiurus borealis)和拉菲内斯克大耳蝙蝠(Corynorhinus rabinesquii)。在这些物种中,灰色蝙蝠(M. grisescens)和社鼠耳蝠(M.sodalist)濒临灭绝,而北部长耳蝙蝠(M.septentrionalis)则受到威胁(蝙蝠保护国际,2017)。单独冬眠的蝙蝠,大棕蝠(E. fuscus)和小褐鼠耳蝠(M. leibii),受这种疾病的影响最小(Langwig 等,2012)。

Alves 等(2014)使用分布图预测破坏性假裸囊菌会在北美蔓延,这是基于冬眠蝙蝠的分布与目前感染地点的环境条件有关。结果表明,白鼻综合征将主要分布在美国东部和东南部,可能威胁到 32% 的蝙蝠种类。

至少还有一种真菌能够感染蝙蝠的皮肤。2011 年和 2012 年,威斯康星州、印第安纳州和得克萨斯州的蝙蝠尸体中发现了皮肤表面的真菌感染,受影响的皮肤区域与白鼻综合征中看到的相似,基因测序表明,这些真菌的菌株是毛霉菌属的新成员,并被命名为 Trichophyton redellii(Lorch 等,2015)。

13.3.2　欧洲的白鼻综合征

破坏性假裸囊菌也在 15 个欧洲国家(奥地利、比利时、瑞士、捷克、德国、丹麦、爱沙尼亚、法国、匈牙利、荷兰、波兰、罗马尼亚、斯洛伐克、土耳其和乌克兰)和亚洲被报道，但尚未造成像北美北部大量蝙蝠死亡或数量下降(Kokurewicz 等，2016)。然而，2013 年早春，在捷克，从冬眠中醒来的呈破坏性假裸囊菌阳性蝙蝠的身上发现了类似于北美白鼻综合征的病变，这些病变的特点是结缔组织水肿、成纤维细胞和弹性纤维排列紊乱。真菌入侵与感染和非感染皮肤区域之间的中性粒细胞炎性浸润有关，最常见的损伤类型是其中充满破坏性假裸囊菌侵入真皮的杯状糜烂。在水鼠耳蝠(Myotis daubentonii)和大耳蝠(Plecotus auritus)标本中可观察到全翅膜厚度的侵袭性感染(Bandouchova 等，2015)。尽管如此，就菌丝的存在、水肿、坏死、细菌感染、局部嗜中性粒细胞浸润和炎症而言，欧洲和北美的破坏性假裸囊菌对冬眠的莹鼠耳蝠具有相同的致病性(Warnecke 等，2012，2013)。将北美(NAPd)品系和欧洲(EUPd)品系的破坏性假裸囊菌接种到莹鼠耳蝠中，可使未感染的对照动物的持续休眠时间从平均 16 天分别减少到感染蝙蝠的 9 天和 6天，根据该项研究的结论，NAPd 和 EUPd 均导致周期性觉醒的频率逐渐增加，为对照动物的 3~4 倍(Warnecke 等，2012)，觉醒的持续时间不受影响。NAPd 和 EUPd 都导致白鼻综合征的生长、失去弹性、不规则的色素沉着、翅膀组织有黏性和表皮真菌的渗透，还导致下层皮肤组织受损(Warnecke 等，2012)。有趣的是，感染 NAPd 的蝙蝠比感染 EUPd 的蝙蝠的存活时间长。

通过对破坏性假裸囊菌的显微鉴定发现了其存在，并对下列欧洲蝙蝠种的破坏性假裸囊菌进行分生孢子、真菌培养和遗传分析：大鼠耳蝠(Myotis myotis)、尖耳鼠耳蝠(Myotis blythii)、须鼠耳蝠(Myotis mystacinus)、水鼠耳蝠(Myotis daubentonii)、沼鼠耳蝠(Myotis dasycneme)、纳氏鼠耳蝠(Myotis nattereri)、长耳鼠耳蝠(Myotis bechsteinii)、布氏鼠耳蝠(Myotis brandtii)、Myotis alcathoe、洞鼠耳蝠(Myotis velifer)、佐氏鼠耳蝠(Myotis emarginatus)、北棕蝠(Eptesicus nilssonii)、小菊头蝠(Rhinolophus hipposideros)、欧洲宽耳蝠(Barbastella barbastellus)、大耳蝠(Plecotus auritus)(Zukal 等，2014；Kokurewicz 等，2016)。由于被感染的蝙蝠种类在生态上具有多样性，并且使用各种各样的冬眠方法，可能会普遍感染破坏性假裸囊菌，会危及任何在其地理范围内冬眠的蝙蝠(Zukal 等，2014)。

在波兰的一个地下蝙蝠聚集区含有破坏性假裸囊菌的微气候环境如下：平均温度为 8.7℃，最小-最大温度值为 6.1~9.9℃，湿度为 100%，最小-最大湿度值为

77.5%~100.0%。这是冬眠的大鼠耳蝠(M. myotis)和水鼠耳蝠(M.daubentonii)首选条件,表明这些物种可能特别容易感染(Kokurewicz 等,2016)。

13.3.3　东亚地区的白鼻综合征

在 2014 年和 2015 年的春天或夏天,对中国东三省 12 个地点的蝙蝠和冬眠附着墙壁和洞顶进行采样。在 75% 的测试地点($n=12$)的洞穴表面和 22% 的地点($n=9$)的蝙蝠身上检测到破坏性假裸囊菌的 DNA(Hoyt 等,2016)。虽然在夏季环境中的破坏性假裸囊菌的流行率较低,但在 10% 的受试大趾鼠耳蝠(Myotis macrodactylus)($n=10$)、100% 的中华鼠耳蝠(Myotis chinensis)($n=1$)和 100% 的乌苏里管鼻蝠(Murina ussuriensis)($n=1$)中检测到该真菌。在冬季,3 种受试物种的患病率较高:94.1% 的东亚水鼠耳蝠(Myotis petax)($n=17$)、57.9% 的马铁菊头蝠(Rhinolophus ferrumequinum)($n=19$),以及 68.8% 白腹管鼻蝠(Myotis leucogaster)($n=16$)。

13.4　白鼻综合征对部分北美蝙蝠种群的影响

13.4.1　白鼻综合征和莹鼠耳蝠

小棕色蝠(莹鼠耳蝠)曾是美国东北部最常见的冬眠蝙蝠,但到 2024 年可能会在美国的这一地区灭绝,因为通过对它们的冬眠群中研究可以发现 91% 的死亡率。莹鼠耳蝠已被划分为 5 个形态亚种(M. l. alascensis、M. l. carissima、M. l. lucifugus、M. l. pernox 和 M. l. relictus),但对它们的遗传差异知之甚少。基于核和线粒体 DNA 的联合分析,这些亚种中的一些可能代表独立的进化谱系(Vonhof 等,2015)。现在重要的是确定该亚种是否具有与不同的白鼻综合征相关死亡率。

Burns 等(2014)在加拿大东南部的群居点研究莹鼠耳蝠群体的遗传结构,其中许多群居点位于新斯科舍省。分析来自不同集群位点的核微卫星和线粒体 DNA 表现高度的基因流动和连接性。结论是加拿大东南部的大陆地区可能被认为是莹鼠耳蝠的一个大型基因库所在地(Burns 等,2014)。这些发现可以解释部分的白鼻综合征病毒在整个地区的快速传播。在该地区西部进行的另一项研究也发现,夏季地区的莹鼠耳蝠之间几乎没有变化,这表明该地区亚种间的基因流较高(Lausen 等,2008)。

为了解决白鼻综合征在美国从东部种群传播到其他莹鼠耳蝠种群的风险,Vonhof 等(2015)提出了解决方案,他们研究了该蝙蝠在整个范围内的遗传变异和种群分化程度,以及可能阻碍白鼻综合征地理传播的基因流障碍的存在,这些研究特别重要,因为莹鼠耳蝠分布范围横跨北美的温带地区,可传播破坏性假裸囊菌,从而影响在地理上与真菌隔离的北美冬眠的其他蝙蝠。在秋季,蝙蝠可能会在夏季和冬季/秋季栖息地之间迁移数百公里。一项来自加拿大中部的数据表明,在夏季栖息地、群居地点和冬眠之间,雌雄蝙蝠的个体活动范围都很广泛(Norquay 等,2013)。

　　虽然已经发现基因流在莹鼠耳蝠整体范围内没有障碍,但观察到大量雌性传播模式存在遗传变异,东部和西部种群之间存在空间变异。尽管核遗传分化很低,但线粒体 DNA 在所有的西部样品中、东西部之间,以及某些东部样品之间存在高度分化,且在北美中部和东部地区的两组样品中发现线粒体 DNA 分化较低,西部地区的核 DNA 基因流量少于东部地区,西部地区而非东部地区的种群似乎被距离隔离了,也许部分原因是地形和生态的异质性更大。仅在莹鼠耳蝠分布的东部发现大的冬眠场所,西部部分地区的高密度矿区和洞穴使西部地区的冬眠地规模较小,分布更加分散。综上所述,通过这些发现表明,莹鼠耳蝠在北美东北部的白鼻综合征传播方式与其他地区可能有所不同,如果疾病继续向西传播,白鼻综合征传播和发生的风险可能会有所不同(Vonhof 等,2015)。

13.4.2　白鼻综合征和社鼠耳蝠

　　濒临灭绝的印第安纳蝙蝠(社鼠耳蝠 M. sodalis)正面临着局部和区域内被灭绝的危险。由 Thogmartin 等(2013)建立的模型预测,到 2020 年,这种蝙蝠数量将大幅减少,并达到最低点,但它们将持续存在,至少可维持现状长达 50 年。社鼠耳蝠在灭绝中存在的能力取决于幸存种群是否能够增长并扩展到其原有的规模。然而,其他因素正在把这个物种推向灭绝,包括冬眠地点的改变、群落被干扰、杀虫剂的使用、由于森林砍伐而导致的夏季栖息地的丧失,以及风力发电厂的建立。不论社鼠耳蝠,还是其他种类的蝙蝠,它们目前是否受到威胁或已是濒危,这些额外的因素也必须克服。

13.5　蝙蝠对白鼻综合征的免疫反应

　　活跃的免疫反应消耗能量,免疫刺激导致鸽子、麻雀和老鼠基础代谢率的增加及体重下降(Moore 等,2011)。据报道,为了保存有限的能量储备,啮齿类动物(仓鼠和松鼠)处于深度休眠的状态会降低次级免疫反应的体液成分和血清补体活性(Moore 等,2011)。T 淋巴细胞和 B 淋巴细胞的增殖和数量减少,淋巴细胞依次进入次级淋巴样器官。冬眠蝙蝠体内的破坏性假裸囊菌感染部位不存在中性粒细胞和巨噬细胞(Meteyer 等,2012)。本节将叙述冬眠与活动蝙蝠暴露于破坏性假裸囊菌中时各个方面的免疫反应。

13.5.1　白细胞计数

我们比较了确认的白鼻综合征感染位点和未受影响位点莹鼠耳蝠的不同免疫参数(Moore 等,2013),虽然两组之间在总循环抗体水平上没有差异,但来自白鼻综合征流行区的蝙蝠,尤其是体温升高(20℃ 以上)的蝙蝠,白细胞计数较高。白细胞计数与血细胞比容、体重指数或冬眠状态无关。

13.5.2　血浆中的抗真菌活性

比较莹鼠耳蝠在冬眠中期白鼻综合征存在和不存在位点的血浆的杀菌和抗真菌活性。与在冬眠中收集未受影响地点的蝙蝠血浆相比,白鼻综合征受影响地点的蝙蝠血浆对大肠杆菌和金黄色葡萄球菌具有较高的杀菌能力,但对白色念珠菌的杀菌能力却较低。而在冬眠期间受白鼻综合征影响的地点,有明显真菌感染的蝙蝠与没有感染的蝙蝠之间的杀菌能力没有差异(Moore 等,2011)。

13.5.3　感染蝙蝠的辅助性 T 细胞的活性

来自受影响地点的蝙蝠,特别是那些可见真菌感染的蝙蝠,其抗氧化活性和 IL-4(白细胞介素 4)的含量较低。IL-4 是一种细胞因子,可沿 Th2 途径诱导 T 细胞分化,拮抗 Th1 免疫途径的抗真菌活性。免疫参数的改变可能是对真菌感染或休眠引起的体温调节行为改变的反应(Moore 等,2013)。被感染蝙蝠体内 IL-4 水平的降低可能引导免疫远离 Th2 应答,并转向更适合抵御真菌的 Th1 应答。增加极度消耗能量的免疫功能可能会进一步耗尽被感染蝙蝠的能量储备,降低抗氧化活性,除了大量的有氧呼吸可导致有毒活性氧的产生,可能会对组织蛋白质、脂质和核酸造成氧化损伤。

13.5.4　感染蝙蝠的炎症活性

冬眠中感染的莹鼠耳蝠肺部的抗炎细胞因子 IL-10、促炎细胞因子 IL-23 和肿瘤坏死因子 TNFα,以及抗菌和抗真菌化合物抗菌肽的 RNA 水平高于未被感染的蝙蝠,这表明对破坏性假裸囊菌可产生免疫反应(Rapin 等,2014)。所有这些分子都是由先天免疫系统的中性粒细胞或巨噬细胞产生的,这些分子的水平差异很大,可能与感染蝙蝠的病理程度有关。IL-10 和肿瘤坏死因子 α 与破坏性假裸囊菌感染程度、菌丝和蝙蝠翅膀细菌的数量相关,而 IL-23 和抗菌肽水平与中性粒细胞聚集及和炎症相关。在冬眠代谢大大减少的情况下,不太可能发生转录,因此这些基因可能在觉醒期发生转录(Rapin 等,2014)。

另一项研究显示出蝙蝠翅膀细胞转录体的变化,被破坏性假裸囊菌感染的冬眠蝙蝠与未被感染的蝙蝠相比,确实发生局部的急性炎症反应,与炎症、伤口愈合和代谢相关的基因表达增加(Field 等,2015)。更多的炎症细胞因子转录本产生,包括 IL-1β,IL-6,IL-17C,IL-20,IL-23A,IL-24 和 G-CSF,Ccl2 和 Ccl20 趋化因子的水平也增加了,但没有中性粒细胞和 T 淋巴细胞的积累。同时急性炎症基因的表达也增加了,包括环氧合酶-2,它触发类二十烷酸以及痛觉调节因子激肽释放酶-6 和组织蛋白酶 S 的产生。这可能是导致疼痛、瘙痒、觉醒增加的原因。这些免疫介质可能产生局部角化细胞和成纤维细胞,以支持伤口愈合。转录因子 p65、NF-κB 和 P-选择素糖蛋白配体 1 的 RNA 水平也升高,CD3γ 和 CD45 水平也升高,这可能表明皮肤存在 γδT 细胞,这种局部炎症反应可能会起到双刃剑的作用,保护冬眠蝙蝠不被真菌感染,但也可能通过影响冬眠苏醒时改变的休眠行为或诱导损伤而增加发病率和死亡率(Field 等,2015)。本项研究还发现载脂蛋白、脂质转运蛋白以及蛋白质和碳水化合物代谢基因的表达受到上调,包括介导脂联素分泌的羟基羧酸受体 2 和 3,由此导致的脂质和碳水化合物代谢变化可能有助于消耗存储的脂肪(Field 等,2015)。观察到的氧化应激基因的上调也会导致局部组织损伤。

13.5.5 欧洲和北美蝙蝠对白鼻综合征免疫应答的差异

在冬眠中,破坏性假裸囊菌感染的欧洲蝙蝠没有经历像北美蝙蝠那样的大规模种群死亡。这种差异可能在于这两种群体的免疫反应不同。Johnson 等(2015)探索两个种群抗体之间可能的差异,有趣的是,破坏性假裸囊菌的抗体血清阳性率和滴度在试验感染的莹鼠耳蝠(M. lucifugus)中比其他 4 种北美洞穴冬眠蝙蝠(东方伏翼、大棕蝠、M. septentrionalis 和 Corynorhinus rafinesquii)更高,其中一些具有更低的白鼻综合征死亡率。在春季和已知白鼻综合征流行较久地区的自然感染的莹鼠耳蝠群体中发现抗体的滴度最高。在既往无破坏性假裸囊菌病史的蝙蝠中,也能检测到交叉反应抗体。相反,在冬季冬眠的欧洲蝙蝠中,自然感染的大鼠耳蝠和水鼠耳蝠中没有发现破坏性假裸囊菌的抗体,在一年中的其他时间滴度低于莹鼠耳蝠(Johnson 等,2015)。综上所述,虽然针对破坏性假裸囊菌的抗体反应似乎并未预防或减轻白鼻综合征,但可能导致产生允许慢性感染的耐受状态(Casadevall 和 Pirofski 等,2012)。然而,细胞介导的免疫可能在保护欧洲蝙蝠免受真菌诱导的病理作用中发挥主要作用,正如念珠菌感染小鼠的情况一样。该假设需要进行检验,以确认保护性免疫的程度以及涉及的细胞和机制(Spellberg 等,2008)。

13.5.6　白鼻综合征的免疫机制

虽然在冬眠期间的免疫反应受到抑制,但在莹鼠耳蝠恢复活跃状态后的几周内,就会产生强烈的中性粒细胞炎症反应,这可能是导致蝙蝠严重病变或死亡的破坏性因素。觉醒大约 3 周后,蝙蝠翅膀开始发生渐变性的损伤、奄奄一息,无法飞行,在开始愈合前,这种炎症反应还会持续 3 周(Meteyer 等,2012)。蝙蝠免疫抑制的突然逆转似乎会导致一种免疫重建炎症综合征,这种现象首次在 HIV 阳性人群中报道,在持续感染期间的免疫恢复后,症状会迅速恶化。在蝙蝠中,真菌感染部位中性粒细胞的快速流入和脱颗粒导致水肿和坏死,并将真菌菌丝隔离到退行性细胞物质网络中。而真菌感染的强度和程度决定蝙蝠从冬眠中苏醒时产生的强烈炎症反应是否会导致严重的组织损伤和死亡,或是消除真菌以使其恢复(Meteyer 等,2012)。

13.6　抗真菌药

13.6.1　抗真菌化合物

通过高通量筛选 Spectrum Plus 化合物文库发现几种药物,这些药物对破坏性假裸囊菌在用于治疗人类致病真菌的浓度范围内是有效的。破坏性假裸囊菌对两性霉素 B、氟康唑、伊曲康唑、酮康唑和伏立康唑敏感。在化合物文库中的 1920 种化合物中,有 27 种可以于地下环境 15℃(15℃是地下环境使用的适宜温度)下抑制 50%~90% 的菌体生长(Chaturvedi 等,2011),但是对其治疗方法需要进行仔细研究,因为在患有壶菌病的两栖动物中,如在蝌蚪上施用伊曲康唑虽然对蛙壶菌有效,但会引起两栖动物的色素脱色(Garner 等,2009)。使用这些药剂净化真菌有助于冬眠也需要谨慎,需要测试它们对其他洞穴或矿山栖息动物的长期影响(Chaturvedi 等,2011)。

在 4℃ 和 15℃ 的体外培养条件下,仅使用冷榨无萜橙油(10μL 的 100% 油)可完全抑制破坏性假裸囊菌的生长(Boire 等,2016),这至少可以保持 6 个月,这种无萜橙油在 100% 的浓度下,不影响其他环境微生物的生长,这包括各种丝状真菌、细菌和好氧放线菌,它被用作食品的调味剂,或用于化妆品和清洁产品,对哺乳动物的角质形成细胞是无毒的。然而,需要进一步的试验来确定无萜橙油对蝙蝠的具体影响,特别是对它们翅膀结构的影响。还应考虑到,如果应用于像蝙蝠这样活跃的动物,无萜橙油是否会被蝙蝠在梳理毛发过程中清除,或受到飞行过程中体温升高的影响。

13.6.2　细菌来源的抗真菌药物

不同种类、甚至同一种内不同个体间蝙蝠皮肤的微生物群,都可能会导致严重的皮肤疾病,如白鼻综合征。具有抗真菌活性的皮肤微生物群中的益生菌可能已经共生于蝙蝠皮肤,并在皮肤病原体内协同进化,提供持续、长久的保护(Thomas 和 Willis,1998)。在野外试验中,从宿主皮肤上分离的益生菌的生物增强策略对保护两栖动物免受壶菌病有效。来自耐性动物皮肤的益生菌可能会定植和保护其他类似的易感宿主(Bletz 等,2013)。从蝙蝠皮肤分离的假单孢菌分离株抑制破坏性假裸囊菌,并且可维持至少有 35 天的功效。生长抑制是在实验室环境中通过被测菌株周围的真菌抑制区(抑菌圈)来衡量,发现破坏性假裸囊菌和细菌浓度对此有很大的影响,本项研究中使用的分离株属于荧光假单孢菌属,以前的研究表明,它能产生抑制植物和两栖类真菌病原体生长的化合物(Hoyt 等,2015a),这项工作令人兴奋,但必须在体内进行毒性和有效性的测试。即使没有完全消灭被感染蝙蝠的破坏性假裸囊菌,但是其缓慢的生长模式可能会让蝙蝠在冬季存活下来(Hoyt 等,2015a)。

目前,至少 2/3 的商业抗生素来自放线菌链霉菌属,这也使这些洞穴生长的细菌是抑制破坏性假裸囊菌的潜在来源。从美国西南部的无白鼻综合征蝙蝠中分离出 36 种放线菌,其中 88.9% 为链霉菌,且能够阻止或减缓破坏性假裸囊菌的生长(Hamm 等,2016)。另一种细菌是紫红红球菌,被证明能够完全和永久地阻挡破坏性假裸囊菌孢子的萌发,还能减慢菌丝的生长(Cornelison 等,2014b)。

土壤中假单孢菌属和芽孢杆菌属细菌产生的挥发性有机化合物抑制破坏性假裸囊菌分生孢子生长和径向菌丝延伸,且在 4℃时的抑制活性大于在 15℃时的抑制活性。癸醛、2-乙基-1-己醇、壬醛、苯并噻唑、苯甲醛和 N,N-二甲基辛胺在浓度低于 1/1 000 000 时,均可抑制破坏性假裸囊菌的生长。这些化合物的几种组合对破坏性假裸囊菌具有协同活性,因此一些挥发性有机化合物现在被用于消除气味和控制害虫(Cornelison 等,2014a)。

13.6.3 源自真菌的抗真菌剂

从破坏性假裸囊菌感染区洞穴空气样品中分离出的木霉属木霉菌可以导致破坏性假裸囊菌的菌落形成单位减少 4-log(Zhang 等,2015)。该真菌具有特异抑制破坏性假裸囊菌,但是并不能抑制嗜低温真菌 P. pannorum 的活性,并且即使在暴露于高温和光照后仍保持这种活性。由于这些微生物是从洞穴中分离出来的,它们非常适合在 6~15℃的温度下生长,木霉属物种已知具有生物控制特性,并已被批准在美国用于生物控制农业害虫的商业用途。多孢链霉菌(T. polysporum)产生几种具有抗真菌活性的次生代谢产物,包括丝孢菌素、环孢菌素、哌珀霉素和 cyclonerodiol 衍生物。需要进一步的工作来确定这些化合物或化合物组合中的哪一种具有抑制破坏性假裸囊菌的功能(Zhang 等,2015)。

由酵母白色念珠菌产生的反式倍半萜烯在体外阻止破坏性假裸囊菌分生孢子的萌发(至少 2 周内),并在 10℃时抑制已存在菌丝的生长,使其浓度低至 15~20μM。此外,破坏性假裸囊菌比其他北美假裸囊菌属对抑制作用更敏感。(Raudabaugh 和 Miller,2015)这种化合物对小鼠的毒性作用可以忽略不计,并且在长时间暴露于氧气中会失活,从而限制任何潜在不利的环境影响。

13.7 白鼻综合征感染的冬眠菌的真菌群落

Lorch 等(2013a)在 2008—2009 年冬季从美国东部 24 个蝙蝠冬眠处的土壤中培养大量的真菌,子囊菌门数量最多,包括多个目和属,大致的情况如下:1~2 株分离出假尾孢属、爪甲白癣菌、附球菌属、砖格孢属、节皮菌属、Auxarthron、Gymnascella、Gymnoascoideus、Neogymnomyces、Mycoarthris、假丝酵母属、德巴利氏酵母属、菌寄生属、Neonectria 和弯颈霉属,以及地丝霉属多分离物、曲霉属、青霉属、裸子囊菌属、毛癣菌属、树粉孢属、假散囊菌属、棒束孢属、丛赤壳属、轮枝孢属、矛束孢属、闭小囊菌属和短梗蠕孢属。柔膜菌目是最主要的目,地丝霉属是最主要的属。担子菌门分离株数目较少,包括 3 个目和 3 个种:1~2 株鬼伞属和布尔喀霉属/Sistotrema 和多个毛孢子菌属。接合菌门分离株数量也较少,由 2 个目和 3 个属组成,包括被孢霉属、卷枝霉属和毛霉属的多个分离菌,其他一些分离株未被鉴定入门。已知上述真菌群中的一些能够产生具有抗真菌或抗细菌特性的化合物,因此可能是能够延缓破坏性假裸囊菌生长的原因之一(Lorch 等,2013a)。

2010 年,另一项对纽约和新泽西 2 个洞穴和 4 个矿井的菌群进行的研究也揭示了真菌种类多样性。样本是从栖息蝙蝠正下方的地面或岩壁上采集的,通常包括蝙蝠粪便和腐烂的蝙蝠残留物。样本还包括墙壁和上壁表面以及几厘米范围内钻孔的拭子(Zhang 等,2014)。本项研究使用依赖培养和不依赖培养的检测方法,结果有所不同,因为通过不依赖培养的方法能发现更多的真菌,如有些不能用当前方法培养的真菌。依赖培养法也更容易发现更多生长快速的真菌,然而,不依赖培养法不用分离菌株,而是依赖于扩增 DNA 的质量和通用引物。此外,引物组在扩增子囊菌、担子菌和早期分支真菌谱系(EDFL)的 DNA 方面,并没有效果(Zhang 等,2014)。依赖培养法检测子囊菌门、担子菌门、接合菌门和 EDFL,大多数分离株(76%)属于子囊菌门。不依赖培养法检测到子囊菌门、担子菌门、壶菌门、EDFL、球囊菌门和非真菌门(Zhang 等,2014)。因此,可以得到的结论是,使用不同的方法可以检测到更广泛的真菌。

13.8　恢复和重新定位

由于破坏性假裸囊菌在没有宿主的情况下,也能够在环境中存活,因此在当地越冬的蝙蝠群中,可能会在下一个冬眠期间再次被感染(Lorch 等,2013b;Hoyt 等,2015b)。在没有蝙蝠的情况下,破坏性假裸囊菌在环境中的长期存在对蝙蝠可能再次进入冬眠具有重要意义。在实验室中,用干燥的琼脂平板在 5℃和相对湿度低的环境(30%~40%)下培养活的破坏性假裸囊菌可以超过 5 年。这些研究表明,破坏性假裸囊菌可以在没有蝙蝠的情况下长期存活,可能是为了防止当蝙蝠消亡后越冬时再次定居(Hoyt 等,2015b),这意味着重新定居可能比预期的要更困难。这项研究还表明,如果储存在凉爽、干燥的条件下,破坏性假裸囊菌也可以在洞穴探险者或其他洞穴游客的设备或衣服上存活,从而引起真菌在人类中的传播(Reynolds 和 Barton,2014)。这项研究需要从实验室扩展到已知的蝙蝠冬眠场所,那里的相对湿度较高(>70%)。此外,冬眠场所的其他微生物群(细菌、病毒、原生生物和其他真菌)也可能会影响破坏性假裸囊菌的存活(Hoyt 等,2015b)。

Reynolds 等(2015)模拟环境中破坏性假裸囊菌的生长对莹鼠耳蝠白鼻综合征进展可能产生影响,他们的模型预测,破坏性假裸囊菌在环境生长将增加白鼻综合征感染率,特别是在含有高水平有机岩屑的冬眠地点中,并且将允许破坏性假裸囊菌在被感染的冬眠动物中持续数十年,这也对他们的重新定居产生负面影响。

其他破坏动植物种群的传染病病原的例子,还有如引起两栖动物中的壶菌病的真菌蛙壶菌；还有西尼罗病毒在美洲乌鸦和松鸦中的传播（Alves 等，2014）；美国蜜蜂中的瓦螨（Sammataro 等，2000）；以及美国栗树和榆树受到栗疫病菌（Cryphonectria parasitica）和榆枯萎病菌（Ophiostoma ulmi）的影响（Schlarbaum 等，2017），目前已经发现具有抗性的树种，人们希望能够成功地将它们重新引入原来的群落中。但是一个潜在的问题在于它们是否能够重新占据曾经的优势，并成功地与现有的植物竞争。

　　比较在破坏性假裸囊菌到来前 4~7 年的大棕蝠种群的特征与引入后 2~3 年的特征，发现它们之间的休眠周期长度存在差异。值得注意的是，在相同的被感染的冬眠地点，大棕蝠的平均体脂含量几乎是冬眠莹鼠耳蝠的两倍。在一个地点引入破坏性假裸囊菌后，莹鼠耳蝠的种群数量下降了 99.6%，而在同一时期，大棕蝠的数量增加 43%。虽然大棕蝠没有明显的真菌生长或损伤，但几乎所有的莹鼠耳蝠都在翅膀、口鼻和耳朵上生长破坏性假裸囊菌。这些结果表明，至少该大棕蝠菌群对白鼻综合征具有抗性（Frank 等，2014）。与这些发现相一致的是，一些欧洲蝙蝠种类将破坏性假裸囊菌限制在外表皮，阻断菌丝的深层入侵，皮肤病变的发展，以及休眠的频繁觉醒（Wibbelt 等，2013）。

　　在最初的种群急剧下降后，纽约的一些莹鼠耳蝠群体似乎继续存在，一些群体稳定在原始大小的 5%~30%（Puechmaille 等，2011；Langwig 等，2012；Hoyt 等，2016）。Langwig 等（2017）提供了解释，他们发现破坏性假裸囊菌的感染强度在持续期比近期刚被真菌入侵的种群要低得多。作者的模型与减缓真菌生长、降低蝙蝠发病率和死亡率最为一致，这是对感染的抗性而不是耐受性的描述特征，这将会导致持续的真菌感染。亚洲蝙蝠具有较低水平的破坏性假裸囊菌，因此这些蝙蝠种群的抗性可能是这些蝙蝠死亡率较低的部分原因。他们的模型还表明真菌生长的减少不是由于密度依赖效应。如上所述，抗性可能是由于蝙蝠皮肤微生物群落的变化，而这些微生物群落可能含有更多具有抗破坏性假裸囊菌活性的细菌或真菌物种。这也可能是由于蝙蝠减少真菌食物资源，达到真菌负荷阈值时激活免疫反应，或者蝙蝠激活缓慢的免疫反应（Langwig 等，2017）。

参考文献

Alves DMCC, Terribile LC, Brito D. 2014. The potential impact of white-nose syndrome on the conservation status of North American bats. *PLoS ONE*. 9(9):e107395.

Bandouchova H, Bartonicka T, Berkova H, Brichta J, Cerny J, Kovacova V, Kolarik M, Kollner B, Kulich P, Martínková N, Rehak Z, Turner GG, Zukal J, Pikula J. 2015. *Pseudogymnoascus destructans*: Evidence of virulent skin invasion for bats under natural conditions, Europe. *Transboundary and Emerging Diseases*. 62:1–5.

Bat Conservation International. 2017. http://www.batcon.org/. Accessed January 11, 2017.

Blehert DS. 2012. Fungal disease and the developing story of bat white-nose syndrome. *PLoS Pathogens*. 8(7):e1002779.

Blehert DS, Hicks AC, Behr M, Meteyer CU, Berlowski-Zier BM, Buckles EL, Coleman JT, Darling SR, Gargas A, Niver R, Okoniewski JC, Rudd RJ, Stone WB. 2009. Bat white-nose syndrome: an emerging fungal pathogen? *Science*. 323:227.

Bletz MC, Loudon AH, Becker MH, Bell SC, Woodhams DC, Minbiole KP, Harris RN. 2013. Mitigating amphibian chytridiomycosis with bioaugmentation: characteristics of effective probiotics and strategies for their selection and use. *Ecology Letters*. 16:807–820.

Boire N, Zhang S, Khuvis J, Lee R, Rivers J, Crandall P, Keel MK, Parrish N. 2016. Potent inhibition of *Pseudogymnoascus destructans*, the causative agent of white-nose syndrome in bats, by cold-pressed, terpeneless, valencia orange oil. *PLoS ONE*. 11(2):e0148473.

Brack JR, Twente JW. 1985. The duration of the period of hibernation of three species of vespertilionid bats. I. Field studies. *Canadian Journal of Zoology*. 63:2952–2954.

Burns LE, Frasier TR, Broders HG. 2014. Genetic connectivity among swarming sites in the wide ranging and recently declining little brown bat (*Myotis lucifugus*). *Ecology and Evolution*. 4(21):4130–4149.

Carey CS, Boyles JG. 2015. Interruption to cutaneous gas exchange is not a likely mechanism of WNS-associated death in bats. *Journal of Experimental Biology*. 218(Pt 13):1986–1989.

Casadevall A, Pirofski L-A. 2012. Immunoglobulins in defense, pathogenesis, and therapy of fungal diseases. *Cell Host Microbe*. 11:447–456.

Chaturvedi S, Rajkumar SS, Li X, Hurteau GJ, Shtutman M, Chaturvedi V. 2011. Antifungal testing and high-throughput screening of compound library against *Geomyces destructans*, the etiologic agent of geomycosis (WNS) in bats. *PLoS ONE*. 6(3):e17032.

Chaturvedi V, Springer DJ, Behr MJ, Ramani R, Li X, Peck MK, Ren P, Bopp DJ, Wood B, Samsonoff WA, Butchkoski CM, Hicks AC, Stone WB, Rudd RJ, Chaturvedi S. 2010. Morphological and molecular characterizations of psychrophilic fungus *Geomyces destructans* from New York bats with white nose syndrome (WNS). *PLoS ONE*. 5(5):e10783.

Chibucos MC, Crabtree J, Nagarj S, Chaturvedi S, Chaturvedi V. 2013. Draft genome sequences of human pathogenic fungus *Geomyces pannorum Sensu Lato* and bat white nose syndrome pathogen *Geomyces* (*Pseudogymnoascus*) *destructans*. *Genome Announcements*. 1(6):e01045–13.

Clawson RL, LaVal RK, LaVal ML, Claire W. 1980. Clustering behavior of hibernating *Myotis sodalis* in Missouri. *Journal of Mammalogy*. 6:245e253.

Cornelison CT, Gabriel KT, Barlament C, Crow SA Jr. 2014a. Inhibition of *Pseudogymnoascus destructans* growth from conidia and mycelial extension by bacterially produced volatile organic compounds. *Mycopathologia*. 177:1–10.

Cornelison CT, Keel MK, Gabriel KT, Barlament CK, Tucker TA, Pierce GE, Crow SA. 2014b. A preliminary report on the contact-independent antagonism of *Pseudogymnoascus destructans* by *Rhodococcus rhodochrous* strain DAP96253. *BMC Microbiology*. 14:246.

Cryan PM, Meteyer CU, Blehert DS, Lorch JM, Reeder DM, Turner GG, Webb J, Behr M, Verant M, Russell RE, Castle KT. 2013. Electrolyte depletion in white-nose syndrome bats. *Journal of Wildlife Diseases*. 49:398–402.

Cryan PM, Meteyer CU, Boyles JG, Blehert DS. 2010: Wing pathology of white-nose syndrome in bats suggests life-threatening disruption of physiology. *BMC Biology*. 8:135.

in bats suggests life-threatening disruption of physiology. *BMC Biology.* 8:135.

Field KA, Johnson JS, Lilley TM, Reeder SM, Rogers EJ, Behr MJ, Reeder DM. 2015. The white-nose syndrome transcriptome: activation of antifungal host responses in wing tissue of hibernating little brown myotis. *PLoS Pathogens.* 11(10):e1005168.

Foley J, Clifford D, Castle K, Cryan P, Ostfeld RS. 2011. Investigating and managing the rapid emergence of white-nose syndrome, a novel, fatal, infectious disease of hibernating bats. *Conservation Biology.* 25(2):223–231.

Frank CL, Michalski A, McDonough AA, Rahimian M, Rudd RJ, Herzog C. 2014. The resistance of a North American bat species (*Eptesicus fuscus*) to white-nose syndrome (WNS). *PLoS ONE.* 9(12):e113958.

Gargas A, Trest MT, Christensen M, Volk TJ, Bleher DS. 2009. *Geomyces destructans* sp. nov. associated with bat white-nose syndrome. *Mycotaxon.* 108:147–154.

Garner TWJ, Garcia G, Carroll B, Fisher MC. 2009. Using itraconazole to clear *Batrachochytrium dendrobatidis* infection, and subsequent depigmentation of *Alytes muletensis* tadpoles. *Diseases of Aquatic Organisms.* 83:257–260.

Grieneisen LE, Brownlee-Bouboulis SA, Johnson JS, Reeder DM. 2015. Sex and hibernaculum temperature predict survivorship in white-nose syndrome affected little brown myotis (*Myotis lucifugus*). *Royal Society Open Science.* 2:140470.

Hamm PS, Caimi NA, Northup DE, Valdez EW, Buecher DC, Dunlap CA, Labeda DP, Lueschow S, Porras-Alfaro A. 2016. Western bats as a reservoir of novel *Streptomyces* species with antifungal activity. *Applied Environmental Microbiology.* pii: AEM.03057-16.

Hoyt JR, Cheng TL, Langwig KE, Hee MM, Frick WF, Kilpatrick AM. 2015a. Bacteria isolated from bats inhibit the growth of *Pseudogymnoascus destructans*, the causative agent of white-nose syndrome. *PLoS ONE.* 10(4):e0121329.

Hoyt JR, Langwig KE, Okoniewski J, Frick WF, Stone WB, Kilpatrick AM. 2015b. Long-term persistence of *Pseudogymnoascus destructans*, the causative agent of white-nose syndrome, in the absence of bats. *EcoHealth.* 12:330–333.

Hoyt JR, Langwig KE, Sun K, Lu G, Parise KL, Jiang T, Frick WF, Foster JT, Feng J, Kilpatrick AM. 2016. Host persistence or extinction from emerging infectious disease: insights from white-nose syndrome in endemic and invading regions. *Proceedings of the Royal Society B.* 283:20152861.

Hoyt JR, Sun K, Parise KL, Lu G, Langwig KE, Jiang T, Yang S, Frick WF, Kilpatrick AM, Foster JT, Feng J. 2016. Widespread bat white-nose syndrome fungus, Northeastern China. *Emerging Infectious Diseases.* 22(1):140–142.

Johnson JS, Lacki MJ, Thomas SC, Grider JF. 2012. Frequent arousals from winter torpor in Rafinesque's big-eared bat (*Corynorhinus rafinesquii*). *PLoS ONE* 7(11):e49754.

Johnson JS, Reeder DM, Lilley TM, Czirják GA, Voigt CC, McMichael JW III, Meierhofer MB, Seery CW, Lumadue SS, Altmann AJ, Toro MO, Field KA. 2015. Antibodies to *Pseudogymnoascus destructans* are not sufficient for protection against white-nose syndrome. *Ecology and Evolution.* 5(11):2203–2214.

Johnson LJ, Miller AN, McCleery RA, McClanahan R, Kath JA, Lueschow S, Porras-Alfaro A. 2013. Psychrophilic and psychrotolerant fungi on bats and the presence of *Geomyces* spp. on bat wings prior to the arrival of white nose syndrome. *Applied Environmental Microbiology.* 79(18):5465–5471.

Jonasson KA, Willis CKR. 2012. Hibernation energetics of free-ranging little brown bats. *The Journal of Experimental Biology.* 215: 2141–2149.

Kokurewicz T, Ogórek R, Pusz W, Matkowski K. 2016. Bats increase the number of cultivable airborne fungi in the "Nietoperek" bat reserve in western Poland. *Microbial Ecology.* 72(1):36–48.

Langwig KE, Frick WF, Bried JT, Hicks AC, Kunz TH, Kilpatrick AM. 2012. Sociality, density-dependence and microclimates determine the persistence of populations suffering from a novel fungal disease, white-nose syndrome. *Ecology Letters.* 15(9):1050–1057.

Langwig KE, Frick WF, Reynolds R, Parise KL, Drees KP, Hoyt JR, Cheng TL, Kunz TH, Foster JT, Kilpatrick AM. 2015a. Host and pathogen ecology drive the seasonal dynamics of a fungal disease, white-nose syndrome. *Proceedings of the Royal Society B.* 282:20142335.

Langwig KE, Hoyt JR, Parise KL, Frick WF, Foster JT, Kilpatrick AM. 2017. Resistance in per-sisting bat populations after white-nose syndrome invasion. *Philosophical Transactions of the Royal Society B.* 372: 20160044.

Langwig KE, Hoyt JR, Parise KL, Kath J Kirk D, Frick WF, Foster JT, Kilpatrick AM. 2015b. Invasion dynamics of white-nose syndrome fungus, Midwestern United States, 2012–2014. *Emerging Infectious Diseases.* 21(6):1026–1026.

Lausen CL, Delisle I, Barclay RMR, Strobeck C. 2008. Beyond mtDNA: nuclear gene flow sug-gests taxonomic oversplitting in the little brown bat (*Myotis lucifugus*). *Canadian Journal of Zoology.* 86:700–713.

Lorch JM, Lindner DL, Gargas A, Muller LK, Minnis AM, Blehert DS. 2013a. A culture-based survey of fungi in soil from bat hibernacula in the eastern United States and its implications for detection of *Geomyces destructans*, the causal agent of bat white-nose syndrome. *Mycologia.* 105(2):237–252.

Lorch JM, Minnis AM, Meteyer CU, Redell JA, White JP, Kaarakka HM, Muller LK, Lindner DL, Verant ML, Shearn-Bochsler V, Blehert DS. 2015. The fungus *Trichophyton redellii* sp. Nov. causes skin infections that resemble white-nose syndrome of hibernating bats. *Journal of Wildlife Diseases.* 51(1):36–47.

Lorch JM, Muller LK, Russell RE, O'Connor M, Lindner DL, Blehert DS. 2013b. Distribution and environmental persistence of the causative agent of white-nose syndrome, *Geomyces destructans*, in bat hibernacula of the eastern United States. *Applied Environmental Microbiology.* 79:1293–1301.

Lorch JM, Palmer JM, Lindner DL, Ballmann AE, George KG, Griffin K, Knowles S, Huckabee JR, Haman KH, Anderson CD, Becker PA, Buchanan JB, Foster JT, Blehert DS. 2016. First detection of bat white-nose syndrome in western North America. *mSphere.*1(4):e00148.

Lučan RK, Bandouchova H, Bartonička T, Pikula J, Zahradníková A Jr, Zukal J, Martínková N. 2016. Ectoparasites may serve as vectors for the white-nose syndrome fungus. *Parasites and Vectors.* 9:16.

Meteyer CU, Barber D, Mandl JN. 2012. Pathology in euthermic bats with white nose syndrome suggests a natural manifestation of immune reconstitution inflammatory syndrome. *Virulence.* 3(7):583–588.

Meteyer CU, Buckles EL, Blehert DS, Hicks AC, Green DE, Shearn-Bochsler V, Thomas NJ, Gargas A, Behr MJ. 2009. Histopathologic criteria to confirm white-nose syndrome in bats. *Journal of Veterinary Diagnostic Investigation.* 21(4):411–414.

Moore MS, Reichard JD, Murtha TD, Nabhan ML, Pian RE, Ferreira JS, Kunz TH. 2013. Hibernating little brown myotis (*Myotis lucifugus*) show variable immunological responses to white-nose syndrome. *PLoS ONE.* 8(3):e58976.

Moore MS, Reichard JD, Murtha TD, Zahedi B, Fallier RM, Kunz TH. 2011. Specific alterations in complement protein activity of little brown myotis (*Myotis lucifugus*) hibernating in white-nose syndrome affected sites. *PLoS ONE.* 6(11):e27430.

Norquay KJO, Martinez-Nuñez F, Dubois JE, Monson KM, Willis CKR. 2013. Long-distance movements of little brown bats (*Myotis lucifugus*). *Journal of Mammalogy.* 94:506–515.

Pannkuk EL, McGuire LP, Warnecke L, Turner JM, Willis CK, Risch TS. 2015a. Glycerophospholipid profiles of bats with white-nose syndrome. *Physiological and Biochemical Zoology.* 88(4):425–432.

Pannkuk EL, Risch TS, Savary BJ. 2015b. Isolation and identification of an extracellular subtilisin-like serine protease secreted by the bat pathogen *Pseudogymnoascus destructans.* PLoS ONE. 10(3):e0120508.

Puechmaille SJ, Frick WF, Kunz TH, Racey PA, Voigt CC, Wibbelt G, Teeling EC. 2011. White-nose syndrome: is this emerging disease a threat to European bats? *Trends in Ecology and Evolution.* 26:570–576.

Rapin N, Johns K, Martin L, Warnecke L, Turner JM, Bollinger TK, Willis CKR, Voyles J, Misra V. 2014. Activation of innate immune-response genes in little brown bats (*Myotis lucifugus*) infected with the fungus *Pseudogymnoascus destructans.* PLoS ONE. 9(11):e112285.

Raudabaugh DB, Miller AN. 2015. Effect of trans, trans-farnesol on *Pseudogymnoascus destructans* and several closely related species. *Mycopathologia.* 180(5–6):325–332.

Reeder DM, Frank CL, Turner GG, Meteyer CU, Kurta A, Britzke ER, Vodzak ME, Darling SR, Stihler CW, Hicks AC, Jacob R, Grieneisen LE, Brownlee SA, Muller LK, Blehert DS. 2012. Frequent arousal from hibernation linked to severity of infection and mortality in bats with white-nose syndrome. *PLoS ONE.* 7(6):e38920.

Ren P, Haman KH, Last LA, Rajkumar SS, Keel MK, Chaturvedi V. 2012. Clonal spread of *Geomyces destructans* among bats, Midwestern and Southern United States. *Emerging Infectious Diseases.* 18:883– 885.

Reynolds HT, Barton HA. 2014. White-Nose syndrome: Human activity in the emergence of an extirpating mycosis. In: *One Health: People, Animals, and the Environment.* RM Atlas and S Maloy (eds). ASM Press: Washington, DC, pp. 167–181.

Reynolds HT, Ingersoll T, Barton HA. 2015. Modeling the environmental growth of *Pseudogymnoascus destructans* and its impact on the white-nose syndrome epidemic. *Journal of Wildlife Diseases.* 51(2):318–331.

Sammataro D, Gerson U, Needham G. 2000. Parasitic mites of honey bees: life history, implications, and impact. *Annual Review of Entomology.* 45:519–548.

Schlarbaum SE, Hebard F, Spaine PC, Kamalay JC. 2017. Three American tragedies: chestnut blight, butternut canker, and Dutch elm disease. https://www.srs.fs.usda.gov/pubs/ja/ja_schlarbaum002.htm. Accessed January 11, 2017.

Spellberg B, Ibrahim AS, Lin L, Avanesian V, Fu Y, Lipke P, Otoo H, Ho T, Edwards JE Jr. 2008. Antibody titer threshold predicts anticandidal vaccine efficacy even though the mechanism of protection is induction of cell-mediated immunity. *Journal of Infectious Diseases.* 197:967–971.

Thogmartin WE, Sanders-Reed CA, Szymanski JA, McKann PC, Pruitt L, King RA, Runge MC, Russell RE. 2013. White-nose syndrome is likely to extirpate the endangered Indiana bat over large parts of its range. *Biological Conservation.* 160:162–172.

Thomas DW, Dorais M, Bergeron J-M. 1990. Winter energy budgets and cost of arousals for hibernating little brown bats *Myotis lucifugus. Journal of Mammalogy.* 71:475–479.

Thomas MB, Willis AJ. 1998. Biocontrol-risky but necessary? *Trends in Ecology and Evolution.* 13:325–329.

Thomas, WD, Cloutier, D. 1992. Evaporative water loss by hibernating little brown bats, *Myotis lucifugus. Physiological Zoology.* 65:443e456.

Turner JM, Warnecke L, Wilcox A, Baloun D, Bollinger TK, Misra V, Willis CKR. 2015. Conspecific disturbance contributes to altered hibernation patterns in bats with white-nose syndrome. *Physiology & Behavior.* 140:71–78.

U.S. Geological Survey. 2012. White-nose syndrome threatens the survival of hibernating bats in

North America. https://www.nwhc.usgs.gov/disease_information/white-nose_syndrome/. Accessed May 23, 2017.

Vanderwolf KJ, Malloch, McAlpine DF. 2016. Ectomycota associated with arthropods from bat hibernacula in eastern Canada, with particular reference to *Pseudogymnoascus destructans*. *Insects*. 7:16.

Verant ML, Boyles JG, Waldrep W Jr, Wibbelt G, Blehert DS. 2012. Temperature-Dependent growth of *Geomyces destructans*, the fungus that causes bat white-nose syndrome. *PLoS ONE*. 7(9):e46280.

Vonhof MJ, Russell AL, Miller-Butterworth CM. 2015. Range-wide genetic analysis of little brown bat (*Myotis lucifugus*) populations: estimating the risk of spread of white-nose syndrome. *PLoS ONE*. 10(7):e0128713.

Warnecke L, Turner JM, Bollinger TK, Lorch JM, Misra V, Cryan PM, Wibbelt G, Blehert DS, Willis CKR. 2012. Inoculation of bats with European *Geomyces destructans* supports the novel pathogen hypothesis for the origin of white-nose syndrome. *Proceedings of the National Academy of Science USA*. 109:6999–7003.

Warnecke L, Turner JM, Bollinger TK, Misra V, Cryan PM, Blehert DS, Wibbelt G, Willis CKR. 2013. Pathophysiology of white-nose syndrome in bats: a mechanistic model linking wing damage to mortality. *Biology Letters*. 9:20130177.

Wibbelt G, Puechmaille SJ, Ohlendorf B, Mühldorfer K, Bosch T, Görföl T, Passior K, Kurth A, Lacremans D, Forget F. 2013. Skin lesions in European hibernating bats associated with *Geomyces destructans*, the etiologic agent of white-nose syndrome. *PLoS ONE*. 8(9):e74105.

Wilcox A, Warnecke L, Turner JM, McGuire LP, Jameson JW, Misra V, Bollinger TC, Willis CKR. 2014. Behaviour of hibernating little brown bats experimentally inoculated with the pathogen that causes white-nose syndrome. *Animal Behaviour*. 88:157e164.

Willis CKR, Menzies AK, Boyles JG, Wojciechowsk MS. 2011. Evaporative water loss is a plausible explanation for mortality of bats from white-nose syndrome. *Integrative and Comparative Biology*. 51(3):364–373.

Zhang T, Chaturvedi V, Chaturvedi S. 2015. Novel *Trichoderma polysporum* strain for the biocontrol *of Pseudogymnoascus destructans*, the fungal etiologic agent of bat white nose syndrome. *PLoS ONE*.10(10):e0141316.

Zhang T, Victor TR, Rajkumar SS, Li X, Okoniewski JC, Hicks AC, Davis AD, Broussard K, LaDeau SL, Chaturvedi S, Chaturvedi V. 2014. Mycobiome of the bat white nose syndrome affected caves and mines reveals diversity of fungi and local adaptation by the fungal pathogen *Pseudogymnoascus (Geomyces) destructans*. *PLoS ONE*. 9(9):e108714.

Zukal J, Bandouchova H, Bartonicka T, Berkoval H, Brack V, Brichta J, Dolinay M, Jaron KS, Kovacova V, Kovarik M, Martínková N, Ondracek H, Rehak Z, Turner GG, Pikula J. 2014. White-nose syndrome fungus: a generalist pathogen of hibernating bats. *PLoS ONE*. 9(5): e97224.

第 **14** 章

荚膜组织胞浆菌、其他真菌与蝙蝠

14.1 真菌与蝙蝠

14.1.1 组织胞浆菌

组织胞浆菌(Histoplasma capsulatum)是一种随温度交替的双态性真菌,以土壤腐生菌的形式存在于富含鸟粪或蝙蝠粪的土壤中,并在 37℃时可以转化为酵母相。酵母相是寄生的、致病、细胞内的形态,而菌丝相是感染的形式。分离株被分为荚膜组织胞浆菌(capsulatum)、杜波组织胞浆菌(duboisii)、法西米诺菌变种(Carter 等,2001)。杜波组织胞浆菌(H. duboisii)仅在非洲热带地区被发现,可引起皮肤、皮下和骨骼的损伤。法西米松分离株存在于欧洲、北非、印度和南亚。它们通常可感染马和骡子(Teixeira 等,2016)。微卫星分析表明,广义上的荚膜组织胞浆菌复合体包含至少 8 个具有不同地理种群的分支:澳大利亚、荷兰、欧洲和亚洲大陆、北美 1 类和 2 类(NAm 1 和 NAm 2)、拉丁美洲 A 组和 B 组(LAm A 和 LAm B)及非洲。除欧亚簇外,这些分支被认为属于系统发育中的种类。Teixeira 等(2016)提出在拉丁美洲分支中增加 5 个新的系统发育种类:LAm A1、LAm A2、LAm B1、LAm B2、RJ 和 BAC-1。作者认为蝙蝠可能在组织胞浆菌物种的形成中起主要作用,因为单系分支与不同种类的蝙蝠有关。与蝙蝠相关的真菌列表见表 14.1。在对拉丁美洲 9 种被感染的蝙蝠进行检查后,在巴西和阿根廷又相继发现一个高度相似的遗传群。来自墨西哥的真菌亚群有更丰富的遗传多样性(Taylor

表 14.1 蝙蝠相关真菌

蝙蝠科	蝙蝠俗称	蝙蝠种	真菌
叶口蝠	流苏美洲果蝠	流苏美洲果蝠	假丝酵母菌
叶口蝠	多毛食果蝠	绒毛美洲果蝠	组织胞浆菌
叶口蝠	多毛食果蝠	绒毛美洲果蝠	肺囊虫
叶口蝠	大食果蝠	大食果蝠	吉列尔蒙迪假丝酵母
叶口蝠	大食果蝠	大食果蝠	吕氏假丝酵母菌
叶口蝠	大食果蝠	大食果蝠	白色念珠菌
叶口蝠	大食果蝠	大食果蝠	克鲁维酵母
叶口蝠	圣文森短叶果蝠	狭叶蝠	组织胞浆菌
叶口蝠	壮观短尾叶口蝠	昭短尾叶鼻蝠	白色念珠菌
叶口蝠	壮观短尾叶口蝠	昭短尾叶鼻蝠	后囊球虫
叶口蝠	壮观短尾叶口蝠	昭短尾叶鼻蝠	新生隐球菌
叶口蝠	壮观短尾叶口蝠	昭短尾叶鼻蝠	组织胞浆菌
叶口蝠	壮观短尾叶口蝠	昭短尾叶鼻蝠	出芽丝孢菌
叶口蝠	普通吸血蝙蝠	吸血蝠	假丝酵母属
叶口蝠	普通吸血蝙蝠	吸血蝠	后囊球虫
叶口蝠	普通吸血蝙蝠	吸血蝠	组织胞浆菌
叶口蝠	普通吸血蝙蝠	吸血蝠	克鲁维酵母
蝙蝠	北美大棕蝠	大棕蝠	组织胞浆菌
犬吻蝠	彼得獒面蝠	毕氏真蝠	组织胞浆菌
犬吻蝠	蓝灰獒面蝠	银白真蝠	组织胞浆菌
叶口蝠	鼩形长舌叶口蝠	鼩形长舌蝠	皮肤芽孢杆菌
叶口蝠	鼩形长舌叶口蝠	鼩形长舌蝠	白色念珠菌
叶口蝠	鼩形长舌叶口蝠	鼩形长舌蝠	吉列尔蒙迪假丝酵母
叶口蝠	鼩形长舌叶口蝠	鼩形长舌蝠	后囊球虫
叶口蝠	鼩形长舌叶口蝠	鼩形长舌蝠	组织胞浆菌
叶口蝠	鼩形长舌叶口蝠	鼩形长舌蝠	肺囊虫属
叶口蝠	鼩形长舌叶口蝠	鼩形长舌蝠	黑曲霉
叶口蝠	鼩形长舌叶口蝠	鼩形长舌蝠	出芽丝孢菌
鞘尾蝠	粗毛裂颜蝠	粗毛凹脸蝠	组织胞浆菌
叶口蝠	库岛细长鼻蝠	库腊索长舌蝠	组织胞浆菌
叶口蝠	骚氏细长鼻蝠	白长舌蝠	组织胞浆菌
叶口蝠	小长鼻蝙蝠	*Leptonycteris sanborni*	白色隐球菌
叶口蝠	小长鼻蝙蝠	*Leptonycteris sanborni*	分枝隐球菌

（待续）

表 14.1(续)

蝙蝠科	蝙蝠俗称	蝙蝠种	真菌
叶口蝠	小长鼻蝙蝠	Leptonycteris sanborni	Cryptococcus laurentii
叶口蝠	小长鼻蝙蝠	Leptonycteris sanborni	Cryptococcus parapsilosis
叶口蝠	小长鼻蝙蝠	Leptonycteris sanborni	光滑弯孢霉
叶口蝠	强壮长舌蝠	巴拿马长舌蝠	组织胞浆菌
叶口蝠	普通剑鼻蝙蝠	金剑鼻蝠	组织胞浆菌
叶口蝠	沃特豪斯叶鼻蝙蝠	Macrotus waterhoussi minor	组织胞浆菌
叶口蝠	小型大耳蝠	巴西大耳蝠	组织胞浆菌
犬吻蝠	无	Molossus major	组织胞浆菌
髯蝠	大叶妖面蝠	大叶怪脸蝠	组织胞浆菌
犬吻蝠	无	Molossus major	白色念珠菌
犬吻蝠	帕氏犬吻蝠	獒蝠	组织胞浆菌
犬吻蝠	帕氏犬吻蝠	獒蝠	毛色马拉色菌
犬吻蝠	帕氏犬吻蝠	獒蝠	球状马拉色菌
犬吻蝠	帕氏犬吻蝠	獒蝠	厚皮马拉色菌
犬吻蝠	帕氏犬吻蝠	獒蝠	Malassezia sympodialis
犬吻蝠	帕氏犬吻蝠	獒蝠	Wangiella dermatitidis
犬吻蝠	黑獒蝙蝠	Molossus rufus	Histoplasma capsulatum
蝙蝠	白毛鼠耳蝠	巴拉圭鼠耳蝠	Wangiella dermatitidis
蝙蝠	California myotis	加州鼠耳蝠	组织胞浆菌
蝙蝠	California myotis	加州鼠耳蝠	肺孢子虫
蝙蝠	Black myotis	黑毛鼠耳蝠	假丝酵母菌
蝙蝠	Western long-eared myotis	Myotis septentrionalis	地霉菌
蝙蝠	喜群鼠耳蝠	社鼠耳蝠	地霉菌
蝙蝠	喜群鼠耳蝠	社鼠耳蝠	分枝隐球菌
简耳蝠	简耳蝠	墨西哥简耳蝠	组织胞浆菌
简耳蝠	简耳蝠	墨西哥简耳蝠	Pneumocystis sp.
夜蝠	南美洲斗牛犬蝠	Noctilio labialis	组织胞浆菌
蝙蝠	夜蝠	山蝠	组织胞浆菌
鞘尾蝠	粗毛裂颜蝠	粗毛凹脸蝠	组织胞浆菌
蝙蝠	Eastern pipistrelle	Perimyotis subflavus	Geomyces sp.
叶口蝠	淡色叶口蝠	苍白矛吻蝠	组织胞浆菌
叶口蝠	淡色叶口蝠	苍白矛吻蝠	Wangiella dermatitidis

(待续)

表 14.1(续)

蝙蝠科	蝙蝠俗称	蝙蝠种	真菌
叶口蝠	叶口蝠	矛吻蝠	组织胞浆菌
髯蝠科	戴氏裸背蝠	裸背蝠	组织胞浆菌
髯蝠科	红斑裸背蝠	帕氏髯蝠	组织胞浆菌
髯蝠科	红斑裸背蝠	帕氏髯蝠	肺囊虫
髯蝠科	红斑裸背蝠	帕氏髯蝠	组织胞浆菌
髯蝠科	Wagner 胡子蝠	Pteronotus psilotis	新生隐球菌
髯蝠科	大裸背蝙蝠	Pteronotus suapurensis	组织胞浆菌
叶口蝠	侏叶鼻蝠	小叶吻蝠	假丝酵母
叶口蝠	侏叶鼻蝠	小叶吻蝠	克鲁维酵母菌
叶口蝠	侏叶鼻蝠	小叶吻蝠	Trichosporon beigelli
菊头蝠	小鼠尾蝙蝠	小鼠尾蝠	Basidiobolus ranarum Eidam
菊头蝠	小鼠尾蝙蝠	小鼠尾蝠	皮肤芽孢杆菌
菊头蝠	小鼠尾蝙蝠	小鼠尾蝠	假丝酵母属
菊头蝠	小鼠尾蝙蝠	小鼠尾蝠	Trichosporon cutaneum
狐蝠	埃及果蝠	北非果蝠	海氏脑炎原虫
叶口蝠	普通黄肩蝠	黄肩蝠	Candida curvata
叶口蝠	普通黄肩蝠	黄肩蝠	克鲁斯假丝酵母
叶口蝠	普通黄肩蝠	黄肩蝠	假丝酵母
叶口蝠	普通黄肩蝠	黄肩蝠	克鲁维酵母
叶口蝠	普通黄肩蝠	黄肩蝠	Wangiella dermatitidis
犬吻蝠	美洲皱唇蝠	巴西犬吻蝠	假丝酵母
犬吻蝠	美洲皱唇蝠	巴西犬吻蝠	Cladosporium sp.
犬吻蝠	美洲皱唇蝠	巴西犬吻蝠	Coccidioides immitis
犬吻蝠	美洲皱唇蝠	巴西犬吻蝠	Cryptococcus neoformans
犬吻蝠	美洲皱唇蝠	巴西犬吻蝠	组织胞浆菌
犬吻蝠	美洲皱唇蝠	巴西犬吻蝠	Microsporum gypseum
犬吻蝠	美洲皱唇蝠	巴西犬吻蝠	Pneumocystis
犬吻蝠	美洲皱唇蝠	巴西犬吻蝠	Sporotrichum sp.
犬吻蝠	美洲皱唇蝠	巴西犬吻蝠	Trichophyton mentagrophytes

(待续)

表 14.1(续)

蝙蝠科	蝙蝠俗称	蝙蝠种	真菌
犬吻蝠	美洲皱唇蝠	巴西犬吻蝠	红色毛癣菌
犬吻蝠	美洲皱唇蝠	巴西犬吻蝠	毛霉菌
犬吻蝠	宽耳蝙蝠	Tadarida laticaudata yucatanica	组织胞浆菌
叶口蝠	斯氏圆耳蝠	圆耳蝠	组织胞浆菌
叶口蝠	白喉圆耳蝙蝠	林栖圆耳蝠	假丝酵母
叶口蝠	白喉圆耳蝙蝠	林栖圆耳蝠	Kluyveromyces sp.
叶口蝠	尾皮蝠	筑帐蝠	Candida guilliermondii
叶口蝠	尾皮蝠	筑帐蝠	Torulopsis sp.
叶口蝠	海勒宽鼻蝙蝠	Vampyrops helleri	假丝酵母菌
叶口蝠	海勒宽鼻蝙蝠	Vampyrops helleri	出芽丝孢菌

等,2012)。性生殖、重组和遗传交换发生在一些荚膜组织胞浆菌中,并可能提供多样化和适应新宿主的手段。

虽然组织胞浆菌最初发现于北纬 45°至南纬 35°,但它目前存在于整个西半球,包括加拿大阿尔伯塔省和世界其他地区。它在美国俄亥俄州、圣劳伦斯河和密西西比河流域中最常见(占报道感染的 60%~90%),也是美国最常见的地方性真菌病,还是猫第二常见的系统性真菌病。除了在前往中美洲和南美洲国家或加勒比群岛(包括多米尼加共和国、危地马拉、哥伦比亚、秘鲁和尼加拉瓜)以及加勒比地区的旅行者中发现以外,它在南美洲的几个国家也很普遍(Gascón 等,2000)。通常在鸟类栖息地的土壤或蝙蝠洞穴潮湿地方的入口活动后,可能会被感染,但是发现与一所农村学校合作的两名西班牙教师似乎是通过在一个封闭的房间里移动旧书而感染,另外两名旅行者是在潮湿的森林地区睡在地板上而感染(Gascón 等,2000;Jülg 等,2008)。由大量蝙蝠形成的集群栖息地维持 28~30℃ 的温度和超过 60%的湿度,加上蝙蝠粪便中存在的营养物质,为组织胞浆菌的生命周期提供必要的条件(Taylor 等,2012)。

14.1.1.1　人体内的组织胞浆菌

荚膜组织胞浆菌(H.capsulatum)可以造成急性肺病,这种病在免疫功能低下的人群中可能会很严重,并会发生扩散,但在免疫正常的人群中通常较轻。然而,对 6 名被感染、正常和健康旅行者的病例研究发现,可有多发性、弥漫性、结节性和双侧胸部病变,其中一些伴有中央空洞、肺门腺病、非钙化性肉芽肿以及弥漫性炎症性支气管黏膜疾病(Gascón 等,2000)。酵母内形态能够在钙化病变的中心区域保持存活数年,并会复发。但是被感染的蝙蝠很少会患上严重的疾病。

有报道称,人类可以通过吸入真菌菌丝体雾化小型分生孢子和菌丝碎片而被感染,真菌菌丝体在适宜的环境条件下生长旺盛,其中土壤因大型鸟类栖息地开阔区域的粪便而变得肥沃,特别是群居鸟类(椋鸟、黑鸟、油鸟和鸽子)和来自洞穴、矿井和建筑物等空间受限的蝙蝠粪便。蝙蝠粪便沉积物和洞顶之间距离小,使洞穴蝙蝠更易吸入高浓度孢子(Taylor 等,1999)。然而,酵母内形态也能够通过鼻内途径感染试验动物(Klite 和 Diercks 等,1965),作为肺吞噬细胞的胞内寄生菌存在于肺中。除了鸟类、蝙蝠和人类外,狒狒、獾、北方海獭、浣熊、马、狗和猫也可能自然感染这种真菌(Teixeira 等,2016)。

1958 年,组织胞浆菌病首次与美国东北部被大棕蝠(Eptesicus fuscus)污染的土壤联系在一起(Emmons,1958)。其他早期的报道将这种疾病与特立尼达和巴拿马城含蝙蝠粪便的土壤联系在一起,或者与对委内瑞拉、秘鲁、墨西哥和南非的蝙蝠洞穴的探访联系在一起(Klite 和 Diercks,1965)。感染的高危人群包括那些参与采矿、开采和收集蝙蝠粪便的人(Taylor 等,2005)。

最近的一项文献综述显示,1938—2013 年,美国有 26 个州和波多黎各暴发105 起组织胞浆菌病和 2850 起病例(Benedict 和 Mody,2016),这可能被低估了,因为组织胞浆菌病不是一种疾病。这些报道表明,早期暴发最常见的是与暴露在建筑物、鸡舍、没有鸡舍的农场或其他户外区域有关。然而,与其他环境下发生的病例相比,这些疫情涉及的病例数量较少。在这些疫情中,与农场或鸡舍有关的疫情发生在 1943—1969 年,最后一次发生在 1985 年。全市范围内的风传播疾病暴发病例数的中位数最高,它们与发生在河岸、高尔夫球场、废弃游乐园或网球中心等众多的环境干扰有关(Benedict 和 Mody,2016)。

蝙蝠或其粪便与 23% 的疫情暴发有关,鸟类或其粪便与 56% 的疫情有关。在40% 的暴发中发现鸟或蝙蝠的粪便受扰动,土壤或植物物质的破坏分别为 32% 和20%,与 25% 的拆除或建设事件(Benedict 和 Mody,2016),33% 的疫情发生在与工作相关的接触中,86% 的病例报道疫情是与鸟类、蝙蝠或其粪便有关的。两次大暴发均与学校有关,然而,其余暴发中的大多数病例发生在成人身上。组织胞浆菌病报道发病率最高的州是:印第安纳州(28%)、俄亥俄州(15%)、爱荷华州(8%)、密歇根州(6%)、伊利诺伊州(5%)、内布拉斯加州(5%)和阿肯色州(5%)。大多数疫情(72%)始于 5~11 月。在有准确数据的疫情中,14.7%的患者住院(n=1801),1.1%死亡(n=232)。总的来说,住院率和死亡率随着时间的推移而下降(Benedict 和 Mody,2016)。

14.1.1.2　墨西哥蝙蝠体内的荚膜组织胞浆菌

从墨西哥的多毛食果蝙蝠(Artibeus hirsutus)中分离出两个组织胞浆菌类群:与蝙蝠相关的 LAm A1 分支和 Lam 2 分支。一个与蝙蝠相关的分支(BAC1)也与迁徙的蝙蝠物种巴西犬吻蝠(Tadarida brasiliensis)和大叶怪脸蝠(Mormoops megarsodra)相关(Teixeira 等,2016)。

从墨西哥捕获 8.2%的蝙蝠肠道、肺、肝和脾的标本中分离到荚膜组织胞浆菌,这些蝙蝠分属 5 科 13 属 18 种(n=208;103 只雄蝠和 105 只雌蝠)(Taylor 等,1999),所有被感染的蝙蝠都是成年蝙蝠,包括 6 只雄性和 11 只雌性。感染/捕获的蝙蝠的比率如下:6.3%的帕氏髯蝠 (Pteronotus parnellii)(n=16),40%的墨西哥筒耳蝠(Natalus stramineus)(n=5),66.7%的绒毛美洲果蝠(A.hirsutus)(n=15),22.2%的白长舌蝠(Leptonycteris nivalis)(n=9),33.3%的加州鼠耳蝠(Myotis californicus)(n=3)和 14.3%的大叶怪脸蝠(M.megalophylla)(n=7)(Taylor 等,1999)。酵母相真菌可见于肺泡内和隔内的肺巨噬细胞。真菌分离株分别来自肺(n=8)、肠道(n=7)、肝(n=2)和脾(n=1)。

利用真菌 Hcp100 分子中的 210 个碱基对片段作为标记,从 81.6%的来自墨西哥的非生殖期年轻的雄性迁徙巴西圆耳蝠(T. brasiliensis)蝙蝠的肺样本中,检测到荚膜组织胞浆菌 DNA(78.8%阳性;n=66 只蝙蝠)。大部分墨西哥和阿根廷蝙蝠的肺样本在这一区域的 DNA 相似度为 99%。值得注意的是,87 个肺样本中只有 3 个分离到荚膜组织胞浆菌株,这表明该组织的真菌负担较低(González-González 等,2012)。虽然真菌分离被认为是检测真菌以及其他真菌和蝙蝠感染的金标准,但这种分子检测方法是非常特异和敏感的,分离出真菌的主要限制是其低灵敏度和环境样品易被快速生长的微生物污染。虽然从蝙蝠粪便、被污染的土壤或被感染的蝙蝠中分离真菌的比率通常很低,但据报道,墨西哥蝙蝠器官的感染率高达 66%。人们认为,巴西圆耳蝠和其他分布广泛的蝙蝠对于荚膜组织胞浆菌在更广的区域内传播特别重要,特别是巴西圆耳蝠(T. brasiliensis)是西半球和北半球最常见的蝙蝠种类之一,而且可能与其他迁徙或非迁徙的蝙蝠物种共享栖息地(Taylor 等,2012)。

在墨西哥分离的荚膜组织胞浆菌按关键基因(arf、H-anti、ole 和 tub1)的 DNA 多态性将其分成 3 组。组 I 主要由巴西圆耳蝠分离株和单个临床菌株组成,组 II 只由巴西圆耳蝠分离株组成,组 III 由来自美国的人类 G-217B 参考菌株组成。第二组与其他两组差别很大,可以认为它是一个单独的群,其中一个关键的 240-核苷酸微卫星显示,平均每年的每个位点的 DNA 突变率为 $2.39×10^{-9}$(Taylor 等,2012)。

14.1.1.3　中美洲蝙蝠的荚膜组织胞浆菌

1962 年在巴拿马首次从赤斑翼状蝙蝠(Pteronotus rubiginosa)中分离出荚膜组织胞浆菌(Shacklette 等,1962)。1965—1967 年,同一研究小组从广泛的栖息地收集蝙蝠,包括洞穴、海洞、铁路涵洞和雨林进行的另一项研究,以确定感染荚膜组织胞浆菌的特定蝙蝠种类。发现以下蝙蝠种类被感染:1.2% 的昭短尾叶鼻蝠(Carollia perspicillata)(n=852),2.7% 的鼩形长舌蝠(Glossophaga soricina)(n=773),16.7% 的巴拿马长舌蝠(Lonchophylla robusta)(n=24),25% 的金剑鼻蝠(Lonchorhina aurita)(n=4),犬蝠属(Molossus)(n=111)的 0.9%,62.5% 的 Noctilio labialis(n=8),33.3% 的苍白矛吻蝠(Phyllostomus discolor)(n=6),18.6% 的矛吻蝠(Phyllostomus hastatus)(n=118),25.1% 的 P. rubiginosa(n=1124)、Pteronotus suapurensis(n=33)的 12.1%、Tadarida yucatanica(n=89)的 3.4% 和圆耳蝠(Tonatia bidens)的 14.3%(n=7)(Shacklette 和 Hasenclever,1969)。阳性种类包括食果性、食虫性、食肉性和吸血蝙蝠。肝、脾、肺和肠道的内容物为真菌的宿主,肾的感染率较低。有趣的是,同一种蝙蝠的不同群落的感染率也不同。有些地方 P. rubiginosa 的感染率低于 7%,在另一些地点超过 35%。家蝠的感染率较低,可能是由于蝙蝠栖息在阳光明媚的阁楼里且温度高,而蝙蝠体温的升高可能会降低感染率,因为这种真菌的酵母相是温度敏感的(Shacklette 和 Hasenclever,1969)。

1963 年在巴拿马和运河地区从 6 个不同饮食习惯的蝙蝠属(n=623)中,从 10.0% 的器官中培养出荚膜组织胞浆菌(Klite 和 Diercks 等,1965),其中阳性蝙蝠的种类分别为:5% 的 Carollia perspiculata(141),25% 的 Chilonycteris rubiginosa(n=120),3.5% 的鼩形长舌蝠(G. soricina)(n=57),22.6% 的巴西大耳蝠(Micronycteris megalotis)(n=84),1% 的 Molossus major(n=99),以及 15.8% 的矛吻蝠(P. hastatus)(n=19)。不同蝙蝠种类分离到真菌的部位不同:C. perspiculata 主要在肺、肝和脾,但不包括粪便和肾中发现的真菌,C. rubiginosa(粪便中经常发现大量的真菌,较少在肺、肝、脾和肾中发现)、鼩形长舌蝠、(G. soricina)(脾)、巴西大耳蝠(M.

megalotis)(主要是肺)、M.Major(肺部和脾)、P. hastatus(肺和脾)(Klite 和 Diercks，1965)。早些时候，同一组研究人员从该地区 2%的被检测蝙蝠肝和脾中培养出荚膜组织胞浆菌(n=549)。除了短尾叶鼻蝠属(Carollia)、叶唇蝠属(Chilonycteris)和长舌蝠属(Glossophaga)外，还从吸血蝙蝠(Desmodus)和剑鼻蝠属(Lonchorhina)中培养出真菌。在蝙蝠的器官中没有发现显而易见的组织病理学损伤，但是在几乎所有被感染的蝙蝠的肠道中都可以看到含有大量的嗜酸性粒细胞的炎性病灶，在一些动物的肺的支气管周围间质、肝窦和肾的间质中，也可以看到炎性病灶，但是没有检测到酵母型的荚膜组织胞浆菌(Diercks 等，1965)。

20 世纪 90 年代末，有两组人探访哥斯达黎加一个蝙蝠栖息的洞穴，随后，一组(n=75)和另一组(n=14)分别有 72%和 64%的人发生急性肺组织胞浆菌病。最常见的症状是头痛、发烧、咳嗽、肌肉痛、胸痛、恶心和呼吸困难，在洞穴的蝙蝠粪便中发现荚膜组织胞浆菌，因此，在进食前洗手会降低感染的风险，但戴宽松的纸质口罩，并不会降低风险(Lyon 等，2004)。

在萨尔瓦多，从 19.2%牙买加果蝠(Artibeus jamaicensis)的肺、肝脏、脾脏或粪便中分离到的荚膜组织胞浆菌(n=52)，从 12.5%的苍白矛吻蝠(P. discolor)粪便中培养出荚膜组织胞浆菌(n=8)(Klite，1965)。据报道，来自特立尼达的巴西犬吻蝠(T. brasiliensis)和来自古巴的小叶鼻蝠(Macrotus waterhousii minor)也有感染(Taylor 等，1999)。然而，在玻利维亚 6 种 178 只蝙蝠身上没有发现真菌。

14.1.1.4　南美蝙蝠的荚膜组织胞浆菌

一项对代表 31 种不同饮食、栖息习性、生态区域的 1001 只哥伦比亚蝙蝠的研究表明，0.3%的蝙蝠都能培养出荚膜组织胞浆菌：从热带雨林的一只短尾蝙蝠(C. perspicillata)的肺、肝和脾中以及从山谷耕地的一只吸血蝠(D. rotundus)和森林山区的一只 Eptescicus brasiliensis 蝙蝠的脾中培养出来(Tesh 等，1968)。还从阿根廷的一只哥伦比亚真蝠(Eumops bonariensis)的脾和肝中分离出了荚膜组织胞浆菌(Canteros 等，2005)。

在巴西圣保罗周围的主要蝙蝠分布地区，3.6%被检测蝙蝠(n=2427)的脾或肝培养呈荚膜组织胞浆菌阳性(Dias 等，2011)。所有蝙蝠均来自食虫科(n=1391)、原生的獒蝠(Molossus molossus)和大犬吻蝠(Nyctinomops mactis)，但也有一只巴西犬吻蝠(T.brasiliensis)、Molossus Rufus 和银白真蝠(Eumops glaucinus)，感染的雌性明显多于雄性，在地面捕获的大多数蝙蝠均被感染（87 只阳性蝙蝠中有 28.7%），而其他蝙蝠似乎是健康的。未检测到叶口蝠科(Phyllostomidae)(812 只蝙蝠)、蝙蝠科(Vespertilionidae)(203 只蝙蝠)或鞘尾蝠科(Emballonuridae)(1 只蝙蝠)的感染。

荚膜组织胞浆菌和肺孢子虫都会感染人的肺组织,这可能导致免疫功能低下的人患上严重疾病。一项检测来自阿根廷、法属圭亚那和墨西哥的蝙蝠肺组织的DNA,发现这两种真菌混合感染的流行率,仅有 45.1%的蝙蝠(n=122)感染荚膜组织胞浆菌,6.6%的蝙蝠仅感染肺孢子虫,35.2%的蝙蝠合并感染(González-González等,2014)。对两种真菌均呈阳性反应的蝙蝠种为:绒毛美洲果蝠(A. hirsutus)(组织胞浆菌 100%阳性,肺孢子虫 60%,n=5)、昭短尾叶鼻蝠(C. perspicillata)(100%组织胞浆菌阳性,n=1)、齣形长舌蝠(G. soricina)(组织胞浆菌 43.8%,肺孢子虫56.3%,n=16)、墨西哥筒耳蝠(N. stramineus)(组织胞浆菌62.5%,肺孢子虫 12.5%(n=8)、裸背蝠(Pteronotus davyi)(组织胞浆菌 100%;n=1)、墨西哥筒耳蝠(P. parnellii)(组织胞浆菌阳性率为 66.7%,肺孢子虫阳性率为 33.3%;n=8)、大叶怪脸蝠(M. megalophylla)(组织胞浆菌阳性率为 100%,肺孢子虫阳性率为 33.3%,n=3)、巴西犬吻蝠(T. brasiliensis)(组织胞浆菌阳性率为 86.9%,肺孢子虫阳性率为 42.9%,n=84),以及加州鼠耳蝠(M. californicus)(组织胞浆菌阳性率为 100%,肺孢子虫阳性率为 100%;n=1)(González-González 等,2014)。荚膜组织胞浆菌感染的流行可能与蝙蝠群体大小和它们的迁徙有关,而肺孢子虫的流行则与聚集和迁徙有关。目前尚不清楚这两种真菌的混合感染是否会导致病理生理学上的差异,或者是种内或种间的真菌传播。

14.1.1.5 非洲蝙蝠的荚膜组织胞浆菌

荚膜组织胞浆菌(H.capsulatum)的变种杜波组织胞浆菌是非洲组织胞浆菌病的病原体,它在撒哈拉以南非洲和马达加斯加的西部和中部地区被发现,特别是在 HIV 阳性的人身上,该真菌是从 17.8%的混合蝙蝠粪便的土壤样本(n=45)以及尼日利亚一只粗毛裂颜蝠(Nycteris hispida)(n=35)的肠道内容物中分离出来的(Gugnani 等,1994)。

14.1.1.6 欧洲和亚洲大陆蝙蝠的荚膜组织胞浆菌

虽然通常在热带和亚热带地区发现,但在意大利、德国、土耳其、埃及、英国、荷兰和波兰以及丹麦、奥地利和德国发现,在人类皮肤、淋巴结和内脏中都有荚膜组织胞浆菌引发的荚膜组织胞浆菌肉芽肿病(González-González 等,2013;Teixeira等,2016)。它还出现在泰国、中国和印度。一项法国的研究使用了一种高度特异的共激活蛋白编码基因(Hcp100)的片段作为分子标记,以确定欧洲蝙蝠种群中是否也存在荚膜组织胞浆菌,对来自 5 种 83 只已死亡的野生或圈养蝙蝠的肺部样本进行检测,发现只有一只褐山蝠(N. noctula)(*n*=18)的样本中有荚膜组织胞浆菌特异的 DNA 标记(González-González 等,2013),它证明在欧洲蝙蝠中也发现荚膜组织胞浆菌。

14.1.2　皮炎芽生菌

皮炎芽生菌(Blastomyces dermatitidis)是芽生真菌病的病原体,以肺部肉芽肿性炎症为特征,但可累及皮肤、骨骼、眼睛、中枢神经系统、乳腺组织和男性生殖道。它是一种二相性真菌,在土壤或腐烂的有机物中具有自由生活的菌丝阶段,并可产生孢子,宿主吸入后在肺泡内转化为酵母相。这种真菌在靠近美国俄亥俄州、密西西比州和密苏里州的河流域和流域内的酸性土壤中是特有的(Raymond 等,1997)。

在印度一所废弃的学校中,从 155 只小鼠尾蝠(Rhinopoma hardwickei hardwicke)中的一只蝙蝠的肺中,在一座古墓地下室中,46 只较小的鼠尾蝙蝠中的一只蝙蝠的肝中分别培养出皮炎芽生菌(Khan 等,1982;Randhawa 等,1985)。被感染的蝙蝠看起来健康,它们的内脏器官(包括肝)没有发现损害,但是这种真菌对小白鼠是致病的。在 46 份蝙蝠粪便样品中未检测出皮炎芽生菌,当小鼠尾蝠感染皮炎芽生杆菌时,少量真菌通过胃肠道进入粪便存活下来。它可一直留在直肠直到感染后 48 小时,不过在 16~24 小时后从胃、肠和粪便中可以培养出来(Chaturvedi 等,1986)。

在一只死亡但已受孕的印度狐蝠(P. giganteus)身上,也观察到肺芽生菌病(Raymond 等,1997)。两肺均有多个大小不一的白灰色结节,T 淋巴细胞是预防病理现象出现的重要组成部分,免疫受损的宿主更容易被感染。巨噬细胞被 T 淋巴细胞中的细胞因子激活,限制酵母相的生长,由于妊娠会导致母体 T 细胞依赖的免疫功能受到抑制,这种果蝠可能更容易受到严重的感染。它的肺含有大量坏死的中性粒细胞,刺激皮炎芽生菌的生长(Raymond 等,1997)。

14.1.3　肺孢子菌

肺孢子菌(Pneumocystis)种类繁多,可感染多种哺乳动物,并通过空气传播。它们是细胞外真菌,通常附着在 I 型肺泡细胞上。这些真菌具有高度的宿主特异的相关多样性,这种相关性通常存在于宿主高度专一的微生物中。真菌的高度多样性很可能是由于与其各自宿主在共同的物种形成中,长期的共同进化过程有关(González-González 等,2014)。几种肺孢子菌会感染人类,并可能导致严重的致命的肺炎,特别是在免疫功能低下的人群中,如 HIV 阳性的人群。

14.1.4 球孢子菌属

波萨迪球孢子菌(Coccidioides posadasii)是球孢子菌病的病原体,球孢子菌病是一种潜在的严重感染人类和动物的疾病。它是巴西东北部球孢子菌在于土壤中,曾在人类身上引起地方性疾病。经一项研究发现,将尾叶鼻蝠(C. perspicillata)的肺、脾和肝组织置于琼脂后,长出霉菌(Cordeiro 等,2012)。病理分析还发现,这些器官含有带内生孢子的真菌球体。此外,球孢子菌抗体和抗原也存在于响形长舌蝠(G. soricina)和吸血蝠(D. rotundus)的肺或肝中。

14.1.5 脑炎微孢子虫属

脑炎微孢子虫(Encephalitozoon hellem)是一种专有的细胞内寄生虫,可能会导致免疫功能受损的人患上严重疾病,包括呼吸道、泌尿生殖系统疾病和散发性疾病,这个属的其他成员也对人类有致病性。比氏肠微孢子虫(Enterocytozoon bieneusi)和肠脑微孢子虫(Encephalitozoon intestinali)可能导致腹泻和慢性消瘦,兔脑炎微孢子虫(Encephalitozoon cuniculi)除感染消化系统外,通常还感染中枢神经系统和呼吸系统。脑炎微孢子虫(E.Hellem)也是由鸟类携带的,而且有一些会发展成临床疾病。据有报道称,传染给人类的原因是食用被禽类粪便污染的食物或水。在一家美国动物园的封闭、拥挤的室内设施中,也发现一只已死的成年雌埃及果蝠(R.aegyptiacus)感染由脑炎微孢子虫(E.Hellem)引起的播散性微孢子虫病(Childs-Sanford 等,2006)。肉眼观察显示身体情况不佳,双肾肿大,有肝斑。炎症损害在泌尿生殖道和肝中特别明显,与胞浆内微孢子虫的孢子有关(Childs-Sanford 等,2006)。T 淋巴细胞被认为是抵御微孢子虫感染的关键因素,巨噬细胞似乎更倾向于感染传播而不是消灭这些寄生虫(Childs-Sanford 等,2006)。

14.1.6 蝙蝠的其他真菌

印度德里地区 7%($n=200$)鼠尾蝠(R.H.hardwickei Gray)的肠道内容物中发现真菌 Basidiobolus ranarum Eidam。在蝙蝠的肠道中未发现肉眼或显微镜下的病变(Chaturvedi 等,1984)。

Wangiella dermatitidis 是从苍白矛吻蝠(P. discolor)、獒蝠(M. molossus)、黄肩蝠(Sturnira lilium)、巴拉圭鼠耳蝠(Myotis albescens)内脏器官分离得到皮肤真菌

(Reiss 和 Mok,1979)。

14.2　广泛的蝙蝠真菌调查

14.2.1　亚洲

在中国的 Heshang 溶洞(Man 等,2015)对真菌进行调查,这是一个原始的碳酸盐洞穴,pH 值为 8.2~8.7,矿物营养物质浓度极低。发现真菌生长在蝙蝠粪便、沉积物和风化的岩石上。从洞穴的一个黑暗区域内取样,蝙蝠粪便中的真菌均属于子囊菌门。其优势顺序为 Eurotiales(占分离株的 89%),其次为 Hypocreales(8%)和 Glomerellales(2%)。共培养出 6 个属真菌:52%来自青霉菌属,37%为曲霉菌属,2% 为 Acrostalagmus,2% 为 Beauveria,2% 为 Oidiodendron 和 2% 为镰刀菌属,其余 5%为未分类真菌(Man 等,2015)。蝙蝠粪便中真菌的多样性最低,沉积物中真菌的多样性最高。

14.2.2　欧洲

在波兰的一个大型人工地下蝙蝠保护区,收集蝙蝠在冬眠初期、中间和结束时的空气真菌(Kokurewicz 等,2016)。11 月蝙蝠数量最高(7 个类群 1167 只),真菌种类最多(34 种),孢子数最多(628.5 个菌落形成单位,CFU/1m³ 空气)。1 月份蝙蝠的数量(7 个类群 956 只)和孢子的数量(579.4 CFU/1m³ 空气)略有下降,但真菌种类的数量没有下降。3 月蝙蝠数量最低(5 个类群 366 只),孢子数量最低(199.4 CFU/1m³ 空气)。地下空气中分离到的真菌密度为 20~1198 CFU,而对照室外空气样品的真菌密度 102~242 CFU,与其他报道发现的外部环境真菌孢子数较高的情况相反。蝙蝠数量与真菌浓度之间存在正相关的关系,但相关性并不一定表明有因果关系。世界卫生组织建议,如果是混合物种,1 立方米空气中 1500 CFU 的孢子浓度对人体无害。这项研究中的孢子含量远远低于这个数字。对蝙蝠真菌进行大范围调查,其中地下保护区有 9 个蝙蝠种类群,32 个空中丝状真菌,2 个空中传播酵母:灰绿犁头霉;链格孢菌复合体的成员;葡萄孢霉。黄曲霉属真菌部分:黑曲霉菌、黄曲霉菌和烟曲霉菌。曲霉菌属 1 科曲霉亚属;曲霉菌种 2 科;白色念珠菌;球毛壳菌复合体、枝孢霉复合体和草本枝孢霉复合体的成员;红粉黏帚霉;尖孢镰刀菌复合体的成员;黄毛霉、冻土毛霉;毛霉;总状毛霉;玫烟色拟青霉;变异拟青霉复合体的成员;青霉菌种 1、2、3 节金绿菌;桔青霉属 1、2 种 Citrina;青霉菌种科 Exilicaulis;茎点霉属 Phoma 种;破坏性假裸囊菌;匍枝根霉;红色红酵

母;狭刺菝葜;哈茨木霉;和非孢子化的白色和黑色菌落(Kokurewicz 等,2016)。枝
孢霉复合体的成员是 11 月从室外和地下采集的样品中最常分离的真菌,但在 1
月,仅在室内采集的样品中存在。3 月,在室外和地下以及 1 月从室外样本中最常
分离到青霉属物 1,Chrysogena 亚属(Kokurewicz 等,2016)。这种非侵入性的检测
方法可以对空气中的真菌定性、定量,可使蝙蝠不会恐惧,尤其是在它们关键的冬
眠时期,这种方法可以进行其他方法无法实现的研究。

14.2.3　美洲

14.2.3.1　美国

　　为了确定蝙蝠粪便是否含有致病真菌,从美国西南部 4 个洞穴的 10 个地点
采集 371 份新鲜的粪便样本(Kajihiro,1965),大多数样本(53.9%;$n=371$)是从卡
尔斯巴德洞穴中获得的,在收集期间,该洞穴中约有 300 000 只墨西哥无尾蝠
(Tadarida mexicana)。令人惊讶的是,在蝙蝠粪便中发现了几种皮癣菌,在所有位
点都可分离到石膏样小孢子菌(感染率为 22.4%),在 70%的位点可分离到须毛癣
菌(感染率为 5%),在 30%的位点分离到红色毛癣菌(感染率为 3%),在 10%的位
点分离到土毛癣菌(感染率为 0.5%)。当检测肝、脾、肺的混合样本时,10%含有荚
膜梭菌,1.7%含有须毛癣菌。还分离出以下人类致病真菌:念珠菌属、枝孢霉属、
粗球孢子菌、新型隐球菌属和孢子菌属(Kajihiro,1965)。

14.2.3.2　南美洲

　　一项对巴西亚马逊盆地的真菌和蝙蝠进行的大型研究发现,4.4%的蝙蝠的
肝、脾和肺携带真菌。器官样本中的真菌包括 4.3%蝙蝠中的假丝酵母(近平滑假
丝酵母、吉列蒙迪假丝酵母、白假丝酵母、暗假丝酵母、茄假丝酵母、星状假丝酵
母、假热带假丝酵母、褐假丝酵母、克劳森吉假丝酵母和弯曲假丝酵母)、1.1%的丝
孢酵母(普鲁兰丝孢酵母和贝氏丝孢酵母)、0.9%的球拟酵母属(麦角固醇产生菌、
白球拟酵母、枣椰球拟酵母、Torulopsis colliculosa、光滑球拟酵母菌、平常球拟酵
母、Torulopsis aeria)。这些真菌包括几种致病种类:近平滑假丝酵母、吉列蒙迪假
丝酵母、白色假丝酵母、星状假丝酵母、假热带假丝酵母、白吉利假丝酵母和光滑
假丝酵母(Mok 等,1982)。能够分离到真菌的蝙蝠种类如下:双线囊翼蝠(Sac-
copteryx bilineata)、V. heller、小叶吻蝠(R. pumilio)、駒形长舌蝠(G. soricina)、艾
氏短尾叶鼻蝠(Carollia castanea)、筑帐蝠(U. bilobatum)、特岛黄肩蝠(Sturnira

tildae)、大食果蝠属(A. lituratus)、林栖圆耳蝠(T. silvicola)、黄肩蝠(S. lilium)、间
叶蝠(Mesophylla macconnelli)、黑毛鼠耳蝠(Myotis nigricans)、窄齿长舌蝠(Li-
onycteris spurrelli)、大耳兜翼蝠(Peropteryx macrotis)、牙买加果蝠(A. jamaicen-
sis)、缝唇蝠(Trachops cirrhosis)、灰美洲果蝠(A. cinereus)、昭短尾叶鼻蝠(C. per-
spicillata)、獒蝠(M. molossus)、多毛大眼蝠(Chiroderma villosum)、吸血蝠(D. ro-
tundus)、矛吻蝠(P. hastatus)、帕氏髯蝠(P. parnellii)、矛吻蝠属(Phyllostomus)、宽
尾犬吻蝠(Nyctinomops laticaudatus)、粗毛蝠(Centronycteris maximiliani)、美洲大
耳蝠属(Micronycteris)。真菌与蝙蝠之间的联系没有显示出地理或季节的模式,但
似乎与蝙蝠栖息地的植被有关。2/3 的阳性蝙蝠来自次生植被过度生长的森林砍
伐区或转化为开阔的田野、果园、牧场或耕地,其余的蝙蝠来自茂密的原始森林
(Mok 等,1982)。

　　从北美或南美蝙蝠的器官中分离到的其他真菌包括:来自昭短尾叶鼻蝠(C.
perspicillata)和 Pteronotus psilotis 的新型隐球菌(C. neoformans);来自桑氏长舌蝠
(Leptonycteris sanborni)的近平滑假丝菌(C. parapsilosis)、流散隐球菌(C.diffluens)、
浅白隐球菌(C. albidus)、罗伦隐球菌(C. laurentii)、光滑念球菌(T. glabrata);和来
自缨鼠耳蝠(Myotis thysanodes)的流散隐球菌(C. diffluens)(Grose & Marinkelle,
1966;DiSalvo 等,1969)。另外,还从蝙蝠粪便分离出申克孢子丝菌(Sporothrixschenc-
ki),从皮毛中分离出犬小孢子菌(Microsporum canis)。

14.2.4　栖息在蝙蝠外表面的真菌

　　考虑到白鼻综合征对蝙蝠的巨大威胁,来自蝙蝠暴露于病原假裸囊菌(Pseu-
dogymnoascus destructans),因此了解蝙蝠外表面上还存在哪些真菌是很重要的。
从蝙蝠翅膀中检测到 53 个 OTU(Johnson 等,2013)。在白鼻综合征到来之前,蝙
蝠身上存在着多种真菌,包括地霉分离株。大多数真菌分离物主要来自子囊菌门,
最常见的目是柔膜菌目(14%)、散囊菌目(13%)、煤炱目(12%)和肉座菌目
(11%),最常见的子囊菌属是枝孢霉属、地霉属、被孢霉属、青霉菌属和丝孢霉属。
地霉菌分离株被分为 7 个不同的分支,都是耐冷真菌与嗜热 P. destructans 不同。
这些耐冷的地霉菌种大多分离自轻度受损的翅膀的鼠耳蝠属、社鼠耳蝠和东方伏
翼蝠,并且在形态上不同于 P. destructans 菌。担子菌门占分离株的 14%,包括多
孔菌目和囊丝状菌目(主要是丝孢菌属)。接合菌门占分离株的 13%,包括被孢霉
目和毛霉目以及被孢霉属和毛霉属(Johnson 等,2013)。

　　2012 年,在美国北部,发现蝙蝠带有肉眼可见的真菌皮肤感染,它们看起

来与白鼻综合征的情况相似,但当时已超出白鼻综合征的流行范围(Lorch 等,2015)。通过直接 DNA 扩增和测序以及肉眼观察,在培养物中分离出一种新的嗜冷毛癣菌,即红色毛癣菌。随后在美国南部的蝙蝠中发现同一种真菌的 DNA。这些发现表明,至少还有一种真菌导致北美蝙蝠的皮肤损伤。

14.3　蝙蝠的试验性真菌感染

大食果蝠(Artibeus lituratus)的自然真菌感染还没有被报道过,可能是因为它们经常栖息在开阔的地方,如干燥林地区大树的茂密叶子中。当通过口服巴西副球孢子菌的活酵母相和菌丝颗粒来试验性地感染大食果蝠,而真菌在蝙蝠的消化道中存活不到 8 小时(Greer 和 Bolaños,1997)。对于真菌的双相感染形式,菌丝颗粒比酵母更容易被杀死,并在进入直肠前被杀死。然而,在体外用 10^6 1H 荚膜组织胞浆菌菌丝体和孢子的混合物鼻内感染大食果蝠(Artibeus lituratus)后,活的真菌在肺、肝、脾和肠道中直到 2 周仍然存在(McMurray 和 Greer,1979)。真菌从呼吸道到肠道的传播对其向人类的传播至关重要。通过鼻内途径感染的蝙蝠没有一只死于肺组织胞浆菌病,虽然肺广泛受影响,但内脏很少发现明显的病变。相比之下,10 株活荚膜组织胞浆菌感染腹膜,就可导致大约一半的蝙蝠出现系统性疾病,包括严重的病理异常和类似慢性炎症的组织学损伤。组织中预先存在大量有活力的真菌。而脾和肝最常受到影响(McMurray 等,1978;Greer 和 McMurray,1981b)。上述发现表明,自然暴露于荚膜组织胞浆菌可能导致这种蝙蝠的慢性和播散性感染,而不是急性感染,并可能使它们成为长期的宿主。然而,应该注意的是,上述报道代表未知自然感染的蝙蝠试验性感染。虽然在自然感染的蝙蝠身上没有发现明显的内脏损伤,但酵母能够在各种组织中繁殖。

14.4　蝙蝠对真菌感染的免疫应答

蝙蝠在通过口服或鼻内途径进行荚膜组织胞浆菌试验性感染后,免疫系统至少在预防一些蝙蝠的病理生理学机制中起主要作用。感染后 3 周和 5 周分别出现循环特异性补体固定抗体和沉淀抗体。对荚膜组织胞浆抗原的短暂迟发型超敏反应(细胞介导的免疫)在 2 周内出现再减弱,直至 6 周几乎消失,而抗体至少持续 9 周(McMurray 和 Greer,1979)。值得注意的是,细胞介导的免疫被认为是以前人类致敏的主要保护手段。同一组研究人员的另一项研究发现,当大食果蝠(Artibeus lituratus)感染荚膜组织胞浆菌时,接受高剂量的蝙蝠在 2 周开始出现

IgM 和 IgA 水平升高,并持续到研究结束。直到很久以后(8~9 周),IgG 水平才会升高(McMurray 等,1982)。

当通过腹膜内途径用 10^6 株酵母相巴西副球孢子菌接种大食果蝠后,它们发展出一种类似于对人类致命的传播性疾病(Greer 和 McMurray,1981a)。迟发型超敏反应在 2 周内出现,但在长达 7 周内未检测到沉淀抗体。在鼻内感染 10^5 株巴西副球孢子菌后,产生的肺病在 3 周内扩散到肺和脾,9 周内扩散到肝,即使感染 10 种活真菌,在第 5 周出现抗体,并持续数个星期。从这些蝙蝠的肠道或粪便中均未发现有活力的巴西副球孢子菌。缺乏肠道参与表明,这些蝙蝠在这种真菌的传播中无法发挥直接作用(Greer 和 McMurray,1981a)。

14.5　蝙蝠与酵母

14.5.1　念珠菌

一项对尼日利亚蝙蝠真菌种类的研究表明,从 15%蝙蝠(n=120)的内脏器官中发现具有医学重要性的酵母(Oyeka,1994)。白色念珠菌是长舌蝠(Glossophaga soricinia)肝、脾、肾和肠道内容物中最常见的真菌(25%;n=40),所有受试器官都被白色的酵母样菌落覆盖。克柔假丝酵母是从 6%小蝙蝠(n=50)的肝和脾中分离,而 16.7%的游离尾蝙蝠(R. h. hardwickei)中含有皮肤丝孢酵母和假丝酵母(n=30)(Oyeka,1994)。

从 12.3%受试巴西城市蝙蝠(n=57)的粪便中分离出 5 种假丝酵母:吉列蒙迪假丝酵母、克鲁塞假丝酵母、葡萄牙念珠菌、近平滑假丝酵母和糙皮假丝酵母(Botelho 等,2012)。所有阳性样本均可产生生物膜,此外,仅从叶口蝠科的蝙蝠中分离得到:16.7%的 S. lillium(n=18)、5.9%的流苏美洲果蝠(Artibeus fimbriatus)(n=17)和 20%的大食果蝠(Artibeus lituratus)(n=15)。将此酵母静脉注射到瑞士小鼠体内 15 天后,可以从小鼠的肾中分离出念珠菌,在感染 10 天后,用 10^8 CFU 的高里念珠菌(C. guilliermondii)和葡萄牙念珠菌(C. lusitaniae)感染小鼠,死亡率分别为 75%和 50%(Botelho 等,2012)。在免疫功能正常的人群中,念珠菌经常在胃肠道和生殖道中定植,而不会引起病理生理学的变化,然而,它们是免疫功能低下者因真菌死亡的重要病原体,并可能感染血液、尿液和口咽部。城市地区蝙蝠体内存在念珠菌可能是个问题,因为蝙蝠的粪便会污染医疗机构的空调系统,并感染免疫功能低下的患者,从而造成严重后果。

14.5.2 马拉色霉菌

马拉色霉菌属酵母可引起人和动物,特别是狗和猫的皮肤、耳道的机会性感染。这个属的成员是从巴西 80% 的獒蝠(M. molossus)(n=30)的耳道中分离出来的。存在以下马拉色菌:62.5% 的蝙蝠中有厚皮马拉色菌(Malassezia pachydermatis),20.8% 的蝙蝠有糠秕马拉色菌(Malassezia furfur),12.5% 的蝙蝠有球状马拉色菌(Malassezia globosa),4.2% 的蝙蝠有合轴马拉色菌(Malassezia sympodialis)(Gandra 等,2008)。

14.5.3 日本酵母

内源性组织胞浆菌病在日本非常罕见。最近,一项在对日本 20 个探索的洞穴中的蝙蝠粪便的研究表明, 最常见的是丝孢酵母种:7 个洞穴中的赖巴克丝孢酵母(Trichosporon laibachii)和 5 个洞穴中的多孔丝孢酵母(Trichosporon porosum)(Sugita 等,2005)。通过分子系统发育分析,在 10 个洞穴中还发现 7 种新的丝孢酵母。此外,还发现了 8 种子囊酵母:Candida palmioleophila,C. lusitaniae、汉逊德巴利酵母(Debaryomyces hansenii)、Hanseniaspora spp.、酿酒酵母(Saccharomyces cerevisiae)、克鲁弗酵母(Saccharomyces kluyveri)、Williopsis californica、Zygosaccharomyces florentinus 和 Saitozyma podzolica。这些物种中的一部分可对参观洞穴的免疫缺陷人群具有致病性(Sugita 等,2005)。

14.6 结论

组织胞浆菌是地方性真菌病最常见的病原体,主要发现于美洲,但在欧洲、亚洲和非洲也有报道。它们的生命周期由土壤中的传染性腐生菌丝阶段和细胞内寄生酵母阶段组成。大型鸟类栖息地下的区域或含有蝙蝠粪便的封闭区域为真菌提供了理想的生长条件。人类进入这些栖息地有吸入小分生孢子或菌丝碎片的风险。虽然蝙蝠的感染很少发生非常严重的情况,但酵母可能会在人体内引起肺或播散性疾病,对免疫功能低下的人群可能危及生命,偶尔也会在免疫功能正常的人群中发生传播。一项巴西的研究也报道从地上蝙蝠中分离出这种真菌。

接触蝙蝠或其粪便与人类疾病暴发有 23% 的相关性。已从至少 32 种不同饮食习惯的蝙蝠的各种器官中分离出来荚膜组织胞浆菌,包括肠道、肺和肾。真菌的大量存在,但不是存在全部蝙蝠的粪便中。感染的流行率在不同的蝙蝠种类之间和不同集群之间差异很大,在一些栖息地可能高达 90%。巴西圆头蝠,以及其他分布广泛的集群蝙蝠,特别是与其他蝙蝠物种共享栖息地,在将荚膜组织胞浆菌传播到广泛地区中可能特别重要。

多种蝙蝠物种同时感染荚膜组织胞浆菌和肺孢子菌。几种肺孢子菌感染人类,并可导致严重至致命的肺炎,尤其是在艾滋病病毒阳性的人群中。这项研究没有报道这种双重感染对蝙蝠的影响,也没有报道人类接触它们粪便的风险。

皮炎芽生菌感染会导致肉芽肿性肺部炎症,但也可能影响其他器官系统,包括中枢神经系统。与荚膜组织胞浆菌一样,芽生菌也是二相性真菌。它们自由生活的菌丝阶段产生具有感染性的孢子,而这些孢子在宿主的肺泡中转化为寄生酵母。一只已死的妊娠蝙蝠也被发现患有严重的肺芽生菌病,可能是因为它的免疫功能受损。

人类感染波斯达球孢子菌可能会导致严重的疾病。这些真菌已经在几种蝙蝠的内脏中被检测到。由后一类真菌感染引起的播散性疾病在一只已死的圈养埃及果蝠中也有报道。在蝙蝠身上发现的其他真菌包括印度的雷氏担子菌和巴西的 Wangiella dermatitidis 菌。感染蝙蝠内脏的酵母菌包括几种马拉色霉菌和白色念珠菌,它们在蝙蝠的肝、脾和肾的表面形成白色菌落。在日本经常探险的洞穴的蝙蝠粪便中发现了几种子囊菌和一种担子菌酵母菌。

在波兰的一个地下蝙蝠保护区,有 9 个蝙蝠分类群,32 种丝状真菌和两种酵母菌,蝙蝠的数量与真菌孢子浓度相对应。虽然保护区内的孢子密度高于外部环境,但仍低于对人类有害的水平。同样,1965 年一项对美国西南部洞穴(主要是卡尔斯巴德洞穴)中的蝙蝠粪便进行的研究发现,以下几种真菌对人类有致病性:荚膜假丝酵母、念珠菌、枝孢霉、隐球菌属、新生隐球菌属和孢子丝菌属。卡尔斯巴德洞穴是墨西哥无尾蝠的大量栖息地。尽管蝙蝠粪便中存在这些真菌,但卡尔斯巴德洞穴每年都会有大量的游客前来参观,并未被认为是免疫功能正常的人感染疾病的风险区域。另一项关于亚马逊地区蝙蝠内脏真菌多样性的研究在大约 4% 的蝙蝠身上发现了许多不同的真菌种类。其中有几种也是已知的人类病原体,如各种念珠菌、贝氏毛孢子菌和光滑曲霉。

在白鼻综合征到达美国前,一项对蝙蝠外表面的调查发现各种各样的真菌,主要来自子囊菌门,包括 7 个不同的地丝霉分支,并且都是耐寒菌,这与嗜寒性 P. Destructans 菌不同。然而,在美国北部和南部的蝙蝠身上发现另一种喜寒性的真菌。这种雷德利毛癣菌对蝙蝠的感染非常明显,与白鼻综合征相似。迫切需要对蝙蝠外表面进行其他这样的研究,以确定这种或其他真菌病原体是否也正在成为蝙蝠种群的主要威胁。

参考文献

Benedict K, Mody RK. 2016. Epidemiology of histoplasmosis outbreaks, United States, 1938–2013. *Emerging Infectious Diseases.* 22(3):370–378.

Botelho NS, de Paula SB, Panagio LA, Pinge-Filho P, Yamauchi LM, Yamada-Ogatta SF. 2012. *Candida* species isolated from urban bats of Londrina-Paraná, Brazil and their potential virulence. *Zoonoses and Public Health.* 59:16–22.

Canteros CE, Iachini RH, Rivas MC, Vaccaro O, Madariaga J, Galarza R, Snaiderman L, Martínez M, Paladino M, Cicuttin G, Varela E, Alcoba E, Zuiani F, Sahaza JH, Taylor ML, Davel G. 2005. First isolation of *Histoplasma capsulatum* from the urban bat *Eumops bonariensis. Revista Argentina de Microbiologia.* 37(1):46–56.

Carter DA, Taylor JW, Dechairo B, Burt A, Koenig GL, White TJ. 2001. Amplified single-nucleotide polymorphisms and a (GA)n microsatellite marker reveal genetic differentiation between populations of *Histoplasma capsulatum* from the Americas. *Fungal Genetics and Biology.* 34:37e48.

Chaturvedi VP, Randhawa HS, Khan ZU, Singh N, Kini S. 1984. Prevalence of *Basidiobolus ranarum Eidam* in the intestinal tract of an insectivorous bat, *Rhinopoma hardwickei hardwickei* Gray, in Delhi. *Sabouraudia.* 22(3):185–189.

Chaturvedi VP, Randhawa HS, Kini S, Khan ZU. 1986. Survival of *Blastomyces dermatitidis* in the gastrointestinal tract of an orally infected insectivorous bat, *Rhinopoma hardwickei hardwickei* Gray. *Journal of Medical and Veterinarian Mycology.* 24(4):349–352.

Childs-Sanford SE, Garner MM, Raymond JT, Didier ES, Kollias GV. 2006. Disseminated microsporidiosis due to *Encephalitozoon hellem* in an Egyptian fruit bat (*Rousettus aegyptiacus*). *Journal of Comparative Pathology.* 134:370–373.

Cordeiro RDA, de Castro e Silva KR, Brilhante RSN, Moura FBP, Duarte NFH, Marques FJDF, Cordeiro RDA, Filho REM, de Araújo RWB, Bandeira TDJPG, Rocha MFG, Sidrim JJC. 2012. *Coccidioides posadasii* infection in bats, Brazil. *Emerging Infectious Diseases.* 18(4):668–670.

Dias MAG, Oliveira RMZ, Giudice MC, Netto HM, Jordaõ LR, Grigorio IM, Rosa AR, Amorim J, Nosanchuk JD, Travassos LR, Taborda CP. 2011. Isolation of *Histoplasma capsulatum* from bats in the urban area of São Paulo State, Brazil. *Epidemiology and Infection.* 139:1642–1644.

Diercks FH, Shacklette MH, Kelley HB Jr, Klite PD, Thompson SW II, Keenan CM. 1965. Naturally occurring histoplasmosis among 935 bats collected in Panama and the Canal Zone, July 1961–February 1963. *American Journal of Tropical Medicine and Hygiene.* 14(6):1069–1072.

DiSalvo AF, Ajello L, Palmer JW Jr, Winkler WG. 1969. Isolation of *Histoplasma capsulatum* from Arizona bats. *American Journal of Epidemiology.* 89:606–614.

Emmons CW. 1958. Association of bats with histoplasmosis. *Public Health Reports.* 73:590–595.

Gandra RF, Gambale W, de Cássia Garcia Simão R, da Silva Ruiz L, Durigon EL, de Camargo LM, Giudice MC, Sanfilippo LF, de Araújo J, Paula CR. 2008. *Malassezia* spp. in acoustic meatus of bats (*Molossus molossus*) of the Amazon Region, Brazil. *Mycopathologia.* 165(1):21–26.

Gascón J, Torres JM, Luburich P, Ayuso JR, Xaubet A, Corachán M. 2000. Imported histoplasmosis in Spain. *Journal of Travel Medicine.* 7:89–91.

González-González AE, Aliouat-Denis CM, Carreto-Binaghi LE, Ramírez JA, Rodríguez-Arellanes G, Demanche C, Chabé M, Aliouat EM, Dei-Cas E, Taylor ML. 2012. An Hcp100 gene fragment reveals *Histoplasma capsulatum* presence in lungs of *Tadarida brasiliensis* migratory bats. *Epidemiology and Infection.* 140:1955–1963.

González-González AE, Aliouat-Denis CM, Ramírez-Bárcenas JA, Demanche C, Pottier M, Carreto-Binaghi LE, Akbar H, Derouiche S, Chabé M, Aliouat EM, Dei-Cas E, Taylor ML. 2014. *Histoplasma capsulatum* and *Pneumocystis* spp. co-infection in wild bats from Argentina, French Guyana, and Mexico. *BMC Microbiology.* 14:23.

González-González AE, Ramírez JA, Aliouat- Denis CM, Demanche C, Aliouat EN, Dei-Cas E, Chabé M, Taylor ML. 2013. Molecular detection of *Histoplasma capsulatum* in the lung of a free-ranging common noctule (*Nyctalus noctula*) from France using the Hcp100 gene. *Journal of Zoo and Wildlife Medicine.* 44(1):15–20.

Greer DL, Bolaños B. 1997. Role of bats in the ecology of *Paracoccidioides brasiliensis*: the survival of *Paracoccidioides brasiliensis* in the intestinal tract of frugivorous bat, *Artibeus lituratus. Sabouraudia.* 15(3):273–282.

Greer DL, McMurray DN. 1981a. Pathogenesis and immune response to *Paracoccidioides brasiliensis* in the fructivorous bat, *Artibeus lituratus. Sabouraudia.*19(3):165–178.

Greer DL, McMurray DN. 1981b. Pathogenesis of experimental histoplasmosis in the bat, *Artibeus lituratus. American Journal of Tropical Medicine and Hygiene.* 30(3):653–659.

Grose E, Marinkelle CJ. 1966. Species of *Sporotrichum, Trichophyton* and *Microsporum* from Colombian bats. *Tropical and Geographical Medicine.* 18:260–263.

Gugnani HC, Muotoe-Okafor FA, Kaufman L, Dupont B. 1994. A natural focus of *Histoplasma capsulatum var. duboisii* is a bat cave. *Mycopathologia.* 127(3):151–157.

Johnson LJAN, Miller AN, McCleery RA, McClanahan R, Kath JA, Lueschow S, Porras-Alfaro A. 2013. Psychrophilic and psychrotolerant fungi on bats and the presence of *Geomyces* spp. on bat wings prior to the arrival of white nose syndrome. *Applied and Environmental Microbiology* 79(18):5465–5471.

Jülg B, Elias J, Zahn A, Köppen S, Becker-Gaab C, Bogner JR. 2008. Bat-associated histoplasmosis can be transmitted at entrances of bat caves and not only inside the caves. *Journal of Travel Medicine.* 15(2):133–136.

Kajihiro ES. 1965. Occurrence of dermatophytes in fresh bat guano. *Applied Microbiology.* 13(5):720–724.

Khan ZU, Randhawa HS, Lulla M. 1982. Isolation of *Blastomyces dermatitidis* from the lungs of a bat, *Rhinopoma hardwickei hardwickei* Gray, in Delhi. *Sabouraudia.* 20(2):137–144.

Klite PD. 1965. Isolation of *Histoplasma capsulatum* from bats of El Salvador. *American Journal of Tropical Medicine and Hygiene.* 14(5):787–788.

Klite PD, Diercks FH. 1965. *Histoplasma capsulatum* in fecal contents and organs of bats in the Canal Zone. *American Journal of Tropical Medicine and Hygiene.* 14(3):433–439.

Kokurewicz T, Ogórek R, Pusz W, Matkowski K. 2016. Bats increase the number of cultivable airborne fungi in the "Nietoperek" bat reserve in western Poland. *Microbial Ecology.* 72(1):36–48.

Lorch JM, Minnis AM, Meteyer CU, Redell JA, White JP, Kaarakka HM, Muller LK, Lindner DL, Verant ML, Shearn-Bochsler V, Blehert DS. 2015. The fungus *Trichophyton redellii* sp. Nov. causes skin infections that resemble white-nose syndrome of hibernating bats. *Journal of Wildlife Diseases.* 51(1):36–47.

Lyon GM, Bravo AV, Espino A, Lindsley DL, Gutierrez RE, Rodriguez I, Corella A, Carrillo F, McNeil MM. Warnock D, Hajjeh RA. 2004. Histoplasmosis associated with exploring a bat-inhabited cave in Costa Rica, 1998–1999. *American Journal of Tropical Medicine and Hygiene.* 70(4):438–442.

Man B, Wang H, Xiang X, Wang R, Yun Y, Gong L. 2015. Phylogenetic diversity of culturable fungi in the Heshang Cave, central China. *Frontiers of Microbiology*. 6:1158.

McMurray DN, Greer DL. 1979. Immune responses in bats following intranasal infection with *Histoplasma capsulatum*. *American Journal of Tropical Medicine and Hygiene*. 28(6):1036–1039.

McMurray DN, Stroud J, Murphy JJ, Carlomagno MA, Greer DL. 1982. Role of immunoglobulin classes in experimental histoplasmosis in bats. *Developmental and Comparative Immunology*. 6(3):557–567.

McMurray DN, Thomas ME, Greer DL, Tolentino AL. 1978. Humoral and cell-mediated immunity to *Histoplasma capsulatum* during experimental infection in neotropical bats (*Artibeus lituratus*). *American Journal of Tropical Medicine and Hygiene*. 27(4):815–821.

Mok WY, Luizao LCC, Da Silva MDSB. 1982. Isolation of fungi from bats of the Amazon Basin. *Applied and Environmental Microbiology*. 44(3):570–575.

Oyeka CA. 1994. Isolation of *Candida* species from bats in Nigeria. *Mycoses*. 37(9–10):353–355.

Randhawa HS, Chaturvedi VP, Kini S, Khan ZU. 1985. *Blastomyces dermatitidis* in bats: first report of its isolation from the liver of *Rhinopoma hardwickei hardwickei* Gray. *Sabouraudia*. 23(1):69–76.

Raymond JT, White MR, Kilbane TP, Janovitz EB. 1997. Pulmonary blastomycosis in an Indian fruit bat (*Pteropus giganteus*). *Journal of Veterinarian Diagnostic Investigations*. 9:85–87.

Reiss NR, Mok WY. 1979. *Wangiella dermatitidis* isolated from bats in Manaus Brazil. *Sabouraudia*. 17(3):213–218.

Shacklette MH, Diercks FH, Gale NB. 1962. *Histoplasma capsulatum* recovered from bat tissues. *Science*. 135:1135.

Shacklette MH, Hasenclever HF. 1969. Variation of rates of natural infection with *Histoplasma capsulatum* in bats. *American Journal of Tropical Medicine and Hygiene*. 18(1):53–57.

Sugita T, Kikuchi K, Makimura K, Urata K, Someya T, Kamei K, Niimi M, Uehara Y. 2005. *Trichosporon* species isolated from guano samples obtained from bat-inhabited caves in Japan. *Applied and Environmental Microbiology*. 71(11):7626–7629.

Taylor ML, Chávez-Tapia CB, Rojas-Martínez A, Reyes-Montes MDR, del Valle MB, Zúñiga G. 2005. Geographical distribution of genetic polymorphism of the pathogen *Histoplasma capsulatum* isolated from infected bats, captured in a central zone of Mexico. *FEMS Immunology and Medical Microbiology*. 45:451–458.

Taylor ML, Chávez-Tapia CB, Vargas-Yañez R, Rodríguez-Arellanes G, Peña-Sandoval GR, Toriello C, Pérez A, Reyes-Montes MR. 1999. Environmental conditions favoring bat infection with *Histoplasma capsulatum* in Mexican shelters. *American Journal of Tropical Medicine and Hygiene*. 61(6):914–919.

Taylor ML, Hernández-García L, Estrada-Bárcenas D, Salas-Lizana R, Zancopé-Oliveira RM, De La Cruz SG, Galvão-Dias MA, Curiel-Quesada E, Canteros CE, Bojórquez-Torres G, Bogard-Fuentes CA, Zamora-Tehozol E. 2012. Genetic diversity of *Histoplasma capsulatum* isolated from infected bats randomly captured in Mexico, Brazil, and Argentina, using the polymorphism of (GA)n microsatellite and its flanking regions. *Fungal Biology*. 116:308e317.

Teixeira M, Patané JS, Taylor ML, Gómez BL, Theodoro RC, de Hoog S, Engelthaler DM, Zancopé-Oliveira RM, Felipe MS, Barker BM. 2016. Worldwide phylogenetic distributions and population dynamics of the genus *Histoplasma*. *PLoS Neglected Tropical Diseases*. 10(6):e0004732.

Tesh RB, Arata AA, Schneidau JD Jr. 1968. Histoplasmosis in Colombian bats with a consideration of some of the factors influencing the prevalence of natural infection in Chioptera. *The American Journal of Tropical Medicine and Hygiene*. 17(1):102–106.

第 **6** 部分

人畜共患病传播与蝙蝠

第 **15** 章

由蝙蝠和其他动物传播的人畜共患病

15.1 简介

已知具有人畜共患病潜力的病毒或者其他微生物的多样性正在迅速增加,每年平均会发现 3~4 种新的人类病原体(Woolhouse 等,2012)。影响一个动物物种能否成为人畜共患病的宿主或媒介的相关因素包括:①潜在宿主分布的地理范围内是否包括微生物物种所在的最大区域;②环境中宿主物种的丰富性;③微生物与宿主之间相互作用的程度;④长期感染宿主却没有引发明显疾病,因此允许微生物生存,并在宿主之间传播;⑤宿主和宿主群落在自然和人类环境中的习性。储存宿主进入人类居住环境或人类进入宿主环境的趋势;增加宿主与人类之间密切接触的机会,从而使微生物能够在物种间传播(Oliveira 等,2014)。传播途径包括直接接触动物或动物成分(例如,通过梳理绵羊羊毛传播的炭疽病)、动物咬伤和抓伤;以及食用受污染的食物或水(Chikeka 和 Dumler,2015)。

影响人畜共患病的重要微生物因素包括:①感染剂量;②宿主和媒介的种群密度;③生物学和环境特征,如微生物遗传特性和发病机制以及气候变化;④微生物在多个宿主中的重配或重组;⑤感染有多种密切相关微生物的病原体;⑥多种传播途径或间接传播;⑦人类活动,如土地使用、旅行以及集约化农作物和动物养殖方式;⑧抗菌化合物的使用或滥用;⑨生物多样性的丧失;⑩公共卫生系统的抵抗效率(Asokan 等,2016)。

人畜共患病的出现可分为两个阶段:①微生物从动物向人类的"溢出"传

播;②"艰难传播",即发生有限的人与人之间的感染,导致自我限制性传播,就像 2014 年之前的埃博拉出血热和中东呼吸综合征疫情初期的情况(Lo Iacono 等,2016)。在蔓延之前,微生物只存在于动物宿主体内。在艰难的传播后,病原体可能会适应人类宿主,从而在不需要进一步动物传染的情况下继续在人类中传播,例如 2014—2016 年西非暴发的埃博拉疫情,以及中东呼吸综合征冠状病毒(MERS-CoV)在医疗中心人类之间的传播。在人畜共患病传播后通过粪-口途径进行人传人时,微生物不仅需要适应人类宿主,还必须适应其在人与人之间所经历的恶劣环境条件(Graaf 等,2017)。通过皮肤、生殖器黏膜或呼吸道黏膜接触传播发生的人畜共患病,免疫逃逸、高病毒载量和低感染剂量是有利于出现持续性人传人的致病因素,而人为因素包括拥挤、滥交和交叉感染(Richard 等,2017)。

　　Lo Iacono 等基于泊松过程的概括并考虑到过去的人类感染模型,开发了一个数学框架来统一溢出和艰难的传播阶段。他们描述了许多导致这两个阶段之间明显转变的非生物因素,包括报道偏差。在用接触机制的信息量化宿主体内的病原体动态后,该框架可能有助于预测溢出的可能性。这一框架需要经过一段时间的测试,以确定其在各种不同类型的人畜共患传染病传播中的效果,这些传播涉及不同类型的微生物,而不同的人类社会经济环境,特别是在因内乱和大量难民从发展中国家转移到世界上大多数人口易受影响的发达地区,而导致人口流动的情况下,这些微生物的突变率不同。即使这一框架被证明仅在有限的条件下是准确的,例如,在具有特定文化和经济规范的特定人群中出现 RNA 病毒引起的疾病,但是它仍然是非常有用的,并且可能被调整用于研究不同人群中其他微生物组的情况。

　　为了更好地了解潜在的人畜共患病传播,需要一种涉及多个因素的方法。这种方法包括数学生态学和流行病学领域;社会科学,尤其是人类学;环境科学和模拟;公共卫生及其科学-政策观点;以及野生动物保护组织(Wood 等,2012)。这种多个因素方法是"同一健康"网络的目标,其强调人类、动物和生态系统健康的相互依赖性(2017 年"同一健康全球网络")。然而,至关重要的是这些方案不能将注意力局限于少数的动物群体,因为其他动物群体也很重要,如蝙蝠和啮齿类动物,它们要么是疾病的宿主,要么是将疾病传播给人类的媒介。本章的部分内容专门介绍充当这些角色的少数几种动物。忽视这些动物,特别是家畜的作用,会严重降低综合方法的价值。病媒节肢动物也需要监测,因为它们在将微生物直接传播给人类方面起着关键的作用。

15.2　蝙蝠感染的人畜共患病传播

　　有许多研究表明,蝙蝠具有独特的性质,使它们有可能成为人畜共患病病毒的宿主(Calisher 等,2006 年;Luis 等,2013 年)。具有较高的人畜共患病潜力的宿主一般包含以下特征:宿主群体的寿命长,在宿主群体中可存在长期慢性感染;较大的身体体积;长时间的休眠会减缓病毒的复制,降低免疫系统的活性;飞行和长距离迁徙可能会增加微生物的扩散;一些蝙蝠的栖息特征(包括可能容纳多个种类非常大而密集的群体),使微生物容易在物种间传播(Luis 等,2013)。值得注意的是,鉴于蝙蝠的高度多样性,上述特征并不是在所有蝙蝠种类中都能找到。例如,一些蝙蝠种类很少,栖息地稳定,不迁徙,或者很少与人类接触。此外,没有发现从蝙蝠迁徙可以预测人畜共患病病毒的传播(Luis 等,2013)。

　　一些蝙蝠还有其他特征被认为是作为人畜共患病宿主的重要功能,例如被感染动物没有明显的疾病。可能是由于炎症反应减少,免疫功能降低,使蝙蝠可以忍受持续的微生物感染(Plowright 等,2016)。蝙蝠广泛利用干扰素控制病毒,而不是严重依赖人类抗病毒免疫中占主导地位的细胞介导的炎症反应。因此,有可能存在一些蝙蝠可以更快地控制病毒复制,同时避免出现像其他动物那样的病理生理学现象。此外,虽然有大量研究,但仍缺乏蝙蝠被亨尼帕病毒或丝状病毒持续感染的直接证据(Plowright 等,2016)。然而,现有的关于蝙蝠对病毒感染的保护性免疫的数据研究表明,蝙蝠和病毒物种之间的免疫反应是不同的,提醒人们不要对蝙蝠-病毒的相互作用进行广泛的概括。蝙蝠和微生物物种的抗细菌、真菌和原生动物的反应也各不相同。此外,有人认为狂犬病毒是唯一在蝙蝠中引起严重疾病的病毒。然而,正如本书其他地方所讨论的,其他病毒群也会导致蝙蝠严重或致命的感染。已发现正呼肠孤病毒在一些被感染的蝙蝠的消化、呼吸和泌尿系统中可引起疾病,其症状包括出血性肠炎、非化脓性间质性肺炎、脾滤泡增生和肾小球疾病(Kohl 等,2012)。在已死蝙蝠的大脑中发现一种肯科伊病毒(Kaeng Khoi virus)。来自这些死亡蝙蝠(而非正常蝙蝠)大脑的物质会导致小鼠出现严重的脑炎(Neill,1985;Osborne 等,2003)。

　　Moratelli 和 Calisher(2015)提出,基于目前可用的证据,除了狂犬病毒外,我们不能确切地将蝙蝠与新出现的病毒联系起来。在大多数情况下,唯一可用的证据是在疾病出现的同一地区的蝙蝠和人类中检测到相同或相似的病毒。这可能只是表明蝙蝠与人类足够相似,可以让它们暂时寄生这种病毒,这种病毒也可能存在于其他脊椎动物或无脊椎动物的身上。他们认为蝙蝠、蝙蝠病毒和人类疾病之间的联系更多的是推测,而不是基于证据,但进一步的研究将证明蝙蝠至少是某些人畜共患病病毒的合格宿主。

15.2.1 蝙蝠将人畜共患病直接或间接传播给人类

最近新出现的疾病研究的大部分注意力都集中在蝙蝠作为人畜共患病病毒的宿主的作用上,包括马尔堡和埃博拉丝状病毒(MARV/EBOV),亨尼帕病毒,狂犬病毒和其他狂犬病毒属病毒,以及严重急性呼吸综合征冠状病毒(SARS–CoV)和中东呼吸综合征冠状病毒,它们感染的途径多样,正如本书其他地方和其他人所描述的(Wong 等,2007;Calisher 等,2008;Mühldorfer,2013;Smith 和 Wang,2013;Banyard 等,2014;Dietrich 等;2015;Wang 和 Cowled,2015),包括人类被蝙蝠咬伤或抓伤;食用或吸入被蝙蝠的粪便、尿液或唾液污染的雾化物质;或在狩猎、屠宰、准备或食用蝙蝠时,接触蝙蝠或蝙蝠血。传播可能包括中间宿主,如家畜、节肢动物和其他微生物媒介(Han 等,2015)。

Kohl 和 Kurth(2014)提醒卫生界人士,虽然在许多情况下蝙蝠被证明具有与人类病原体相似的病毒和细菌基因组序列,但在蝙蝠身上发现与人类相似的微生物,并不一定意味着蝙蝠发生人畜共患病病毒的传播。就病毒而言,如 SARS 样冠状病毒(SARS–CoV),其宿主结合蛋白中几个关键基因的差异对于确定宿主细胞的嗜性和宿主范围至关重要,因此,虽然微生物在核酸水平上可能是相似的,但仅有的相似性不足以确定微生物感染人类的倾向,或者如果确实发生人畜共患病,也不足以预测其在不同宿主中的毒力。在许多种类欧洲蝙蝠身上发现的狂犬病毒属病毒,在人类中的感染通常是致命的,因此预防感染是一个重要的公共卫生问题。然而,平衡感染的风险和人类致死的病例数也很重要,特别是考虑到欧洲蝙蝠的濒危状态。在欧洲,人类感染狂犬病毒属病毒的风险很低,通过进行适当的教育可能会进一步降低(Kohl 和 Kurth,2014)。

15.2.2 广大地理范围内病毒在蝙蝠种内和种间的传播和持久性

一些蝙蝠,像遍布非洲的黄毛果蝠(E.helvum),分布地理范围很广,聚集成巨大群落,远距离迁徙,可能与人类密切接触。多个遗传和血清学标记表明,这种蝙蝠在非洲大陆山脉形成一种随机的交配群体,其地理规模比已知的任何其他哺乳动物都要大(Peel 等,2013)。这可能有助于蝙蝠携带的病毒在很大的区域内传播,并可使病毒持续和远距离传播。

用一个 1934—2011 年的出版物数据库来分析蝙蝠和啮齿类动物的全球病毒共享网络。无论是直接共享还是通过中间宿主,其都可以将宿主与病毒联系起来。就每种宿主的病毒数量、每种病毒的宿主数量、平均程度和连接性而言,蝙蝠网络似乎比啮齿类动物网络联系的效果更好(Luis 等,2015)。这表明,病毒在不同蝙蝠物种之间的传播可能比在啮齿类动物之间更容易,特别是对于在大型群体中栖息或与其他种类蝙蝠共享栖息地的群居蝙蝠而言(Cui 等,2012;Luis 等,2015)。与某些蝙蝠种类相比,啮齿类动物聚集成大群落的可能性较小,而蝙蝠的栖息地可能有 100 多万只蝙蝠。分布区重叠是蝙蝠和啮齿类动物网络中另一个非常重要的因素。区域性蝙蝠的迁移有助于病毒在整个蝙蝠病毒共享网络中的传播,并可能向其他动物种群传播,从而扩大地理区域(Luis 等,2015)。这项分析没有探索翼手目动物和其他目动物之间的病毒传播。随着不断发现更多的病毒物种,可能使这些发现改变。此外,关注蝙蝠和啮齿类动物的书籍数量参差不齐以及这些年测试程序的差异可能会引入偏差。

15.2.3　季节性变化导致蝙蝠的人畜共患病传播

随着蝙蝠种群内间歇性排出病毒,病毒从蝙蝠向人或家畜的溢出传播也显示出时间相关性。人们提出了一些假设来解释蝙蝠中病毒传播的潜在机制(Plowright 等,2016)。首先,间歇性变化可能与由于蝙蝠种群密度的变化和种间接触程度的差异而导致的季节性流行周期有关。当在交配期间和雌性处于产卵期时,蝙蝠之间的接触增加。这种情况依赖于短暂的感染却可提供持久免疫的传播。虽然病毒流行率可能会在一个地区定期降低,但可能会在广泛的地理范围内持续存在,允许通过迁移重新引入病毒。随着生育周期的延长和母体免疫功能的下降,易感蝙蝠的数量增加,可能会出现新的疫情暴发。其次,蝙蝠种群免疫功能下降可能会导致病毒间歇性排出,从而导致群体免疫振荡,在人类以前的天花暴发中就看到了这一点。最后,间歇性传播可能是由于生理或生态因素(包括妊娠期间的免疫功能下降以及自然或人为的环境压力)导致的长期感染的蝙蝠病毒定期脱落,从而导致病毒被重新激活。这种情况与宿主控制急性感染而不完全清除病毒的能力有关(Plowright 等,2016)。压力会激活皮质醇的产生和释放,皮质醇是一种免疫抑制剂,可能会使潜伏的感染重新激活。一种给定蝙蝠雄性聚集和种群动态的季节性模式,在温带科罗拉多州,暖温带和热带地区的种群之间有所不同,并可能影响疾病的动态,正如在不同气候带的大棕蝠(Eptesicus fuscus)持续存在的狂犬病毒(Plowright 等,2016)。这些差异使一个蝙蝠属甚至一个物种的季节性建模变得复杂。

　　冬眠也可能影响病毒感染,因为这种状态通常会降低病原体的复制率,从而降低疾病的严重程度和蝙蝠中病原体的脱落率。冬眠也可能允许一些微生物在较低的温度下存活,并在温带地区越冬(Sulkin 等,1960;Hayman 等,2016)。

　　为了更准确地确定微生物在面对季节变化时的持续、脱落、传播和致病性的年周期,需要对群落进行纵向研究。通过进行试验、圈养或捕获−再捕获的研究,可以获得更有用的数据。人工捕获通常是不切实际的,如果可能的话,使用微芯片和遥测技术会更好。然而,发射器大小的限制使得我们目前禁止在大多数蝙蝠种类中使用这种方法(Hayman 等 2013)。在一项研究中发现,一只具有丝状病毒特异性抗体的黄毛果蝠在感染丝状病毒后存活至少 13 个月,这表明接触丝状病毒后可长期感染(Hayman 等,2010)。然而,血清反应阳性并不一定意味着蝙蝠真的被感染了。

15.3　其他动物感染的人畜共患病传播

　　啮齿类动物所包含的人畜共患病宿主的数量超过其他目动物(244 种宿主/共2220 种)(Han 等,2016)。原以为啮齿类动物是丰富的哺乳动物群体,它们携带大量的人畜共患病病毒(68 种,蝙蝠携 61 种)。可事实上,每一种蝙蝠比啮齿类动物携带更多的人畜共患病病毒(Luis 等,2013)。啮齿类动物宿主种类最多的地区是北美和欧洲的北温带地区,以及巴西的热带大西洋森林(Han 等,2016)。在哺乳动物的宿主物种中发现更多的人畜共患病病毒,这些宿主物种与同一分类目中的其他物种有大量的重叠。人畜共患病病毒的多样性水平最高的蝙蝠种类是那些每窝产一只幼崽、每年产几窝和寿命较长的蝙蝠。种间传播在蝙蝠中比在啮齿类动物中更普遍。

　　然而,啮齿类动物显示出潜在人畜共患病宿主库有一些重要特征:它们的进化顺序比蝙蝠的进化顺序更古老、更接近人类;种类非常多样化;包含许多具有近家养行为的物种;如下所述,一些啮齿类动物可能会进入冬眠状态。因此,啮齿类动物也对人畜共患病向人类传播构成严重的威胁(Luis 等,2013)。

　　食肉目中也包括许多人畜共患宿主的物种(285 种肉食性物种中的 49%),在83 种人畜共患病的病原体中,至少有一种是食肉目所特有的。有蹄类动物也很有可能传播人畜共患病,特别是家养物种。大约 32%的野生有蹄类动物是人畜共患病宿主(247 种有蹄类动物中有 73 种),并拥有 68 种独特的人畜共患病微生物

(Han 等,2016)。近 21% 的灵长类物种可能是人畜共患病的宿主(365 种灵长类动物中的 77 种),并拥有 63 种独特的人畜共患病微生物。相比之下,大约 9.8% 的蝙蝠物种是人畜共患病的宿主(1100 个物种中有 108 个),它们独特的人畜共患病病原物种数量要少得多(约 27 个)(Han 等,2016)。已知可将微生物传播给人类的蝙蝠物种主要出现在中南美洲和东南亚。与啮齿类动物接触相比,除了蝙蝠被用作野味的地区外,人类与蝙蝠的接触机会相对较少。

细菌比所有其他病原体造成更多的人畜共患病,其次是病毒。食肉目动物含有细菌性和病毒性人畜共患病的微生物数量最多。蠕虫(helminths)虽然不是本书所涵盖的,但却是人畜共患病感染率最高的,最常见于啮齿类动物身上。人畜共患病病原较少为原生动物,最常见于有蹄类动物。蝙蝠和灵长类动物很少导致人畜共患病。病毒是蝙蝠中最常见的人畜共患病微生物群。由于对蝙蝠监视的程度不能正确反映人畜共患病病毒宿主库蝙蝠的种类数,所以需要考虑监测偏差(Han 等,2016)。迫切需要对其他动物群体的微生物群以及它们与人类相互作用的程度和类型进行更多的研究,以确定相对于其他哺乳动物群体,蝙蝠可引起人畜共患病真正的威胁。下面讨论几个除蝙蝠以外的物种传播人畜共患病的重要例子,以强调由各种脊椎动物引起的人畜共患病的重要性,其中一些脊椎动物与人类的接触比蝙蝠更密切。

15.3.1 啮齿类动物的人畜共患病传播

啮齿类动物是世界上最丰富多样的哺乳动物群体。它们对人类健康和经济产生负面影响,直接或间接导致对人类或家畜具有致病性的微生物的传播或扩散,并破坏作物。啮齿类动物与蝙蝠有一些共同的特征,使它们成为有吸引力的长期维持病毒种群的候选者。像蝙蝠一样,一些啮齿类动物物种,包括小鼠、花栗鼠和仓鼠,会经历冬眠(Levesque 和 Tattersall,2010;Chi 等,2016;Sunagawa 和 Takahashi,2016)。此外,一些啮齿类动物物种的寿命很长(Luis 等,2015)。

啮齿类动物被认为是引起许多严重的人类疾病病原体的主要宿主或媒介。啮齿类动物可能通过扩大微生物种群而起间接作用,其随后通过节肢动物或其他疾病媒介传播给人类。啮齿类动物也可能是人类病原体的主要宿主,通过接触雾化的尿液、粪便或唾液传播。微生物可以通过垂直或水平转移在啮齿类动物种群中维持较长时间。当气候温和、食物充足时,啮齿类动物的数量可能会迅速增加。其数量的增加与某些人类疾病的发病率增加有关(Meerburg 等,2009)。

15.3.1.1　啮齿类动物和蝙蝠在莱姆病的人畜共患病传播中的作用

在美国东部，黑脚硬蜱(Ixodes scapularis)是莱姆病螺旋体(伯氏疏螺旋体)向人类传播的主要载体。啮齿类动物是螺旋体的宿主。啮齿类动物也可以感染吸血的幼蜱成为宿主，而鹿是成年蜱的宿主，并使它们与人类更密切地接触。由于捕食者的减少，鹿的数量相对来说有所增加。随着人类和鹿进入彼此的活动范围，鹿与人的接触也在增加。在人们的皮肤和衣服或啮齿类动物的筑穴材料上使用杀螨剂，并减少人类或人类住宅与啮齿类动物之间的紧密接触可避免疾病。通过减少鹿的数量或在鹿群中使用局部杀螨剂进而减少莱姆病的方案可能会带来严重的问题(Eisen 和 Dolan,2016)，例如，公众的接受度和后勤实施，以及对生态系统的干扰。通过减少蝙蝠数量，控制蝙蝠的人畜共患病传播的类似尝试可能会遇到一些相同的问题，但与减少鹿的数量相比，其对经济和生态产生的影响更大。另外，许多蝙蝠物种的数量正在下降，而不是像啮齿类动物那样数量增加。公众对蝙蝠的认识也没有对鹿的那么积极，因此减少蝙蝠可能会得到更多的公众支持。因此，制订其他避免人类与蝙蝠接触的策略在人类健康和蝙蝠保护方面很重要。

15.3.1.2　啮齿类动物和蝙蝠在螺旋体引起的其他人畜共患病传播中的作用

伯氏螺旋体属有几种可引起潜在致命的蜱传回归热，其特征是至少出现两次高烧、肌肉或关节疼痛、恶心呕吐和头痛。在疾病后期，可能会出现黄疸、肝脾大和心肌炎(Chikeka 和 Dumler,2015)。人类被软蜱叮咬感染伯氏螺旋体。这些蜱虫主要是在侵袭被感染的啮齿类动物的过程中而感染的。然而，在美国南部，在大棕蝠(E. fuscus)体内发现针对回归热螺旋体的抗体，但不能从蝙蝠的血液中培养出来螺旋体。在英国，一种伏翼属蝙蝠也死于致命的莱姆疏螺旋体病。因此，虽然蝙蝠可能会被感染并死于蜱传回归热，但它们似乎只是偶然的宿主。

15.3.1.3　啮齿类动物和蝙蝠在沙粒病毒出血热人畜共患病传播中的作用

拉沙病毒(Lassa virus,LASV)是一种诺斯卡以南，阿拉比以北的沙粒病毒，是拉沙热的病原体，每年在西非造成 10 万~30 万人感染(McCormick 和 Fisher-Hoch,2002)。纳塔尔多乳鼠(Natal multimammate rat)是主要的宿主。这些啮齿类动物的血清阳性率可达 60%~80%。传播给人类的途径是通过吸入啮齿类动物雾化排泄物或在捕杀老鼠以供食用的过程中传播给人类(Mylne 等,2015)。有趣的是，测绘研究表明，虽然这种啮齿类动物在撒哈拉以南非洲的大部分地区很常见，而且分布广泛，但拉沙热和致病病毒似乎仅限于西非。这种差异可能部分是由于对无症状的人类感染病例报道的不足,或者是由于不同人类群体在整个啮齿类动物宿主范围内的行为差异,包括住房条件、社会关系和农业实践。更好地了解宿主之间传播微生物的方式将有助于了解当前生活在拉沙热病毒范围以外的人类所面临的疾病风险(Mylne 等,2015)。

几种主要在南美洲发现的亚洲、非洲、欧洲、美洲的沙粒病毒(Arenaviruses)会导致人类出血热,致死率约为 30%。这些病毒包括胡宁病毒(Junin virus)、马秋波病毒(Machupo virus)、瓜纳瑞托病毒(Guanarito virus)、沙比亚病毒(Sabia virus)和查帕雷病毒(Chapare viruses)。这些病毒通过雾化的啮齿类动物排泄物或唾液传播给人类(Beltz,2011)。尽管另一种新世界沙粒病毒:塔卡里伯病毒(Tacaribe virus),最初是从牙买加果蝠中分离出来的,而蝙蝠只是短暂的感染,可能不会成为有效的沙粒病毒携带者(Cogswell-Hawkinson 等,2012)。

15.3.1.4 啮齿类动物和蝙蝠在汉坦病毒人畜共患病传播中的作用

在美洲,汉坦病毒肺综合征或汉坦病毒心肺综合征的病死率很高。它们是由辛诺柏病毒(Sin Nombre virus)和相关病毒引起的。汉坦病毒(Hantaan virus,HV)、多布拉伐-贝尔格莱德病毒(Dobrava-Belgrado virus)和类似病毒在亚欧大陆引起肾综合征出血热。虽然至少有 51 种啮齿类动物、7 种蝙蝠和 20 种鼩鼱和鼹鼠是 80 多种汉坦病毒的宿主,但人类主要通过吸入啮齿类动物的雾化排泄物而被汉坦病毒传染。啮齿类动物中的汉坦病毒感染通常是亚临床的,可能导致终身的病毒库状态。与汉坦病毒在人类中流行相关的主要因素是啮齿类动物密度(de Oliveira 等,2014)。东半球汉坦病毒的携带者是棕背鼠平(Myodes)、屋顶鼠(Rattus)和姬鼠(Apodemus),而棉鼠(Sigmodontinae rodents)是美洲汉坦病毒的媒介(Jonsson 等,2010)。

在蝙蝠身上发现的汉坦病毒存在于世界大部分热带和亚热带气候中的食虫物种中。这些病毒包括 Magboi、Mouyassué、龙泉病毒(Longquan virus)、黄陂病毒(Huangpi virus)和春山病毒(Xuan Son viruse)。由于这些汉坦病毒与已知的其他动物的汉坦病毒种类不同,蝙蝠似乎是它们的自然宿主。然而,奇怪的是,人类病原体汉坦病毒已在韩国的蝙蝠中被检测到(De Araujo 等,2012)。汉坦病毒属中只有啮齿类动物的汉坦病毒与人类疾病有关(Jonsson 等,2010)。

15.3.2 宠物的人畜共患病传播

15.3.2.1 宠物传播人畜共患病细菌

家庭宠物之间的接触,包括爱抚和舔舐,均增加共享微生物的风险。家庭宠物包括狗、猫、啮齿类动物、兔子、雪貂、鸟类、两栖动物、爬行动物和家猪。一些能够导致人类疾病的微生物通过咬伤或抓伤、吸入、处理动物尿液或粪便或通过粪-口途径传播。一些宠物还携带可能导致人畜共患病的多药耐药细菌,如耐甲氧西林金黄色葡萄球菌(Methicillin-resistant Staphylococcus aureus,MRSA)(Damborg 等,2016)。被猫咬伤通常比狗咬伤更令人担忧,因为它们的牙齿更锋利,猫咬的伤口通常比狗咬得伤口更深。此外,20%~80%被猫咬伤的伤口会被感染,相比之下,狗咬伤的伤口的感染率为 3%~18%(Talan 等,1999)。传播给人类的感染包括以下几种:①由巴尔通体(Bartonella)引起的猫抓痒热,由猫传播,有时由狗和兔子传播;②钩端螺旋体病,由钩端螺旋体(Leptospira)引起,由狗传播,有时由大鼠传播;③由金黄色葡萄球菌引起,并由狗、猫传播的多重耐药感染;④由鹦鹉热衣原体(Chlamydia psittaci)引起,并由鸟类通过吸入传播的鹦鹉热;⑤沙门菌病,由沙门菌引起,主要由爬行动物传播,较少由鸟类、啮齿类动物、猫、狗和鱼类传播(Talan等,1999)。蝙蝠也感染肾钩端螺旋体(Leptospira interrogans)和其他钩端螺旋体以及几种巴尔通体(Damborg 等,2016)。然而,人类和家庭宠物之间的密切接触似乎使宠物在微生物感染的人畜共患病传播中比蝙蝠更重要。在墨西哥和南美,越来越多的狗和负鼠也被发现感染虫媒原生动物克氏锥虫(Trypanosoma cruzi)(Beltz,2011)。一些蝙蝠物种也感染这种血液寄生虫。

15.3.2.2 宠物传播人畜共患病病毒

我们对宠物中存在病毒多样性的了解正在迅速扩大,虽然这部分是因研究活动而增加,但也可能是由于这些宠物的数量和多样性的增长(Reperant 等,2016),以及将非自然接触的动物带到人类活动范围内。感染猴痘病毒(Monkeypox virus,MPXV)的输入性非洲啮齿类动物就是这种情况,猴痘病毒随后传播给在同一美国宠物店饲养的草原犬鼠,并由此传播给儿童(Beltz,2011)。宠物携带至少 59 种感染人类的病毒和 135 种感染生产食品动物的病毒(Reperant 等,2016)。人类病原体包括狂犬病毒、欧洲蝙蝠狂犬病毒属病毒(Lyssaviruses)、西尼罗病毒(West Nile viruses,WNV)、蜱传脑炎病毒(Tick-borne encephalitis viruses,TBEV)、克里米亚-刚果出血热病毒(Crimean-Congo hemorrhagic fever viruses,CCHFV)、爱知病毒(Aichi viruses)、戊型肝炎病毒(Hepatitis E,HEV)和甲型流感病毒(Influenza A viruses)。

15.3.3 某些农畜的人畜共患病传播

15.3.3.1 猪的人畜共患病传播

众所周知,猪在几种人畜共患疾病的传播中起着重要作用,是有史以来最致命的大流行病之一,即1918年的西班牙流感,在很短的时间内导致2000万~4000万人死亡。据悉这种流感毒株起源于美国的猪,然后被传播到鸟类中;在与人类的禽流感病毒重组之前,进入人类种群并与人类的流感病毒进行进一步重组。其他流感大流行也可能涉及猪(Beltz,2011)。埃博拉雷斯顿病毒(Ebola Reston virus)最初在菲律宾的猕猴中被发现,并且在菲律宾的猪中也被发现过。虽然猕猴感染后迅速致命,但这种病毒在猪中似乎是无症状的,尽管如此,猪仍会传播病毒,使其成为病毒宿主的主要候选对象。幸运的是,虽然有些人接触被感染的猴子,但这种埃博拉病毒似乎并未导致疾病。抱尾果蝠对埃博拉雷斯顿病毒的血清反应也是阳性(Smith和Wang,2013),表明它们也暴露于这种病毒中。此外,蝙蝠感染尼帕病毒,而猪则充当它的扩增宿主,然后似乎直接传播给人类。

尽管在大多数发展中国家,戊型肝炎病毒是通过饮用被人类粪便污染的水,导致其在人与人之间传播的,而在北美和欧洲的发达地区,猪在戊型肝炎病毒(HEV)的传播中发挥着重要作用。HEV感染通常会导致自限性急性肝炎,也可能导致有潜在慢性肝病患者、老年人和孕妇的暴发性肝衰竭(Doceul等,2016)。

最近,3型和4型HEV在世界上许多发达地区引起人们的日益关注,这些地区的卫生条件更好,因此人与人之间传播感染的机会更小。来自非旅客的美国人HEV基因3型毒株与猪病毒基因3型的相似性表明,虽然猪和野猪可能在HEV传播中发挥作用,但并不能完全证明(Drobeniuc等,2013)。在英国、法国和日本,猪和猪肉消费与人畜共患病的传播有关(Teo,2010;Berto等,2012,2013)。然而,发达国家的其他动物也感染与能感染人类的HEV毒株密切相关的毒株。这些动物包括美洲的老鼠和鹿(Lack等,2012;Medrano等,2012),法国的兔子(Izopet等,2012)以及英国的贝类(Crossan等,2012)。来自中美洲、非洲和欧洲的几种蝙蝠也感染HEV,然而,这种毒株与在人类身上发现的并不相似(Drexler等,2012)。实体器官移植也是感染HEV 3型的重要来源(Legrand-Abravanel等,2011;Pas等,2012;Drobeniuc等,2013)。虽然猪和鹿最初被认为是发达国家的人感染人畜共患病的源头,但现在情况似乎复杂得多,一些被戊型肝炎病毒感染的动物未必是人感染的重要源头。需要谨慎地将1~2种动物指定为主要的人畜共患病的传染源,然后才能彻底研究其他物种在将病原体传播给人类方面的潜在作用。

15.3.3.2　小型反刍动物的人畜共患病传播

小型反刍动物,如绵羊和山羊,也是细菌感染或人畜共患传染病的来源(Ganter,2015)。这里将提到几种更重要的疾病。

炭疽杆菌(Bacillus anthracis)是炭疽的病原体。它是一种威胁人类生命的呼吸系统疾病。羊排泄物污染的土壤中存在细菌孢子,被吸入后可能会发生感染。这些孢子很顽强,能在环境中存活几十年。

贝氏柯克斯体(Coxiella burnetii)是一种非常小的专性细胞内寄生细菌,是发热的病原体。人类的急性疾病症状包括高达 40℃的发热、颤抖、严重头痛、慢性疲劳、肌肉疼痛、厌食和咳嗽。人类通过吸入反刍动物的传染性气溶胶或直接接触被感染的动物而感染。荷兰的一次疫情与大型农场奶山羊的一系列流产有关。

马耳他布鲁杆菌(Brucella melitensis)是一种导致在中东、西亚、非洲和南美洲流行布鲁菌病(马耳他热)的病原体。人类感染主要是通过食用绵羊和山羊的乳制品或吸入被污染的灰尘。人类可能会出现波动性发热、关节炎、肝损伤和流产等症状。

裂谷热病毒(Rift Valley fever virus,RVFV)可通过蚊虫叮咬或接触被感染的绵羊和山羊或其动物产品将病毒间接传播给人类。虽然人类感染通常是无症状的,但可能会导致轻微的自我限制性感染,包括发热、头痛、肌肉疼痛、恶心和对光敏感。偶尔,人们会患上一种致死率为 0.5%~2.0%的出血热。主要是小型反刍动物通过几种蚊子间接传播给人类。

羊瘙痒病(Scrapie)是一种绵羊朊病毒疾病,会导致海绵状脑病(大脑中海绵状孔的形成)。它可能通过含有羊内脏的牛饲料传播给牛。牛的感染形式("疯牛病"),而不是羊的感染,可能会传染给食用牛肉的人,并且这种感染是致命的。

15.4　蝙蝠感染的人畜共患病风险增加的因素

15.4.1　蝙蝠日益城市化

蝙蝠和人类之间的接触越来越多,是一种以"推拉"为特征的机制。"推动"是由于越来越多的人类入侵和破坏蝙蝠的活动范围,导致其栖息地被破坏和食物短缺。由于食物充足,"拉动"成为蝙蝠进入农作物和食用动物繁殖区的诱因(Han等,2015)。最近蝙蝠城市化的行为变化增加人畜共患病传播的风险,因为蝙蝠栖息在桥梁和老矿山等人工建筑以及房屋、教堂、学校和谷仓里。城市化增加了人类与蝙蝠接触的机会和时间。模拟结果表明,与农村聚集区相比,城市中感染的蝙蝠总数量会更高(Plowright 等,2011)。在城市环境中间接和直接传播人畜共患病的一个例子是人类肾钩端螺旋体,它存在于栖息在学校和房屋中蝙蝠的肾脏中。啮齿类动物是人畜共患病传播的主要宿主,被感染的动物在其余生中会继续感染钩端螺旋体(Leptospira)(Chikeka 和 Dumler,2015)。然而,接触被感染的蝙蝠尿液可能会使蝙蝠传播的钩端螺旋体直接或间接地通过生活在蝙蝠栖息地或在蝙蝠栖息地觅食的啮齿类动物从而传染给人类(Dietrich 等,2015)。

同样,在自然条件下,食果性和食虫性蝙蝠的食物来源在当地森林中零星分布,不规律而且短暂,它们需要进行长时间的迁徙,以维持林区食物供应的持续性。由于澳大利亚东海岸原生森林栖息地的丧失,感染亨德拉病毒的狐蝠(flying foxes)开始在城市花园等地区寻找可替代的食物,这些地区的植物提供了丰富、充足的食物,并且全年都可以获得,因此不需要进行耗费体力的长距离觅食和迁徙活动。亨德拉病毒暴发似乎就是在这种情况下,在已知的 14 起疫情中,有 9 起发生在澳大利亚接近城市化或定居的狐蝠种群附近(Plowright 等,2011)。迁徙的减少也降低蝙蝠群体的群体免疫力,在微生物重新感染天然免疫系统差异蝙蝠群体后,会引起更严重的疫情。

15.4.2　与蝙蝠接触的人类活动增加,包括野味贸易

西非加纳的一项调查研究表明,人类活动可能会导致农村地区和城市中心的人与蝙蝠频繁接触。其接触可通过几种途径发生,包括定期进入蝙蝠洞穴(46.6%的受访者;n=1274);被蝙蝠咬伤、划伤或尿液接触(37.4%);或食用蝙蝠肉(45.6%)(Anti 等,2015)。有一组织在周三晚上举行狩猎节,内容就是在蝙蝠返回栖息地时捕捉它们。在加纳,一些蝙蝠洞穴充当住所,而另一些洞穴则是主要的水来源地。文化信仰也会增加人类与蝙蝠的接触。在加纳,一些人认为把蝙蝠头放在棍子上搅拌牛奶,会带来好运(Kamins 等,2015)。

加纳人经常从事蝙蝠野味贸易(Kamins 等,2011)。食用蝙蝠在非洲和亚洲的许多地区都很普遍,在某些地方,蝙蝠被认为是一种奢侈品。通常在农村市场上出售烤、炸或熏制的蝙蝠。这与亚洲的情况不同,在这些市场中通常不存在活的蝙蝠,也不存在生食蝙蝠的情况(Anti 等,2015;Kamins 等,2015)。

女性和猎人屠宰蝙蝠,而市场摊贩主要是女性。从事蝙蝠野味交易的人中只有 23%认为从蝙蝠中有很大的获病风险。野味贸易中的教育很重要,因为教育水

平与狩猎、销售、食用蝙蝠呈负相关(Kamins 等,2015)。一项关于蝙蝠传播疾病的可能风险以及蝙蝠对人类经济和生态积极贡献的教育演讲显著提高参与者对这个主题的理解,但是只有 55% 的受访者表示他们以后不会再参加蝙蝠–野味贸易(Kamins 等,2015)。

由于许多人不知道蝙蝠狩猎的规定,法律法规只能部分影响加纳的蝙蝠狩猎行为(Kamins 等,2015)。此外,虽然有 77% 接受调查的猎人表示,如果他们收到小额罚款,他们将停止狩猎和出售蝙蝠,但其他人则表示,没有任何事情可阻止他们贩卖蝙蝠和食用野味。Kamins 等(2015)表明,由于蝙蝠狩猎具有很强的季节性,可以随意开始和停止,而从事农业、动物养殖活动则需要持续一年的付出。因此,通过野味贸易将人畜共患病的传播风险降到最低,可能并不简单。尼帕病毒主要存在于东南亚,中非西部的喀麦隆较少发现,在那里的人没有明显患病,但血清阳性蝙蝠的数量很高,而血清阳性人类的数量却很低。抗体阳性的人几乎全都是屠夫,尤其是居住在森林砍伐地区的人。应当指出的是,这些非洲尼帕病毒在其附着蛋白和融合蛋白中,仅与相应的亚洲病毒具有 70% 的核苷酸相似性,并且这种抗体交叉反应在亨尼帕病毒中也被发现(Pernet 等,2014)。

在蝙蝠等森林野味贸易中需要考虑的另一个因素是,狩猎可能会增加感染的流行率以及流行高峰的规模,因为杀死成年蝙蝠可能会导致种群向更年轻、更易被感染的蝙蝠转化(Hayman 等,2013)。

15.5 预防由蝙蝠传染给人类或其他动物的人畜共患病策略

由于蝙蝠的不同科、属间的多样性相差很大,预测和减少人畜共患病传播需要不同的策略。更好地了解蝙蝠种群的生态和免疫应答的时间变化,将有助于成功制订应对人类感染风险的战略措施。这不仅适用于蝙蝠,也适用于可能会导致人畜共患病的其他动物物种。如果压力是特定病毒感染重新激活的主要因素,那么现在使用的一些疾病预防策略(如驱散或扑杀蝙蝠)可能无效或适得其反。如果分散的蝙蝠群落扩大了某些蝙蝠传播病毒的地理范围,也可能适得其反(Plowright 等,2016)。

对病原体及其宿主之间相互关系的认识有限,给人畜共患病的预防和控制带来了挑战(Plowright 等,2016)。此外,在处理不同种类的动物时,如蝙蝠和啮齿类动物,"一刀切"的做法是不合适的,因为这些动物在饮食、栖息的偏好、群体大小以及其他因素方面均有不同。即使只针对病毒这样一个群体,旨在预测和防止微生物向人类蔓延的策略还必须考虑到微生物制剂的多样性。与防止西尼罗河病毒在美国传播的方法相同,通过减少人类与蚊媒的接触来对抗寨卡病毒(Zika virus)传播的许多策略都失败了。在实施预防蚊媒疾病的措施时,需要考虑蚊子栖息地、饮食偏好和叮咬习惯的广泛差异,以及人类对这些不同病毒物种的免疫反应的重要差异。增加对动物微生物感染因素的了解是至关重要的,必须在个案的基础上进行,同时应考虑潜在的媒介和宿主,以及涉及的特定微生物。加强对宿主–微生物相互作用的了解在保护工作中也很重要,因为蝙蝠和其他动物物种深受病毒、细菌、真菌和寄生虫病的危害。其中一些微生物可能会因为人类活动而传播给蝙蝠,如 WNS。

15.6 结论

搜寻具有人畜共患病潜力的病毒有可能成为一种自我应验的预言,如果限制病原体检测,只检测认为对公共卫生具有重要意义的病原体,结果必将只限定在那些病原体上(Reperant 等,2016)。同样,局部搜索具有人畜共患病潜力的微生物的宿主或媒介动物时,可能会人为放大这些物种传播真实风险的结果。蝙蝠的情况可能确实如此,因为一些全球健康战略已经聚焦蝙蝠病毒在人畜共患病中的潜力,并相应地发现许多感染蝙蝠和人类的病毒。对其他动物目中存在的微生物进行仔细观察,无疑也会发现许多具有人畜共患病潜力的微生物。区分一种动物或种群间存在微生物和其成为人畜共患病传播关键因素的可能性是至关重要的。

微生物在种群内的感染和持久存在是多因素的,除物种种群和群落结构外,还包括宿主细胞和宿主个体的感染差异。微生物在特定种群内的持久存在需要进入、生存、在宿主内复制和离开宿主的能力,以及在各个宿主之间转移的方式和机会。个体的生存需要微生物具有逃避宿主免疫反应的能力。动物的应激期会降低它们的免疫力,因为应激激素(如皮质醇)具有免疫抑制作用,这可能会促进蝙蝠种群的微生物脱落,并增加它们对病原体的易感性。然而,一项对澳大利亚狐蝠栖息地受干扰后的影响研究发现,对亨德拉病毒脱落或尿皮质醇浓度都没有显著的影响(Edson 等,2015)。

虽然在哺乳动物种群中发现多种特定微生物的基因组序列以及针对微生物的抗体,但相关微生物可能无法分离,微生物只能通过试验来感染很少或几乎没有假定的宿主,就像蝙蝠中的埃博拉病毒(Plowright 等,2015)。低水平微生物脱落将阻碍种内和种间的传播。然而,蝙蝠种群密集的三维栖息地结构可能有助于微生物通过尿液、粪便或呼吸道排出飞沫或气溶胶进行传播。随着时间的推移,蝙蝠个体持续接触微生物可能会提高感染的可能性。在低迁移率的宿主中,短期感染微生物可能会导致种群内微生物有零散的动态变化,而长期感染和宿主迁移率高可能会导致更同步化的动态。因此,微生物似乎更容易分布在迁徙蝙蝠的种群和群落中。在许多蝙蝠种类中,病毒的脱落通常发生在不连续的季节性波动中,通常与妊娠期间的免疫力下降和年幼蝙蝠中母体抗体的丧失有关,并可能导致短期感染,同时伴有微生物消失,随后在栖息地之间重新定殖或从长期感染的个体间歇性脱落(Plowright 等,2015)。

微生物溢出传播需要在特定区域内存在感染宿主和受体宿主,以达到临界密度。人口规模的增长和人类向新地区的迁移,加上土地使用的变化,增加人类与蝙蝠、啮齿类动物和其他动物种群之间的相互作用。由于蝙蝠和啮齿类动物栖息地被人类活动改造,为了寻找食物或庇护所,它们开始向半城市化或城市地区迁移。当发生间接传播时,微生物必须能够在周围环境中存活足够长的时间,以感染易感宿主,宿主也需要接触足够数量的微生物以建立感染。温度、湿度和酸碱度都会影响微生物在环境中的存活时间(Plowright 等,2015)。当在人群间传播时,那些能够通过人传人途径传播的微生物更有可能建立一个持续的传播链,即便感染通常是无症状的或轻微的,这对免疫功能低下的个体也非常危险。如果感染是高致病性的,在许多具有免疫力的个体中可能导致周期性的严重暴发。在后面的一种情况下,微生物不会在人体内长期存在,因为易感宿主要么被杀死或隔离,要么群体免疫力达到临界水平。在这种情况下,当罕见的传播事件将微生物重新引入现在的易感人群中,疫情可能会再次暴发,导致发病率和死亡率急增,如 2014—2015 年西非埃博拉出血热的暴发,以及鼠疫或大流行性流感的周期性暴发。由于这种情况很少发生,即使对潜在的宿主进行密集的主动监测,也很难预测传染事件。

政府机构和卫生组织在面对新出现的感染时往往会做出应急反应,而没有研究复杂而脆弱的生态系统存在潜在的灾难性后果。公共媒体常会对有关动物传染病风险的新闻进行渲染,即使这些新闻没有证据支持,也可能会引起民众对某些动物物种的强烈反感。对潜在宿主存在的微生物进行监测或许未必有效,因为感染许多动物群体的几十种微生物在基因组上与感染人类的微生物相似,然而由于它们与人类病原体的差异,这些新检测到的微生物可能无法真正感染人类或在大多数人身上只是引起轻微的疾病。

预测模型的发展有可以专门识别与人畜共患病传播有关的时空因素,并允许采取适当的保护措施(Hayman 等,2013)。然而,不完整的数据、众多目前未知的变量以及不断变化的环境、社会和经济条件,使当前的模型可能并不准确或无用。在每年的繁殖周期中,即使是在同一个蝙蝠种群内,开发精确的模型也很困难,这可以通过检查哺乳期间发生微生物疾病风险反常的增加和减少来说明。哺乳期间的母婴接触增加微生物传播给年幼蝙蝠的风险,但母乳中存在母体抗体降低产生感染的风险。除多片段 RNA 病毒发生突变重组外,还有种群密度和在迁徙过程中发生的密度变化、夏季妊娠蝙蝠栖息地和冬季冬眠地间的循环、妊娠期的健康、雄性和雌性蝙蝠之间的行为差异、循环微生物的数量和种类等其他令建模困难的因素(Hayman 等,2013)。宿主亲缘关系和地理范围的重叠也会影响种间传播。还有必要检查蝙蝠感染多种致病或非致病微生物后的影响,就像在自然环境中的动物或人类中经常发现的那样。在人类中,被某些病毒感染会导致对其他微生物的免疫力暂时降低。

　　大规模消灭宿主或媒介的计划可能不仅会带来巨大的经济成本,还会对环境造成毁灭性的打击。例如,如果使用广谱杀虫剂来预防罕见的人类感染,由于改变食物链和使用杀虫剂,这些有害物质可能会富集在食虫动物的脂肪组织中,导致包括蝙蝠和鸟类在内的珍贵的食虫动物受到严重伤害(Thies 等,1996;Brinati 等,2016)。在罕见的人畜共患病事件中大规模地接种疫苗过于昂贵且不切实际,或许我们有限的国家资金和国际资源可以更好地用于开发广谱抗菌药物,以对抗不可避免的人畜共患病的传播。

参考文献

Anti P, Owusu M, Agbenyega O, Annan A, Badu EK, Nkrumah EE, Tschapka M, Oppong S, Adu-Sarkodie Y, Drosten C. 2015. Human–bat interactions in rural West Africa. *Emerging Infectious Diseases.* 21(8):1412–1421.

Asokan JV, Asokan V. 2016. Bradford Hill's criteria, emerging zoonoses, and One Health. *Journal of Epidemiology and Global Health.* 6:125–129.

Banyard AC, Evans JS, Luo TR, Fooks AR. 2014. Lyssaviruses and bats: emergence and zoonotic threat. *Viruses.* 6:2974–2990.

Beltz LA. 2011. *Foundations of Emerging Infectious Diseases: A Guide to Diseases, Causative Agents, and Surveillance.* Jossey-Bass and APHA Press: San Francisco, CA.

Berto A, Grierson S, Hakze-van der Honing R, Martelli F, Johne R, Reetz J, Ulrich RG, Pavio N, Van der Poel WHM, Banks M. 2013. Hepatitis E virus in pork liver sausage, France. *Emerging Infectious Diseases.* 19(2):264–266.

Berto A, Martelli F, Grierson S, Banks M. 2012. Hepatitis E virus in pork food chain, United Kingdom, 2009–2010. *Emerging Infectious Diseases.* 18(8):1358–1360.

Brinati A, Oliveira J, Oliveira VS, Barros MS, Carvalho BM, Oliveira LS, Queiroz MEL, Matta SLP, Freitas MB. 2016. Low, chronic exposure to endosulfan induces bioaccumulation and decreased carcass total fatty acids in neotropical fruit bats. *Bulletin of Environmental Contamination and Toxicology.* 97:626–631.

Calisher CH, Childs JE, Field HE, Holmes KV, Schountz T. 2006. Bats: important reservoir hosts of emerging viruses. *Clinical Microbiology Reviews.* 19(3):531–545.

Calisher CH, Holmes KV, Dominguez SR, Schountz T, Cryan P. 2008. Bats prove to be rich reservoirs for emerging viruses. *Microbe.* 3:521–528.

Chi QS, Wan XR, Geiser F, Wang DH. 2016. Fasting-induced daily torpor in desert hamsters (*Phodopus roborovskii*). *Compative Biochemistry and Physiology. Part A: Molecular Integrative Physiology.* 199:71–77.

Chikeka I, Dumler JS. 2015. Neglected bacterial zoonoses. *Clinical Microbiology and Infection.* 21:404–415.

Cogswell-Hawkinson A, Bowen R, James S, Gardiner D, Calisher CH, Adams R, Schountz T. 2012. Tacaribe virus causes fatal infection of an ostensible reservoir host, the Jamaican fruit bat. *Journal of Virology.* 86(10):5791–5799.

Crossan C, Baker PJ, Craft J, Takeuchi Y, Dalton HR, Scobie L. 2012. Hepatitis E virus genotype 3 in shellfish, United Kingdom. *Emerging Infectious Diseases.* 18(12):2085–2087.

Cui J, Tachedjian M, Wang L, Tachedjian G, Wang LF, Zhang, S. 2012. Discovery of retroviral homologs in bats: implications for the origin of mammalian gammaretroviruses. *Journal of Virology.* 86:4288–4293.

Damborg P, Broens EM, Chomel BB, Guenther S, Pasmans F, Wagenaar JA, Weese JS, Wieler LH, Windahl U, Vanrompay D, Guardabassi L. 2016. Bacterial zoonoses transmitted by household pets: State-of-the-art and future perspectives for targeted research and policy actions. *Journal of Comparative Pathology.* 155:S27–S40.

De Araujo J, Thomazelli LM, Henriques DA, Lautenschalager D, Ometto T, Dutra LM, Aires CC, Favorito S, Durigon EL. 2012. Detection of hantavirus in bats from remaining rain forest in São Paulo, Brazil. *BMC Research Notes.* 5:690.

de Graaf M, Beck R, Caccio SM, Duim B, Fraaij PL, Le Guyader FS, Lecuit M, Le Pendu J, de Wit E, Schultsz C. 2017. Sustained fecal-oral human-to-human transmission following a zoonotic event. *Current Opinion in Virology.* 22:1–6.

de Oliveira RC, Guterres A, Fernandes J, D'Andrea PS, Bonvicino CR, de Lemos ERS. 2014. Hantavirus reservoirs: Current status with an emphasis on data from Brazil. *Viruses.* 6:1929–1973.

Dietrich M, Mühldorfer K, Tortosa P, Markotter W. 2015. *Leptospira* and bats: Story of an emerging friendship. *PLoS Pathogy.* 11(11):e1005176.

Doceul V, Bagdassarian E, Demange A, Pavio N. 2016. Zoonotic hepatitis E virus: classification, animal reservoirs and transmission routes. *Viruses* 8:270.

Drexler JF, Seelen A, Corman VM, Tateno AF, Cottontail V, Zerbinati RM, Gloza-Rausch F, Klose SM, Adu-Sarkodie Y, Oppong SK, Kalko EK, Osterman A, Rasche A, Adam A, Müller MA, Ulrich RG, Leroy EM, Lukashev AN, Drosten C. 2012. Bats worldwide carry hepatitis E virus-related viruses that form a putative novel genus within the family Hepeviridae. *Journal of Virology.* 86:9134–9147.

Drobeniuc J, Greene-Montfort T, Le N-T, Mixson-Hayden TR, Ganova-Raeva L, Dong C, Novak RT, Sharapov UM, Tohme RA, Teshale E, Kamili S, Teo C-G. 2013. Laboratory-based surveillance for hepatitis E virus infection, United States, 2005–2012. *Emerging Infectious Diseases.* 19(2):218–222.

Edson D, Field H, McMichael L, Jordan D, Kung N, Mayer D, Smith C. 2015. Flying-fox roost disturbance and Hendra virus spillover risk. *PLoS ONE.* 10(5):e0125881.

Eisen L, Dolan MC. 2016. Evidence for personal protective measures to reduce human contact with blacklegged ticks and for environmentally based control methods to suppress host-seeking blacklegged ticks and reduce infection with Lyme disease spirochetes in tick vectors and rodent reservoirs. *Journal of Medical Entomology.* pii: tjw103.

Ganter M. 2015. Zoonotic risks from small ruminants. *Veterinary Microbiology.* 181:53–65.

Han BA, Kramer AM, Drake JM. 2016. Global patterns of zoonotic disease in mammals. *Trends in Parasitology.* 32(7):565–577.

Han H-J, Wen H-l, Zhou C-M, Chen F-F, Luo L-M, Liu J-w, Yu X-J. 2015. Bats as reservoirs of severe emerging infectious diseases. *Virus Research.* 205:1–6.

Hayman DTS, Bowen RA, Cryan PM, McCracken GF, O'Shea TJ, Peel AJ, Gilbert A, Webb CT, Wood JLN. 2013. Ecology of zoonotic infectious diseases in bats: current knowledge and future directions. *Zoonoses and Public Health.* 60:2–21.

Hayman DTS, Emmerich P, Yu M, Wang L-F, Suu-Ire R, Fooks RL, Cunningham AA, Wood JLN. 2010. Long-term survival of an urban fruit bat seropositive for Ebola and Lagos bat viruses. *PLoS ONE.* 5(8):e11978.

Hayman DTS, Fooks AR, Marston DA, Garcia-R JC. 2016. The global phylogeography of lyssaviruses – challenging the 'out of Africa' hypothesis. *PLoS Neglected Tropical Diseases.* 10(12):e0005266.

Izopet J, Dubois M, Bertagnoli S, Lhomme S, Marchandeau S, Boucher S, Kamar N, Abravanel F, Guérin J-L. 2012. Hepatitis E virus strains in rabbits and evidence of a closely related strain in humans, France. *Emerging Infectious Diseases.* 18(8):1274–1281.

Jonsson CB, Figueiredo LTM, Vapalahti O. 2010. A global perspective on hantavirus ecology, epidemiology, and disease. *Clinical Microbiology Reviews.* 23(2):412–441.

Kamins AO, Restif O, Ntiamoa-Baidu Y, Suu-Ire R, Hayman DT, Cunningham AA, Wood JL, Rowcliffe JM. 2011. Uncovering the fruit bat bushmeat commodity chain and the true extent of fruit bat hunting in Ghana, West Africa. *Biological Conservation.* 144(12):3000–3008.

Kamins AO, Rowcliffe JM, Ntiamoa-Baidu Y, Cunningham AA, Wood JLN, Restif O. 2015. Characteristics and risk perceptions of Ghanaians potentially exposed to bat-borne zoonoses through bushmeat. *EcoHealth.* 12:104–120.

Kohl C, Kurth A. 2014. European bats as carriers of viruses with zoonotic potential. *Viruses.* 6:3110–3128.

Kohl C, Lesnik R, Brinkmann A, Ebinger A, Radonic A, Nitsche A, Muhldorfer K, Wibbelt G, Kurth A. 2012. Isolation and characterization of three mammalian orthoreoviruses from European bats. *PLoS One.* 7:e43106.

Lack JB, Volk K, Van Den Bussche RA. 2012. Hepatitis E virus genotype 3 in wild rats, United States. *Emerging Infectious Diseases.* 18(8):1268–1273.

Legrand-Abravanel F, Kamar N, Sandres-Saune K, Lhomme S, Mansuy J-M, Muscari F, Sallusto F, Rostaing L, Izopet J. 2011. Hepatitis E virus infection without reactivation in solid-organ transplant recipients, France. *Emerging Infectious Diseases.* 17(1):30–37.

Levesque DL, Tattersall GJ. 2010. Seasonal torpor and normothermic energy metabolism in the Eastern chipmunk (*Tamias striatus*). *Journal of Comparative Physiology B.* 180(2):279–292.

Lo Iacono GL, Cunningham II, Fichet-Calvet E, Garry RF, Grant DS, Leach M, Moses LM, Nichols G, Schieffelin JS, Shaffer JG, Webb CT, Wood JLN. 2016. A unified framework for the infection dynamics of zoonotic spillover and spread. *PLoS Neglected Tropical Diseases.* 10(9):e0004957.

Luis AD, Hayman DTS, O'Shea TJ, Cryan PM, Gilbert AT, Pulliam JRC, Mills JN, Timonin ME, Willis CKR, Cunningham AA, Fooks AR, Rupprecht CE, Wood JLN, Webb CT. 2013. A comparison of bats and rodents as reservoirs of zoonotic viruses: are bats special? *Proceedings of the Royal Society B.* 280:20122753.

Luis AD, O'Shea TJ, Hayman DTS, Wood JLN, Cunningham AA, Gilbert AT, Mills JN, Webb

CT. 2015. Network analysis of host–virus communities in bats and rodents reveals determinants of cross-species transmission. *Ecology Letters.* 18:1153–1162.

McCormick JB, Fisher-Hoch SP. 2002. Lassa fever. *Current Topics in Microbiology and Immunology.* 262:75–109.

Medrano C, Boadella M, Barrios H, Cantú A, García Z, de la Fuente J, Gortazar C. 2012. Zoonotic pathogens among white-tailed deer, northern Mexico, 2004–2009. *Emerging Infectious Diseases.* 18(8):1372–1374.

Meerburg BG, Singleton GR, Kijlstra A. 2009. Rodent-borne diseases and their risks for public health. *Critical Reviews in Microbiology.* 35(3):221–270.

Moratelli R, Calisher CH. 2015. Bats and zoonotic viruses: can we confidently link bats with emerging deadly viruses? *Memórias do Instituto Oswaldo Cruz.* 110(1):1–22.

Mühldorfer K. 2013. Bats and bacterial pathogens: a review. *Zoonoses and Public Health.* 60:93–103.

Mylne AQN, Pigott DM, Longbottom J, Shearer F, Duda KA, Messina JP, Weiss DJ, Moyes CL, Golding N, Hay SI. 2015. Mapping the zoonotic niche of Lassa fever in Africa. *Transactions of the Royal Society of Tropical Medicine and Hygiene.* 109:483–492.

Neill WA. 1985. Kaeng Khoi. In: *International Catalogue of Arboviruses Including Certain Other Viruses of Vertebrates*, 3rd edition. N Karabatsos (ed.). American Society for Tropical Medicine and Hygiene: San Antonio, TX, pp. 533–534.

One Health Global Network. 2017. http://www.onehealthglobal.net. Accessed January 7, 2017.

Osborne JC, Rupprecht CE, Olson JG, Ksiazek TG, Rollin PE, Niezgoda M, Goldsmith CS, An US, Nichol ST. 2003. Isolation of Kaeng Khoi virus from dead *Chaerephon plicata* bats in Cambodia. *Journal of General Virology.* 84(Pt 10):2685–2689.

Pas SD, de Man RA, Mulders C, Balk AHMM, van Hal PTW, Weimar W, Koopmans MPG, Osterhaus ADME, van der Eijk AA. 2012. Hepatitis E virus infection among solid organ transplant recipients, the Netherlands. *Emerging Infectious Diseases.* 18(5):869–872.

Peel AJ, Sargan DR, Baker KS, Hayman DTS, Barr JA, Crameri G, Suu-Ire R, Broder CC, Lembo T, Wang L-F, Fooks AR, Rossiter SJ, Wood JLN, Cunningham AA. 2013. Transmission and persistence of viruses within and among bat species over large geographical ranges. *Nature Communications.* 4:2770.

Pernet O, Schneider BS, Beaty SM, LeBreton M, Yun TE, Park A, Zachariah TT, Bowden TA, Hitchens P, Ramirez CM, Daszak P, Mazet J, Freiberg AN, Wolfe ND, Lee B. 2014. Evidence for henipavirus spillover into human populations in Africa. *Nature Communications.* DOI: 10.1038/ncomms6342.

Plowright RK, Eby P, Hudson PJ, Smith IL, Westcott D, Bryden WL, Middleton D, Reid PA, McFarlane RA, Martin G, Tabor GM, Skerratt LF, Anderson DL, Crameri G, Quammen D, Jordan D, Freeman P, Wang L-F, Epstein JH, Marsh GA, Kung NY, McCallum H. 2015. Ecological dynamics of emerging bat virus spillover. *Proceedings of the Royal Society B.* 282: 2014–2124.

Plowright RK, Foley P, Field HE, Dobson AP, Foley JE, Eby P, Daszak P. 2011. Urban habituation, ecological connectivity and epidemic dampening: the emergence of Hendra virus from flying foxes (*Pteropus* spp.). *Proceedings from the Royal Society B.* 278:3703–3712.

Plowright RK, Peel AJ, Streicker DG, Gilbert AT, McCallum H, Wood J, Baker ML, Restif O. 2016. Transmission or within-host dynamics driving pulses of zoonotic viruses in reservoir–host populations. *PLoS Neglected Tropical Diseases.* 10(8):e0004796.

Reperant LA, Brown IH, Haenen OL, de Jong MD, Osterhaus ADME, Papa A, Rimstad E, Valarcher J-F, Kuiken T. 2016. Companion animals as a source of viruses for human beings and food production animals. *Journal of Comparative Pathology.* 155:S41–S53.

Richard M, Knauf S, Lawrence P, Mather AE, Munster VJ, Müller MA, Smith D, Kuiken T. 2017. Factors determining human-to-human transmissibility of zoonotic pathogens via contact. *Current Opinion in Virology.* 22:7–12.

Smith I, Wang L-F. 2013. Bats and their virome: an important source of emerging viruses capable of infecting humans. *Current Opinion in Virology.* 3:84–91.

Sulkin SE, Allen R, Sims R, Krutzsch PH, Kim C. 1960. Studies on the pathogenesis of rabies in insectivorous bats II. Influence of environmental temperature. *Journal of Experimental Medicine.* 112:595–617.

Sunagawa GA, Takahashi M. 2016. Hypometabolism during daily torpor in mice is dominated by reduction in the sensitivity of the thermoregulatory system. *Scientific Reports.* 6:37011.

Talan DA, Citron DM, Abrahamian FM, Moran GJ, Goldstein EJ. 1999. Bacteriologic analysis of infected dog and cat bites. Emergency Medicine Animal Bite Infection Study Group. *New England Journal of Medicine.* 340:85–92.

Teo CG. 2010. Much meat, much malady: changing perceptions of the epidemiology of hepatitis E. *Clinical Microbiology and Infection.* 16:24–32.

Thies ML, Thies K, McBee K. 1996. Organochlorine pesticide accumulation and genotoxicity in Mexican free-tailed bats from Oklahoma and New Mexico. *Archives of Environmental Contamination and Toxicology.* 30(2):178–187.

Wang L-F, Cowled C (eds). 2015. *Bats and Viruses: A New Frontier in Emerging Infectious Diseases.* Wiley Blackwell: Hoboken, NJ.

Wong S, Lau S, Woo P, Yuen KY. 2007. Bats as a continuing source of emerging infections in humans. *Reviews of Medical Virology.* 17:67–91.

Wood JLN, Leach M, Waldman L, MacGregor H, Fooks AR, Jones KE, Restif O, Dechmann D, Hayman DTS, Baker KS, Peel AJ, Kamins AO, Fahr J, Ntiamoa-Baidu Y, Suu-Ire R, Breiman R, Epstein IH, Field HE, Cunningham AA. 2012. A framework for the study of zoonotic disease emergence and its drivers: spillover of bat pathogens as a case study. *Philosophical Transactions of the Royal Society B: Biological Sciences.* 367:2881–2892.

Woolhouse M, Scott F, Hudson Z, Howey R, Chase-Topping M. 2012. Human viruses: discovery and emergence. *Philosophical Transactions of the Royal Society B: Biological Sciences.* 367:2864–2871.

索　引